M. Kipp, O. Nikoubashman, E. Volmer

Anatomie in Fällen – Schnitt und Bildgebung

Markus Kipp, Omid Nikoubashman, Erik Volmer

Anatomie in Fällen – Schnitt und Bildgebung

1. Auflage

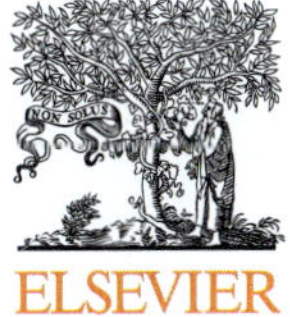

Elsevier GmbH, Bernhard-Wicki-Str. 5, 80636 München, Deutschland
Wir freuen uns über Ihr Feedback und Ihre Anregungen an kundendienst@elsevier.com

ISBN 978-3-437-41273-8
eISBN 978-3-437-05042-8

Wichtiger Hinweis
Die medizinischen Wissenschaften unterliegen einem sehr schnellen Wissenszuwachs. Der stetige Wandel von Methoden, Wirkstoffen und Erkenntnissen ist allen an diesem Werk Beteiligten bewusst. Sowohl der Verlag als auch die Autorinnen und Autoren und alle, die an der Entstehung dieses Werkes beteiligt waren, haben große Sorgfalt darauf verwandt, dass die Angaben zu Methoden, Anweisungen, Produkten, Anwendungen oder Konzepten dem aktuellen Wissensstand zum Zeitpunkt der Fertigstellung des Werkes entsprechen.
Der Verlag kann jedoch keine Gewähr für Angaben zu Dosierung und Applikationsformen übernehmen. Es sollte stets eine unabhängige und sorgfältige Überprüfung von Diagnosen und Arzneimitteldosierungen sowie möglicher Kontraindikationen erfolgen. Jede Dosierung oder Applikation liegt in der Verantwortung der Anwenderin oder des Anwenders. Die Elsevier GmbH, die Autorinnen und Autoren und alle, die an der Entstehung des Werkes mitgewirkt haben, können keinerlei Haftung in Bezug auf jegliche Verletzung und/oder Schäden an Personen oder Eigentum, im Rahmen von Produkthaftung, Fahrlässigkeit oder anderweitig übernehmen.

Für die Vollständigkeit und Auswahl der aufgeführten Medikamente übernimmt der Verlag keine Gewähr.
Geschützte Warennamen (Warenzeichen) werden in der Regel besonders kenntlich gemacht (®). Aus dem Fehlen eines solchen Hinweises kann jedoch nicht automatisch geschlossen werden, dass es sich um einen freien Warennamen handelt.

Bibliografische Information der Deutschen Nationalbibliothek
Die Deutsche Nationalbibliothek verzeichnet diese Publikation in der Deutschen Nationalbibliografie; detaillierte bibliografische Daten sind im Internet über https://www.dnb.de abrufbar.

23 24 25 26 27 5 4 3 2 1

In ihren Veröffentlichungen verfolgt die Elsevier GmbH das Ziel, genderneutrale Formulierungen für Personengruppen zu verwenden. Um jedoch den Textfluss nicht zu stören sowie die gestalterische Freiheit nicht einzuschränken, wurden bisweilen Kompromisse eingegangen. Selbstverständlich sind **immer alle Geschlechter** gemeint.

Planung: Sonja Frankl, München
Projektmanagement: Birgit Pietzsch, München
Redaktion: Sonja Hinte, Bremen
Rechteklärung: Petra Taint, München; Max Goldschmidt, Aljezur/Portugal
Herstellung: Hildegard Graf, Germering
Satz: STRAIVE, Puducherry/Indien
Druck und Bindung: Printer Trento S.r.l., Trento/Italien
Umschlaggestaltung: SpieszDesign, Neu-Ulm
Titelfotografie: Hauptbild: Jenny Burmeister, Rostock; Kopf Anatomie: © pankajstock123 – stock.adobe.com; Kopf Röntgenbild: © istmejust – stock.adobe.com

Aktuelle Informationen finden Sie im Internet unter www.elsevier.de

Vorwort

Im Rahmen der makroskopischen Anatomie, im sogenannten Präparierkurs, lernen die Studierenden der Medizin und anderer medizinischer Studiengänge den Aufbau und die Anordnung der inneren Organe, des knöchernen Skeletts sowie der Muskulatur des Bewegungsapparats. Für die klinische Anwendung spielt jedoch nicht nur die Morphologie der Organe und skelettalen Strukturen, sondern auch die Topografie, also der räumliche Bezug verschiedener Strukturen zueinander, eine wichtige Rolle.

Viele anatomische Strukturen liegen „versteckt" und schwer zugänglich in den Tiefen der Körperhöhlen, und sind nicht ohne weiteres in ihrer topografischen Lage ersichtlich. Eine gute Vorstellung der dreidimensionalen topografischen Beziehung anatomischer Strukturen ist jedoch eine wichtige Grundlage für ein funktionelles Verständnis und unabdingbar zur Beurteilung moderner bildgebender Verfahren im klinischen Alltag. Hier steht vor allem die Magnetresonanztomografie (MRT) oder die Computertomografie (CT) im Mittelpunkt. Komplexe, dreidimensionale anatomische Strukturen werden hierbei in Serien zweidimensionaler Schnittbilder umgewandelt.

Die Fähigkeit, von zweidimensionalen Schnittbildern auf die komplexe dreidimensionale Struktur einzelner Organsysteme zu schließen, findet im Rahmen des Medizinstudiums unzureichende curriculare Beachtung. Dieses Arbeitsbuch soll diese Lücke schließen. Anhand von zehn klinischen Fallbeispielen werden Sie mit den wichtigsten bildgebenden Methoden sowie deren Interpretation vertraut gemacht. Der Aufbau der einzelnen Kapitel folgt hierbei immer dem gleichen Schema: Fallpräsentation, Wiederholung der wichtigsten anatomischen Grundlagen, Normalbildgebung, pathologische Bildgebung und abschließend Zusammenfassung der wichtigsten Aspekte des jeweiligen Krankheitsbildes. Im letzten Kapitel können Sie ihre neu erworbenen „Skills" anhand von zehn Transferaufgaben überprüfen. Denn genau darum geht es bei diesem Buch: Ein frühes Trainieren der Fähigkeit, von zweidimensionalen (Schnitt-)Bildern auf komplexe pathologische Prozesse schließen zu können.

Wir möchten uns bei Frau Concordia Lubrich, Studentin der Humanmedizin an der Universitätsmedizin Rostock, recht herzlich bedanken. Ohne ihre tatkräftige Unterstützung wäre die Umsetzung unserer Ideen nicht möglich gewesen.

Wir wünschen viel Spaß und Erfolg bei der Bearbeitung der anatomisch-radiologischen Fälle.

Rostock und Aachen, im Herbst 2022
Prof. Dr. med. Dr. rer. nat. Markus Kipp
Prof. Dr. med. Omid Nikoubashman
Dr. med. B. Sc. Erik Volmer

3D-DRUCK

Der QR-Code führt Sie direkt zu 3D-Druck-Dateien, die Sie mit einem handelsüblichen 3D-Drucker zur Erstellung ihres eigenen 3D-Modells verwenden können. Sie finden zum einen eine 3D-Druck-Datei eines ausgeprägten rechtshemisphärischen Infarktes im Stromgebiet der A. cerebri media (vgl. Kapitel 3), zum anderen das in Kapitel 10 besprochene Vestibularisneurinom. Wir wünschen Ihnen viel Spaß bei der Verwendung der Modelle.

https://else4.de/5pg

Autorenadressen

Prof. Dr. med. Dr. rer. nat. Markus Kipp
Direktor Institut für Anatomie
Universitätsmedizin Rostock
Institut für Anatomie
Gertrudenstraße 9
18057 Rostock

Prof. Dr. med. Omid Nikoubashman
Klinik für Diagnostische und Interventionelle Neuroradiologie
Universitätsklinikum Aachen
Pauwelsstraße 30
52074 Aachen

Dr. med. Erik Volmer
Institut für Diagnostische und Interventionelle Radiologie,
Kinder- und Neuroradiologie
Universitätsmedizin Rostock
Schillingallee 35
18057 Rostock

Fehler gefunden?

An unsere Inhalte haben wir sehr hohe Ansprüche. Trotz aller Sorgfalt kann es jedoch passieren, dass sich ein Fehler einschleicht oder fachlich-inhaltliche Aktualisierungen notwendig geworden sind.

Sobald ein relevanter Fehler entdeckt wird, stellen wir eine Korrektur zur Verfügung. Mit diesem QR-Code gelingt der schnelle Zugriff.

https://else4.de/978-3-437-41273-8

Wir sind dankbar für jeden Hinweis, der uns hilft, dieses Werk zu verbessern. Bitte richten Sie Ihre Anregungen, Lob und Kritik an folgende E-Mail-Adresse: kundendienst@elsevier.com

Abkürzungen

A./Aa. Arteria/Arteriae
Art./Artt. Articulatio/Articulationes
BPH Benigne Prostatahyperplasie
BWS Brustwirbelsäule
COPD Chronisch obstruktive Lungenerkrankung
CRP C-reaktives Protein
(c)CT (Kraniale) Computertomografie
DSA Digitale Subtraktionsangiografie
DWI Diffusionsgewichtete MR-Sequenzen
EKG Elektrokardiogramm
ERCP Endoskopische retrograde Cholangiopankreatikografie
fMRT Funktionelle Magnetresonanztomografie
HWS Halswirbelsäule
KHK Koronare Herzkrankheit
Lig./Ligg. Ligamentum/Ligamenta
LWS Lendenwirbelsäule
M./Mm. Musculus/Musculi
MRCP Magnetresonanz-Cholangiopankreatikografie
MRT Magnetresonanztomografie
N./Nn. Nervus/Nervi
Ncl./Ncll. Nucleus/Nuclei
OSG Oberes Sprunggelenk
PCA Phase-contrast-Angiografie
PNS Peripheres Nervensystem
PSA Prostata-spezifisches Antigen
R./Rr. Ramus/Rami
R. Ramus
RCX Ramus circumflexus
RIVA Ramus interventricularis anterior
USG Unteres Sprunggelenk
TAVI Transkatheter-Aortenklappen-Implantation
TEE Transösophageale Echokardiografie
TEP Totalendoprothese
TOF Time-of-Flight-Angiografie
TTE Transthorakale Duplex-Echokardiografie
V./Vv. Vena/Venae
VHF Vorhofflimmern
VRT Volume Rendering Technique
ZNS Zentralnervensystem

Abbildungsnachweis

Der Verweis auf die jeweilige Abbildungsquelle befindet sich bei allen Abbildungen im Werk am Ende des Legendentextes in eckigen Klammern. Alle nicht besonders gekennzeichneten Grafiken und Abbildungen © Elsevier GmbH, München.

Die Sonderzeichen verstehen sich wie folgt:
[…]/[…] = nach Vorlage von
[…/…] = Kollaboration zwischen Autor und Zeichner
[…] ~ […] = modifiziert von Autor bzw. Zeichner
[…-…] = Werk kombiniert mit Zeichner

A400 Reihe Pflege konkret, Elsevier/Urban & Fischer
B500 Benninghoff-Archiv: Anatomie, div. Bd. und Aufl., Elsevier Urban & Fischer
E402-002 Drake, R. L. et al.: Gray's Anatomy for Students, 4th ed., Elsevier, 2020
E460-003 Drake, R. L. et al.: Gray's Atlas of Anatomy, 3rd Ed., Elsevier, 2021
E607-004 Muscolino, J. E.: The Muscle and Bone Palpation Manual with Trigger Points, Referral Patterns and Stretching, 3rd Ed., Elsevier Mosby, 2022
E633-003 Tillmann, B. N.: Atlas der Anatomie, 3. Aufl., Springer, 2017
E989-002 Magee, D. J. et al.: Orthopedic Physical Assessment, 7th Ed., Elsevier, 2021
E1123 Reiser, M. et al.: Duale Reihe Radiologie, 3. Vollständig überarbeitete Auflage. Thieme, 2011
E1130 Manske, R. C./Giangarra, C. E. et al.: Clinical Orthopaedic Rehabilitation – A Team Approach, 4th ed., Elsevier, 2018
E1132 Quiñones-Hinojosa, A.: Video Atlas of Neurosurgery – Contemporary Tumor and Skull Base Surgery, 1st Ed., Elsevier, 2017
E1134 Jackler, R. K.: Otologic Surgery Atlas, Stanford Medicine. (otosurgeryatlas.stanford.edu)
G089 Loukas, M. et al: Grays Anatomy Review, 1st Ed., Churchill Livingstone, 2009
G557-007 Herlihy, B.: The Human Body in Health and Illness, 7th Ed., Elsevier, 2021
G768 Greenspan, A. et al.: Orthopedic Imaging – A Practical Approach, 6th Ed., Wolters Kluwer, 2015
G771-001 Patton, K. T./Thibodeau, G. A.: Anatomy & Physiology, 10th Ed., Elsevier/Mosby, 2018
G1060-002 Schünke, M. et al.: Prometheus – LernAtlas der Anatomie, Band 2: Innere Organe, 4. Aufl., Thieme 2016.
G1078 Stelzner, F.: Die anorectalen Fisteln, 3. Aufl., Springer, 1981
G1144 Jankovic, J. et al.: Bradley and Daroff's Neurology in Clinical Practice, 8th Ed., Elsevier, 2022
G1153 Tille, P. M.: Bailey & Scott's Diagnostic Microbiology, 15th Ed., Elsevier, 2021
G1198 Libby, P. et al.: Braunwald's Heart Disease – A Textbook of Cardiovascular Medicine, 12th Ed., Elsevier, 2021
G1199 Gore, R. M. et al.: Textbook of Gastrointestinal Radiology, 5th Ed., Elsevier, 2021
G1202 Drake, R. L. et al: Gray's Basic Anatomy, 3rd Ed., Elsevier, 2022
L106 Henriette Rintelen, Velbert
L115 R. Dunkel, Berlin
L126 Dr. med. Katja Dalkowski, Erlangen
L127 Jörg Mair, Illustration, München
L132 M. Christof, Würzburg
L141 Stefan Elsberger, Planegg
L157 Susanne Adler, Lübeck
L190 Gerda Raichle, Ulm
L231 Stefan Dangl, München
L238 Sonja Klebe, Großhelfendorf
L243 Peter Sommerfeld, Wien
L255 Irina Kart, Berlin
L266 Stephan Winkler, München
L268 Eléonore Lamoglia
L285 Anne-Katrin Hermanns, Maastricht, NL
L321 Christine Gralapp, USA
M282 Prof. Dr. med. D. Drenckhahn, Würzburg
M456 Dr. A. Bender, München
M457 Dr. G. Fesel, München
M614 Prof. Dr. med. Wolfgang Rüther, Hamburg
M851 Dr. Matthias Fischer, Orthopaedicum Frankfurt
R247 Deller, T./Sebesteny, T.: Fotoatlas Neuroanatomie, 1. Aufl., Elsevier Urban & Fischer, 2007
R255 Rengier, F.: Basics Anatomie – Leitungsbahnen, 1. Aufl., Urban & Fischer, 2009
R256 Steinbrück, I. et al.: Intensivkurs Anatomie, 1. Aufl., Elsevier Urban & Fischer, 2008
R363 Trepel, M.: Neuroanatomie, 4. Aufl., Urban & Fischer Verlag, 2008
R429 Drenckhahn, D./Waschke, J.: Taschenbuch Anatomie, 3. Aufl., Elsevier, 2020
R449 Hansen, J. T.: Netter's Clinical Anatomy, 4th ed., Elsevier Urban & Fischer, 2018
S010-1-16 Benninghoff, A.: Anatomie, Bd. 1., 16. Aufl., Urban & Schwarzenberg, 2002
S700 Sobotta-Archiv: Sobotta. Atlas der Anatomie des Menschen, div. Aufl., Elsevier Urban & Fischer
S701 Sobotta-Archiv: Sobotta Clinical Atlas of Human Anatomy, div. Aufl., Elsevier Urban & Fischer
S702 Sobotta-Archiv: Anatomie: Das Lehrbuch, div. Aufl., Elsevier Urban & Fischer
T197 Dr. med. Burkhardt Danz, Abteilung VIII Radiologie, Bundeswehrkrankenhaus Ulm
T420 Klinikum der Universität München, Abteilung für Neuroradiologie
T873 Prof. Dr. Martin Trepel
T1166-02 Klinik für Diagnostische und Interventionelle Neuroradiologie, Universitätsklinikum RWTH Aachen
T1272-01 Institut für Diagnostische und Interventionelle Radiologie, Kinder- und Neuroradiologie. Universitätsmedizin Rostock
W1191-001 DocCheck.com, Dr. Frank Antwerpes
W1192 radiology.expert

Inhaltsverzeichnis

KAPITEL

1

Markus Kipp, Erik Volmer

Wenn einem die Luft wegbleibt

Lernziele

Nach Bearbeitung dieses Kapitels sollten Sie dazu in der Lage sein,

- den knöchernen Aufbau des Thorax zu beschreiben,
- den Aufbau des Herzens zu benennen sowie die Lage der arteriellen und venösen Gefäße topografisch zuzuordnen,
- sich in einer p. a.- und seitlichen Projektionsradiografie des Thorax zu orientieren,
- sich in einer axialen Computertomografie des Thorax zu orientieren,
- aus einem zweidimensionalen Summationsbild auf die dreidimensionale anatomische Architektur des Thorax zu schließen,
- pathologische Veränderungen in Folge eines Traumas des Thorax zu erkennen, einzuordnen und auf weitere Traumamechanismen anzuwenden.

Fallbeschreibung

Der 39-jährige Manfred H. ist bei einer Feier mit Freunden nach starkem Alkoholkonsum fremdbeobachtet aus noch ungeklärter Ursache über die Brüstung eines Balkons aus dem dritten Stock eines Mehrfamilienhauses gestürzt. Der sofort herbeigerufene Notarzt stellt eine niedrige Sauerstoffsättigung fest, der Patient hat ausgeprägte Schmerzen. Herr H. wurde in das nächstgelegene Krankenhaus eingeliefert. Im Rahmen der **körperlichen Untersuchung** erheben Sie folgende Befunde:

- Tachypnoe
- Tachykardie
- Zyanose
- Husten
- Abgeschwächte Atemgeräusche über der rechten Lunge bei der Auskultation
- Hypersonorer Klopfschall bei der Perkussion
- Sauerstoffpartialdruck in der Blutgasanalyse erniedrigt

Bei Herrn H. wurde in Anbetracht der fulminanten Klinik und des Traumamechanismus sofort eine kontrastmittelgestützte Polytraumaspiral-CT durchgeführt, um etwaige Traumafolgen suffizient beurteilen zu können. Im Verlauf ordnen Sie eine Projektionsradiografie des Thorax an. ➤ Abb. 1.1a zeigt die Projektionsradiografie, ➤ Abb. 1.1b und c axiale CT-Aufnahmen.

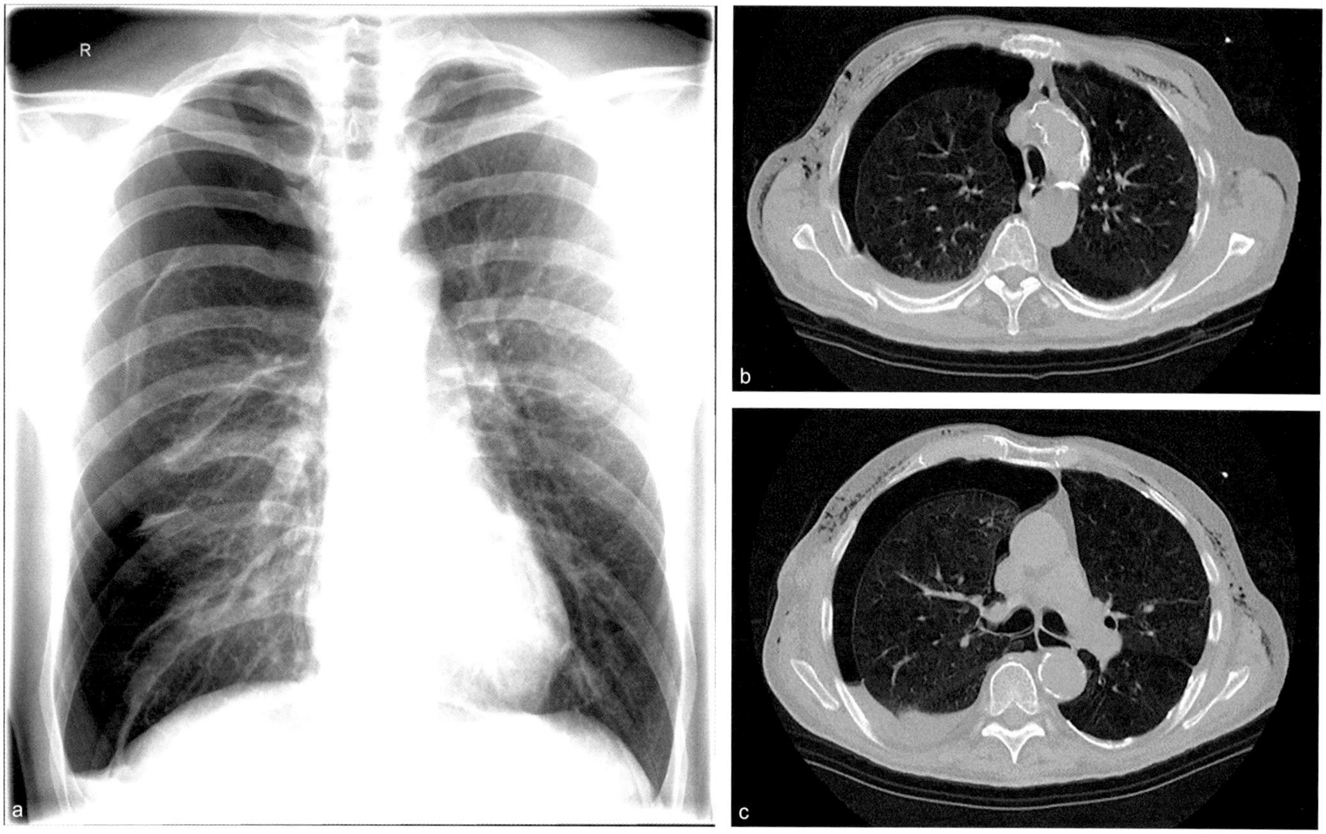

Abb. 1.1 Bildgebung des Patienten Manfred H. (a) p. a.-Projektionsradiografie des Thorax. (b, c) Axiale Computertomografie des Thorax. [T1272-01]

https://else4.de/vwp

1.1 Anatomische Grundlagen

1.1.1 Allgemeines

Zwei Organsysteme des menschlichen Körpers sind in besonderem Maße schützenswert: das Zentralnervensystem (Gehirn und Rückenmark) und das Herz-Lungen-Paket. Beide Organsysteme liegen in Körperhöhlen, die durch knöcherne Strukturen rundum begrenzt sind. Das Gehirn, das seine Funktionen ohne wesentliche Formveränderungen ausübt, ist durch die starre Schädelhöhle geschützt. Anders verhält es sich mit dem Herz-Lungen-Paket. Das Herz ist im Rahmen seiner Pumpfunktion, die Lungen im Rahmen ihrer Aufgaben im Gasaustausch auf ständige Formveränderungen angewiesen. Hierbei ändert sich nicht nur die Größe, sondern auch die Lage der Organe: Das Herz tritt bei jedem Herzschlag tiefer, die Lungen dehnen sich mit jedem Atemzug in Reserveräume aus. Insofern ist der Thorax, die knöcherne Begrenzung des Herz-Lungen-Pakets, mehr als ein starrer, knöcherner Käfig. Im Zusammenspiel mit der Muskulatur ermöglichen die verschiedenen Knochen- und Knorpelelemente ein im wahrsten Sinne des Wortes „reibungsloses“ Zusammenspiel des kardiopulmonalen Systems.

1.1.2 Knöcherne Elemente des Thorax

(➤ Abb. 1.2)

Die Brusthöhle (Cavitas thoracica) wird dorsal von den Wirbelkörpern, ventral vom Sternum begrenzt. Das Sternum lässt sich in drei Abschnitte untergliedern: Manubrium sterni, Corpus sterni sowie Proc. xiphoideus (➤ Abb. 1.2a). Die beiden überwiegend knöchernen Strukturen sind durch bogenförmig verlaufende Rippenpaare in ventrodorsaler Richtung miteinander verbunden. Um eine möglichst große Flexibilität zu gewährleisten, laufen die knöchernen Rippen ventral knorpelig aus. Beim Menschen sind die sieben kranialen Rippenpaare ventral über den Rippenknorpel direkt mit dem Sternum verbunden **(Costae verae)**, die Rippenpaare 8–10 setzen indirekt, über den knorpeligen Arcus costalis, am Unterrand des Sternums an **(Costae affixae)**. Nicht mit dem Brustbein verbunden sind das 11. und 12. Rippenpaar **(Costae fluctuantes)**. Die kraniale Öffnung des Brustkorbs wird Apertura thoracis superior, die kaudale Apertura thoracis inferior genannt. Letztgenannte wird durch das Zwerchfell (Diaphragma) von der Bauchhöhle abgegrenzt.

MERKE

Die Rippen sind bei Unfällen aufgrund ihrer exponierten Lage verletzungsanfällig. Die Rippenprellung und die Rippenfraktur sind deshalb vor allem in der Unfallchirurgie häufige Bilder. Sie sind für den Patienten sehr schmerzhaft.

1.1.3 Auskleidung der Interkostalräume

(➤ Abb. 1.3)

Als Interkostalraum (ICR, von lat. Spatium intercostale) oder Zwischenrippenraum wird der Raum zwischen zwei benachbarten Rippen bezeichnet. Vergleichbar mit der Bauchmuskulatur soll, unter der Verwendung möglichst wenig „Baumaterials“, der Raum einerseits beweglich, andererseits mechanisch stabil (i. e. dicht) sein. Oberflächlich liegen die Mm. intercostales externi, deren Muskelzüge vom Unterrand einer Rippe zum Oberrand der nächst tiefer gelegenen Rippe verlaufen (von dorsal-kranial nach ventral-kaudal, entsprechend dem Faserverlauf des M. obliquus externus abdominis). Tiefer folgen die Mm. intercostales interni, deren Muskelzüge in etwa rechtwinklig zu den Muskelfasern der äußeren Zwischenrippenmuskeln verlaufen, also von dorsal-kaudal nach ventral-kranial (➤ Abb. 1.4).

MERKE

Durch ihren entgegengesetzten Verlauf wirken die beiden Anteile der Zwischenrippenmuskeln antagonistisch auf die Atemtätigkeit. Die Mm. intercostales externi heben die Rippen, führen so zu einer Volumenzunahme der Brusthöhle, wirken **inspiratorisch.** Die Mm. intercostales interni unterstützen hingegen die **Exspiration** (➤ Abb. 1.4).

Die zur Versorgung der Mm. intercostales notwendige Gefäßnervenstraße, die Interkostalgefäße (A./V./N. intercostalis), verläuft in dem bindegewebigen Spaltraum zwischen den beiden Zwischenrippenmuskeln. Bis etwa auf Höhe der Medioklavikularlinie verläuft sie am **Unterrand** der jeweiligen Rippen in einer knöchernen Rinne, dem Sulcus costalis (➤ Abb. 1.3 b/c). Die Lage der Interkostalgefäße muss bei einer Pleurapunktion beachtet werden.

Die Fascia thoracica interna bedeckt die Mm. intercostales interni nach innen (echte Muskelfaszie), die folgende Fascia endothoracica stellt eine Grenze zur Pleura dar.

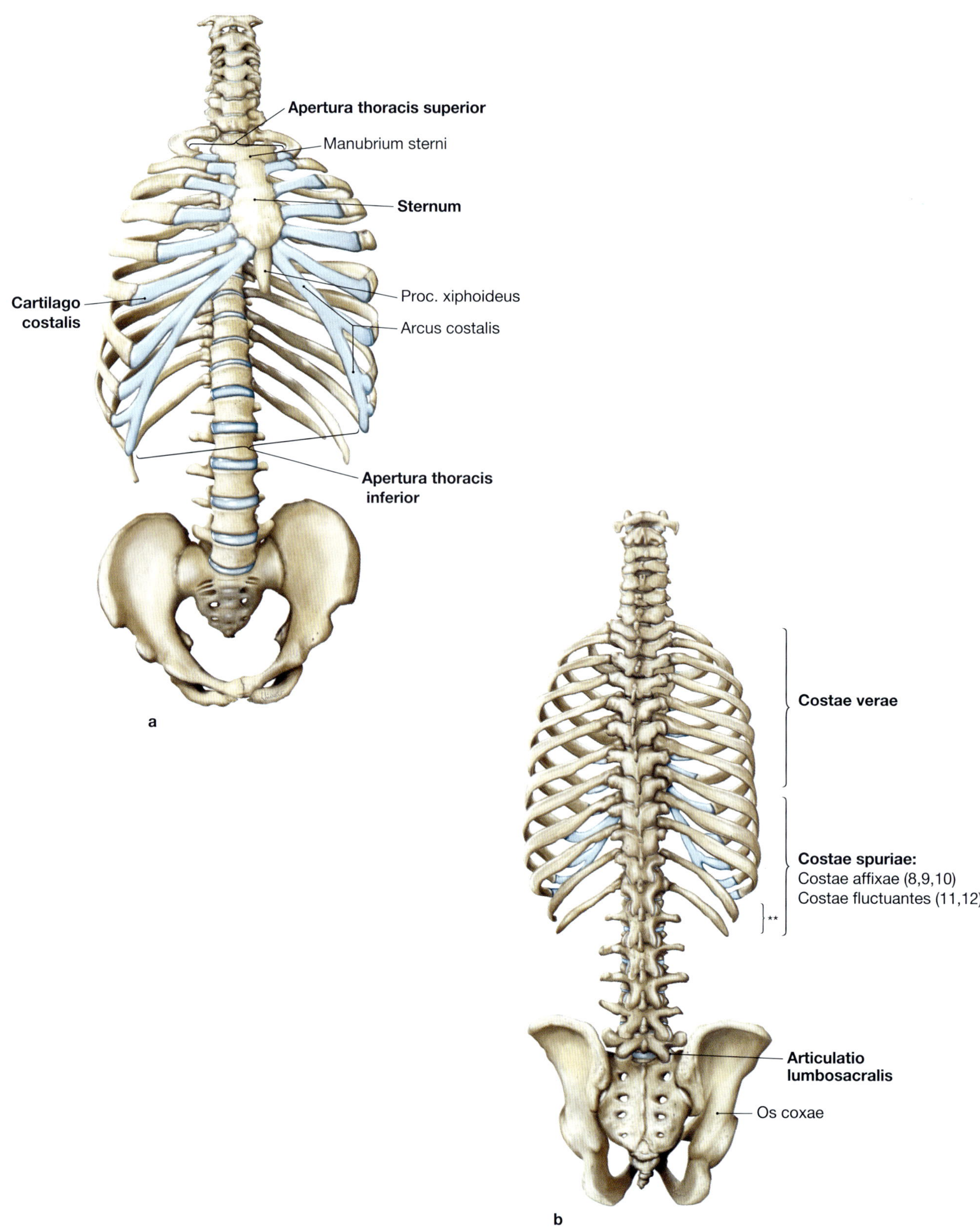

Abb. 1.2 Knochen und Knorpel des Rumpfskeletts: (a) Ansicht von ventral und (b) von dorsal. [S700–L127]

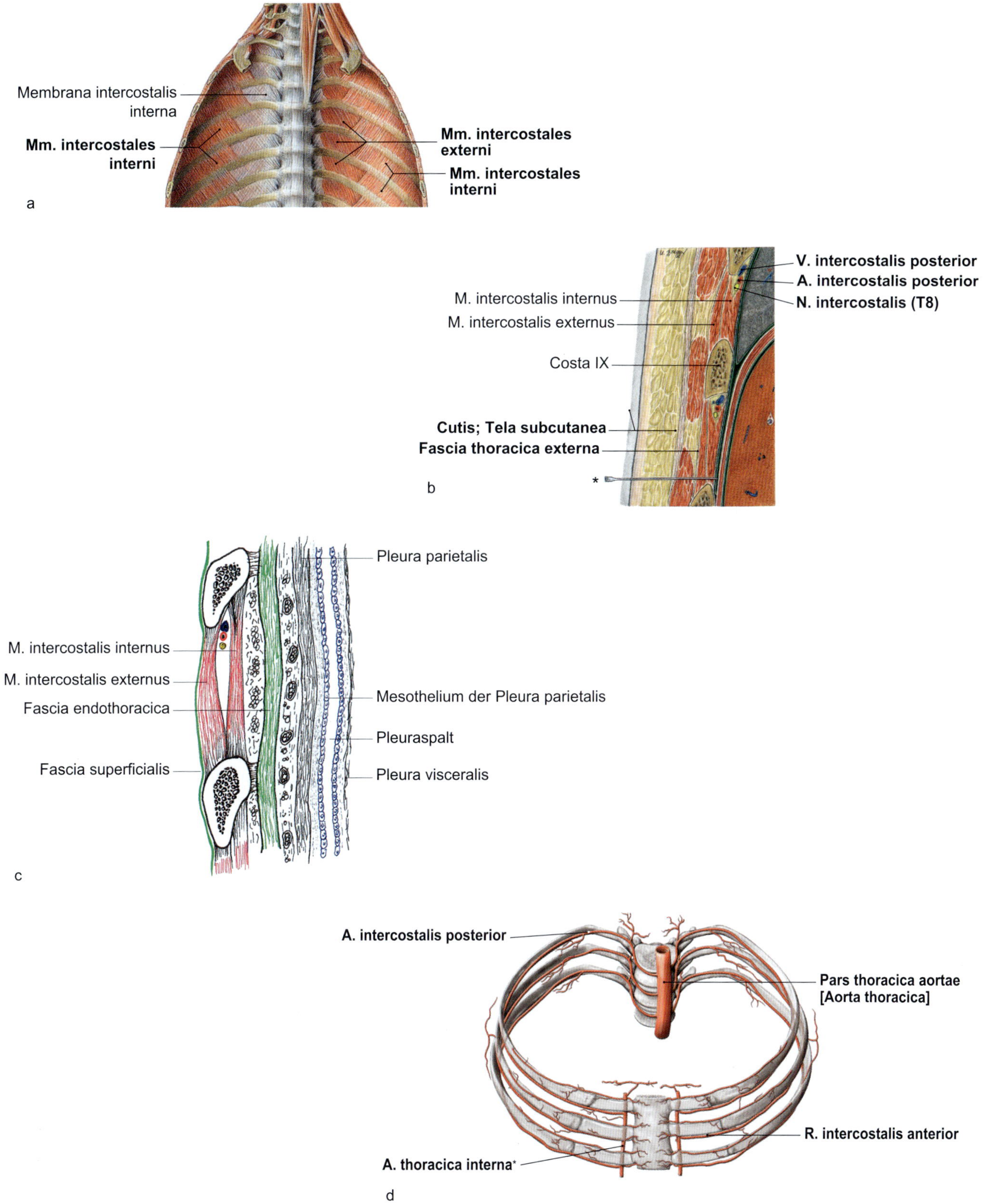

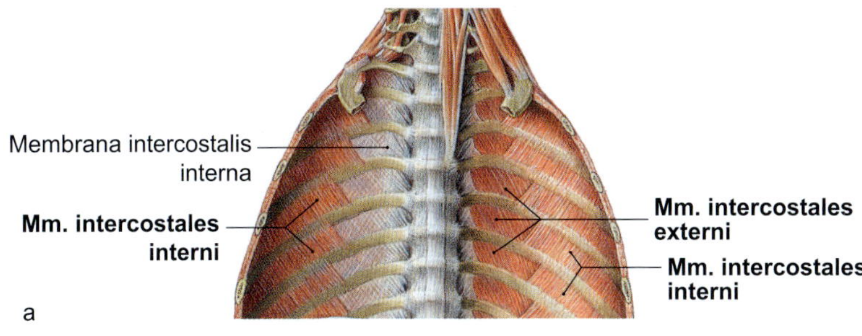

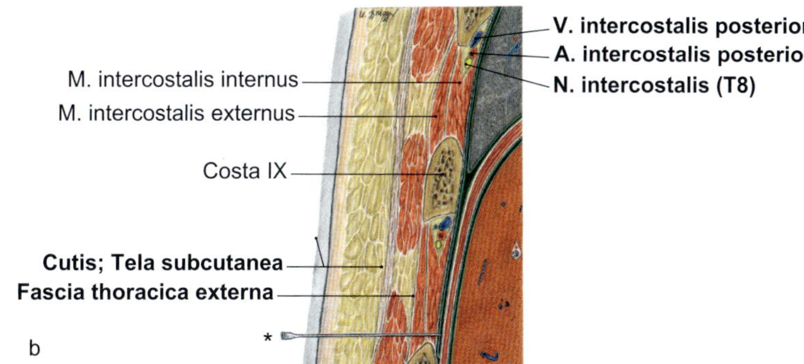

Pleura parietalis
M. intercostalis internus
M. intercostalis externus
Fascia endothoracica
Mesothelium der Pleura parietalis
Pleuraspalt
Fascia superficialis
Pleura visceralis
c

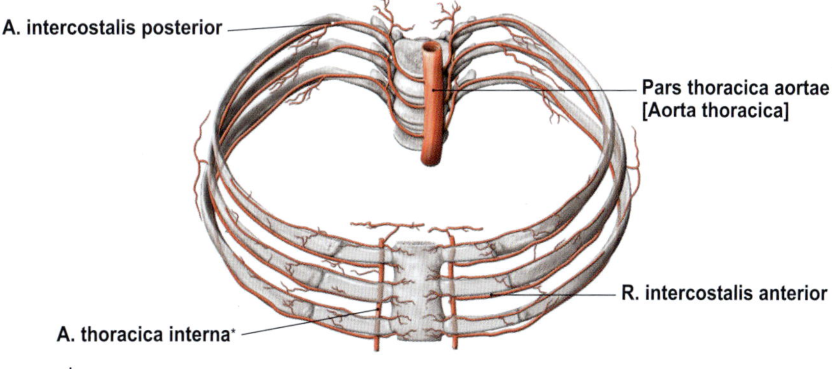

Abb. 1.3 (a) Hinterwand des Brustkorbs, Cavea thoracis; Ansicht von ventral [S700]. (b) Interkostalraum im Querschnitt; * Nadellage bei einer Pleurapunktion [S702]. (c) Längsschnitt durch die Thoraxwand mit Darstellung der Faszien und Pleuraverhältnisse [L243]. (d) Schematische Darstellung der Arterien der Brustwand [S700-L266].

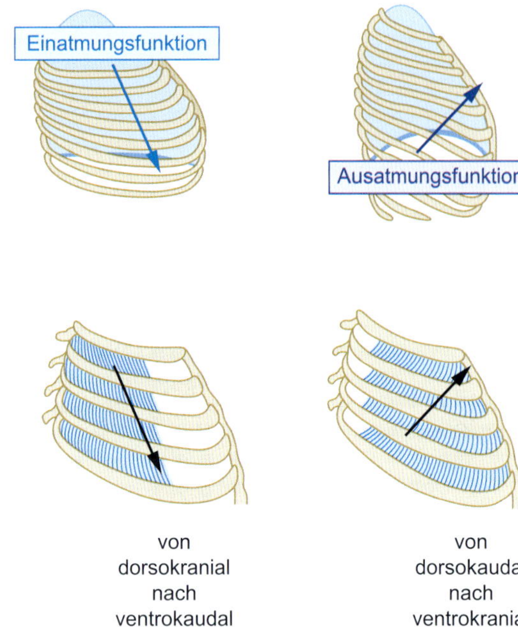

Abb. 1.4 Schematische Darstellung zur Verdeutlichung der Funktion der Mm. intercostales bei der Atmung. [L231]

1.1.4 Mediastinale Organe

Das Mediastinum, auch Mittelfellraum genannt, erstreckt sich in Längsrichtung von der Apertura thoracis superior bis zum Zwerchfell. Obwohl es, außer dem Perikard, keine physikalischen Barrieren innerhalb des Mediastinums gibt, unterscheidet man ein oberes und unteres Mediastinum. Letzteres wird weiter in ein vorderes, mittleres und hinteres Mediastinum unterteilt (➤ Abb. 1.5 a). Das Mediastinum beherbergt viele lebenswichtige Strukturen einschließlich des Herzens, der großen Gefäße, der Luftröhre und Nerven. Es fungiert auch als geschützte Trasse für Strukturen, die vom Hals absteigen bzw. aus dem Bauchraum aufsteigen.

Lungen

Die beiden Lungen füllen den größten Teil des Brustkorbs aus. Ihre Form erinnert an eine Pyramide mit einer **Facies diaphragmatica** (dem Zwerchfell zugewandt), einer **Facies costalis** (den Rippen zugewandt) und einer **Facies medialis** (dem mittig gelegenen Herzen zugewandt). Nach kranial ragt die Lungenspitze als **Apex pulmonis** über die obere Thorax-Apertur hinaus (➤ Abb. 1.5 b).

Im Zentrum der Facies medialis befindet sich der **Lungenhilus** (Hilum pulmonis) mit den ein- und austretenden Gefäßen, Nerven und Hauptbronchien. Die Lungen sind aus Lungenlappen (Lobi) aufgebaut, die durch Spalten (Fissurae) voneinander gentrennt sind. Die rechte Lunge besteht aus drei Lappen; die **Fissura horizontalis** grenzt den Ober- vom Mittel- und Unterlappen ab. Die **Fissura obliqua** grenzt den Unter- vom Mittel- und Oberlappen ab. Die linke Lunge ist aus zwei Lappen aufgebaut, einem Ober- und Unterlappen, die von einer Fissura obliqua begrenzt werden (➤ Abb. 1.5c und d).

MERKE

Die Fissura obliqua ist „obligatorisch", findet man also bei beiden Lungenlappen. Sie befindet sich in etwa auf Höhe der 4. Rippe.

Atmung

Inspiration und Exspiration sind entscheidend für die Sauerstoffversorgung des Gewebes und den Abtransport von Kohlendioxid aus dem Körper. Die Inspiration erfolgt durch aktive Kontraktion der Muskeln, z. B. des Zwerchfells oder der Interkostalmuskeln. Die normale, nicht erzwungene Exspiration erfolgt eher passiv, getrieben durch die elastischen Rückstellkräfte des Lungengewebes. Eine Kontraktion der Inspirationsmuskeln führt zu einer Erweiterung und somit Volumenzunahme des Thoraxraums. Damit diese Volumenzunahme auf die Lungen übertragen werden kann, bedarf es einer speziellen „Verpackung" der Lungen, der **Pleura** (Brustfell). Die Pleura bildet einen nach medial, zum Hilum gerichteten offenen Sack. Der Teil der Pleura, welcher der Lunge aufliegt, wird **Pleura visceralis,** der Teil, welcher der Leibeswand (hier der inneren Brusthöhle) anliegt, wird **Pleura parietalis** genannt. Die beiden Pleurablätter schlagen am Hilus der Lunge und am Ligamentum pulmonale (➤ Abb. 1.5 d) ineinander um. Zwischen den beiden Pleurablättern befindet sich ein in weiten Teilen hauchdünner Spalt, die Pleurahöhle (**Cavitas pleuralis;** ➤ Abb. 1.6, s. a. ➤ Abb. 1.3, Pleuraspalt). An den Zwerchfellrändern und zum Mediastinum hin erweitert sich die Pleurahöhle zu vier Recessus (➤ Abb. 1.5b):

- Recessus costodiaphragmaticus; ventral zwischen Rippen und Zwerchfell
- Recessus costomediastinalis; hinter dem Sternum
- Recessus phrenicomediastinalis; kleiner Raum zwischen Zwerchfell und Mediastinum.
- Recessus vertebromediastinalis; ebenfalls klein, dorsal gelegen

Vor allem in die ersten beiden Reserveräume dehnt sich die Lunge bei der Inspiration aus.

Zwischen den beiden Pleurablättern, der spaltförmigen Cavitas pleuralis, befindet sich eine seröse Flüssigkeit. Zusammen mit dem Unterdruck, der in der Cavitas pleuralis herrscht, sorgt die seröse Flüssigkeit dafür, dass beide Pleurablätter fest aneinanderhaften. Die Wirkung der Inspirationsmuskeln führt zu einer Vergrößerung des Volumens der Brusthöhle. Durch die Adhäsion der beiden Pleurablätter überträgt sich die Volumenzunahme des Thorax auf die Lungen. Nach dem Boyleschen Gesetz führt eine Zunahme des Lungenvolumens zu einer Abnahme des intrapulmonalen Drucks. Der Druck der Umgebung außerhalb der Lunge ist

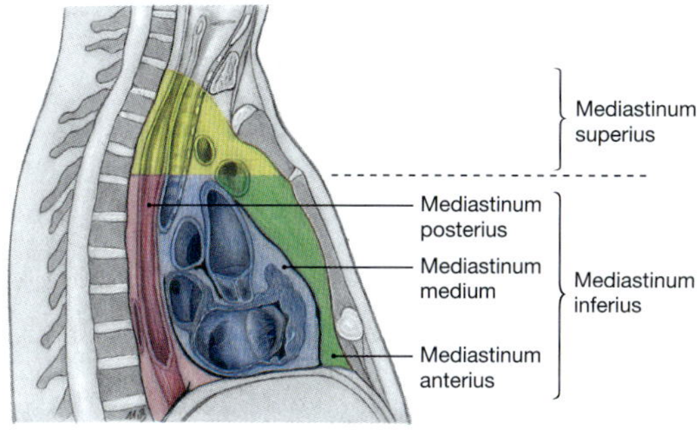

a

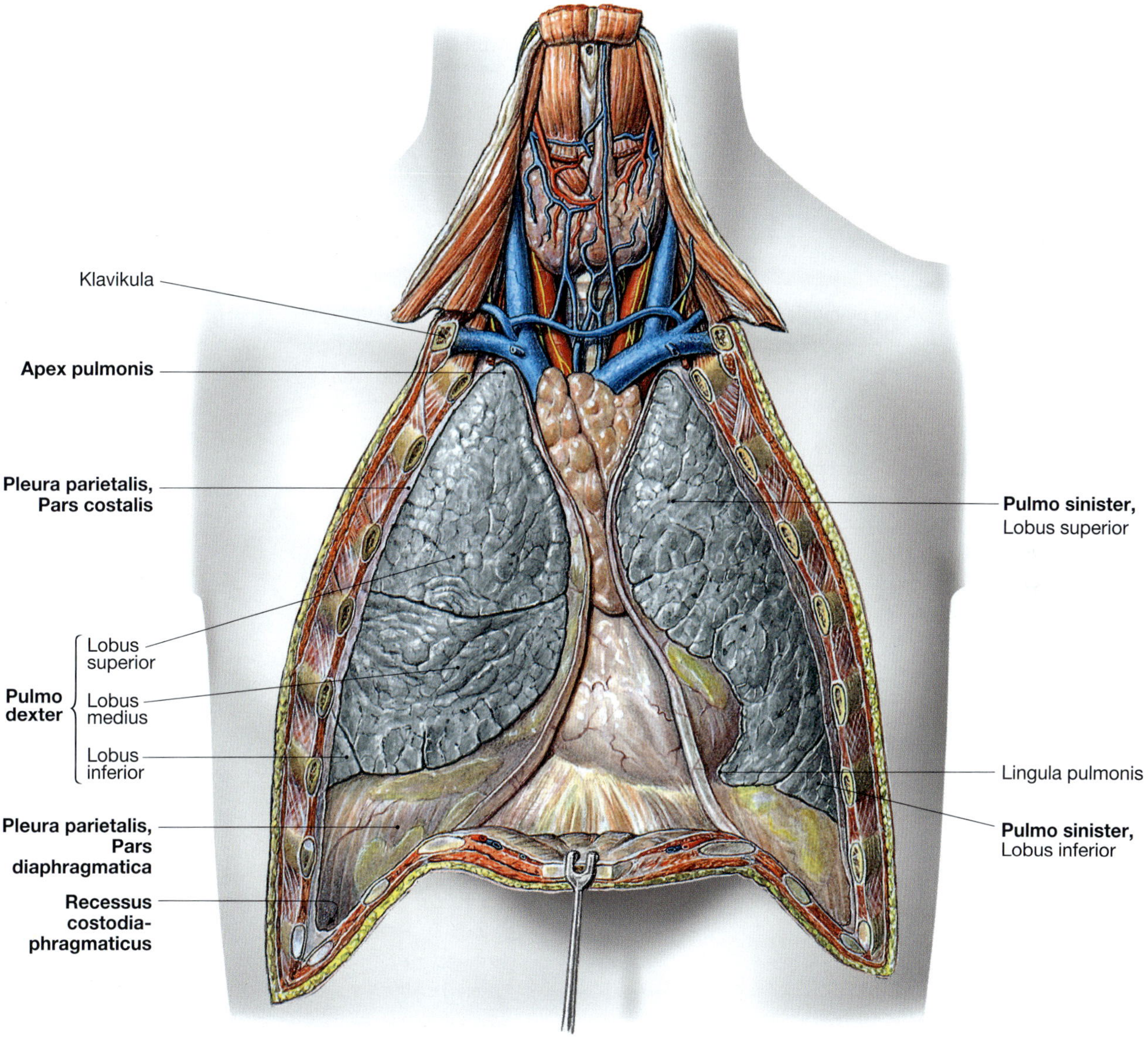

Klavikula
Apex pulmonis
Pleura parietalis, Pars costalis
Pulmo sinister, Lobus superior
Pulmo dexter
Lobus superior
Lobus medius
Lobus inferior
Lingula pulmonis
Pleura parietalis, Pars diaphragmatica
Pulmo sinister, Lobus inferior
Recessus costodiaphragmaticus

b

Abb. 1.5 (a) Gliederung des Mediastinums [S700-L126]. (b) Mittelfell, Pleurahöhlen, Cavitates pleurales; Ansicht von ventral; nach Entfernung der Brustwand. ▸

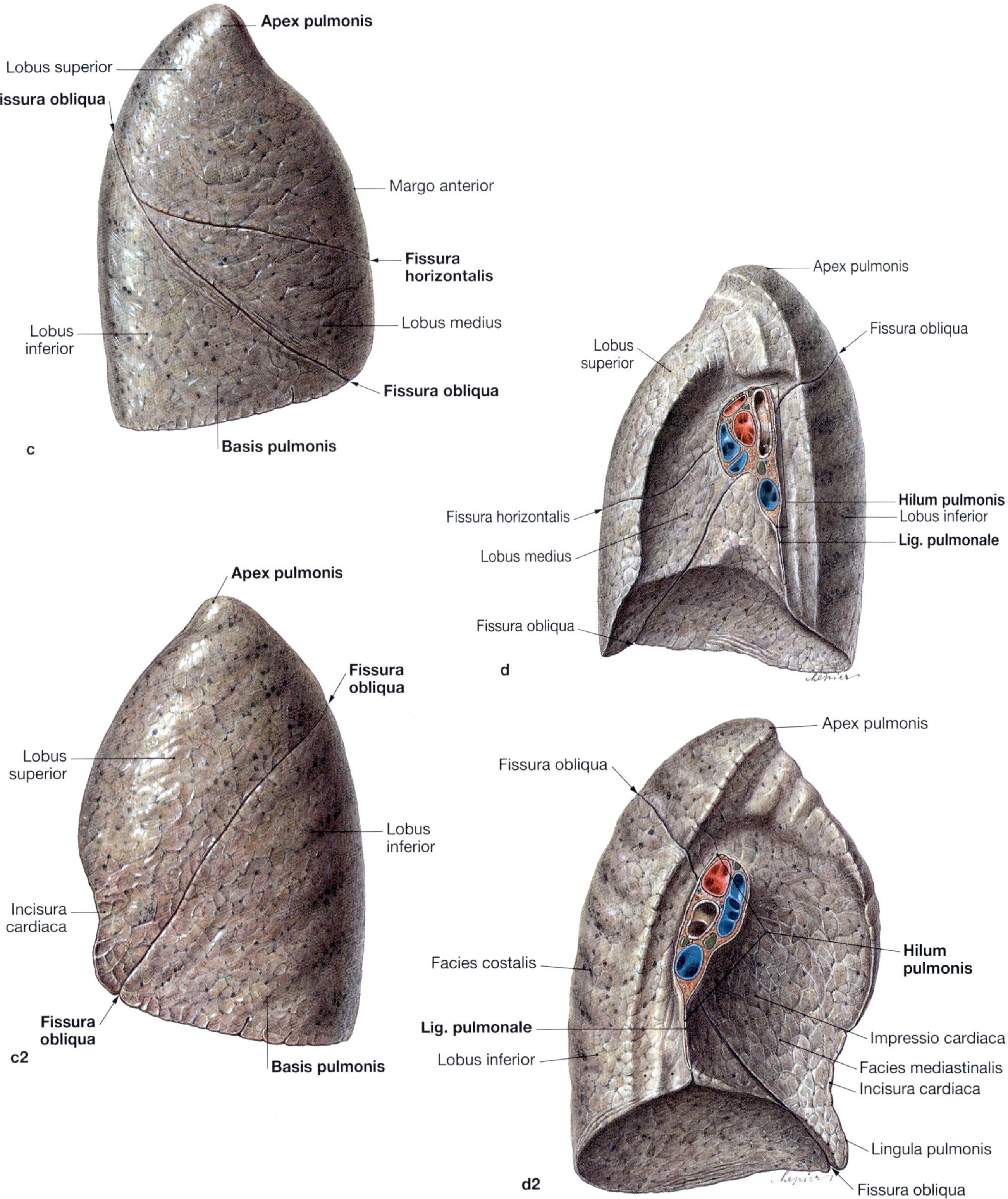

Abb. 1.5 *(Forts.)* (c) Rechte Lunge, Pulmo dexter (oben), und linke Lunge, Pulmo sinister (unten); Ansicht von lateral [S700]. (d) Rechte Lunge, Pulmo dexter (oben), und linke Lunge, Pulmo sinister (unten); Ansicht von medial. c–d: [S700]

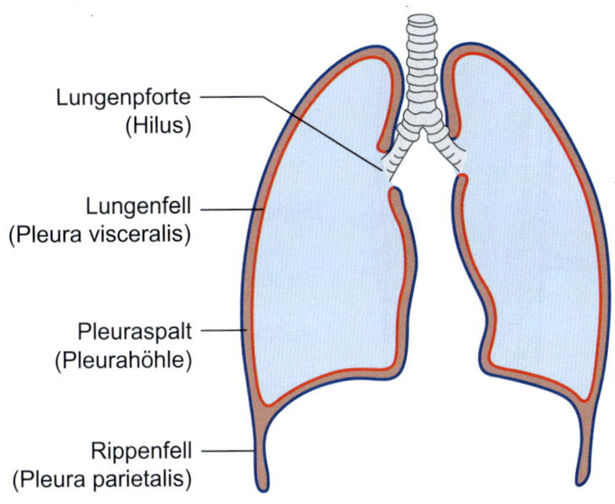

Abb. 1.6 Brustfell (Pleura) und Pleurahöhlen. Das Lungenfell (Pleura visceralis, rot) umgibt das Lungengewebe. Im Pleuraspalt befindet sich seröse Flüssigkeit, es herrscht ein Unterdruck, sodass sich Formveränderungen des Thorax im Rahmen der Inspiration auf das Lungengewebe übertragen. [L231]

jetzt größer als der Druck innerhalb der Lunge, Luft strömt entlang des Druckgradienten in die Lungen.

MERKE

Beim Pleuraerguss sammelt sich Flüssigkeit vor allem im Recessus costodiaphragmaticus (tiefster Punkt der Pleurahöhlen im Stehen). Der Nachweis erfolgt mittels Ultraschall und/oder Röntgenuntersuchung.

Ein- und Ausstrombahn des Herzens

Das Herz besteht aus den beiden Ventrikeln und den beiden Vorhöfen (➤ Abb. 1.7). An der rechten und der linken Vorhof-Kammer-Grenze befinden sich Herzklappen, die den Blutfluss regulieren (s. Lehrbücher der Anatomie und ➤ Kap. 4).

Das venöse, sauerstoffarme Blut verlässt den rechten Ventrikel über den Truncus pulmonalis. Dieser zieht links nach dorsokranial und teilt sich dann **hinter/unter** dem Aortenbogen T-förmig in die beiden Lungenarterien (Bifurcatio trunci pulmonalis). **Dorsal** davon liegt die Teilungsstelle der Trachea, die Bifurcatio tracheae.

Die Aorta entspringt aus dem linken Ventrikel und zieht dann in einem Bogen (Arcus aortae) von vorne rechts nach hinten links. Auf ihrem Weg zur dorsalen Thoraxwand überquert sie den linken Hauptbronchus (➤ Abb. 1.7 b–c). Vor dem Übergang in die Aorta descendens weist das Ende des Aortenbogens eine physiologische Verengung auf, den Aortenisthmus (Isthmus aortae). Die Aorta descendens lässt sich dann weiter unterteilen in eine Aorta thoracica und Aorta abdominalis.

MERKE

Die arterielle Ausflussbahn des linken Herzens beginnt links im Bereich des Herzspitze, windet sich dann nach rechts-kranial (Aorta ascendens), um dann weiter nach links-dorsal zu ziehen (Arcus aortae). Dabei werden der Truncus pulmonalis (bzw. die rechte Lungenarterie) sowie der linke Hauptbronchus von der Aorta **überkreuzt.** Diese topografischen Gegebenheiten sollte man sich gut einprägen.

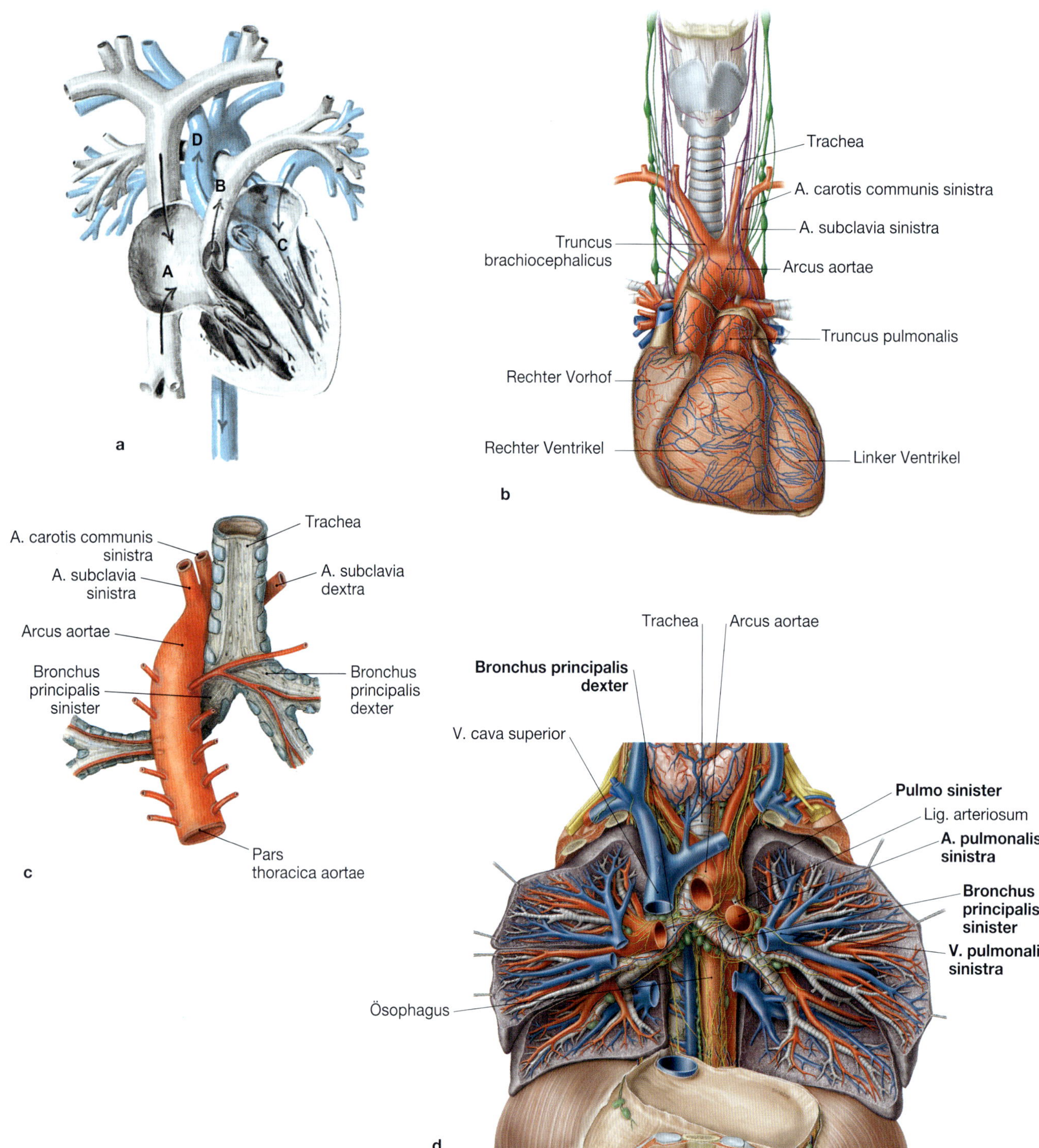

Abb. 1.7 (a) Längsschnitt durch das Herz. Die Pfeile A bis D zeigen die Fließrichtung des Blutes durch das Herz [L190]. (b) Topografie von Herz und Trachea [S700-L238]. (c) Aortenbogen und Trachea von **dorsal** [S700]. (d) Bronchialbaum der Lungen mit Leitungsbahnen [S700-L238].

1.2 Bildgebung: Normalbefund

1.2.1 Allgemeines

Der Röntgen-Thorax ist die am häufigsten durchgeführte Röntgenuntersuchung. Ärzte nahezu jeder Disziplin sollten sie im Rahmen ihrer Tätigkeit korrekt einsetzen und interpretieren können. Besonders wichtig ist es, akute, potenziell lebensbedrohliche Veränderungen zu erkennen, um relevante therapeutische Entscheidungen daraus ableiten zu können. Eine CT des Thorax wird veranlasst, wenn es z. B. um die Beurteilung von Tumoren, einer Lungenembolie oder um die Bildgebung bei entzündlichen und meist chronisch verlaufenden Lungen- oder Bronchialerkrankungen geht. Die hochauflösende CT-Bildgebung ermöglicht die Diagnose pathologischer Prozesse ab einer Größe von etwa 3 Millimetern.

Bei einer Röntgenaufnahme, die korrekt **Projektionsradiografie** genannt wird, durchdringt ionisierende Strahlung die zu untersuchende Körperregion und schwärzt einen auf der Gegenseite positionierten Detektor. Früher handelte es sich bei den Detektoren um eine Röntgenspeicherfolie aus Phosphorplatten, heute um digitale elektronische Sensoren wie *charge-coupled devices* (CCD), die auf dem inneren Fotoeffekt basieren. Verschiedene Gewebearten absorbieren die durchdringende Röntgenstrahlung unterschiedlich stark. Knochen absorbieren mehr Strahlung als beispielsweise Weichteile, luftgefüllte Gewebe wie die Lunge sind größtenteils durchlässig für Röntgenstrahlen. Je mehr Strahlung auf ihrem Weg durch den Körper **absorbiert** wird, umso weniger ausgeprägt wird der Röntgenfilm geschwärzt – bzw. im Detektor ein Signal induziert –, desto „heller" erscheinen die jeweiligen anatomischen Strukturen.

Wichtig ist zu verinnerlichen, dass man bei einer konventionellen Projektionsradiografie ein **zweidimensionales Summationsbild** der eigentlich dreidimensionalen Architektur erhält. Einzelne **Strukturen** können sich **überlagern.** Um die Dreidimensionalität dennoch bestmöglich abbilden zu können, werden **Aufnahmen aus mehreren „Richtungen"** angefertigt (sprich, in mehreren Ebenen).

Unter **nativen Röntgenaufnahmen** versteht man solche ohne Verwendung von Kontrastmitteln, wie sie beispielsweise bei einer Untersuchung der Brust (Mammografie), einer Übersichtsaufnahme von Thorax samt Herz und Lunge (Röntgen-Thorax) oder von Skelettabschnitten angefertigt werden. **Kontrastmittel** werden immer dann eingesetzt, wenn gezielt Strukturen mittels Projektionsradiografie detailgetreu dargestellt werden sollen, wie etwa Blutgefäße (Angiografie), Lymphgefäße (Lymphografie) oder das harnableitende System (intravenöse Urografie – heute größtenteils durch sonografische und Magnetresonanz-Bildgebung ersetzt). Als Kontrastmittel werden vor allem iodhaltige Substanzen (z. B. Imeron 400) verwendet.

MERKE

In der Radiologie geht es oft um heller oder dunkler. Je nach verwendeter Methode werden spezielle Begriffe verwendet.

- Projektionsradiografie: **hypertransparent** versus **hypotransparent**
- Computertomografie: **hyperdens** versus **hypodens**
- Magnetresonanztomografie: **hyperintens** versus **hypointens**

1.2.2 p. a.-Projektionsradiografie des Thorax

Projektionsradiografien des Thorax werden im allgemeinen Sprachgebrauch einfach als Röntgen-Thorax bezeichnet. Bei mobilen Patienten werden sie für gewöhnlich im Stehen in p. a.-Projektion durchgeführt. Dabei befindet sich die Strahlenquelle *hinter* dem Patienten, der „Röntgenfilm" ist *vor* dem Patienten positioniert (➤ Abb. 1.8a). Wenn möglich,

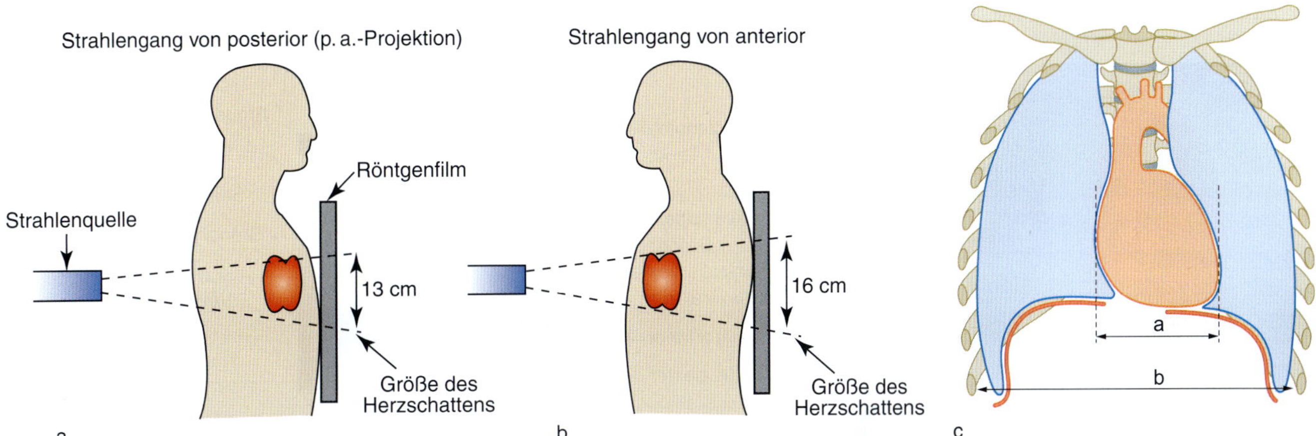

Abb. 1.8 (a) Strahlengang bei einer p. a.-Projektionsradiografie des Thorax. Das Herz liegt nahe des Röntgendetektors. (b) Strahlengang im Rahmen einer a. p.-Projektionsradiografie des Thorax. Das Herz ist nun weiter vom Röntgendetektor entfernt und erscheint dementsprechend größer (hier z. B. von 13 auf 16 cm vergrößert). (c) Messung des Herz-Thorax-Quotienten. In einer p. a.-Projektionsradiografie des Thorax mit vollständiger Einatmung ist das Herz wahrscheinlich vergrößert, wenn a/b > 50 % beträgt. a = maximaler Querdurchmesser des Herzens; b = maximaler Innendurchmesser des Thorax. [L231]

1

„umklammert" der Patient während der Aufnahme den Röntgenfilm (Röntgendetektor).

Bei bettlägerigen Patienten wird eine Liegend-Aufnahme durchgeführt. Hier liegt der Patient **auf der Detektorplatte,** die Strahlenquelle befindet nun *vor* dem Patienten (➤ Abb. 1.8 b). Da unser Patient im Stehen geröntgt werden konnte, sprechen wir im Folgenden von einer p. a.-Projektionsradiografie.

MERKE

Je weiter ein Objekt vom Röntgenschirm entfernt ist, desto größer erscheint es in der Projektionsradiografie. Besonders die Herzsilhouette erscheint in den Liegend-Aufnahmen unverhältnismäßig groß. Der Strahlengang muss deswegen im Rahmen der Befundung berücksichtigt werden (➤ Abb. 1.8 a).

p. a.-Aufnahmen des Thorax sind i. d. R. Stehend-Aufnahmen! a. p.-Aufnahmen des Thorax sind i. d. R. Liegend-Aufnahmen.

➤ Abb. 1.9 zeigt die Projektionsradiografie eines Thorax-Normalbefundes in p. a.-Projektion. Es ist wichtig, bei der Befundung einer Röntgen-Thorax-Aufnahme systematisch vorzugehen. Welchem Schema man dabei folgt, ist eigentlich egal, Hauptsache man folgt überhaupt einem Schema, damit man nichts übersieht.

Hier soll das ABCDEF-Schema vorgestellt werden. A steht für *Assessment,* also für die generelle Beurteilung der Aufnahme sowie für *Airways,* d. h. die Beurteilung der Luft- und Atemwege. B steht für *Bone,* also die Beurteilung der knöchernen, aber auch der Weichteilstrukturen. C steht für die *cardiovaskulären Strukturen,* also Herz und Gefäße. D steht für *Diaphragma,* also für die Beurteilung des Zwerchfells. E steht für *Effusion,* d. h. die Beurteilung der Pleura und ihrer Randwinkel. F steht für *Field,* also für die Beurteilung der Lungenfelder sowie für *Fremdmaterial.* Exemplarisch sollen einige Punkte der ABCDEF-Regel aufgeführt werden:

- Assessment
  - Handelt es sich um eine Stehend- oder eine Liegend-Aufnahme?
  - Handelt es sich um den richtigen Patienten und ist es eine aktuelle Aufnahme?
  - Handelt es sich um eine Inspirationsaufnahme?
  - Korrekte Positionierung des Patienten?
  - Ist die Aufnahme ausreichend gut belichtet und erlaubt so eine korrekte Befundung?

MERKE

Das erste Rippenpaar ist als herzförmige Struktur (➤ Abb. 1.9) im Bereich der Klavikula zu erkennen! Es ist das dickste von allen Rippenpaaren.

- Atemwege
  - Ist die Trachea mittelständig zu sehen und ist sie normal breit? (In der Regel lässt sich die Trachea bis zur Bifurkation in den Bronchus principalis dexter und sinister nachverfolgen, distal davon verliert sie sich dann meist.)
- Knochen und Weichteile
  - Sind alle Rippen vorhanden?
  - Sind Frakturen abgrenzbar?
  - Wie stellen sich die Wirbelkörper dar (besser in der seitlichen Aufnahme beurteilbar)?
  - Sieht man Schwellung in den Weichteilen?
- Kardiovaskuläre Strukturen
  - Wie groß ist das Herz?
  - Sind die Herzränder gut abgrenzbar (s. Herzschatten)?
  - Wie stellt sich der Hilus dar?
  - Zeichnen sich die Gefäße bis zum Lungenrand ab?
  - Verjüngen sich die Gefäßstämme zur Peripherie hin?
  - Ist das Mediastinum mittelständig und „transparent", lassen sich pulmonale Gefäße darin abgrenzen?
- Zwerchfell
  - Glatte Oberfläche?
  - Steht die rechte Zwerchfellkuppe höher als die linke?
  - Ist die Zwerchfelloberfläche durchgehend abgrenzbar?
  - Luftansammlung unter dem Zwerchfell, die dort nicht hingehört?

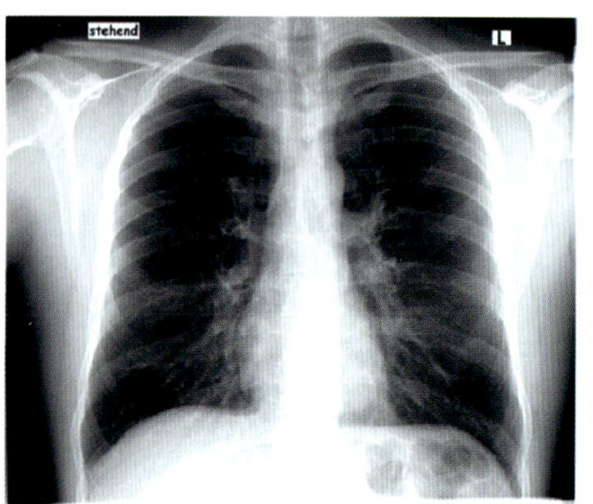

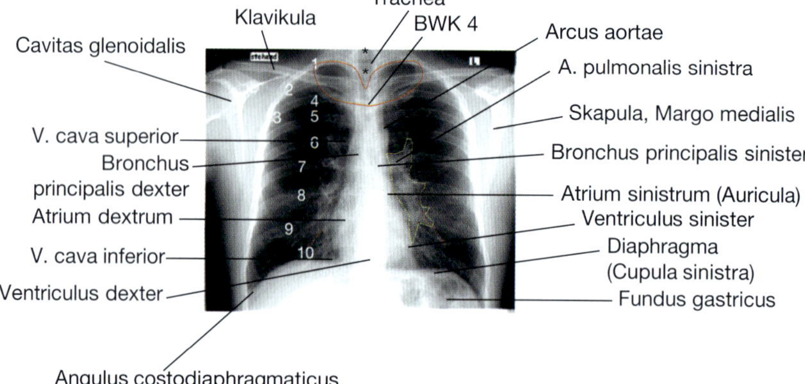

Abb. 1.9 Normalbefund einer p. a.-Projektionsradiografie des Thorax im Stehen. Die ersten 10 Rippenpaare sind durchnummeriert (rot: erstes Rippenpaar, gelb: Lungenhilum). [T1272-01]

- Effusion (Pleura und Randwinkel)
  - Liegt die Pleura überall der Thoraxwand an, oder ist sie abgehoben?
  - Sind die Randwinkel spitz konfiguriert und gut einsehbar?
- Field (Lungenfelder)
  - Belüftung symmetrisch?
  - Rundherde oder verstärkte Lungengefäßzeichnung erkennbar?
- Fremdmaterial
  - Verschluckte Gegenstände?
  - Katheter?

MERKE

Im Rahmen der Befundung einer radiologischen Aufnahme besteht die Gefahr, dass man **aufhört zu suchen,** sobald man eine Pathologie gefunden hat. Schon deswegen sollte man sich eine systematische Vorgehensweise, wie die vorgestellte ABCDEF-Regel, angewöhnen.

Oft ist die Information, ob es sich um eine Stehend- oder eine Liegend-Aufnahme handelt, im Röntgenbild bereits vermerkt. Doch auch anhand der Aufnahme selbst kann darauf rückgeschlossen werden. Im Stehen werden, druckbedingt, die basalen Lungenabschnitte besser mit Blut versorgt als die apikalen, verbunden mit einer deutlicheren Gefäßzeichnung in den **basalen** Lungenabschnitten (so wie in ➢ Abb. 1.9 gut erkennbar). Im Liegen kommt es zu einer Angleichung der intrapulmonalen Blutversorgung (sog. **basoapikale Umverteilung**), basale und apikale Gefäße können nun vergleichbar gut abgegrenzt werden.

In der gezeigten Aufnahme (➢ Abb. 1.9) sind die basalen Lungengefäße deutlicher abgrenzbar als die apikalen. Zur Beurteilung der suffizienten Inspiration sollte, als Faustregel, die 10. Rippe oberhalb des Zwerchfells zu sehen sein, was bei unserer Aufnahme der Fall ist. Auch scheint der Patient bei der Aufnahme korrekt positioniert worden zu sein. Wie zu erkennen ist, verlaufen die Dornfortsätze in einer Linie (schwarze Sternchen in ➢ Abb. 1.9), die beiden Claviculae bilden sich symmetrisch ab, die erste Rippe (rot gekennzeichnet in ➢ Abb. 1.9) projiziert sich mit ihrem ventralen Ende in etwa auf den vierten Brustwirbel. Auch wenn in einer Röntgenaufnahme die Weichteile nur bedingt beurteilbar sind, sollte man zumindest schauen, ob es irgendwo Auffälligkeiten gibt, wie etwa eine asymmetrische Schwellung der Weichteile.

Das Herz sollte mindestens zweimal in den Thorax passen. Um dies herauszufinden, kann man den **Herz-Thorax-Quotienten** bestimmen. Er errechnet sich aus dem Verhältnis des maximalen transversalen Durchmessers der Herzsilhouette zum maximalen transversalen Innendurchmesser des knöchernen Thorax. Werte über 0,5 gelten dabei als pathologisch, es könnte eine Kardiomegalie vorliegen (➢ Abb. 1.8c).

MERKE

Die Bestimmung des Herz-Thorax-Quotienten sollte nur bei Stehend-, nicht bei Liegend-Aufnahmen erfolgen, da sich bei Liegend-Aufnahmen das Herz ungewöhnlich groß darstellt.

Die Beurteilung des Hilus (gelb gekennzeichnet in ➢ Abb. 1.9) ist mit das Schwierigste bei der Beurteilung einer Röntgen-Thorax-Aufnahme und bedarf einiger Übung. Erkennen, wo sich der Hilus befindet, sollte man jedoch nach der Lektüre dieses Kapitels.

Aufgrund der Lage der Leber steht die rechte Zwerchfellkuppe höher als die linke, dieser Unterschied sollte aber nicht mehr als 2 cm betragen. Luftansammlungen unterhalb des Zwerchfells sind nicht zwingend pathologisch. So können sich Darmschlingen oder Teile des Magens luftgefüllt darstellen. Finden sich jedoch Luftansammlungen an ungewöhnlichen Orten, z. B. unter dem rechten Zwerchfellrand, kann dies auf die Perforation eines Hohlorgans hinweisen.

Die Pleura ist in der Regel, wenn sie der Thoraxwand anliegt, nicht zu erkennen. Pathologische Veränderungen der Pleura, z. B. eine Verdickung oder aber eine Abhebung der Pleura von der Thoraxwand, können hingegen in der Projektionsradiografie bei genauer Betrachtung erkannt werden.

MERKE

Röntgenbilder sind so gezeigt, als würde von frontal auf den Patienten schauen. Die rechte Seite der Aufnahme entspricht der linken Seite des Patienten und umgekehrt. Bei CT- und MRT-Bildgebungen betrachtet man den Patienten immer von kaudal, also von unten. Auch hier ist rechts im Bild die linke Seite des Patienten.

1.2.3 Seitliche Projektionsradiografie des Thorax

Die seitliche Projektionsradiografie des Thorax, wenngleich weniger häufig durchgeführt als die p. a.-Projektionsradiografie, liefert wertvolle zusätzliche Informationen. Sie wird meistens im Rahmen der Beurteilung des Retrokardialraums sowie zur räumlichen (orthotopen) Einordnung etwaiger pulmonaler Raumforderungen oder Infiltrate eingesetzt. Insbesondere bei der Ausdehnung von geringeren Pleuraergüssen ist die seitliche Aufnahme sensitiver als die p. a.-Aufnahme.

Aufgrund der Lage der Leber steht die obere Begrenzung der rechten Zwerchfellseite in der Regel höher als die linke, sodass die rechte Kuppe des Zwerchfells im seitlichen Strahlengang meist gut abgrenzbar ist. Der Oberrand der rechten Zwerchfellseite lässt sich bis nach ventral gut nachverfolgen (gelbe Linie in ➢ Abb. 1.10), der Oberrand der linken Zwerchfellseite verliert sich aufgrund der Überlagerung des Herzens. Dorsal sind die Wirbelkörper gut zu erkennen. Da im Bereich der Schulter mehr Weichteilgewebe zu finden ist als im Bereich kaudaler Thoraxanteile, sind die oberen Thorakalwirbel schlechter abgrenzbar als die unteren.

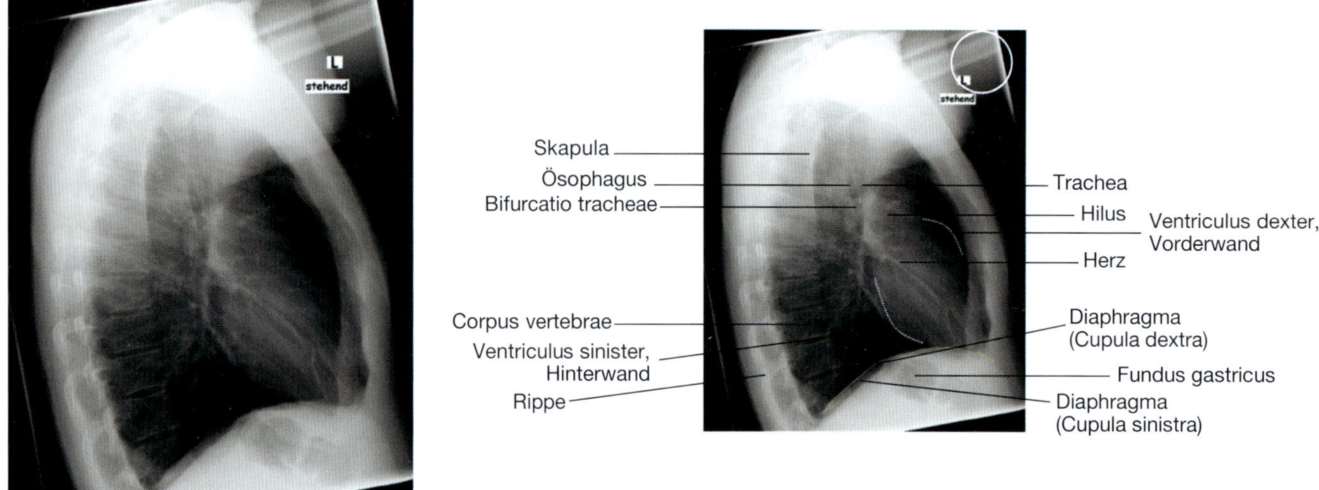

Abb. 1.10 Seitliche Projektionsradiografie des Thorax. Die gelbe Linie markiert den Oberrand der rechten Zwerchfellseite. Die weißen Linien markieren die Herzränder. [T1272-01]

Die Trachea ist beim Abstieg in den Thorax leicht nach hinten geneigt und befindet sich mit den Hauptbronchien beider Seiten in einer Ebene. Der weitere Verlauf der Bronchien erscheint so in der seitlichen Projektionsradiografie als direkte Fortsetzung der Trachea.

1.2.4 Herzschatten

Eine besondere Bedeutung im Rahmen der Befundung der Röntgen-Thorax-Aufnahme hat die Beurteilung der Herzkontur (➤ Abb. 1.11). Im p. a.-Strahlengang wird der rechte Herzrand oben von der V. cava superior, unten vom rechten Vorhof gebildet. Auf der linken Seite sind, von oben nach unten, der Arcus aortae, die linke Pulmonalarterie, der linke Vorhof und schließlich der linke Ventrikel randgebend. Im seitlichen Strahlengang wird der hintere Herzrand vom linken Vorhof und linken Ventrikel, vorne vom rechten Ventrikel gebildet. Vergrößerungen des Herzschattens können bspw. auf eine Herzinsuffizienz hindeuten.

MERKE

Die Ränder des rechten **Vor**hofs sind von **vor**ne, also in der p. a.-Aufnahme gut zu erkennen. Die Ränder des rechten Ventrikels sind hingegen in der Seitansicht gut zu erkennen.

1.2.5 Computertomografie des Thorax

Zur detaillierten Lungenparenchymbeurteilung, z. B. zum Ausschluss intrapulmonaler Raumforderungen und/oder geringer entzündlicher Veränderungen – meist nach Auffälligkeiten in der Projektionsradiografie –, kann eine Dünnschicht-CT des Thorax durchgeführt werden. Diese kann, bei Fragestellung hinsichtlich atypischer pulmonaler Infiltrate oder Raumforderungen und vor allem bei der Verlaufsbeurteilung, nativ erfolgen. Kontrastmittelgestützte Thorax-CTs sind vor allem im Rahmen der Tumordiagnostik und der akuten Fokussuche, z. B. zur Beurteilung von Pleuraergüssen und zum Ausschluss eines Pleuraempyems, oder auch postoperativ oft unerlässlich. Der gemischte Weichteil- und Gefäßkontrast erlaubt dann die detailliertere Beurteilung von Lymphknotenstationen und der Pulmonalgefäße und ist vor allem beim Staging im Rahmen onkologischer Fragestellungen von großer Bedeutung. Mittlerweile können die so angefertigten CT-Bilder zu einem virtuell dreidimensionalen Bild zusammengesetzt werden (➤ Abb. 1.12).

➤ Abb. 1.12 zeigt eine axiale CT-Thorax-Schnittserie von kaudal nach kranial.

Schnittbild a Die basalen Lungenabschnitte (Unterlappen) und die Leber (3) sind angeschnitten. Verdeutlichen Sie sich, dass sich der Unterlappen der rechten Lunge (1) links, der Unterlappen der linken Lunge (2) rechts im Bild befindet. Dorsal liegt der Corpus vertebrae (4), links prävertebral die Aorta descendens (5), davor der Ösophagus (6).

PRAXISTIPP

Da die Gefäße und Binnenräume des Herzens mit Blut gefüllt sind, stellen sie sich in der CT-Bildgebung als hyperdense (helle) Strukturen dar. Die Trachea und Bronchien sind hingegen hypodens (dunkel).

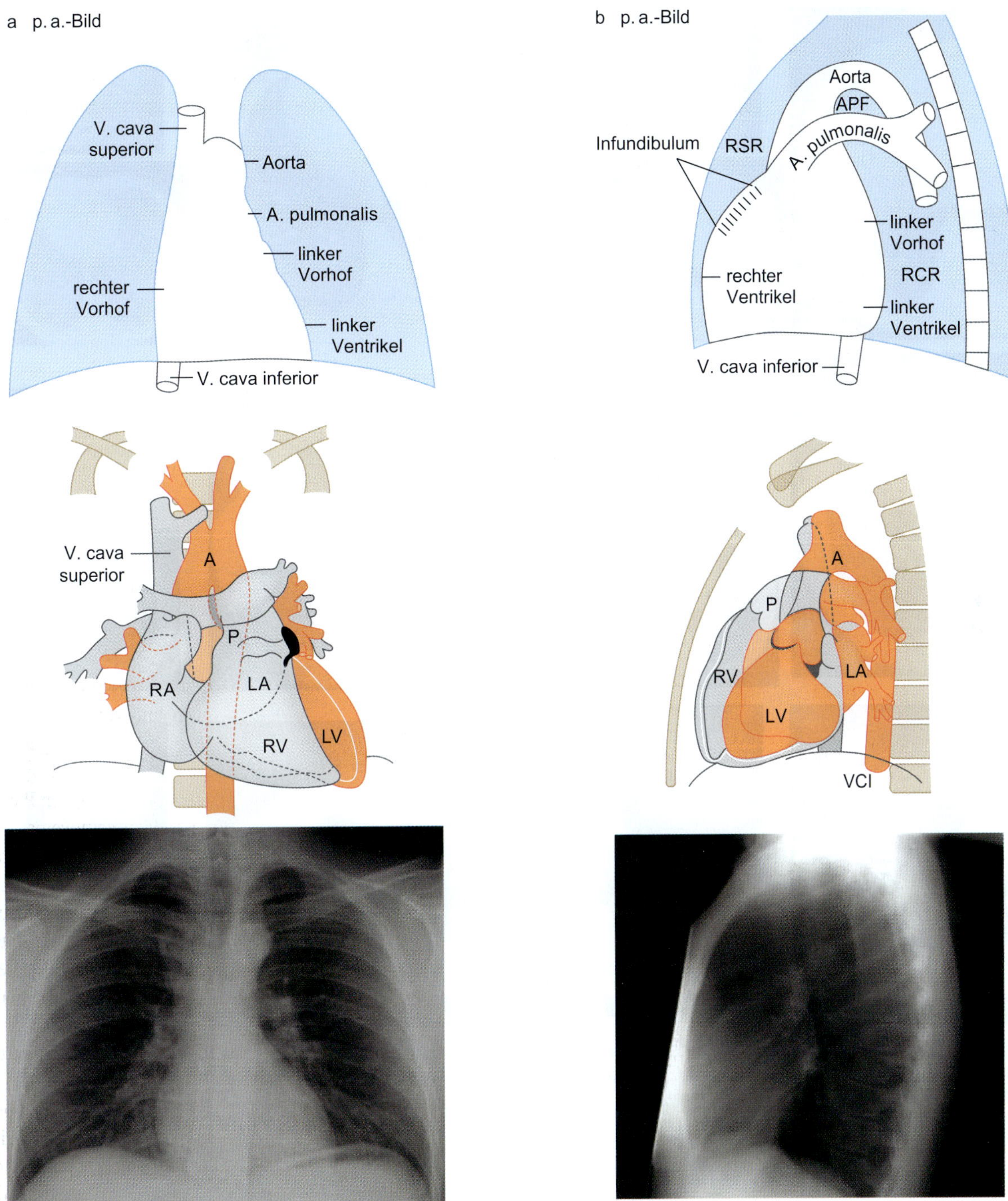

Abb. 1.11 Schematische Darstellung des Herzschattens in der p. a. (links) und seitlichen (rechts) Projektionsradiografie des Thorax. Beachte, dass der rechte Ventrikel im p. a.-Bild *nicht* randbildend ist.
(A = Aorta, LA = linker Vorhof, LV = linker Ventrikel, P = Truncus pulmonalis, RA = rechter Vorhof, RV = rechter Ventrikel, VCS = V. cava sup., VCI = V. cava inf., RSR = Retrosternalraum, APF = aortopulmonales Fenster) [E1123, L231]

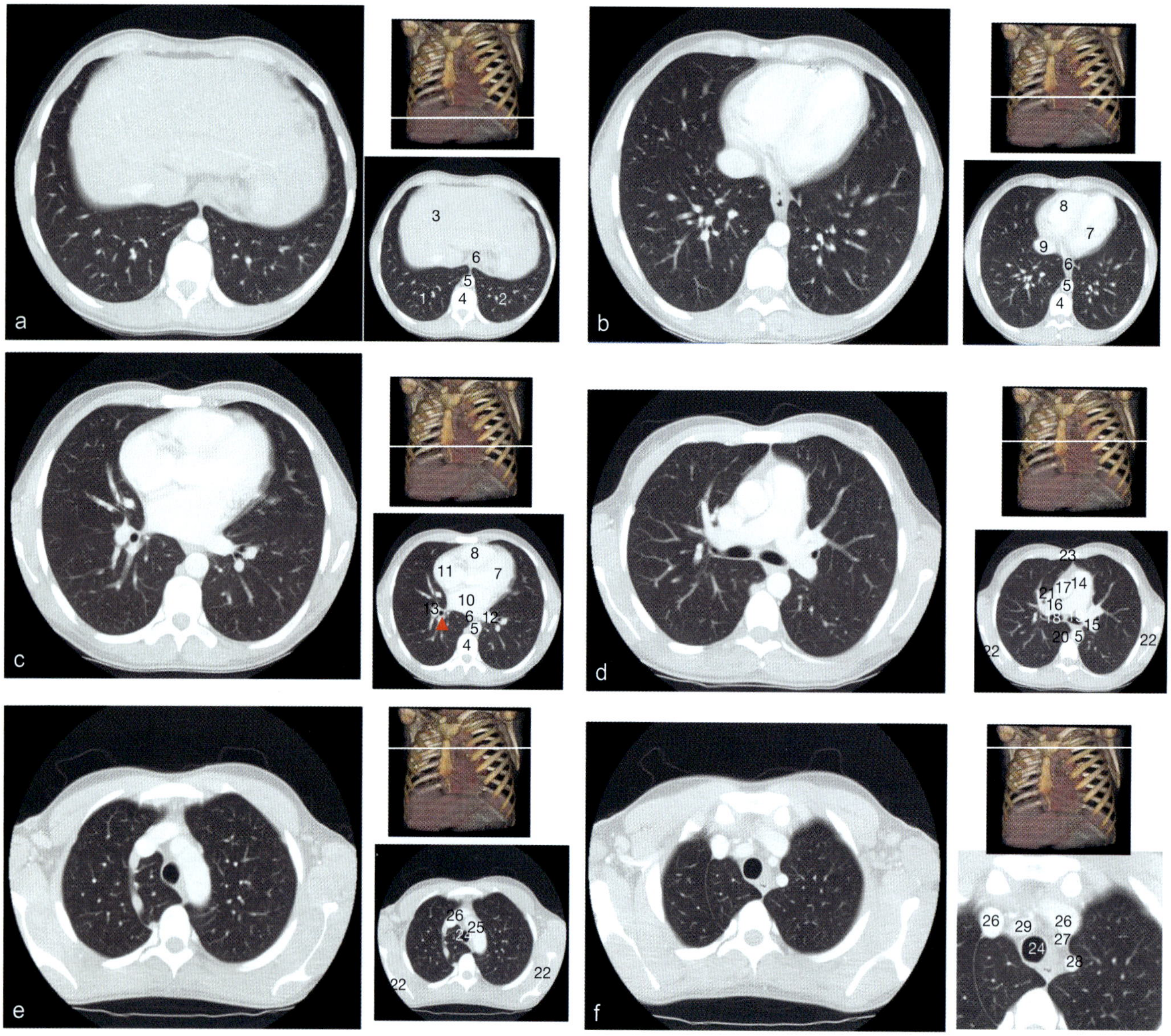

Abb. 1.12 (a–f) Axiale Computertomografie des Thorax von kaudal nach kranial. Lobus inferior rechte Lunge (1), Lobus inferior linke Lunge (2), Leber (3), Corpus vertebrae (4), Aorta descendens (5), Ösophagus (6), Ventriculus sinister (7), Ventriculus dexter (8), V. cava inferior (9), Atrium sinistrum (10), Atrium dextrum (11), V. pulmonalis sinistra inferior (12), V. pulmonalis dexter inferior (13), Truncus pulmonalis (14), A. pulmonalis sinistra (15) und dextra (16), Aorta, Pars ascendens (17), Bronchus principalis dexter (18) und sinister (19), V. azygos (20), V. cava superior (21), Schulterblätter (22), Corpus sterni (23), Trachea (24), Arcus aortae (25), Vv. brachiocephalicae (26), A. carotis communis (27), A. subclavia sinistra (28), Truncus brachiocephalicus (29) ▸

https://else4.de/y94

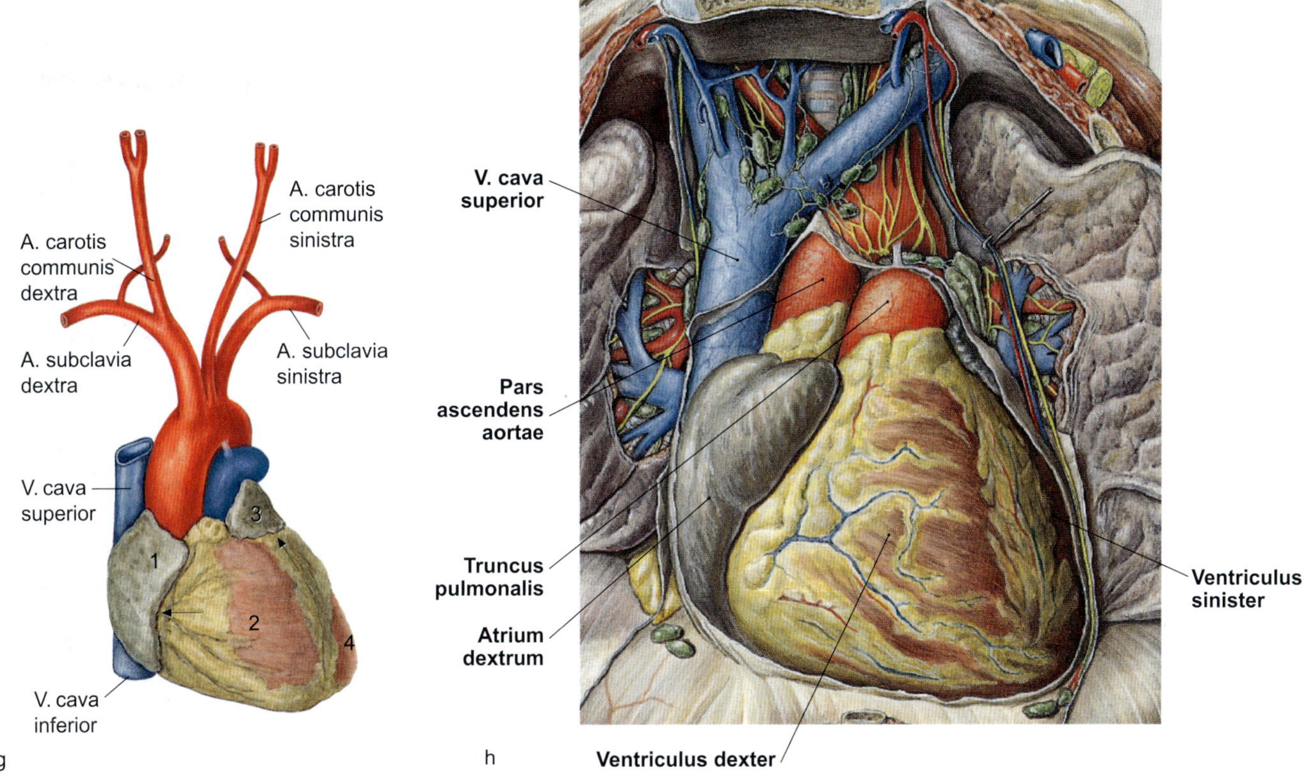

Abb. 1.12 *(Forts.)* (g) Herz in der Ansicht von vorne mit Abgängen der großen Arterien; 1 rechter Vorhof, 2 rechte Kammer, 3 linker Vorhof, 4 linke Kammer; die Pfeilspitzen zeigen auf die Herzkranzfurche. (h) Lage des Herzens im Thorax, Ansicht von ventral. g–h: [S700]

Schnittbild b zeigt die basalen Abschnitte des Herzens, links der linke Ventrikel (7), rechts der rechte Ventrikel (8), nach rechts-dorsal versetzt die V. cava inferior (9).

PRAXISTIPP

Da der rechte Ventrikel etwas weiter nach kaudal reicht als der rechte Vorhof (➤ Abb. 1.12g) ist in ➤ Abb. 1.12b zwar die V. cava inferior, jedoch (noch) nicht der rechte Vorhof angeschnitten.

Schnittbild c Nun sind neben dem linken (7) und rechten (8) Ventrikel auch der linke (10) und rechte (11) Vorhof angeschnitten. Deutlich ist zu erkennen, wie die V. pulmonalis sinistra inferior (12) und die V. pulmonalis dextra inferior (13) in den linken Vorhof münden. In unmittelbarer Nachbarschaft der beiden unteren Lungenvenen zeigen sich hypodense Anschnitte des Bronchialbaums (roter Pfeilkopf).

Schnittbild d zeigt die arterielle Ausflussbahn des rechten Ventrikels, den Truncus pulmonalis (14). Sein Ursprung aus dem rechten Ventrikel ist nach links verlagert (s. auch ➤ Abb. 1.12g) und spaltet sich rasch in die A. pulmonalis sinistra (15) und dextra (16). Ventral der A. pulmonalis dextra liegt die Aorta ascendens (17), dorsal der Lungenarterien der Bronchus principalis dexter (18) und sinister (19). Zwischen Aorta ascendens und A. pulmonalis dextra ist die V. cava superior (21) angeschnitten.

PRAXISTIPP

Die Anordnung von rechts nach links: V. cava superior (21) – Aorta ascendens (17) – Truncus pulmonalis (14) ist mit Hilfe ➤ Abb. 1.12h gut nachvollziehbar.

Rechts von der Aorta descendens (5) verläuft die V. azygos (20). Von den knöchernen Elementen stellen sich unter anderem dorsal die beiden Schulterblätter (22), ventral das Corpus sterni (23) dar.

Die Beurteilung der weiter kranial gelegenen Strukturen ist recht komplex und dem Facharztwissen vorbehalten. Der Vollständigkeit halber sollen auch diese genannt werden.

Schnittbild e Die Trachea (24) und links davon der Arcus aortae (25) sind zu sehen, recht-ventral davon der Zusammenfluss der beiden Vv. brachiocephalicae (26).

Schnittbild f Neben den beiden Vv. brachiocephalicae (26) sind rechts der arterielle Truncus brachiocephalicus (29), links die A. carotis communis (27) und die A. subclavia sinistra (28) angeschnitten.

1.3 Bildgebung: pathologischer Befund

Fallbeispiel: Diagnostik und Auflösung

➤ Abb. 1.13a zeigt die p. a.-Projektionsradiografie des Thorax, ➤ Abb. 1.13b eine axiale Computertomografie in zwei verschiedenen Schnittebenen.

In der **Projektionsradiografie** können drei Pathologien abgegrenzt werden:

1. Linksseitig sieht man einen vollständig ausgedehnten Lungenflügel, erkennbar an den bis in die Peripherie reichenden Lungengefäßen. Im Bereich der rechten Lunge bricht die Zeichnung der Gefäße ab (gelbe Linie), die Rippen sind in diesem Bereich umso deutlicher abzugrenzen. In diesem hypotransparenten Bereich ist kein Lungengewebe mehr vorhanden.
2. Im Bereich der 3.–10. Rippe sind rechts Frakturen zu erkennen (Pfeile in ➤ Abb. 1.13a).
3. Die rechtsseitige Begrenzung des Herzens, also die V. cava superior und der rechte Vorhof, ist nicht sicher abzugrenzen, da beide Strukturen von den Wirbelkörpern überlagert sind. Es muss von einer beginnenden Verlagerung des Mediastinums nach links ausgegangen werden.

Die Projektionsradiografie deutet auf einen **Pneumothorax** hin, der höchst wahrscheinlich durch die Rippenfrakturen entstanden ist.

In der Computertomografie ist der Pneumothorax vor allem ventrolateral deutlich als hypodenser Bereich zwischen Lungenoberfläche und Innenwand des Thorax zu erkennen (Pfeilköpfe in ➤ Abb. 1.13b). Paravertebral stellt sich das Lungenparenchym hyperdens dar, Zeichen einer Blutansammlung im Sinne eines Hämatopneumothorax (Pfeile in ➤ Abb. 1.13b).

Pathogenese

Unter einem Pneumothorax (➤ Abb. 1.14) versteht man das Vorhandensein von Luft oder Gas in der Pleurahöhle (d. h. dem potenziellen Raum zwischen der viszeralen und parietalen Pleura der Lunge), wo sich normalerweise **keine Luft** befinden sollte (mit Ausnahme der Reserveräume). Durch den Eintritt von Luft zwischen die beiden Pleurablätter kommt es zum Verlust der Kapillarkräfte im Pleuraspalt, wodurch die ansonsten stabile Adhäsion der Pleura visceralis und parietalis verlorengeht. Die Lunge folgt den elastischen Kräften des Lungengewebes und „schrumpft zusammen". Prinzipiell kann dabei von außen (z. B. infolge einer Verletzung) oder von innen (durch einen Riss des Lungengewebes) Luft in den Pleuraspalt eintreten. Ist die Luftansammlung Folge einer offenen Brustwunde oder eines anderen physikalischen Defekts, spricht man von einem **offenen Pneumothorax.** Die Luft, die in die Wunde gelangt, verursacht ein charakteristisches Sauggeräusch. Eine weitere Möglichkeit besteht darin, dass Luft durch die Pleura visceralis in den Pleuraspalt gelangt, zum Beispiel infolge eines Lungenemphysems, also einer inneren Verletzung des Lungengewebes. Es liegt keine Verletzung des Brustkorbs vor, man spricht deswegen von einem **geschlossenen bzw. inneren Pneumothorax.**

Ein unvermittelt auftretender Pneumothorax ohne vorbestehende Lungenerkrankung wird als **primärer Spontanpneumothorax** bezeichnet. Tritt ein Pneumothorax bei vorbestehender Lungenerkrankung auf, spricht man von einem **sekundären Spontanpneumothorax.** Weiter unterschieden werden der iatrogene Pneumothorax (z. B. infolge der Anlage eines zentralen Venenkatheters oder aufgrund einer Überdruckbeatmung), der traumatische Pneumothorax (z. B. wie in unserem Fall infolge einer Rippenfraktur), ein katamenialer Pneumothorax (seltenes Krankheitsbild; 72 Stunden vor oder nach der Menstruation auftretender Pneumothorax) sowie der Pneumothorax in der Schwangerschaft. Finden sich zusätzlich Blut- oder Eiteransammlungen im Pleuraspalt, spricht man von einem **Hämatopneumothorax** oder **Pyopneumothorax.** Je nach Lokalisation kann ein Spitzenpneumothorax (im Bereich der Lungenspitzen) von einem Mantelpneumothorax (mantelförmig um die Lunge herum) unterschieden werden.

Bei unserem Patienten legt sich die Luftansammlung im Pleuraspalt mantelförmig um die Lunge, es liegt also ein Mantelpneumothorax vor.

Diagnose

Typische Symptome des Pneumothorax sind Thoraxschmerzen und Dyspnoe. Die Symptome können allerdings gering ausgeprägt oder gar nicht vorhanden sein, sodass die Diagnose Pneumothorax immer differenzialdiagnostisch in Erwägung gezogen werden sollte. Allgemein sind die klinischen Symptome beim sekundären Spontanpneumothorax ausgeprägter als beim primären Spontanpneumothorax.

Der **p. a.-Projektionsradiografie im Stehen in Inspiration** ist die Bildgebung der ersten Wahl bei der Fragestellung nach primärem und sekundärem Pneumothorax. Diagnostisch wegweisend ist die Verlagerung der Pleuralinie (Lungenbegrenzung durch die Pleura visceralis) mit fehlendem Nachweis einer Lungengefäßzeichnung im Bereich der kollabierten Lunge. Bei der Bestimmung des Ausmaßes des Pneumothorax ist die Aussagekraft der Röntgen-Thorax-Untersuchung limitiert. Die seitliche Aufnahmetechnik ist heutzutage bei der alleinigen Fragestellung „Pneumothorax" und beim primären Spontanpneumothorax unüblich.

Die **CT,** der Goldstandard für die Darstellung und Beurteilung des Lungenparenchyms, ist besonders geeignet, auch kleine Pneumothoraces sicher erkennen zu können, und erlaubt die Beurteilung der genauen Ausdehnung. Darü-

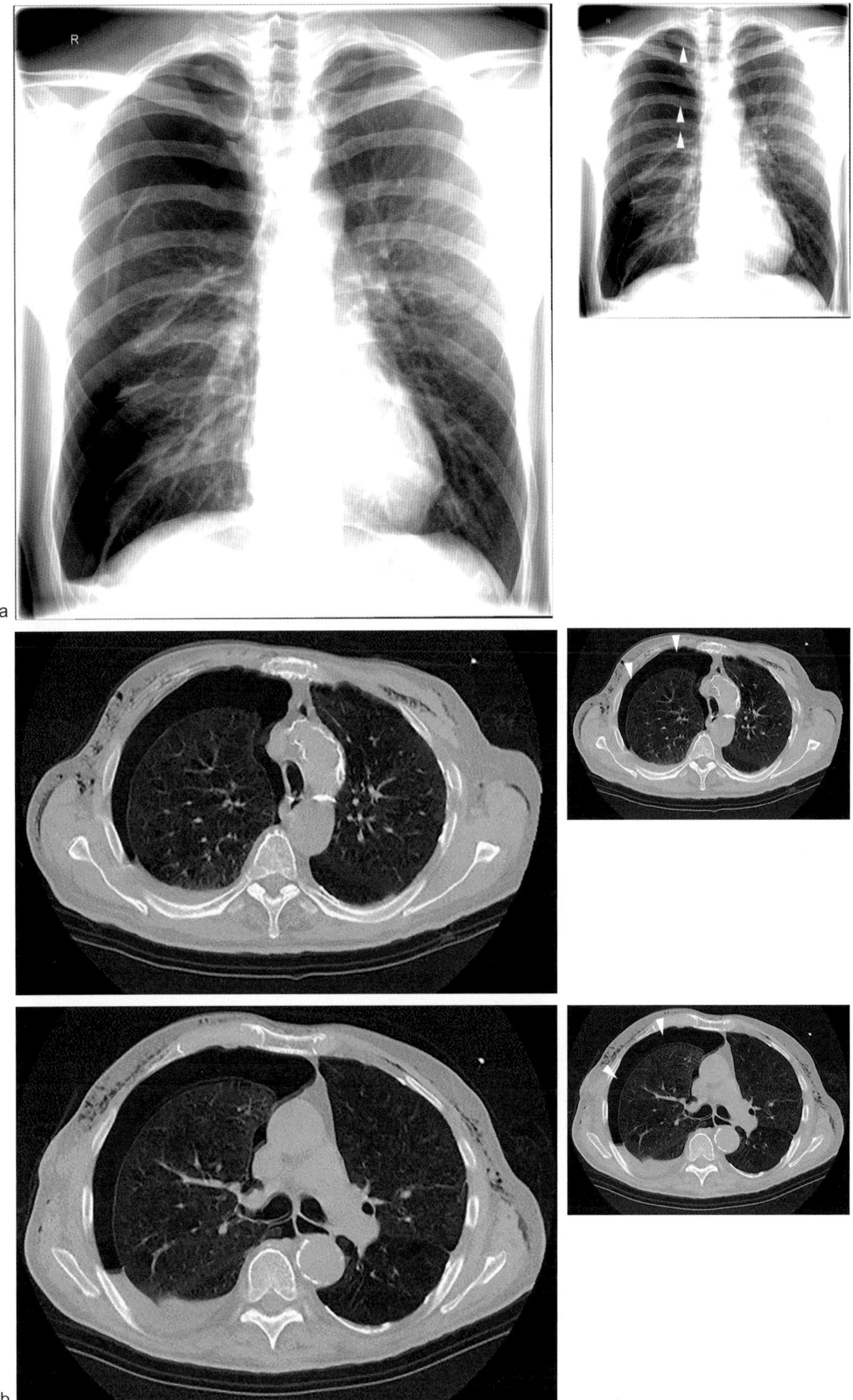

Abb. 1.13 p. a.-Projektionsradiografie des Thorax, sowie axiale Computertomografie in zwei verschiedenen Schnittebenen von unserem Patienten Manfred H. (a) Pfeilköpfe im kleinen Bild zeigen auf Rippenfrakturen, die gelbe Linie auf die Begrenzung der zusammengefallenen Lunge. (b) Pfeilköpfe in den kleinen Bildern zeigen auf hypointensen, luftgefüllten Raum der Thoraxhöhle aufgrund der zusammengefallenen Lunge. [T1272-01]

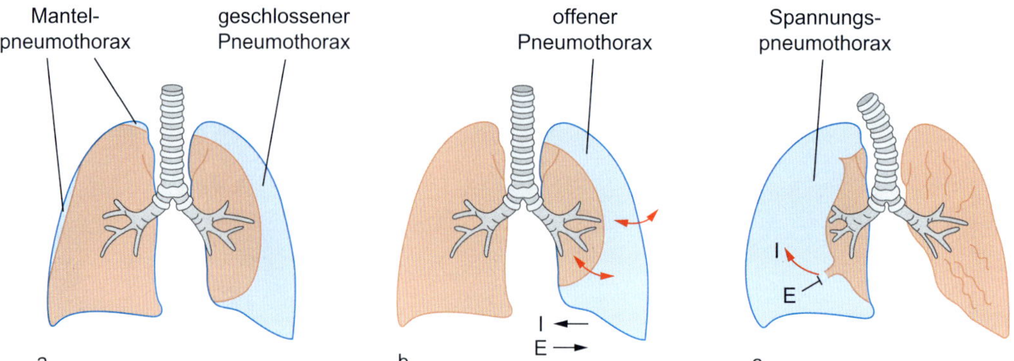

Abb. 1.14 Verschiedene Varianten des Pneumothorax. (a) Mantelpneumothorax: geringe Luftansammlung zwischen Pleura visceralis und Pleura parietalis, radiologisch als feine lateral-konvexe Haarlinie sichtbar. Geschlossener Pneumothorax: beträchtliche Luftansammlung zwischen den Pleurablättern, zwischenzeitlicher Verschluss der primären Eintrittsläsion. (b) Offener Pneumothorax: Eintrittspforte noch geöffnet (über eine penetrierende Verletzung der Thoraxwand beim äußeren offenen Pneumothorax oder über eine bronchopleurale Fistel beim inneren offenen Pneumothorax), atemsynchron bewegt sich Luft in und aus dem Pleuraraum, bei großflächigen Öffnungen folglich Bewegung des Mediastinums bei Inspiration zur gesunden, bei Exspiration zur Pneumothoraxseite (Mediastinalflattern). (c) Spannungspneumothorax: Läsion der Pleura visceralis bildet „Ventil": inspiratorisch in den Pleuraraum eintretende Luft kann exspiratorisch nicht entweichen. Dadurch entsteht ein Überdruck auf der Seite des Pneumothorax mit Verlagerung des Mediastinums, was evtl. zur Behinderung des Rückflusses der großen Venen mit Zyanose, Dyspnoe und Blutdruckabfall führt. [L231]

ber hinaus kann mittels einer CT-Untersuchung auf die zugrunde liegende Pathologie, z. B. Emphyseme und andere Parenchymerkrankungen oder aber Fehllagen einer Thoraxdrainage, geschlossen werden.

Neben der Bildgebung und der Anamnese sind die Inspektion (z. B. asymmetrische Atembewegungen und – vor allem bei Rippenserienfrakturen – eine paradoxe Atmung), die Auskultation (abgeschwächtes oder aufgehobenes Atemgeräusch über dem betroffenen Lungenflügel) und die Perkussion (im Seitenvergleich ein hypersonorer Klopfschall auf der betroffenen Seite) diagnostisch wegweisend.

Der **thorakale Ultraschall** wird im Rahmen der Diagnostik des Pneumothorax insbesondere in der Traumatologie und der Intensivmedizin zunehmend eingesetzt. Klinische Studien zeigten, dass beim liegenden Patienten der Lungenultraschall in der Detektion eines Pneumothorax sensitiver als die p. a.-Projektionsradiografie des Thorax ist.

Unter physiologischen Bedingungen zeigt sich im Rahmen der Ultraschalluntersuchung bei der Betrachtung von Pleura und Lunge das sog. Seashore-Zeichen (engl. Meeresküste, ➤ Abb. 1.15). Haut, subkostales Fettgewebe, Muskulatur und Pleura parietalis bewegen sich während der Atmung nicht (relativ zum Schallkopf!) und sind im M-Mode (Aufnahme über die Zeit) als parallel verlaufende Linien erkennbar (das Bild ähnelt auf den Strand zulaufenden Wellen → „Sea"). Die Pleura visceralis und die Lunge bewegen sich im Rahmen der Atembewegungen und sind daher nur als „Rauschen" erkennbar (sie entsprechen dem Ufer → „Shore").

Bei einem Pneumothorax ist keine Bewegung der Pleura visceralis und des Lungengewebes mehr vorhanden, das Seashore-Zeichen fehlt. Durch das Fehlen des „Rauschens" der Lunge sind an dessen Stelle im unteren Bildanteil horizontale Linien erkennbar. Man spricht vom „Barcode-Zeichen".

MERKE

Das atemsynchrone Gegeneinandergleiten von Pleura visceralis und Pleura parietalis heißt Lungengleiten. **Lungengleiten** ist der Beweis für das Aneinanderliegen von Pleura parietalis und Pleura visceralis. Ein fehlendes Lungengleiten spricht primär für einen Pneumothorax.

Therapie

Der primäre Spontanpneumothorax kann konservativ behandelt werden. Falls nötig, kann eine Sauerstoffgabe erwogen werden.

Im Gegensatz zum primären Spontanpneumothorax liegt dem sekundären Spontanpneumothorax eine Lungenerkrankung, am häufigsten eine chronisch obstruktive Lungenerkrankung (COPD) zugrunde. Bei einem sekundären Spontanpneumothorax ist ein Spontanverschluss der Luftleckage weniger wahrscheinlich, ein rein konservatives Vorgehen ist deswegen weniger erfolgsversprechend.

Einen klinischen Notfall stellt der sogenannte Spannungspneumothorax dar. Durch eine Art Ventilmechanismus nimmt die Luft im Pleuraspalt und damit der Druck im Pleuraspalt kontinuierlich zu. Bei der Einatmung (Inspiration) kann Luft entweder von außen (z. B. durch einen Einstich) oder von innen (z. B. durch einen eingerissenen Lungenlappen) in den Pleuraspalt gelangen. Das Herz kann zur Gegenseite verdrängt, die obere und untere Hohlvene abgedrückt werden (➤ Abb. 1.14c). Es droht der **Kreislaufzusammen-**

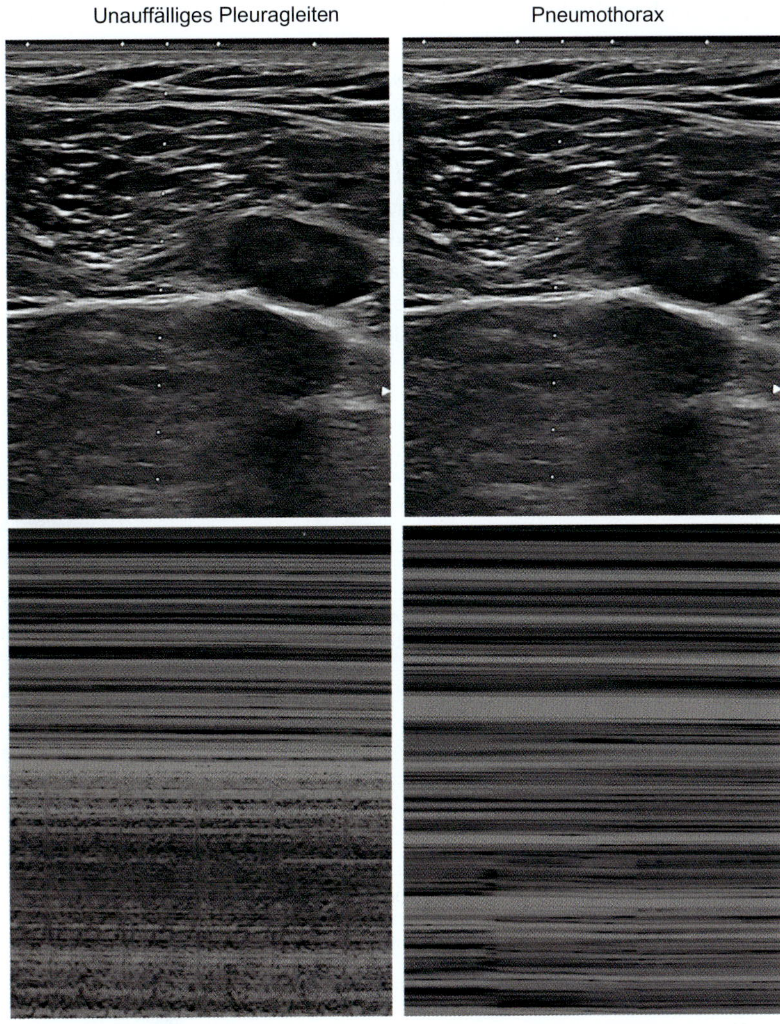

Abb. 1.15 Prinzip der thorakalen Ultraschalluntersuchung im Rahmen der Diagnostik des Pneumothorax. [T1272-01]

bruch mit Todesfolge. Klinische Zeichen sind eine obere Einflussstauung (äußert sich in Form von gestauten, angeschwollenen Hals- und Armvenen), progrediente Dyspnoe und Hypotonie. Die lebensrettende Sofortmaßnahme ist die Anlage einer Thoraxdrainage im Bereich der vorderen Axillarlinie im 4. Interkostalraum (ICR; nach Bülau) oder medioklavikular im 2. ICR (nach Monaldi; ➢ Abb. 1.16).

MERKE

Bei der Anlage einer Thoraxdrainage sollte, zur Schonung der Interkostalgefäße wie in ➢ Abb. 1.16a dargestellt, am **Oberrand** einer Rippe punktiert werden.

In den meisten Fällen bestätigt bereits das Thorax-Röntgen den Verdacht auf einen Pneumothorax, sodass eine weiterführende CT-Thorax nicht unbedingt notwendig ist. Indirekte Zeichen für einen Pneumothorax können darüber hinaus Rippenfrakturen oder Zeichen eines Weichteilemphysems sein – wenngleich die eigentliche Pneulinie nicht abgrenzbar ist.

MERKE

Bei Röntgen-Aufnahmen im Liegen verlagert sich die Luft lagerungsbedingt immer nach ventral. Man schaut also durch die Luft hindurch und wird in den meisten Fällen keinen Pneumothorax beurteilen können.

1

Patientenkasuistik

Aufgrund des Sturzes und vermutlich als unmittelbare Folge der Rippenfrakturen erlitt Manfred H. einen **Spannungspneumothorax.** In Anbetracht der klinischen Symptomatik (Tachypnoe, Tachykardie und Zyanose) sowie des erniedrigten Sauerstoffpartialdrucks in der Blutgasanalyse wurde die Anlage einer Thoraxdrainage angeordnet. ➤ Abb. 1.16b zeigt unseren Patienten nach der Anlage einer Drainage (siehe Pfeile). Die Gefäße sind wieder bis in die Peripherie zu verfolgen, die rechte Herzkontur ist wieder sichtbar. Herr H. hatte jedoch aufgrund der multiplen Rippenfrakturen starke, belastungsabhängige Schmerzen. Diese wurden durch eine suffiziente analgetische Therapie sowie Physiotherapie initial im Krankenhaus, anschließend ambulant behandelt. Eine operative Revision war nicht notwendig, ebenso keine maschinelle Beatmung.

Die Transferaufgabe zu diesem Fallbeispiel finden Sie in ➤ Kap. 11.1.

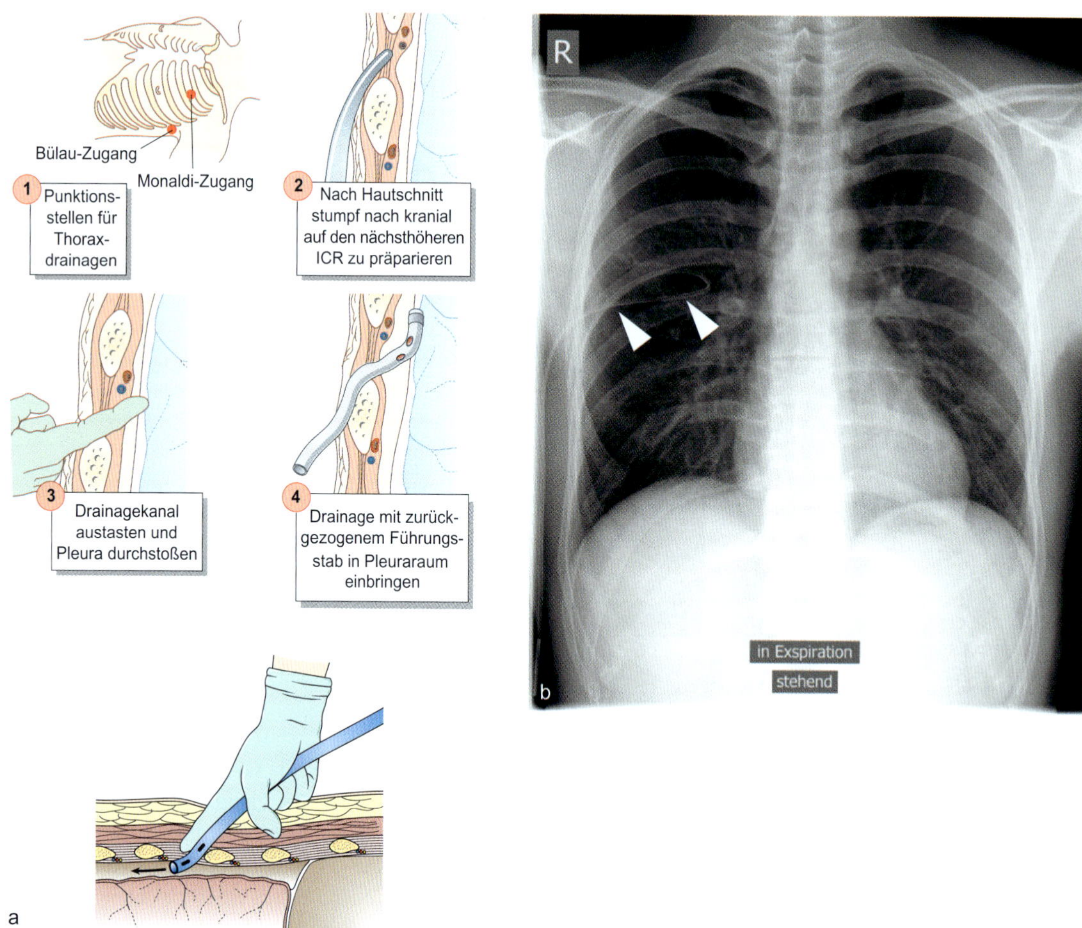

Abb. 1.16 (a) Schematische Darstellung der Lage einer Thoraxdrainage [L190]. (b) p. a.-Projektionsradiografie des Thorax des Patienten nach Anlage der Thoraxdrainage. Sie dient in diesem Fall der Förderung von Luft aus dem Pleuraspalt, um dessen physiologischen subatmosphärischen Druck wiederherzustellen. Dabei werden der Brustkorb und das Rippenfell durch einen Zwischenrippenraum eröffnet und es wird ein Schlauch eingeführt. [T1272-01]

KAPITEL

2 Der Rücken schmerzt

Markus Kipp, Erik Volmer

Lernziele

Nach Bearbeitung dieses Kapitels sollten Sie dazu in der Lage sein,

- den knöchernen Aufbau der Wirbelsäule, insbesondere der Lendenwirbelsäule (LWS), sowie die einzelnen Gelenke zu beschreiben und zu benennen,
- die stabilisierenden Bandstrukturen zu beschreiben und zu benennen,
- sich in einer a. p.- und seitlichen Projektionsradiografie der Wirbelsäule zu orientieren,
- sich in einer zweidimensionalen Magnetresonanztomografie der LWS zu orientieren,
- aus einem zweidimensionalen Summationsbild auf die dreidimensionale anatomische Architektur der LWS zu schließen,
- pathologische Veränderungen in Folge eines Traumas oder Degenerationen zu erkennen, einzuordnen und auf weitere Traumamechanismen anzuwenden.

Fallbeschreibung

Herr M. stellt sich in Begleitung seiner Lebensgefährtin in Ihrer orthopädischen Ambulanz aufgrund von seit zwei Tagen bestehenden Rückenschmerzen sowie einer progredienten Kniestreckschwäche rechts vor. Zudem bestünden auch diskrete Schmerzen, die in die Innenseite des rechten Unterschenkels ausstrahlen. Es bestand zu keinem Zeitpunkt Fieber. Übermäßiges Schwitzen nachts, Gewichtsverlust oder allgemeines Unwohlsein werden ebenfalls verneint.

Bei der **klinischen Untersuchung** stellen Sie ein Streckdefizit des rechten Knies sowie einen einseitig abgeschwächten Patellarsehnenreflex rechts fest. Die übrigen Extensoren und Flexoren sind unauffällig mit einem Kraftgrad 5/5.

Sie veranlassen zunächst eine Röntgenaufnahme der Lendenwirbelsäule (LWS), um knöcherne Läsionen oder Gefügestörungen beurteilen zu können (➤ Abb. 2.1). Anschließend veranlassen Sie eine magnetresonanztomografische Untersuchung der Lendenwirbelsäule (➤ Abb. 2.2).

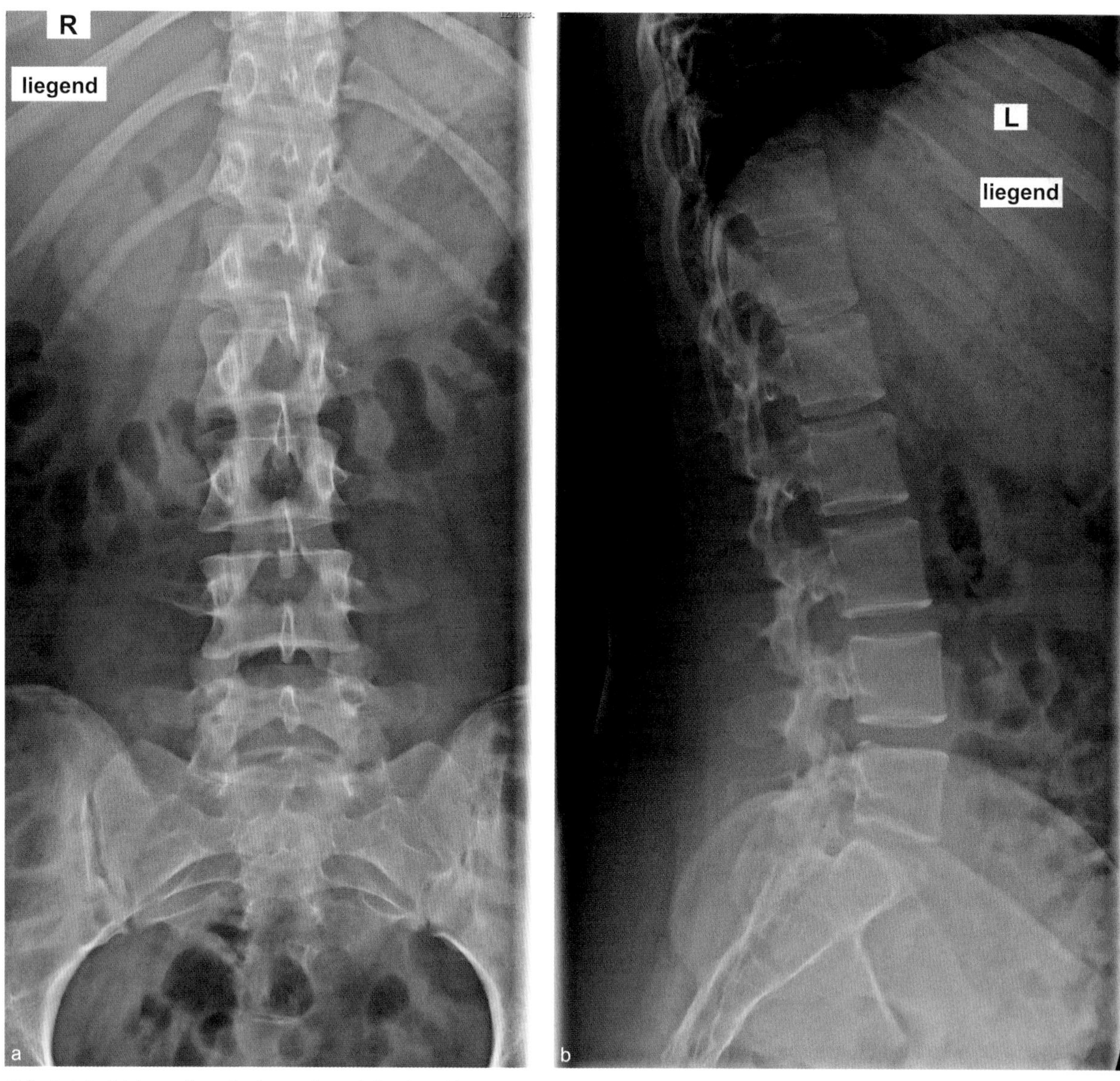

Abb. 2.1 Projektionsradiografie der Lendenwirbelsäule in (a) a.p.- und (b) lateralem Strahlengang. [T1272-01]

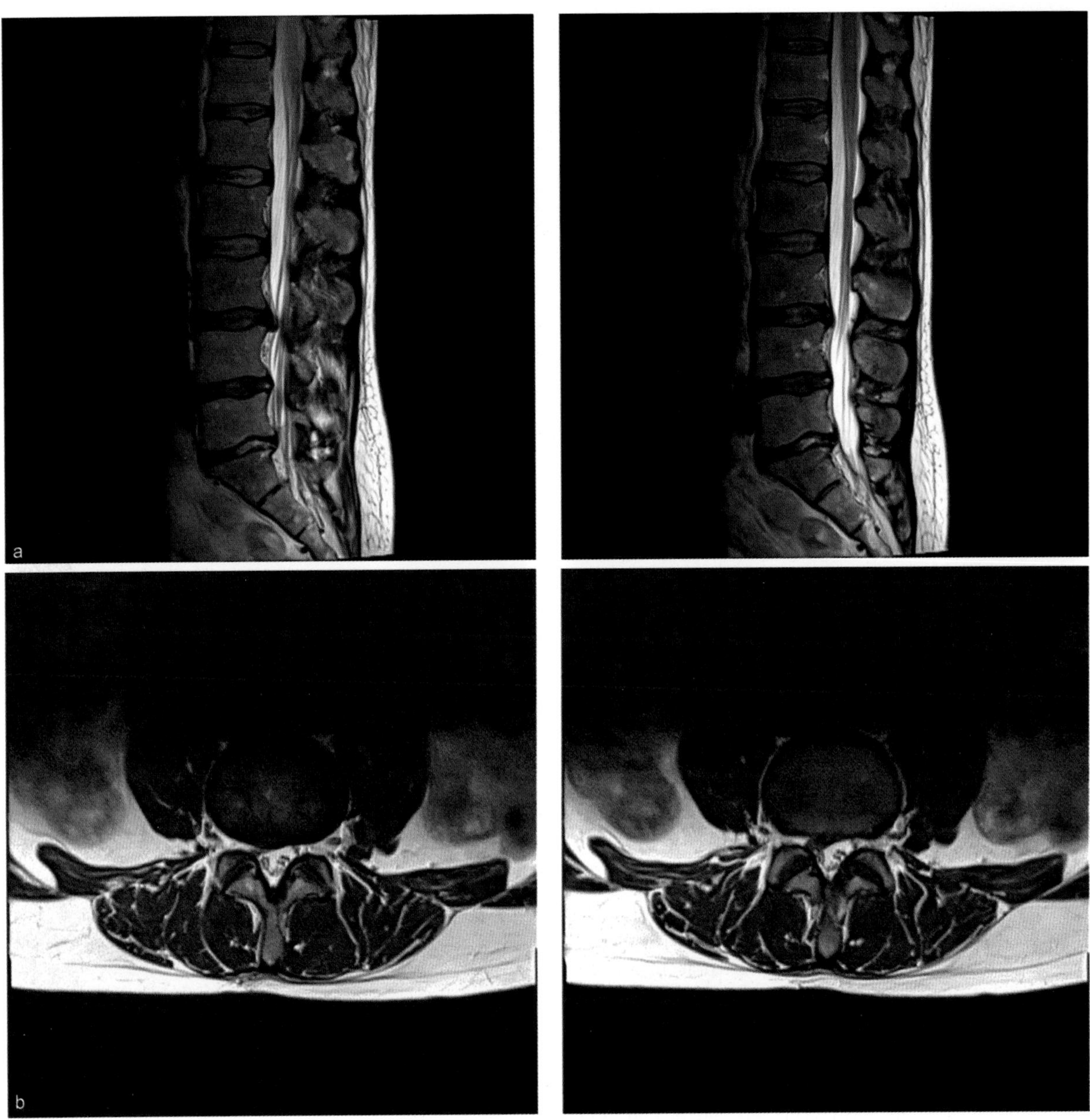

Abb. 2.2 (a) Sagittale und (b) axiale MRT der Lendenwirbelsäule. [T1272-01]

2

2.1 Anatomische Grundlagen

2.1.1 Allgemeines

Rückenschmerzen sind ein Volksleiden der modernen Zivilisation: Fast jeder Mensch leidet mindestens einmal im Leben unter Rückenschmerzen. Plötzlich auftretende Schmerzen, vor allem im Bereich des unteren Rückens, werden im Volksmund auch „Hexenschuss“ genannt. Der Auslöser eines Hexenschusses ist oft eine „falsche“ Bewegung, wie etwa das Anheben eines schweren Wasserkastens oder das rasche Aufrichten aus der Hocke. Aufgrund der ausgeprägten Schmerzsymptomatik können sich die Betroffenen kaum mehr aufrichten. Ein Hexenschuss ist, medizinisch betrachtet, meist harmlos. Auf der anderen Seite können Rückenschmerzen ein Symptom ernstzunehmender zugrunde liegender Erkrankungen sein, die eine rasche Behandlung erfordern.

Der Rücken besteht aus der knöchernen Wirbelsäule, vielen kleinen Gelenken, Bändern und den umgebenden muskulären Strukturen. Charakteristisch ist der Aufbau aus gleichartigen Segmenten, die Metamere bezeichnet werden. Jedes Metamer besteht aus einem Wirbel, dem jeweiligen Discus intervertebralis, einer Rippe bzw. einem Rippenrudiment sowie zugehörigen Muskeln, Nerven und Gefäßen.

2.1.2 Aufbau der knöchernen Wirbelsäule

Die knöcherne Wirbelsäule besteht aus 7 Halswirbeln (Vertebrae cervicales), 12 Brustwirbeln (Vertebrae thoracicae), 5 Lendenwirbeln (Vertebrae lumbales), 5 Kreuzbeinwirbeln (Vertebrae sacrales) und 3–5 Steißbeinwirbeln (Vertebrae coccygeae) (➤ Abb. 2.3). Die 5 Kreuzbeinwirbel sind miteinander verschmolzen und bilden das Kreuzbein (Os sacrum). Die Steißbeinwirbel, die das Os coccygis bilden, sind in der Regel nur rudimentär ausgebildet.

Von der Seite betrachtet beschreibt die Wirbelsäule charakteristische Krümmungen. Im Bereich der Hals- und Lendenwirbelsäule ist sie nach ventral gekrümmt, man spricht von einer Hals- und Lendenlordose. Das Gegenteil der Lordose ist die Kyphose, also eine Krümmung der Wirbelsäule nach hinten, die physiologisch im Bereich des Thorax vorliegt (Brustkyphose). Ist die Lendenlordose zu stark ausgebildet, spricht man von einem Hohlkreuz (Hyperlordose). Die genannten Krümmungen der Wirbelsäule vermindern axiale Belastungen wie eine Art Feder.

Seitliche Verbiegungen der Wirbelsäule mit Rotation der Wirbel um die Längsachse und Torsion der Wirbelkörper werden Skoliosen genannt. Sie haben Krankheitswert.

Aufbau der Wirbel

Das allgemeine Bauprinzip aller Wirbel ist ähnlich, wenngleich spezifische Unterschiede bestehen (➤ Abb. 2.4). Zu den wichtigsten Anteilen eines Wirbels zählen:

- Wirbelkörper (Corpus vertebrae)
- Wirbelbogen (Arcus vertebrae) mit
  - Pediculus arcus vertebrae vorne und
  - Lamina arcus vertebrae hinten
- Querfortsatz (Proc. transversus)
- Dornfortsatz (Proc. spinosus)
- Wirbelloch (Foramen vertebrale)

Der Wirbelbogen ist der paarig angelegte, nach dorsal gerichtete Knochenbogen des Wirbels. Der Anteil des Wirbelbogens vor Abgang des Proc. transversus wird als Pediculus arcus vertebrae (Füßchen), der dahinter liegende Anteil als Lamina arcus vertebrae bezeichnet.

Am deutlichsten von diesem allgemeinen Bauplan weichen die obersten beiden Halswirbel, der Atlas (1. Halswirbel; ➤ Abb. 2.4b) und der Axis (2. Halswirbel; ➤ Abb. 2.4c), ab. Der Atlas besteht aus einem vorderen und einem hinteren Atlasbogen (Arcus anterior et posterior atlantis) mit einer Massa lateralis atlantis dazwischen. Wirbelkörper und Dornfortsatz sind nur rudimentär ausgebildet. Der Axis hat, im Vergleich zu den übrigen Halswirbeln (➤ Abb. 2.4d), einen gut ausgebildeten Wirbelkörper sowie einen kräftigen Proc. spinosus. Kennzeichnend für den Axis ist der Dens axis, der mit dem Atlas artikuliert. Atlas und Axis bilden, zusammen mit dem Os occipitale, das obere und untere Kopfgelenk aus.

MERKE

Das obere Kopfgelenk (Art. atlantooccipitalis) verbindet die beiden Kondylen des Hinterhaupts mit der Oberfläche des Atlas. Es ermöglicht Nickbewegungen (engl. „Yes-Joint“, Ja-Gelenk). Das untere Kopfgelenk (Art. atlantoaxialis) verbindet die Unterfläche des Atlas mit der Oberfläche des Axis. Es ermöglicht Drehbewegungen wie beim Kopfschütteln (engl. „No-Joint“, „Nein“-Gelenk).

Eine Besonderheit der Brustwirbel ist ihre gelenkige Verbindung mit den Rippen (Kostovertebralgelenke; ➤ Abb. 2.4e und f). Hier können **zwei Teilgelenke** unterschieden werden:

- Der Rippenkopf (Caput costae) ist über eine Art. capitis costae mit zwei angrenzenden Wirbelkörpern verbunden. Die entsprechenden Gelenkflächen der Wirbelkörper heißen Fovea costalis superior et inferior.
- Im zweiten Teilgelenk, der Art. costotransversaria (Rippenquerfortsatzgelenk), ist das Tuberculum costae mit der Fovea costalis processus transversi verbunden.

Die Kostovertebralgelenke ermöglichen ein Heben und Senken der Rippen bei der Atmung.

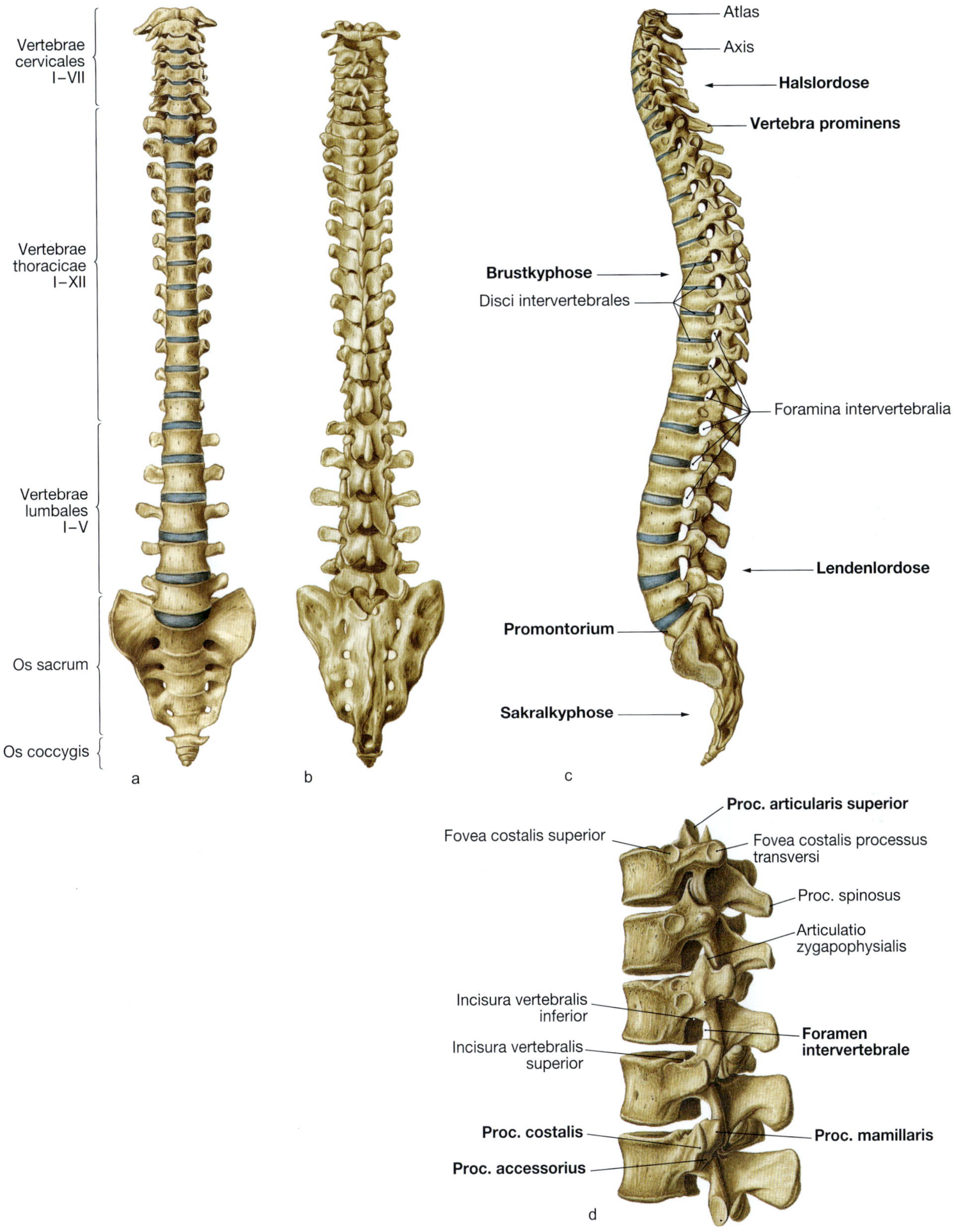

Abb. 2.3 Knöcherner Aufbau der Wirbelsäule. (a) Wirbelsäule, Columna vertebralis; Ansicht von ventral, von (b) dorsal und von (c) links lateral. (d) 10. bis 12. Brustwirbel, Vertebrae thoracicae X–XII, und 1. bis 2. Lendenwirbel, Vertebrae lumbales I–II; Ansicht von links lateral. [S700]

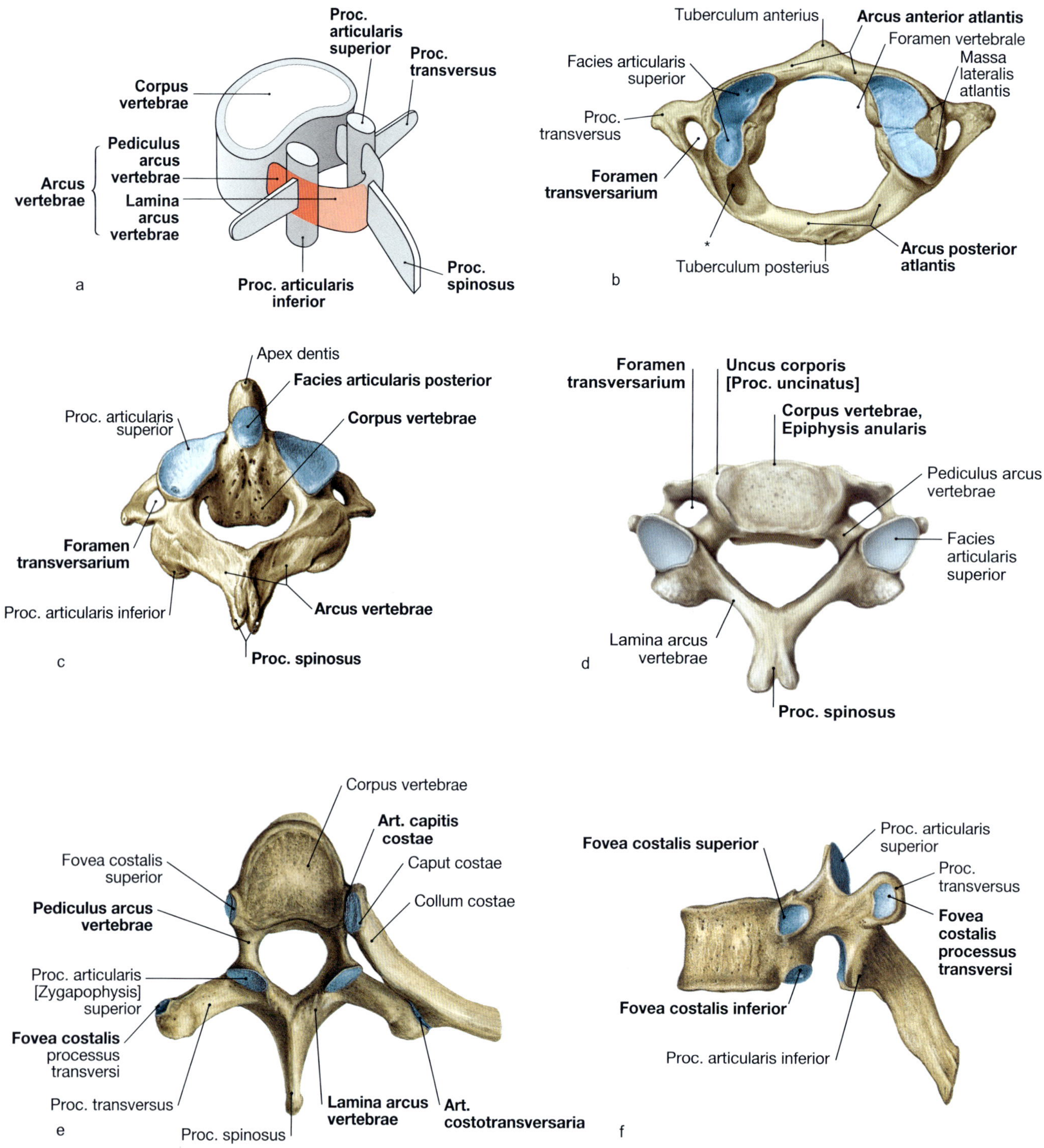

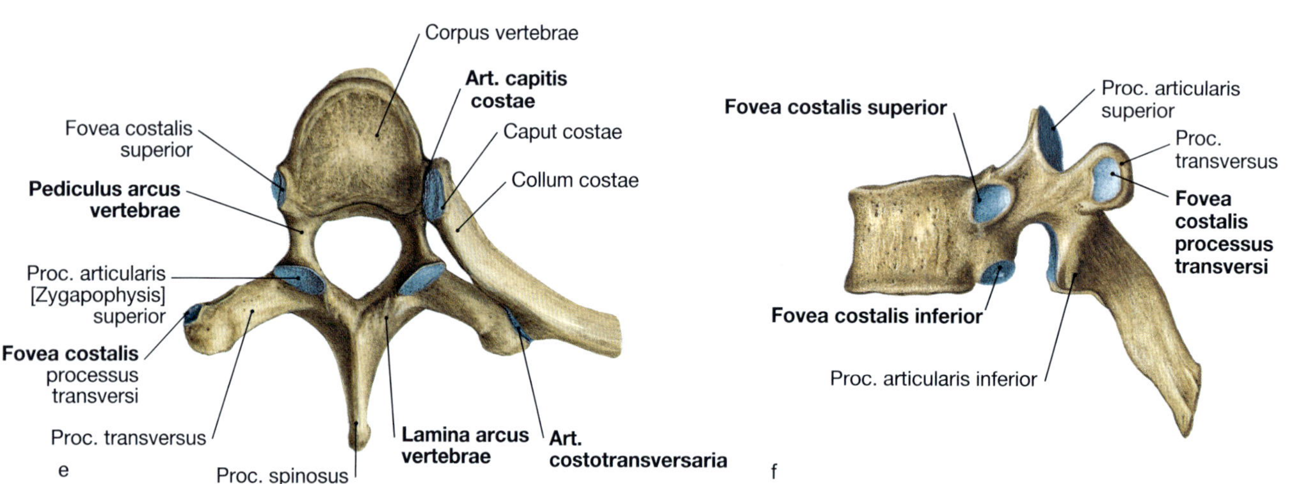

Abb. 2.4 Aufbau der Wirbel. (a) Allgemeines Bauprinzip eines Wirbels [S700-L126]. (b) 1. Halswirbel, Atlas; Ansicht von kranial [S700]. (c) 2. Halswirbel, Axis; Ansicht von dorsal-kranial [S700]. (d) 5. Halswirbel, Ansicht von kranial [S702-L266]. (e) Brustwirbel, Ansicht von kranial [S700]. (f) Brustwirbel, Ansicht von links lateral. [S700]

Bei den Lendenwirbeln ist der eigentliche Querfortsatz nur rudimentär ausgebildet (Procc. accessorii); kräftig ausgebildet sind hingegen die Procc. costales, die entwicklungsgeschichtlich Rippenrudimente darstellen.

MERKE
Oft werden die Procc. costales der Lendenwirbelsäule mit den Procc. transversi gleichgestellt, auch wenn, wie oben ausgeführt, es sich entwicklungsgeschichtlich um zwei getrennte Anteile der Wirbel handelt.

Zwischen zwei angrenzenden Wirbeln befinden sich die **Foramina intervertebralia.** Sie stellen seitwärts liegende Öffnungen für die Austrittsstellen der Spinalnerven (bzw. der Wurzeln) dar, die jeweils zwischen zwei Wirbeln den Wirbelkanal verlassen. Nach kranial und kaudal werden die Foramina intervertebralia durch die Incisura vertebralis superior et inferior zweier übereinanderliegenden Wirbelbögen begrenzt (➤ Abb. 2.3c und d).

Das **Os sacrum** besteht aus den fünf verschmolzenen Sakralwirbeln und lässt folgende Abschnitte erkennen: Kranial die Basis ossis sacri, kaudal die Apex ossis sacri, nach ventral – zur Innenseite des Beckens gerichtet – eine Facies pelvica, nach dorsal eine Facies dorsalis sowie eine Pars lateralis (auch Ala ossis sacri), die eine Gelenkfläche zum Aufbau des Sakroiliakalgelenks trägt (➤ Abb. 2.5).

Verbindung zwischen den Wirbeln

Zwei Wirbel stehen über die Zwischenwirbelgelenke (**Facettengelenke;** Art. intervertebralis, auch Art. zygapophysialis genannt) sowie über die Bandscheiben in Verbindung. Die entsprechenden Gelenkflächen der Facettengelenke werden als Procc. articulares superiores et inferiores bezeichnet (➤ Abb. 2.6a und ➤ Abb. 2.4e und f). Im Bereich der Halswirbelsäule stehen die Gelenkflächen annähernd **horizontal** und erlauben so Rotationsbewegungen der Halswirbelsäule. Im Gegensatz dazu sind die Gelenkflächen im Bereich der Lendenwirbelsäule annährend **vertikal** ausgerichtet, um eine Ventralflexion und Dorsalextension der Wirbelsäule zu ermöglichen.

MERKE
Der komplexe Aufbau der Zwischenwirbelgelenke erlaubt zusammengenommen folgende Bewegungen der Wirbelsäule:
- Flexion und Extension (Vor- und Rückbeugung)
- Lateralflexion in der Frontalebene (Seitneigung)
- Rotation

Zur funktionellen Einheit der Verbindung zweier Wirbel gehören, neben den besprochenen Facettengelenken, die Bandscheiben (Disci intervertebrales, ➤ Abb. 2.6). Sie befinden sich zwischen zwei Wirbelkörpern und machen etwa 25–33 % der Länge der Wirbelsäule aus. Bandscheiben wirken wie eine Art Stoßdämpfer und verhindern so, dass die Grund- und Deckplatten zwei benachbarter Wirbelkörper aneinander reiben.

Eine Bandscheibe besteht aus drei Anteilen:
- Innerer Gallertkern (Nucleus pulposus)
- Äußerer Faserring (Anulus fibrosus)
- Knorpelige Endplatte zur Verankerung an den angrenzenden Wirbeln

Der **Nucleus pulposus** ist eine gelartige Struktur, die im Zentrum der Bandscheibe sitzt und einen Großteil der Stabilität und Flexibilität der Wirbelsäule ausmacht. Er besteht zu mehr als zwei Dritteln aus Wasser und enthält darüber hinaus hauptsächlich Kollagen Typ II und Proteoglykane (v. a. Aggrecan). Aggrecan ist für den hohen Wassergehalt des Nucleus pulposus wichtig. Trotz seiner geringen Zelldichte werden innerhalb des Nucleus pulposus zeitlebens Proteoglykane zur Aufrechterhaltung seiner physikalischen Eigenschaften gebildet.

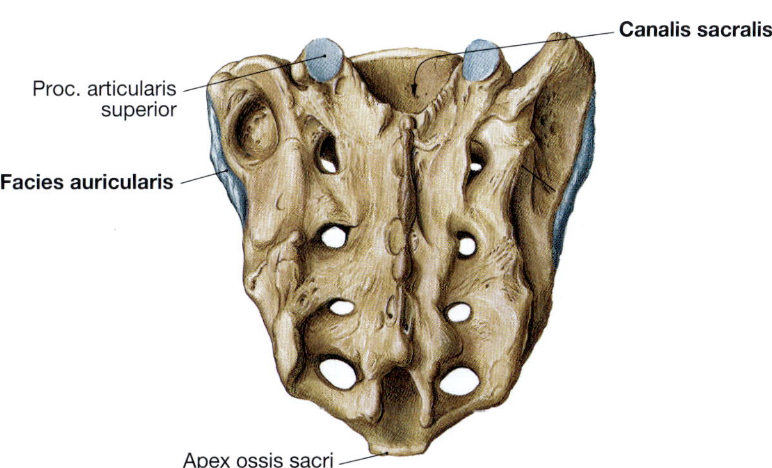

Abb. 2.5 Kreuzbein, Os sacrum; Ansicht von dorsal. [S700]

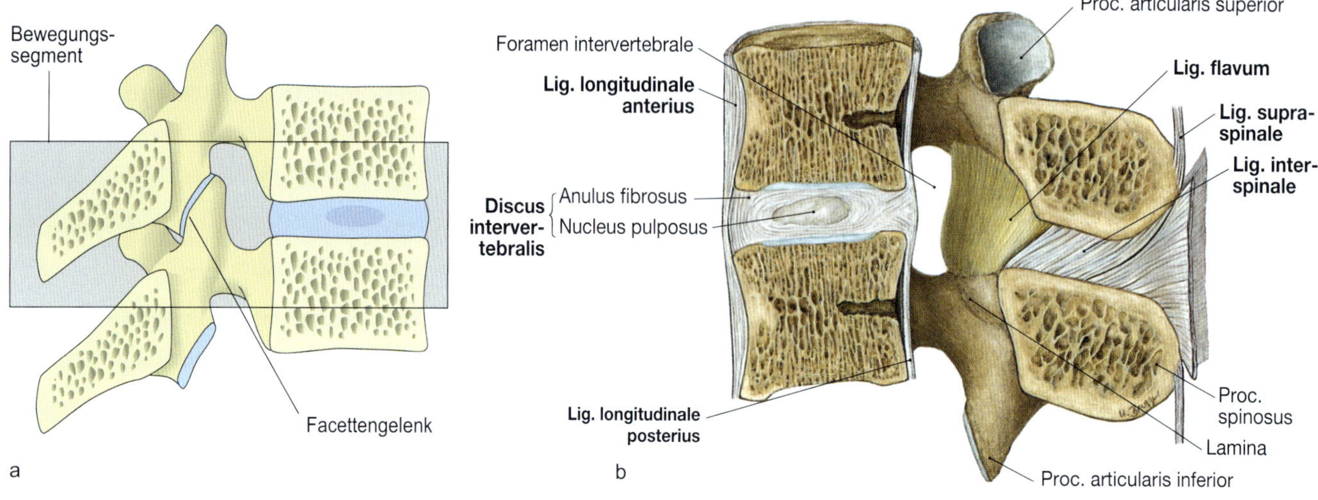

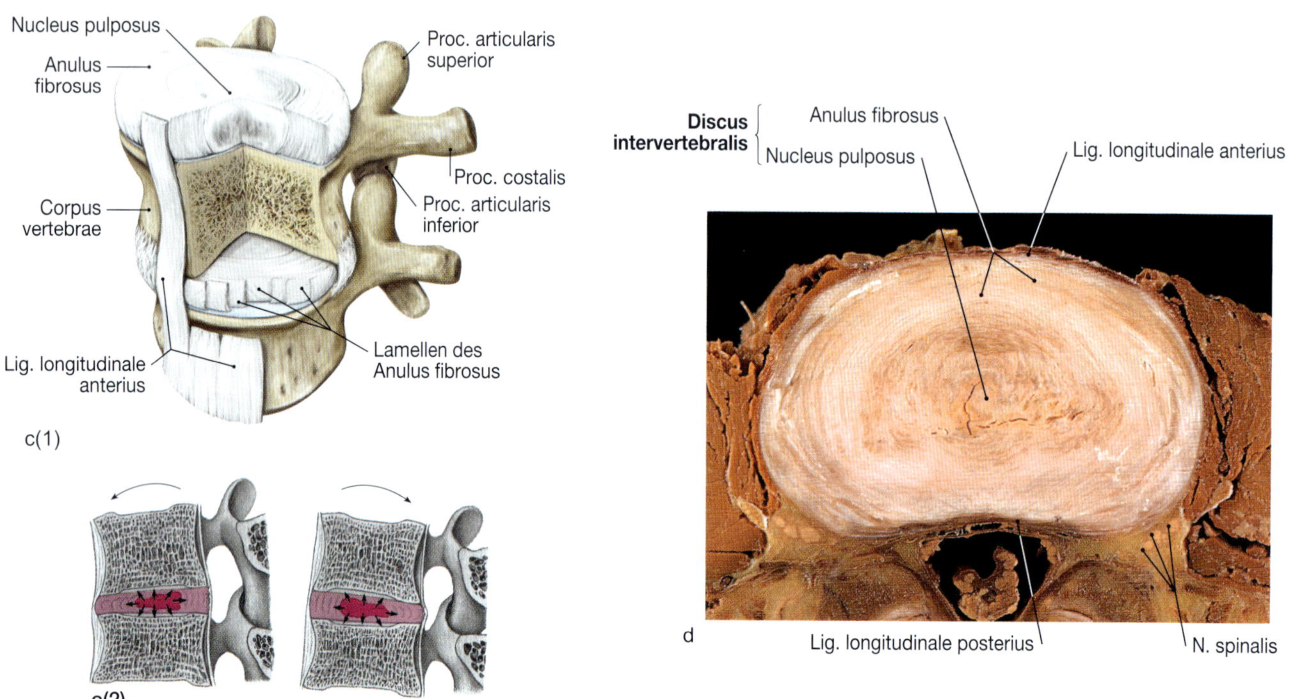

Abb. 2.6 Verbindung zweier Wirbel. (a) Bewegungssegment mit Facettengelenk [L190]. (b) Lumbales Bewegungssegment; Mediananschnitt; Ansicht von links [S700]. (c1) Disci intervertebrales lumbales; Ansicht von schräg vorne [S702-L266]/[R449]. (c2) Schematisch sind die Druckkräfte des Nucleus pulposus beim Stehen dargestellt [S010-1-16]. (d) Lumbale Zwischenwirbelscheibe, Discus intervertebralis lumbalis; Ansicht von kranial, Darstellung im Echtpräparat [S700].

Der **Anulus fibrosus** umgibt als ringförmige Scheibe aus fibrösem Bindegewebe den Nucleus pulposus. Er ist hoch organisiert und besteht aus 15 bis 25 gestapelten Blättern oder „Lamellen" aus überwiegend Kollagen (➤ Abb. 2.6 c). Die einzelnen Lamellen sind durch translamellare Brücken miteinander verbunden. Die Anzahl der translamellaren Brücken pro Flächeneinheit soll ein Gleichgewicht zwischen Festigkeit und Flexibilität des Anulus fibrosus erreichen. Eine größere Anzahl von Brücken würde zwar einen größeren Widerstand gegen Druckkräfte bieten, gleichzeitig jedoch die Flexibilität einschränken.

Die Aufgabe des Nucleus pulposus ist es, den einwirkenden Druck auf die gesamte Oberfläche der Grund- und Deckplatten zu verteilen. Dieser Aufgabe kann er aufgrund seines hohen Wassergehalts nachkommen. Wäre er fest, würde Druck nicht gleichmäßig, sondern vielmehr punktuell auf die knöchernen Wirbelköper weitergegeben, verbunden mit vorzeitigen degenerativen oder sogar traumatischen Veränderungen.

MERKE

Bei einer vertikalen Druckbelastung der Wirbelsäule, wie sie beim Stehen auftritt, entsteht eine horizontal gerichtete Druckkraft des Nucleus pulposus (➤ Abb. 2.6c; unten rechts). Ein stabiler Anulus fibrosus ist somit wichtig, um eine Verlagerung des Nucleus pulposus aus dem Zwischenwirbelraum hinaus zu verhindern.

Die Stabilität der Wirbelsäule allgemein und die Lage der Bandscheiben im Speziellen wird über Bänder gewährleistet. An der ventralen Fläche der Wirbelkörper entlang verläuft das kräftige Lig. longitudinale anterius, dorsal das schwächere Lig. longitudinale posterius (➤ Abb. 2.6 b). Die Faserzüge beider Bänder strahlen in die Anuli fibrosi der Bandscheiben ein und sichern so auch deren Position. Zwischen den Wirbelbögen zweier Wirbel sind die **Ligg. flava** aufgespannt. Ihre gelbliche Farbe ist durch den hohen Anteil **elastischer Fasern** bedingt. Sie werden bei der Flexion der Wirbelsäule gedehnt und unterstützen durch ihre elastischen Rückstellkräfte so die Rückenmuskulatur beim Wiederaufrichten der Wirbelsäule.

MERKE

Eine Verdickung der Facettengelenke und der Ligg. flava kann zu einer Verengung des Spinalkanals führen (Spinalkanalstenose). An der Halswirbelsäule füllt das Rückenmark den Spinalkanal fast vollständig aus. Dadurch führen schon vergleichsweise geringe Stenosen zu Schmerzen und unter Umständen sogar zu neurologischen Ausfällen (Taubheit, Muskelschwäche, Brennen, dumpfe Schmerzen). Eine Spinalkanalstenose kann prinzipiell viele Ursachen haben, z. B. Hohlkreuz, Fehlbildungen der Wirbelsäule oder Bandscheibenvorfälle.

2.1.3 Rückenmark und Spinalnerven

Innerhalb des Wirbelkanals verläuft das Rückenmark (Medulla spinalis). Es beginnt auf Höhe des Foramen magnum als kaudale Fortsetzung der Medulla oblongata. Es ist, wie die knöcherne Wirbelsäule, segmental aufgebaut. Unterschieden werden:

- Zervikalmark mit 8 Segmenten
- Thorakalmark mit 12 Segmenten
- Lumbalmark mit 5 Segmenten
- Sakralmark mit 5 Segmenten

Auf Höhe jedes Segments tritt aus dem Rückenmark ventral eine **motorische Vorderwurzel** aus, dorsal eine **sensible Hinterwurzel** ein. Hinter- und Vorderwurzel vereinigen sich im Bereich des Foramen intervertebrale zum **Spinalnerv.** Das Paar der beiden obersten Spinalnerven tritt direkt unter dem Os occipitale aus, also *oberhalb* des ersten Halswirbels (Atlas). Da auch noch das unterhalb des siebten Halswirbels austretende Spinalnervenpaar (C8) dem Halsbereich zugeordnet wird, gibt es *acht* zervikale Spinalnervenpaare bei nur *sieben* Halswirbeln. Die weiter kaudal folgenden Spinalnerven tragen die gleichen Bezeichnungen und Nummern wie der jeweils darüber liegende Wirbelkörper. Das bedeutet, dass das Spinalnervenpaar L4 *unterhalb* des Wirbelköpers L4 austritt (➤ Abb. 2.7).

Als Verlängerung der Hirnhäute umschließen die Rückenmarkshäute das Rückenmark und die Spinalnervenwurzeln im Wirbelkanal. Wie bei der Hirnhaut lassen sich auch bei den Rückenmarkshäuten drei Schichten voneinander abgrenzen:

- Harte Rückenmarkshaut (Dura mater spinalis)
- Spinnengewebshaut des Rückenmarks (Arachnoidea mater spinalis)
- Weiche Rückenmarkshaut (Pia mater spinalis)

Zwischen dem Knochen des Wirbelkanals und der Dura mater spinalis befindet sich ein mit Fettgewebe gefüllter Epiduralraum, der ein Netz an venösen Blutgefäßen enthält. Zwischen Arachnoidea mater und Pia mater befindet sich der mit Liquor gefüllte Subarachnoidalraum.

Im Querschnitt durch das Rückenmark erkennt man die zentral gelegene graue Substanz mit einem Vorder- und Hinterhorn, umgeben von der weißen Substanz. Im Vorderhorn liegen Nervenzellen im Dienste der Somatomotorik, im Hinterhorn Nervenzellen im Dienste der Somatosensibilität. Im Seitenhorn, das nicht auf der gesamten Höhe des Rückenmarks ausgebildet ist, liegen die Nervenzellkörper, die dem vegetativen Nervensystem zugeordnet sind.

Das kaudale Ende des Rückenmarks wird als **Conus medullaris** bezeichnet. Es endet beim Erwachsenen für gewöhnlich auf Höhe der Wirbelkörper L1/L2. Kaudal davon befindet sich im Sack der Dura mater, also im Subarachnoidalraum, die **Cauda equina,** eingebettet in Liquor.

MERKE

Bei der Cauda equina handelt es sich **nicht um Spinalnerven, sondern um Radices** (Wurzeln). Man unterscheidet eine motorische Vorderwurzel von einer sensiblen Hinterwurzel.

Im Bereich des **Conus medullaris** befinden sich Nervenzellen der Rückenmarksegmente S3–S5. Diese Nervenzellen koordinieren unter anderem die konkrete Ausführung der Blasenkontraktion und die Sphinkterrelaxation (sakrales Miktionszentrum), die Defäkation sowie die Erektion. Sensibel innervieren Nervenzellen des Conus medullaris die Haut der Genital- und Gesäßregion sowie der Oberschenkelinnenseiten. Kommt es zu einer isolierten Schädigung des Conus medullaris, z. B. infolge eines Tumors oder einer Wirbelfraktur, spricht man von einem Konus-Syndrom. Neben einer gestörten Miktion, Defäkation und sexueller Dysfunktion kommt es zu einem charakteristischen Muster

2

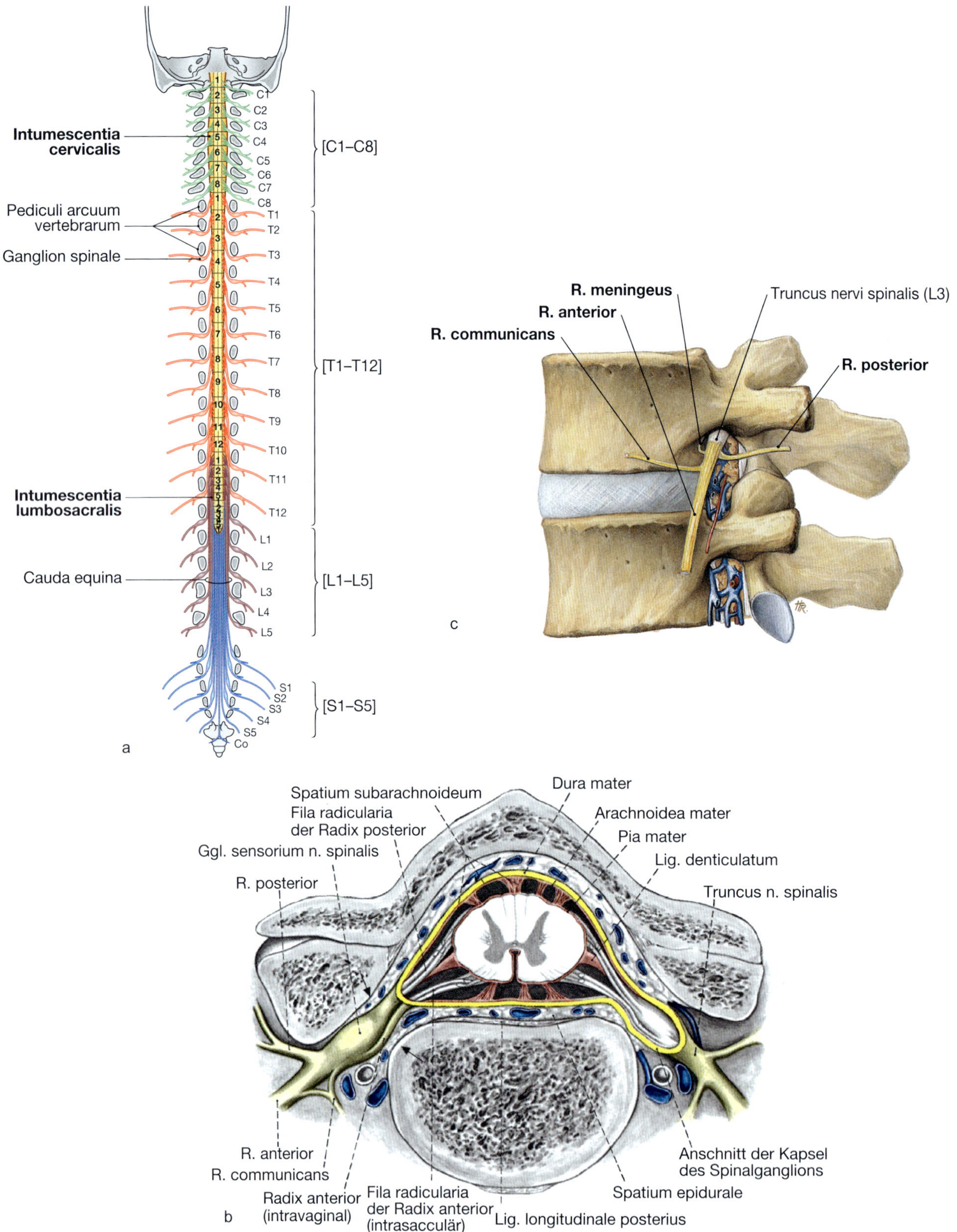

Abb. 2.7 Aufbau des Rückenmarks. (a) Schematische Darstellung der Rückenmarksegmente [S700-L126]/[E402-004]. (b) Rückenmarksitus (Querschnitt in Höhe des 4. Halswirbels). Die Spinalganglien sind in den Foramina intervertebralia lokalisiert. Pfeile im Bereich von Radices anterior und posterior in der linken Bildhälfte markieren das Foramen intervertebrale [R429]. (c) Spinalnerv, N. spinalis, im Lumbalbereich; Ansicht von links lateral. [S700-L127]

von Gefühlsstörungen in den entsprechenden Dermatomen, das als **Reithosenanästhesie** bezeichnet werden.

Von besonderer Bedeutung für das in diesem Kapitel besprochenen Krankheitsbild sind die lumbosakralen Spinalnerven, auf die im Folgenden kurz eingegangen werden soll. Jeder Spinalnerv trennt sich unmittelbar nach seinem Durchtritt durch das Foramen intervertebrale in einen R. ventralis (anterior) und R. dorsalis (posterior) (➤ Abb. 2.7b). Die Rr. ventrales der zervikalen, lumbalen und sakralen Rückenmarksegmente verflechten sich und bilden Plexus (Plexus cervicalis, brachialis und lumbosacralis). In den aus den Plexus hervorgehenden peripheren Nerven verlaufen somit sensible und motorische Fasern mehrerer Rückenmarksegmente. Trotzdem kann jedem einzelnen Rückenmarksegment ein sensibles (Dermatom) und motorisches (Myotom) Innervationsgebiet zugeordnet werden (➤ Abb. 2.8):

- Segment L3: sensibel Oberschenkel-Vorderseite und -Innenseite bis zum Knie; Kennreflex: Patellarsehnenreflex
- Segment L4: sensibel Vorder- und Innenseite des Unterschenkels, medialer Fußrücken; Kennreflex: Patellarsehnenreflex
- Segment L5: Außenseite des Ober- und Unterschenkels, Fußrücken; Kennreflex: Tibialis-posterior-Reflex
- Segment S1: Hinter- und Außenseite des Ober- und Unterschenkels, Ferse, äußerer Fußrand bis Kleinzehe; Kennreflex: Achillessehnenreflex

Zwei wichtige Nerven des Plexus lumbosacralis sind der N. femoralis mit Fasern aus den Segmenten L1–L4 und der N. ischiadicus mit Fasern aus den Segmenten L4–S3.

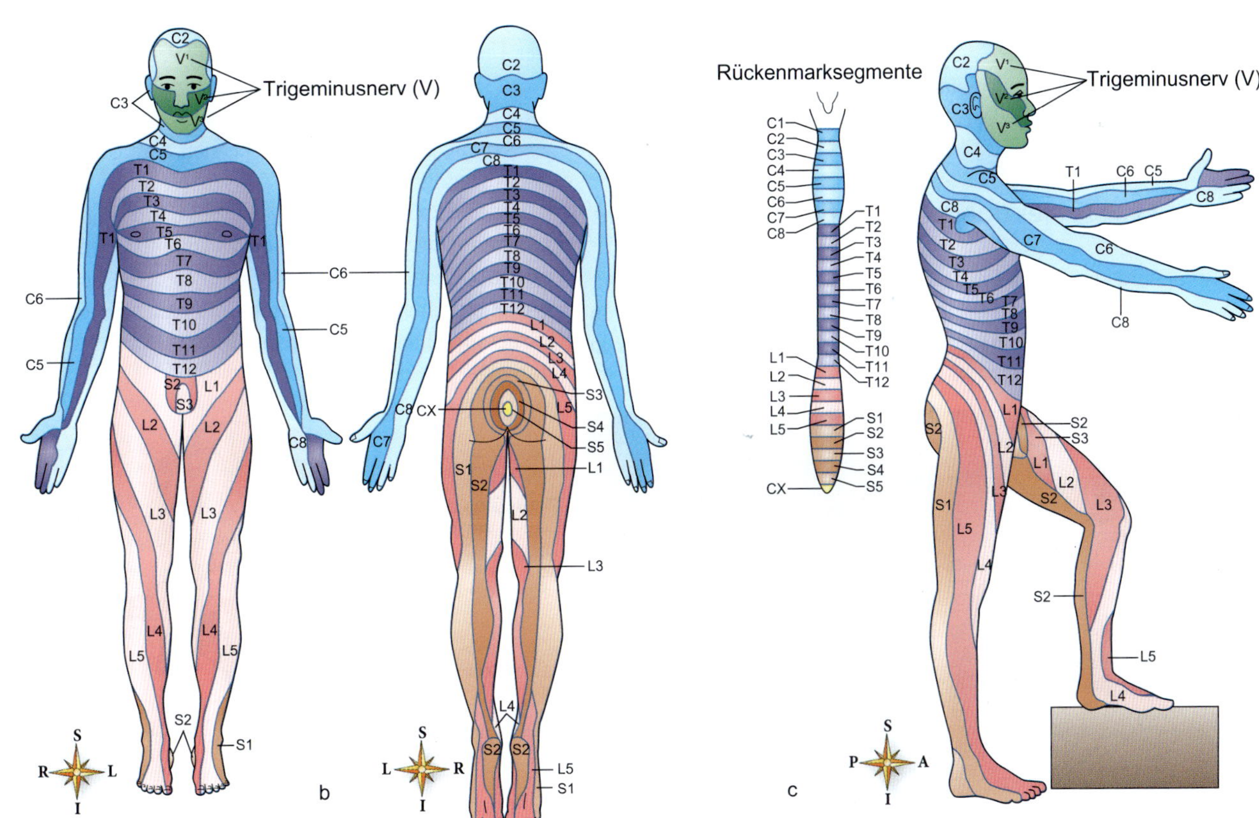

Abb. 2.8 Schematische Darstellung der Dermatome. (A) Dermatome von ventral. (B) Dermatome von dorsal. (C) Dermatome von lateral. Die einzelnen Rückenmarksegmente sind in c) oben links schematisch dargestellt. [G771–001]

2.2 Bildgebung: Normalbefund

2.2.1 Allgemeines

Bei Verdacht auf eine Wirbelsäulenpathologie wird in einem ersten Schritt eine Röntgenuntersuchung durchgeführt. Mithilfe der Projektionsradiografie lassen sich die knöchernen Anteile der Wirbelsäule sowie die Gelenke gut beurteilen. Erkrankungen wie Arthrose, Arthritis, Frakturen oder Verkalkungen werden so sichtbar. Auch eine Instabilität der Wirbelsäule, wie etwa beim Wirbelgleiten (Spondylolisthese), kann mithilfe von Projektionsradiografien sehr gut diagnostiziert werden.

Das Anfertigen einer Projektionsradiografie beansprucht nicht viel Zeit, die Strahlenbelastung ist bei modernen Röntgengeräten recht gering. Ein Nachteil ist, dass herkömmliche Röntgenbilder die Strukturen des Weichteilgewebes, wie das Rückenmark oder die Bandscheiben, nicht zeigen, hierfür eignen sich die Computertomografie (CT) oder die Magnetresonanztomografie (MRT).

2.2.2 Projektionsradiografie der Wirbelsäule

Wird die Projektionsradiografie ohne die Gabe eines Kontrastmittels angefertigt, spricht man von einer **nativen Röntgenaufnahme.** Werden die Projektionsradiografien in bestimmten Körperhaltungen wie Vor- und Rückwärtsbeugung durchgeführt, spricht man von **Funktionsaufnahmen.** Zur Untersuchung der Halswirbelsäule werden normalerweise Projektionsradiografien in vier Ebenen erstellt. Treten Beschwerden an der Brust- und Lendenwirbelsäule auf, sind in der Regel Aufnahmen in zwei Ebenen ausreichend.

Bei der konventionellen Projektionsradiografie handelt es sich um ein projektionsradiografisches Verfahren, bei dem die Röntgenstrahlen nach Durchtritt durch den Körper lediglich ein zweidimensionales Summationsbild ergeben. ➤ Abb. 2.9 zeigt eine Projektionsradiografie der Lendenwirbelsäule in zwei Ebenen. In der a.p.-Aufnahme kann, anhand des zwölften Rippenpaares, der zwölfte Brustwirbel und somit auch der oberste Lendenwirbel sicher identifiziert werden. Die zwölfte Rippe steht mit dem untersten Thorakalwirbel als Art. costovertebralis (8) in gelenkiger Verbindung. Aufgrund ihrer Neigung nach kaudal erscheinen die Dornfortsätze (4) in der a.p.-Aufnahme unterhalb des Unterrandes der Wirbelkörper. Der Ursprung des Arcus vertebrae als Pediculus arcus vertebrae (3) zeichnet sich als ovale Struktur ab, von ihm geht der Proc. costalis (2) beidseits ab. Im Bereich des Os sacrum (5) ist die Art. sacroiliaca (6) gut zu erkennen, mittig davon die Art. lumbosacralis (9).

In der Seitaufnahme (➤ Abb. 2.9b) ist die Abgrenzung des zwölften Brustwirbels schon etwas komplizierter, am besten orientiert man sich am Os sacrum (das in der Seitaufnahme problemlos abgrenzbar ist) und zählt dann die fünf Lendenwirbel von unten nach oben durch.

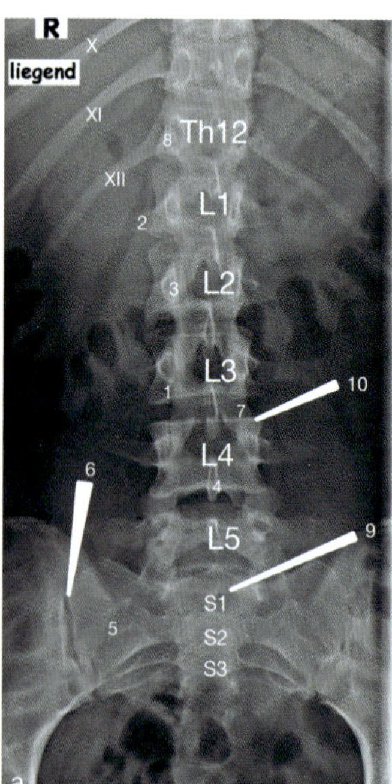

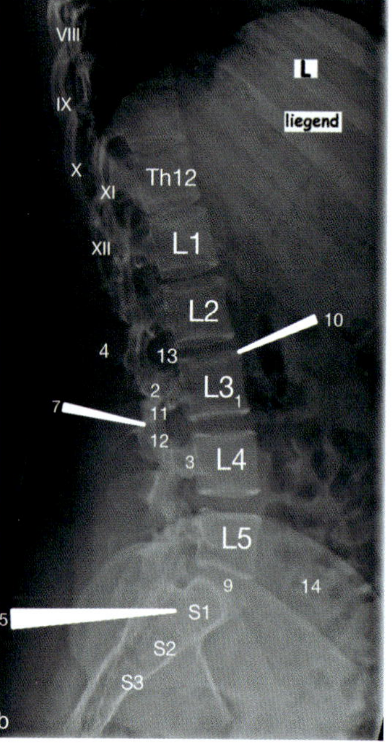

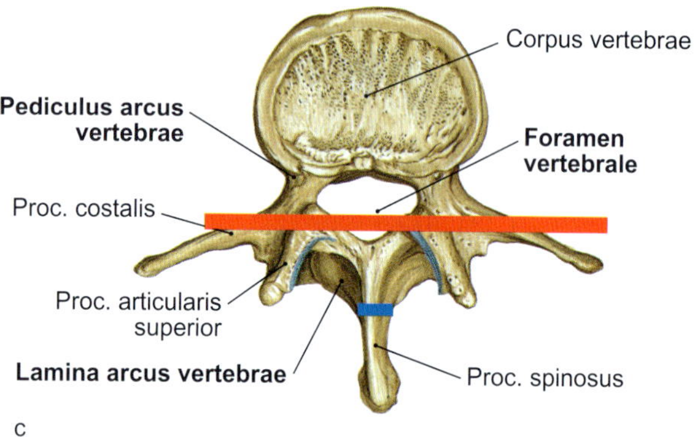

Abb. 2.9 Projektionsradiografie der Lendenwirbelsäule in (a) a.p.- und (b) lateralem Strahlengang (Liegend-Aufnahmen). 1 Corpus vertebrae, 2 Proc. costalis, 3 Pediculus arcus vertebrae, 4 Proc. spinosus, 5 Os sacrum, 6 Art. sacroiliaca, 7 Art. zygapophysialis, 8 Art. costovertebralis, 9 Art. lumbosacralis, 10 Epiphysis anularis, 11 Proc. articularis superior, 12 Proc. articularis inferior, 13 Foramen intervertebrale, 14 Os ilium [T1272-01]. (c) Schematische Darstellung des Strahlengangs durch die beiden Procc. costales versus den Proc. spinosus. [S700]

Die einzelnen Wirbelkörper haben eine recht dünne Kortikalis, die an den Randleisten zur Epiphysis anularis (10) verdickt ist.

MERKE

Der Raum zwischen zwei benachbarten Wirbelkörpern erscheint in einer Röntgenaufnahme zwar leer, tatsächlich liegt jedoch die Bandscheibe darin. Diese stellt sich jedoch in der Röntgenaufnahme für gewöhnlich dunkel dar (hypertransparent).

Dorsal der Wirbelkörper bilden die Incisura vertebralis superior et inferior das Foramen intervertebrale (13). Der Proc. spinosus stellt sich als nach dorsal gerichtete Struktur blass, der Proc. costalis hingegen deutlich dar.

PRAXISTIPP

Bei der seitlichen Projektionsradiografie durchdringen die Röntgenstrahlen einen Großteil der Procc. costales beider Seiten, die parallel zu den Röntgenstrahlen ausgerichtet sind. Es kommt zu einer deutlichen Absorption der Röntgenstrahlung, die Struktur stellt sich hell dar (hypotransparent). Da der Proc. spinosus senkrecht zur Ausrichtung des Strahlengangs steht, wird weniger Röntgenstrahlung absorbiert, der Film wird mehr geschwärzt (veranschaulicht in ➤ Abb. 2.9c; hypertransparent).

2.2.3 Magnetresonanztomografie des Beckens

Da eine Magnetresonanztomografie (MRT) durch ihre hochauflösende und dreidimensionale Bildgebung nicht nur knöcherne Oberflächen, sondern auch Weichteilstrukturen sehr gut darstellen kann, ist sie besonders gut geeignet, Schäden z. B. an den Bandscheiben oder am Rückenmark aufzudecken. Bandscheibenvorfälle, die eine häufige Ursache für schmerzhafte Nervenwurzelkompressionen oder Nervenwurzelreizungen sein können, lassen sich mittels MRT genauestens lokalisieren. Die Untersuchung für einen Wirbelsäulenabschnitt (HWS, BWS oder LWS) dauert ca. 15 Minuten. Je nach Fragestellung kann auch eine Kontrastmittelgabe erforderlich sein.

Eine MRT-Untersuchung der Wirbelsäule sollte durchgeführt werden bei einem Verdacht auf:

- Bandscheibenvorfall
- Verschleiß der Bandscheiben
- Einengung des Wirbelkanals (Spinalkanalstenose)
- Verletzung von Rückenmark und Rückenmarksnerven oder des Weichteilgewebes
- Metastasen und/oder Tumoren der knöchernen Wirbelsäule, des Rückenmarks bzw. der Rückenmarksnerven sowie des Rückenmarkkanals oder des Weichteilgewebes
- Entzündungen der Wirbelkörper, der Bandscheiben sowie des Rückenmarks (z. B. Multiple Sklerose, Myelitis transversa) bzw. der Rückenmarksnerven sowie des Weichteilgewebes

➤ Abb. 2.10 zeigt eine sagittale MRT der Lendenwirbelsäule von lateral nach medial. Bei (a–f) handelt es sich um T2-gewichtete Aufnahmen, bei (g) um eine T1-gewichtete Aufnahme.

MERKE

Bei **T1-gewichteten** MRT-Aufnahmen stellen sich Flüssigkeiten dunkel (hypointens) dar, die weiße Substanz hellgrau, die graue Substanz dunkelgrau. Sie wird deswegen auch neuroanatomische Wichtung genannt. Ödematöse Gewebsveränderungen erscheinen wegen ihres erhöhten Flüssigkeitsgehalts auf T1-gewichteten Bildern signalärmer als das normale Gewebe.
Bei der **T2-gewichteten** MRT-Aufnahme stellen sich Flüssigkeiten hingegen hell (hyperintens) dar. Da die meisten erkrankten Gewebe einen erhöhten Flüssigkeitsgehalt aufweisen, erscheinen sie signalintensiver als das umgebende gesunde Gewebe.
In beiden Wichtungen stellen sich Muskeln dunkel, fettreiche Strukturen hingegen hell dar.

Schnittbild a Von der knöchernen Wirbelsäule sind ein Proc. costalis (1) sowie das Os sacrum (2) angeschnitten. Ventral liegt der M. psoas major (4), dorsal die autochthone Rückenmuskulatur (M. erector spinae; 5).
Schnittbild b Die lateralen Anteile der Wirbelkörper (6) sowie der Arcus vertebrae sind angeschnitten. Zwischen den Wirbelkörpern können die Bandscheiben (8) abgegrenzt werden.
Schnittbild c Die Foramina intervertebralia (9) sind gut zu erkennen.
Schnittbilder d und e Der Canalis vertebralis mit dem darin liegenden Subarachnoidalraum (16), dem Rückenmark (14) und der Cauda equina (12) ist angeschnitten. (15) markiert das kaudale Ende des Rückenmarks, den Conus medullaris, der, wie dargestellt, auf Höhe des ersten Lendenwirbelkörpers liegt.

MERKE

Das Rückenmark endet als Conus medullaris meist auf Höhe des ersten Lendenwirbels. Unterhalb befindet sich im Sack der Dura mater die Cauda equina. Im Rahmen einer Lumbalpunktion kann dem Rückenmarkskanal eine Liquorprobe entnommen werden. Die einzelnen „Stränge" der Cauda equina weichen dabei der vorgeschobenen Nadelspitze in aller Regel aus und werden somit nicht verletzt. Sticht man jedoch oberhalb des Conus medullaris in den Canalis vertebralis, droht eine Rückenmarksverletzung. Die relative Lage des Conus medullaris (Ende des Rückenmarks) bezogen auf die knöchernen Wirbelkörper ist somit klinisch für die Lumbalpunktion von herausragender Bedeutung und muss sich eingeprägt werden: **Das Rückenmark endet meist auf Höhe der Wirbelkörper L1/L2!**

2

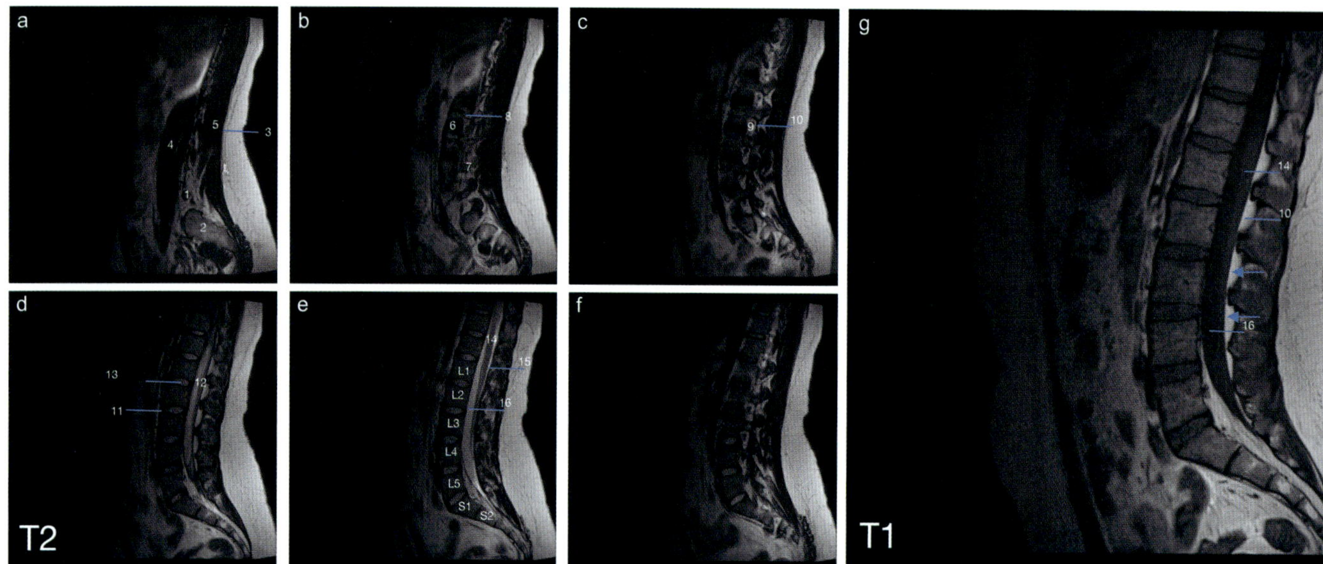

Abb. 2.10 Sagittale MRT der Lendenwirbelsäule: 1 Proc. costalis, 2 Os sacrum, 3 Fascia thoracolumbalis, 4 M. psoas major, 5 M. erector spinae, 6 Corpus vertebrae, 7 Arcus vertebrae, 8 Discus intervertebralis, 9 Foramen intervertebrale mit Spinalnerv, 10 Lig. flavum samt umgebenden Fettgewebe, 11 Epiphysis anularis, 12 Cauda equina, 13 Nucleus pulposus, 14 Medulla spinalis, 15 Conus medullaris, 16 Subarachnoidalraum, Pfeile: Lage des Epiduralraums, L = Lumbalwirbel, S = Sakralwirbel als Bestandteil des Os sacrum. [T1272-01]

https://else4.de/hfx

https://else4.de/xnm

Schnittbild g zeigt eine annähernd mediosagittal getroffene MRT der Lendenwirbelsäule in einer T1-Wichtung.

In der T2-Gewichtung erscheinen stationäre Flüssigkeiten hyperintens, sodass sich flüssigkeitsgefüllte Körperstrukturen, beispielsweise der Liquor, hyperintens darstellen. Die T2-Gewichtung eignet sich vor allem zur Darstellung von Ödemen und Ergussbildungen. In der T1-Wichtung hingegen stellen sich Flüssigkeiten dunkel, also hypointens dar. Diesen Unterschied kann man in ➤ Abb. 2.10 sehr schön erkennen. In der T2-Wichtung kann das Rückenmark (hypointens) deutlich vom umgebenden Liquor (hyperintens) abgegrenzt werden, in der T1-Wichtung „verschmelzen" Rückenmark und Liquor miteinander. Dafür kann der mit Fett gefüllte Epiduralraum (Pfeile in ➤ Abb. 2.10g; hyperintens) sehr gut von dem angrenzenden Liquorraum (hypointens) abgegrenzt werden.

➤ Abb. 2.11 zeigt eine axiale MRT-Schnittserie der Lendenwirbelsäule in kraniokaudaler Abfolge.

Schnittbild a Ventral liegt der Wirbelkörper (1) beidseits flankiert vom M. psoas major (2). Da es sich um eine T2-gewichtete Aufnahme handelt, kann die Cauda equina innerhalb des mit hyperintensem Liquor gefüllten Subarachnoidalraums (3) gut abgegrenzt werden. Im Gegensatz zur sagittalen Schnittführung ist in der axialen die Orientierung, welcher Lendenwirbel angeschnitten ist, gar nicht so einfach. Betrachten wir deswegen in einem ersten Schritt die Schnittserie **als Ganzes.**

Im Bereich der Wirbelkörper sind immer wieder hyperintense Bereiche zu erkennen. Dabei handelt es sich um den jeweiligen Nucleus pulposus (10) der Zwischenwirbelscheiben, die sich aufgrund ihres hohen Wassergehalts in der T2-gewichteten Aufnahme hyperintens vom umliegenden Anulus fibrosus abheben. Die beiden Anteile der Zwischenwirbelscheiben lassen sich auch in der sagittalen Schnittserie gut voneinander abgrenzen (➤ Abb. 2.10d). Zweimal ist ein Nucleus pulposus in der Schnittserie auszumachen, in ➤ Abb. 2.11c, d sowie in ➤ Abb. 2.11m. Wie in ➤ Abb. 2.11p veranschaulicht, liegt der 5. Lendenwirbel auf Höhe der Crista iliaca, die in der axialen Schnittserie in ➤ Abb. 2.11m–o deutlich zu erkennen ist (13). Entsprechend ergibt sich, dass das erste Bild der Schnittserie auf Höhe L3 liegen muss.

PRAXISHINWEIS

Dass sich die gezeigte axiale Schnittserie unterhalb L1/L2 befindet, kann auch davon abgeleitet werden, dass nirgendwo Rückenmark, sondern ausschließlich Cauda equina angeschnitten ist.

Etwas schwer sind die Wirbelbögen auszumachen. Hierbei sollte man sich jedoch vor Augen halten, dass aufgrund der Incisura vertebralis superior et inferior die Wirbelbögen in der axialen Schnittserie nicht immer vollkommen durchgängig zum Wirbelkörper dargestellt sind. Auf Höhe der Foramina intervertebralia erscheinen sie unterbrochen (z. B. Stern in ➤ Abb. 2.11c). Die gelenkige Verbindung zwischen den Wirbelbögen, die Artt. zygapophysiales (Facettengelenke), sind als hyperintenser Spalt im Bereich des Arcus vertebrae zu erkennen (12). Die Hyperintensität

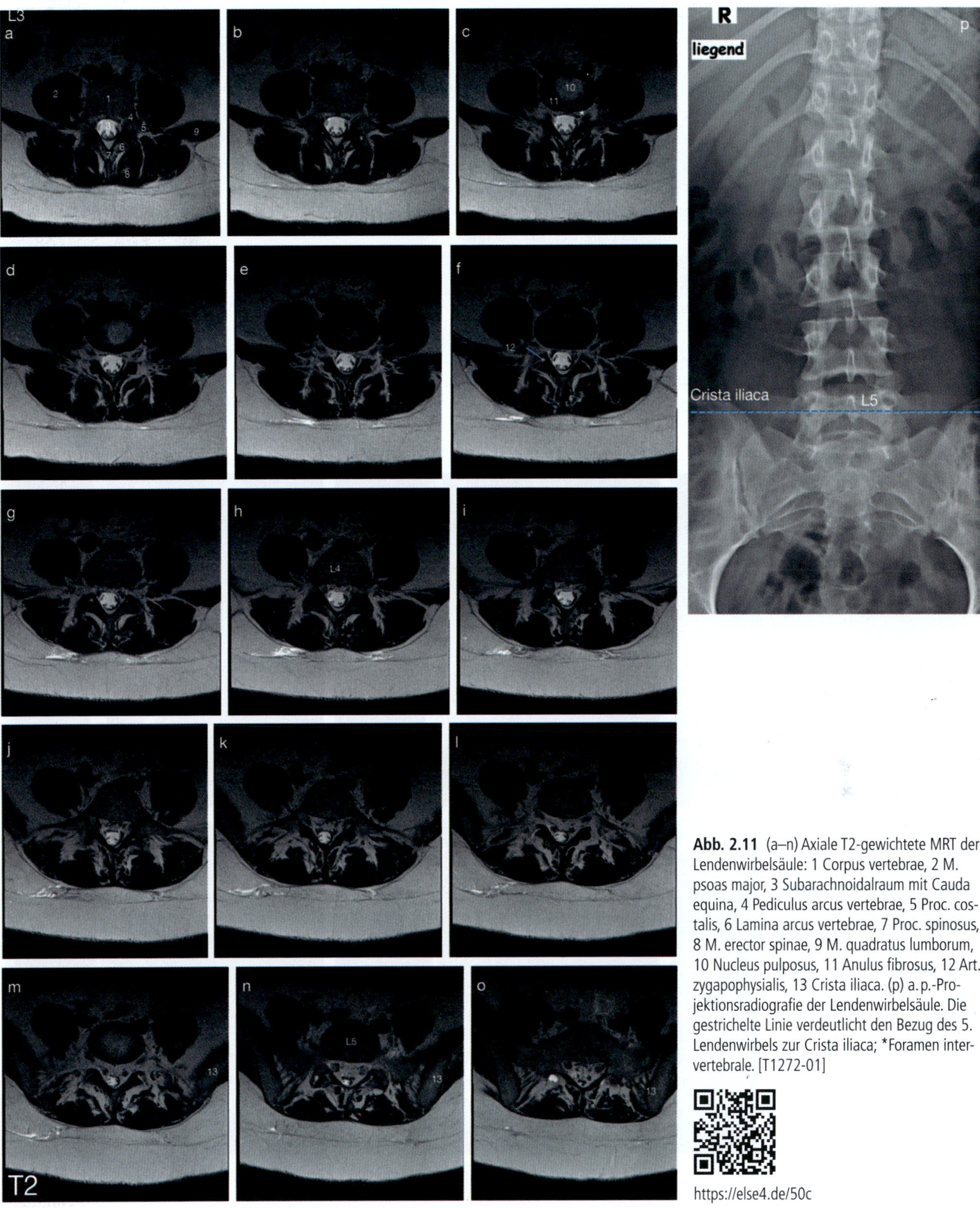

Abb. 2.11 (a–n) Axiale T2-gewichtete MRT der Lendenwirbelsäule: 1 Corpus vertebrae, 2 M. psoas major, 3 Subarachnoidalraum mit Cauda equina, 4 Pediculus arcus vertebrae, 5 Proc. costalis, 6 Lamina arcus vertebrae, 7 Proc. spinosus, 8 M. erector spinae, 9 M. quadratus lumborum, 10 Nucleus pulposus, 11 Anulus fibrosus, 12 Art. zygapophysialis, 13 Crista iliaca. (p) a.p.-Projektionsradiografie der Lendenwirbelsäule. Die gestrichelte Linie verdeutlicht den Bezug des 5. Lendenwirbels zur Crista iliaca; *Foramen intervertebrale. [T1272-01]

https://else4.de/50c

beruht auf der Gelenkflüssigkeit, die sich in der Gelenkhöhle der Facettengelenke befindet. Sie sehen, wie wichtig es ist, sich vor Augen zu halten, um welche Gewichtung es sich bei MRT-Aufnahmen jeweils handelt. In ➢ Abb. 2.11h und i ist ein Wirbelbogen hingegen komplett durchgängig dargestellt.

2.3 Bildgebung: pathologischer Befund

Fallbeispiel: Diagnostik und Auflösung

Bei unserem Patienten wurde in einem ersten Schritt eine Projektionsradiografie angefertigt, um knöcherne degenerative Ursachen der Beschwerden ausschließen zu können. Bis auf eine gering abgeflachte Lordosehaltung der LWS zeigte sich ein unauffälliger Befund (nicht gezeigt).

Unter Kenntnis des unauffälligen Röntgenbefundes und der Klinik des Patienten wurde eine ergänzende MRT der LWS angefertigt.

➤ Abb. 2.12 und ➤ Abb. 2.13 zeigen T2-gewichtete Bildsequenzen in sagittaler und axialer Ebene. Die Wirbelsäule ist in Annahme einer fünfgliedrigen Lendenwirbelsäule von Th11 bis S3 abgebildet. Im Segment LWK 3/4 stellt sich eine fokale T2-hypointense Protrusion (blauer Pfeil) der Bandscheibe dorsal rechts mediolateral mit einer Ausdehnung von 13 × 10 × 5 mm (B × H × T) dar. In der axialen Bildsequenz ist gut zu erkennen, dass der Bandscheibenvorfall nach rechts mediolateral gerichtet ist. Bei einem medialen Prolaps können die Wurzeln der gleichen Höhe beschädigt werden (s. unten und ➤ Abb. 2.14). Ein mediolateraler Bandscheibenprolaps drückt hingegen am ehesten auf den Spinalnerv **eine Etage tiefer.** Da es sich bei unserem Patienten um einen mediolateralen Bandscheibenvorfall zwischen den Wirbelkörpern L3 und L4 handelt, kommt es zu einer Kompression der Wurzel L4 der rechten Seite. Als Nebenbefund bestehen mögliche Einrisse des Anulus fibrosus – diese stellen sich, aufgrund der Wassereinlagerung, T2-hyperintens dar (weiße Pfeilköpfe).
Die Kompression der rechten Wurzel L4 erklärt die anfangs geschilderte Symptomatik (diskrete Schmerzen, die in die

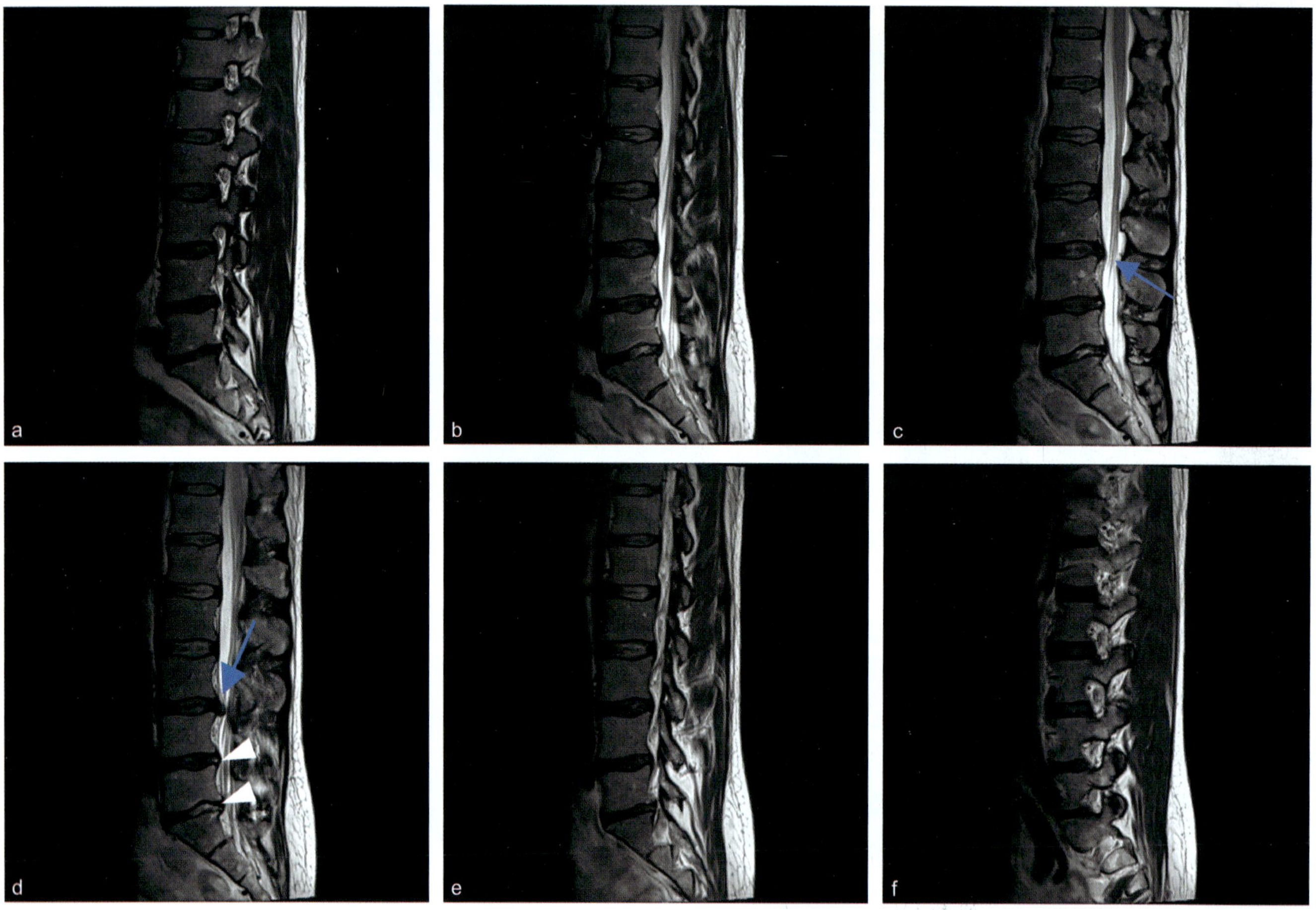

a b c d e f

Abb. 2.12 Sagittale T2-gewichtete MRT der Lendenwirbelsäule. Die blauen Pfeile zeigen auf die Protrusion/Prolaps der Bandscheibe. Die weißen Pfeilköpfe zeigen auf hyperintense Einrisse des Anulus fibrosus. [T1272-01]

https://else4.de/ka1

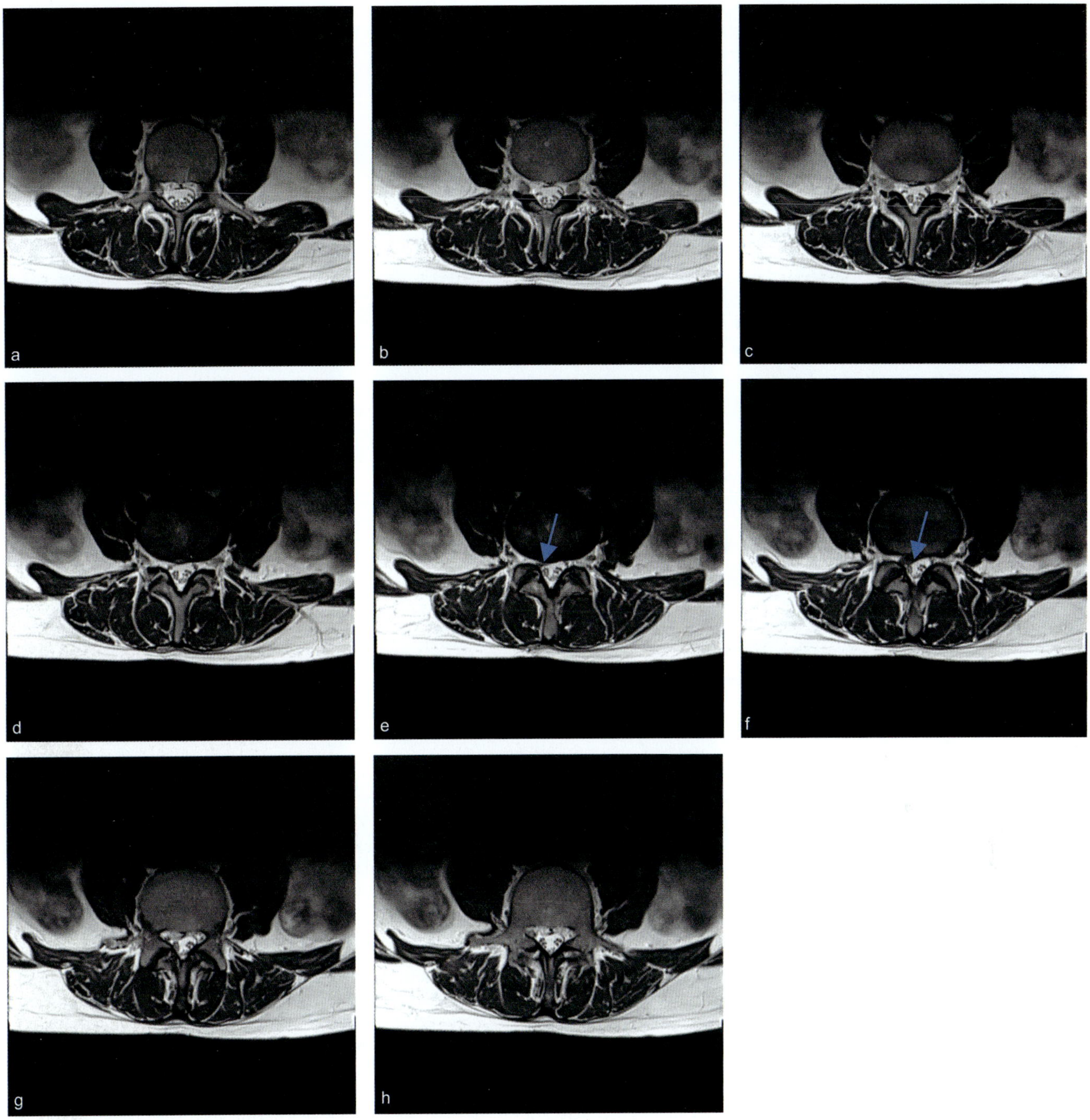

Abb. 2.13 Axiale T2-gewichtete MRT der Lendenwirbelsäule. Die blauen Pfeile zeigen auf die Protrusion der Bandscheibe. [T1272-01]

https://else4.de/k0f

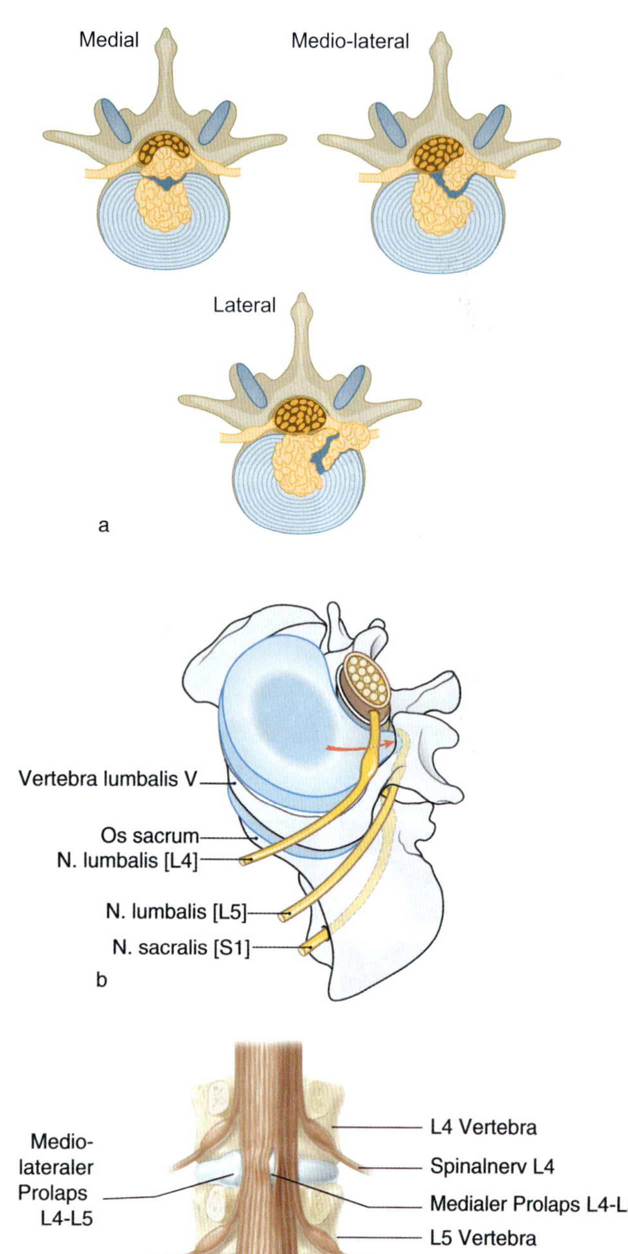

Abb. 2.14 (a) Mögliche Ausrichtungen eines Bandscheibenvorfalls, Ansicht von kranial [L231]. (b) Beispielhafte schematische Darstellung eines mediolateralen Vorfalls der Bandscheibe zwischen 4. und 5. Lendenwirbelkörper; Ansicht von oben lateroventral [S700-L126/R363]. (c) Schematische Darstellung eines medialen und mediolateralen Vorfalls der Bandscheibe zwischen 4. und 5. Lendenwirbelkörper; Ansicht von dorsal. Durch den Bandscheibenprolaps kommt es zur Kompression der ein Segment tiefer austretenden Spinalnervenwurzel L5; die im gleichen Segment austretende, aber noch weiter medial liegende Wurzel L4 bleibt unbeeinträchtigt. [G1144]

Innenseite des rechten Unterschenkels ausstrahlen, Streckdefizit des rechten Knies sowie einen einseitig abgeschwächten Patellarsehnenreflex rechts).

Pathogenese

Sämtliche Anteile der Wirbelsäule (Bandscheiben, Intervertebralgelenke, Bänder, Deck- und Grundplatten der Wirbelkörper) degenerieren im Lauf des Lebens, vor allem an Stellen der größten mechanischen Beanspruchung. Diese sind vor allem die Umschlagstellen der physiologischen Krümmungen der Wirbelsäule, die gleichzeitig auch Übergänge von gut zu weniger gut beweglichen Abschnitten der Wirbelsäule darstellen: die Lumbosakralregion sowie die untere Halswirbelsäule (C4–6). Bandscheibendegenerationen können prinzipiell in jedem Wirbelsäulenabschnitt auftreten, bevorzugt aber im Bereich der Hals- (~ ⅓) und Lendenwirbelsäule (~ ⅔).

Die durch degenerative Veränderungen bedingte Schwächung des Anulus fibrosus kann dazu führen, dass er sich unter dem Expansionsdruck des Nucleus pulposus vorwölbt, man spricht von einer **Protrusion.** Reißt der Anulus fibrosus ein und treten Anteile des Nucleus pulposus durch ihn hindurch, spricht man von einem Bandscheibenvorfall (**Prolaps**). Die

Übergänge von einer Protrusion zu einem Prolaps sind fließend. Kommt es zu einem kompletten Austritt des Nucleus-pulposus-Gewebes **ohne Kontakt** zur ursprünglichen Bandscheibe, spricht man von einem **Sequester.**

MERKE

Nur wenn der Nucleus pulposus noch ausreichend „gallertig" und somit mobil ist, kann es zu einem Prolaps kommen. Der vollständig degenerierte, versteifte Nucleus pulposus, wie er oft im Alter vorzufinden ist, kann nicht mehr vorfallen. Bandscheibenvorfälle sind deswegen vorwiegend Erkrankungen des mittleren Lebensalters (30. bis 50. Lebensjahr).

Je nach Prolapsrichtung wird unterschieden (➤ Abb. 2.14):

- Lateraler Prolaps: Das vorgefallene Bandscheibengewebe kann den Spinalnerv komprimieren.
- Mediolateraler Prolaps: Kompression von Spinalnerv und Myelon/Cauda equina ist möglich (häufigste Form).
- Medialer Prolaps: Mögliche Kompression von Myelon/Cauda equina.

Bei einem medialen Prolaps führt eine Verlagerung von Nukleusgewebe zu einer Kompression des Rückenmarks oder der Cauda equina (➤ Abb. 2.14). Bei einem mediolateralen und lateralen Prolaps kann der Spinalnerv komprimiert werden, sodass Projektionsschmerzen im Bein und sensible und motorische Defizite entstehen. Hier sollte beachtet werden, dass es bei einem mediolateralen Prolaps, z. B. der Bandscheibe zwischen L4 und L5, zu einer Kompression der ein Segment *tiefer* austretenden Spinalnervenwurzel L5 kommt (➤ Abb. 2.14b/c).

Möglicherweise ist nicht allein der mechanische Druck auf den Nerven, sondern sind auch begleitende entzündliche Prozesse bei der Entstehung der klinischen Symptomatik von Bedeutung.

Diagnose

Die klinische Symptomatik bandscheibenbedingter Beschwerden kann vielfältig sein. Vom akuten Hexenschuss, der plötzlich einsetzt und ebenso rasch wieder verschwindet, bis zu chronisch-rezidivierenden Schmerzen gibt es sämtliche Übergänge.

Betroffene Patienten berichten oft über plötzlich einschießende, sehr starke Schmerzen mit dermatombezogener Schmerzausstrahlung in die Extremitäten, die auch von Muskelschwächen begleitet werden können. Husten oder Pressen kann die Schmerzen verstärken. Initialer Auslöser der Schmerzen ist oft eine **unkontrollierte Bewegung** wie etwa beim Anheben schwerer Lasten oder dem Aussteigen aus dem Auto.

MERKE

Typischerweise verursachen Bandscheibenvorfälle Rückenschmerzen (**Lumbalgie**) mit oder ohne Ausstrahlung in die Beine (**Ischialgie**) oder in die Arme (**Brachialgie**).

Im Rahmen der Diagnose eines Bandscheibenvorfalls stehen weiterhin die Anamneseerhebung und die klinische Untersuchung im Vordergrund. Neben Parästhesien im Bereich der entsprechenden Dermatome weisen auch Reflexstörungen und Störungen der Motorik auf die Lokalisation eines Bandscheibenvorfalls hin.

Im Rahmen der bildgebenden Diagnostik wird unter anderem der Frage nachgegangen, ob überhaupt ein Bandscheibenvorfall vorliegt und, falls ja, auf welcher Höhe der Wirbelsäule sich dieser befindet. Dies ist anhand einer Projektionsradiografie nur bedingt möglich, die Verschmälerung des Intervertebralraums kann lediglich indirekt auf einen Bandscheibenvorfall hindeuten. CT und MRT stellen Weichteilstrukturen im Spinalkanal dar und lassen Aussagen über Lage und Ausdehnung der Protrusion bzw. des Prolapses zu. Standardmethode ist, der größeren Verfügbarkeit und Schnelligkeit geschuldet, die CT. Überlegen ist jedoch die MRT. So lassen sich beispielsweise Schädigungen des Rückenmarks im CT nicht darstellen, besonders T2-gewichtete MRT-Sequenzen sind hierfür geeignet. In seltenen Fällen kann auch eine Myelografie durchgeführt werden, bei der ein Kontrastmittel in den Wirbelkanal gespritzt und anschließend eine Röntgenaufnahme erstellt wird.

MERKE

Viele Bandscheibenvorfälle sind asymptomatisch. Bei gesunden alten Patienten werden z. B. in über 60 % der Fälle Bandscheibenvorfälle als Zufallsbefund festgestellt. Es ist daher wichtig, vor einer Therapie zu klären, ob sich die Beschwerden des Patienten durch die betroffene Bandscheibe erklären lassen.

Therapie

Eine konservative Therapie ist in 60 % der Fälle erfolgreich. Analgetika, Antiphlogistika (Abschwächung der begleitenden entzündlichen und ödematösen Prozesse), Muskelrelaxanzien und Bettruhe sind die **Pfeiler der konservativen Therapie.** Bei vielen Patienten führt eine sogenannte Stufenbettlagerung zu einer deutlichen Schmerzlinderung. Hierbei wird ein großes Kissen oder ein Stoffwürfel in das Bett gelegt, auf dem der Patient die Beine hochlagern kann. Bei einer erfolglosen konservativen Therapie oder bei Vorliegen entsprechender neurologischer Defizite (Paresen, Blasen-Mastdarm-Störung) ist eine Operation indiziert. Hierbei werden, nach dorsaler Eröffnung des Intervertebralraums, die gelockerten und ausgetretenen Anteile des Nucleus pulposus chirurgisch entfernt (Nukleotomie).

MERKE

Notfallindikation zur sofortigen chirurgischen Intervention Ist das Vorliegen einer Reithosenanästhesie mit neu aufgetretener Stuhl- und Harninkontinenz (Konus-Syndrom).

Patientenkasuistik

Unser Patient leidet an einem mediolateralen Prolaps der Zwischenwirbelscheibe L3/L4 mit Kompression des rechten Spinalnerven L4. Dazu passend sind die Schmerzen im Bereich des Dermatoms L4 (Innenseite Unterschenkel), eine Schwäche des M. quadriceps femoris (Schwäche bei der Kniestreckung) sowie ein einseitig abgeschwächter Patellarsehnenreflex.

Im Anschluss an die Untersuchung wurde der Patient stationär aufgenommen und über den radiologischen Befund unterrichtet. Therapeutische Optionen, bestehend aus Kortisoninfusion, analgetischer Therapie und ggf. operativen Verfahren bei persistierender Lähmung, wurden ausführlich auch im Beisein der Lebensgefährtin besprochen.

Unter medikamentöser und physiotherapeutischer Behandlung war die Schmerzsymptomatik rückläufig, ebenso besserte sich die Kraft für die Kniestreckung.

Einer operativen Versorgung stand Herr M. zurückhaltend gegenüber, was angesichts der Besserung der Klinik durchaus vertretbar war.

Die Transferaufgabe zu diesem Fallbeispiel finden Sie in ➤ Kap. 11.2.

KAPITEL

3 Schwer zu verstehen

Omid Nikoubashman, Markus Kipp

Lernziele

Nach Bearbeitung dieses Kapitels sollten Sie dazu in der Lage sein,

- den allgemeinen Aufbau des Zentralnervensystems wiederzugeben,
- die Blutversorgung des Zentralnervensystems wiederzugeben,
- sich in zwei Raumebenen in der MRT des Gehirns zu orientieren,
- sich in einer Angiografie der zerebralen Gefäße zu orientieren,
- pathologische Veränderungen des Gehirnparenchyms sowie der Gefäßarchitektur zu erkennen und zu bewerten.

Fallbeschreibung

Der 80-jährige Herr S. stürzt morgens beim Toilettengang und ruft nach Hilfe. Mit tatkräftiger Unterstützung seiner Ehefrau schafft er es, sich auf den Küchenstuhl zu setzen. Seiner Frau fällt auf, dass die Motorik rechts nicht richtig funktioniert, vor allem im Bereich der oberen Extremität. Herr S. ist außerdem nur schwer verständlich. Der herbeigerufene Notarzt stellt eine Aphasie sowie eine rechtsseitige, brachiofazial betonte Hemiparese fest. Herr S. wird daraufhin umgehend vom Notarzt in die Notaufnahme des nächstgelegenen Klinikums eingewiesen. Dort wird zur weiteren Abklärung und zur Therapiefindung eine kraniale Computertomografie angefertigt (➤ Abb. 3.1).

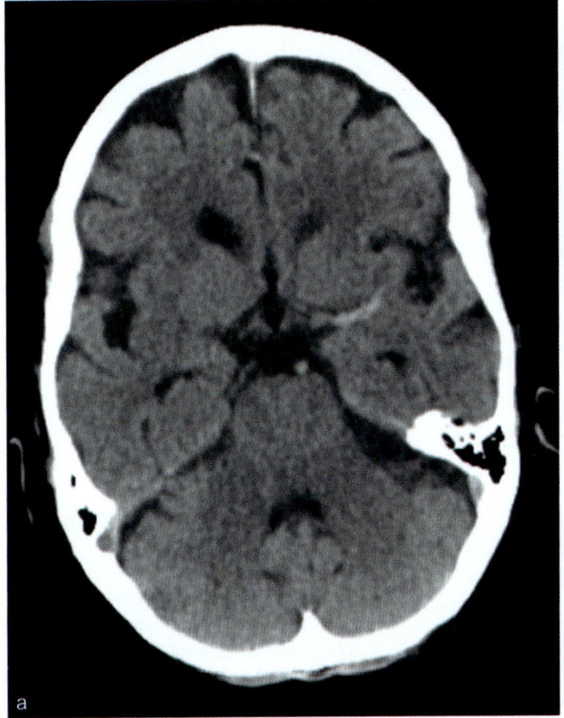

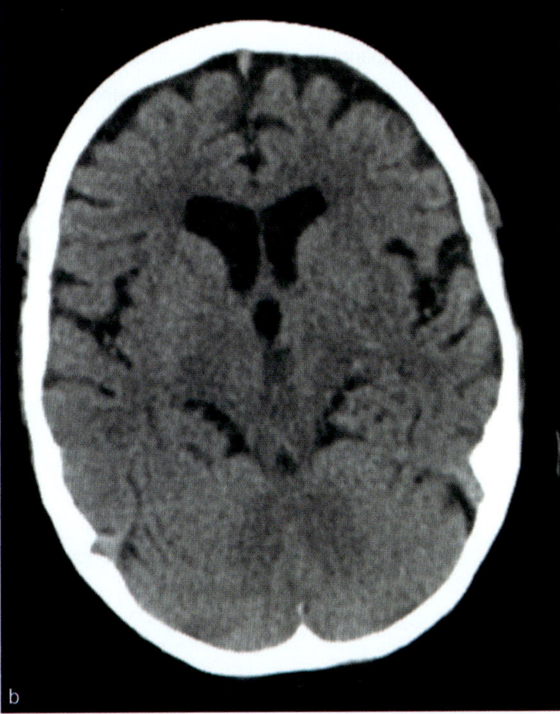

Abb. 3.1 Kraniale Computertomografie (cCT), etwa 1,15 Stunden nach Beginn der klinischen Symptomatik. [T1166-02]

3

3.1 Anatomische Grundlagen

3.1.1 Allgemeines

Das Gehirn ist, neben dem Herzen, besonders schützenswert. Es wird vom knöchernen Schädel umgeben, der anfangs, im Kleinkindalter, noch flexibel ist, beim Erwachsenen dann aber starr. Schwillt das Gehirn, beispielsweise aufgrund eines Tumors oder einer Durchblutungsstörung, an, kann es sich nur in sehr begrenztem Maße ausbreiten. Eine weitere Besonderheit des Gehirns ist seine Blutversorgung. Da Ausfälle der Durchblutung nur sehr kurze Zeit toleriert werden können, schafft ein Gefäßring an der Hirnbasis eine Art „Verteilerstation", die zumindest chronisch auftretende Gefäßstenosen zu einem gewissen Grad kompensieren kann. Diese Verteilerstation wird Circulus arteriosus Willisii bezeichnet.

3.1.2 Aufbau des Zentralnervensystems

Das Nervensystem lässt sich in ein Zentralnervensystem (ZNS) ➢ Abb. 3.2 und ein peripheres Nervensystem (PNS) untergliedern. Diese Unterteilung bezieht sich auf die topografische Lage der einzelnen Abschnitte des Nervensystems. Zum Zentralnervensystem werden alle Strukturen gezählt, die knöchern umgeben sind. Diese sind aufsteigend von kaudal nach kranial:

- Rückenmark (Medulla spinalis)
- Verlängertes Mark (Medulla oblongata)
- Brücke (Pons)
- Kleinhirn (Cerebellum)
- Mittelhirn (Mesencephalon)
- Zwischenhirn (Diencephalon)
- Großhirn (auch Endhirn; Telencephalon)

Medulla oblongata, Pons und Mesencephalon werden als **Hirnstamm** (Truncus cerebri) zusammengefasst. Als Stammhirn bezeichnet man den Hirnstamm mit dem Diencephalon.

Im gesamten Zentralnervensystem wird eine graue von einer weißen Substanz abgegrenzt. In der grauen Substanz befinden sich unter anderem die neuronalen Zellkörper und die Synapsen, in der weißen Substanz die myelinisierten (und nicht myelinisierten) Axone. Im Bereich des Rückenmarks ist die Verteilung der grauen und weißen Substanz übersichtlich, innen liegt die graue, außen die weiße Substanz. Dieser prinzipielle Aufbau ist auch im Bereich des Telencephalons erhalten, nur dass hier im Zuge der Evolution des Nervensystems zusätzliche graue Substanz in Form der Hirnrinde (Cortex cerebri) außen an das Telencephalon angelagert worden ist. Daher wird in der definitiven Neuroanatomie des Menschen eine kortikale von einer subkortikalen grauen Substanz unterschieden. Zur **subkortikalen grauen Substanz** gehören unter anderem:

- Ncl. caudatus
- Putamen
- Pallidum
- Ncl. subthalamicus
- Amygdala
- Claustrum
- Ncl. accumbens

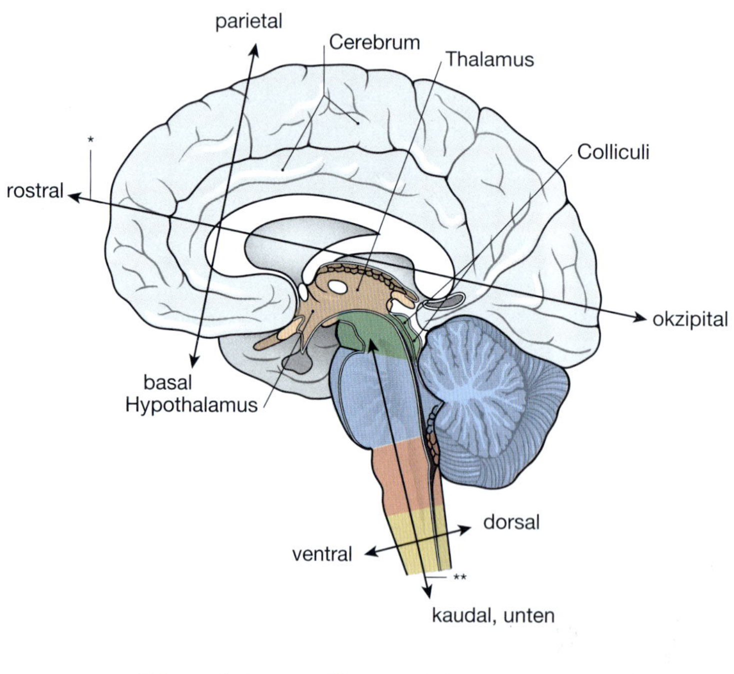

Abb. 3.2 Schematischer Aufbau des Zentralnervensystems von mediosagittal. Die topografische Achse von End- (Telencephalon) und Zwischenhirn (Diencephalon) wird als Forel-Achse (*), die Achse der anderen Abschnitte als Meynert-Achse (**) bezeichnet. [S700-L126]

Ncl. caudatus und Putamen werden zum **Striatum** zusammengefasst. Ein alter Begriff fasst das Putamen und das Pallidum zum **Ncl. lentiformis** (Linsenkern) zusammen.

In anderen Regionen des Zentralnervensystems ist die Verteilung der grauen und weißen Substanz komplexer. Im Thalamus als zentrale Struktur des Diencephalons sind beispielsweise multiple Kerngebiete in die weiße Substanz eingebettet. Der Thalamus gilt als Relaisstation afferenter Impulse, bevor sie dem Kortex zugeleitet werden.

MERKE

Nur wenn Informationen die Hirnrinde erreichen, werden sie uns bewusst.

Aufbau des Telencephalons (Großhirn)

Von apikal betrachtet erscheint das Großhirn wie eine Walnuss (➤ Abb. 3.3). Seine Oberfläche ist stark gefaltet (Gyri und Sulci) und wird durch den Interhemisphärenspalt (Fissura longitudinalis cerebri) in zwei Halbkugeln (Hemisphären) getrennt. Das vordere Ende wird Polus frontalis, das hintere Polus occipitalis genannt.

Jede Großhirnhemisphäre wird in **vier Lappen** unterteilt:

- Frontallappen (Lobus frontalis)
- Parietallappen (Lobus parietalis)
- Temporallappen (Lobus temporalis)
- Okzipitallappen (Lobus occipitalis)

Nicht alle Hirnstrukturen der Großhirnhemisphären können diesen vier Lappen zugeordnet werden. Einige Autoren grenzen daher zusätzlich die Insel (Lobus insularis) und den Lobus limbicus (u. a. Gyrus cinguli und Gyrus parahippocampalis) als eigenständige Lappen ab.

Die **Primärfurchen** trennen als neuroanatomische Landmarken die Hirnlappen voneinander. Der Sulcus centralis liegt zwischen Frontal- und Parietallappen, der Sulcus lateralis (auch Fissura Sylvii oder Sylvische Fissur) trennt den Temporallappen vom Frontal- und Parietallappen, der Sulcus parietooccipitalis liegt zwischen Parietal- und Okzipitallappen. Der Sulcus calcarinus gehört ebenfalls zu den Primärfurchen und unterteilt den Okzipitallappen in einen oberen und einen unteren Anteil.

Kortikale Zentren

Funktionell können primäre von sekundären und tertiären kortikalen Zentren abgegrenzt werden (➤ Abb. 3.4). Diese Zentren sind die am weitesten entwickelten Anteile unseres Nervensystems und sind somit für hoch-kognitive Funktionen verantwortlich.

Primäre **sensorische (bzw. sensible) Rindenfelder** empfangen die Informationen von den peripheren Sinnesorganen und leiten diese zur Interpretation an sekundäre Rindenfelder weiter. Mit Ausnahme der olfaktorischen Sinnesreize werden sämtliche Afferenzen im Thalamus noch einmal verschaltet. Komplexe Assoziationsfelder, sog. tertiäre Rindenfelder, schaffen eine Verknüpfung mehrerer Sinneseindrücke und so deren Interpretation.

Primäre **motorische Rindenfelder** sind Ausgangspunkt der Pyramidenbahn für die Willkürmotorik. Sekundäre motorische Rindenfelder beschäftigen sich hingegen mehr mit der Planung und Koordination von motorischen Impulsen. Die klinisch wichtigsten primären und sekundären Rindenfelder sowie ihre neuroanatomische Lage sind:

- Primär somatomotorisches Rindenfeld = Gyrus praecentralis
- Primär somatosensibles Rindenfeld = Gyrus postcentralis
- Primäres Sehzentrum = Rindenfeld um den Sulcus calcarinus mit einer oberen und unteren Lippe
- Primäres Hörzentrum = Gyri temporales transversi (auch Heschl'sche Querwindungen)
- Supplementär-motorischer Kortex = Rindengebiete vor dem Gyrus praecentralis
- Motorisches Broca-Sprachzentrum = Teile des Gyrus frontalis inferior der dominanten Hemisphäre
- Sensorisches Wernicke-Sprachzentrum = Teile des Gyrus temporalis superior und Gyrus supramarginalis und Gyrus angularis der dominanten Hemisphäre
- Frontales Augenfeld = umschriebenes Feld im Bereich des Frontallappens

MERKE

Broca-Zentrum und Wernicke-Zentrum befinden sich nur in der *dominanten* Hemisphäre. Diese ist sowohl beim Rechtshänder als auch beim Linkshänder in aller Regel die linke.

Ein recht wenig verstandenes Rindengebiet ist der präfrontale Kortex. Er befindet sich an der Stirnseite des Gehirns und ist an der Ausführung höherer kognitiver Funktionen beteiligt, wie etwa der Antizipation von Handlungskonsequenzen, der Planung künftiger Handlungen oder aber dem Lösen neuer Probleme anhand bereits gemachter Erfahrungen. Man kann ihn als Organisator für Zeit und Ressourcen des Gehirns ansehen, da er eine Liste der zu erledigenden Aufgaben führt und Prioritäten setzt. Patienten, die an einem Frontalhirnsyndrom leiden, haben Schwierigkeiten mit der Planung und Organisation des alltäglichen Lebens. Allgemeine Intelligenz, Wahrnehmung und Langzeitgedächtnis bleiben jedoch intakt.

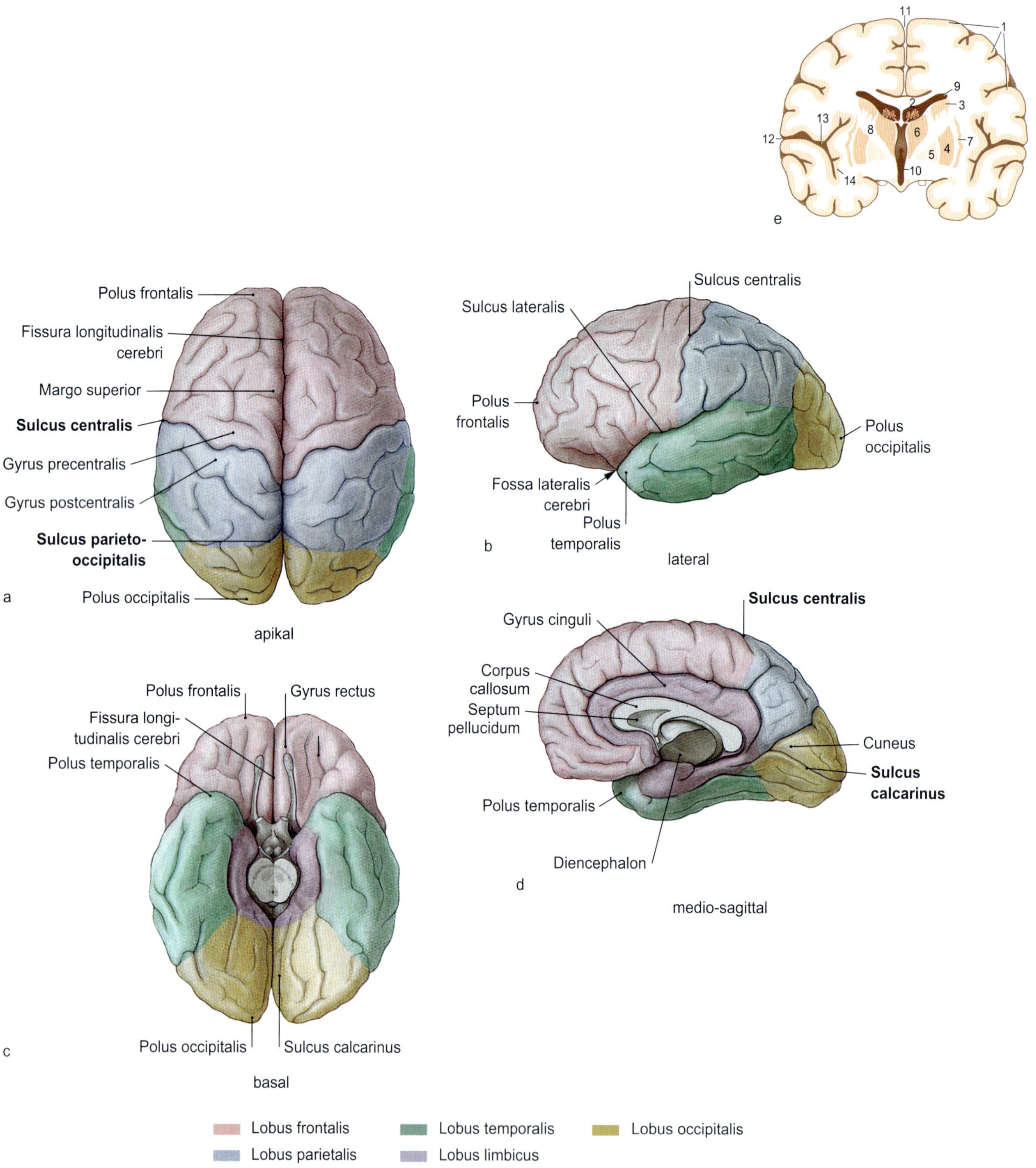

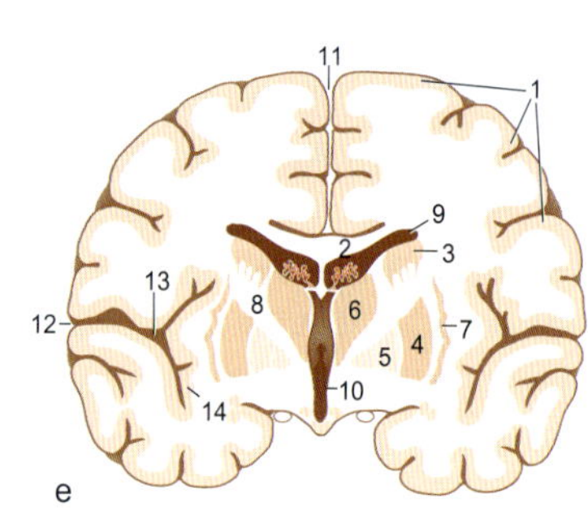

Abb. 3.3 Lappen des Großhirns, Lobi cerebri; (a) Ansicht von oben, (b) Ansicht von links seitlich außen, (c) Ansicht von basal, (d) Ansicht von links auf die sagittalisierte rechte Hirnhälfte ohne Hirnstamm. Die einzelnen Hirnlappen sind farblich hervorgehoben. a–d: [S700] (e) Die wichtigsten inneren Großhirnstrukturen (Frontalschnitt). 1 Großhirnrinde (Cortex cerebri), 2 Balken (Corpus callosum), 3 Ncl. caudatus, 4 Putamen (3 und 4 zusammen = Striatum), 5 Pallidum (Globus pallidus), 6 Thalamus, 7 Claustrum, 8 Capsula interna, 9 Seitenventrikel, 10 III. Ventrikel, 11 Fissura longitudinalis cerebri, 12 Sulcus lateralis, 13 Fossa lateralis, 14 Inselrinde [T873, L126].

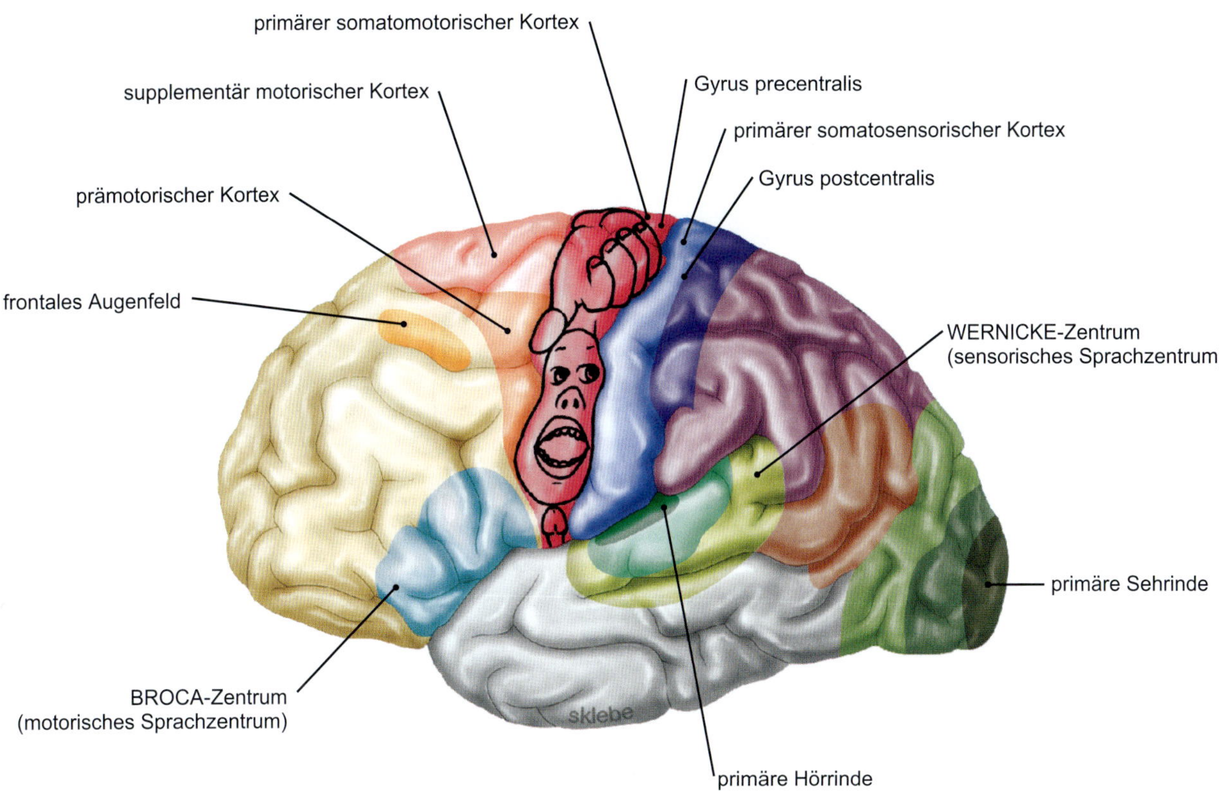

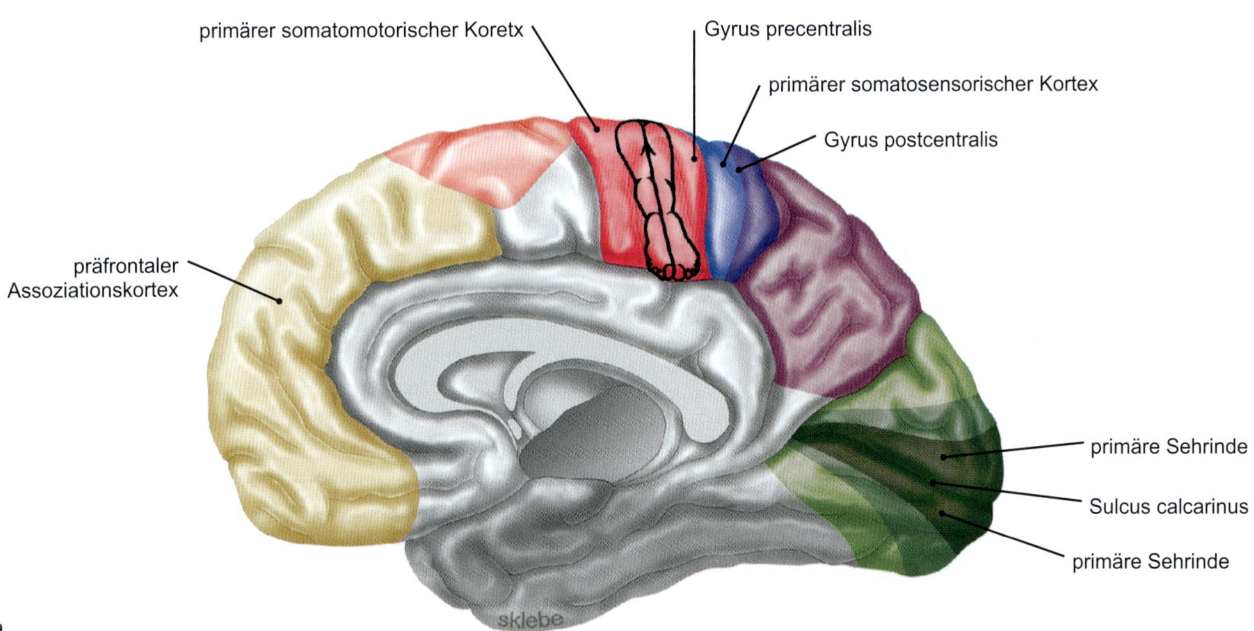

Abb. 3.4 (a) Schematische Darstellung der wichtigsten kortikalen Rindenfelder [S702-L238]. ▸

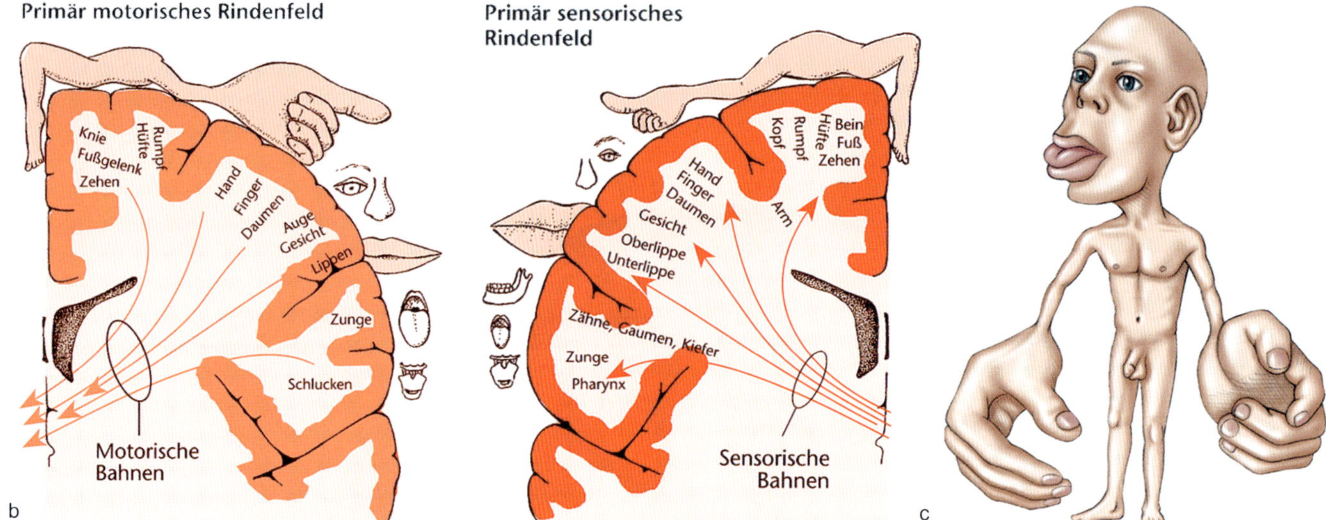

Abb. 3.4 *(Forts.)* (b) Repräsentation der Körperregionen auf der motorischen (links) und sensiblen (rechts) Hirnrinde [L190]. (c) Homunkulus [G557-007].

Der Homunculus

Anhand der Verteilung der verschiedenen kortikalen Zentren lässt sich bereits ableiten, dass Nervenzellen, die mit ähnlichen Aufgaben betraut sind, im Gehirn räumlich eng zusammenliegen. Vergleichbar verhält es sich *innerhalb* der einzelnen Zentren. Im Bereich des primär somatomotorischen (Gyrus praecentralis) und des primär somatosensiblen Rindenfeldes (Gyrus postcentralis) liegen die Nervenzellen der einzelnen Körperregionen (Kopf/Hals, obere Extremität, Rumpf und untere Extremität) in Gruppen zusammen. Man spricht in diesem Zusammenhang auch von der **Somatotopie.** Bildet man nun grafisch die einzelnen Körperregionen auf dem entsprechenden Hirnareal ab, so entsteht ein motorischer und sensibler Homunculus (➤ Abb. 3.4).

Im Bereich der Mantelkante, nahe der Fissura longitudinalis cerebri, befinden sich die Repräsentationsgebiete der unteren Extremität. Daran schließen bis zur Sylvischen Fissur die Gebiete für Rumpf, obere Extremität, Gesicht und Zunge an. Solche Körperregionen, in denen sehr kleine Muskelgruppen oder gar einzelne Muskelfasern für feine Bewegungen angesteuert werden müssen (kleine motorische Einheiten), besitzen im Bereich des Gyrus praecentralis überproportional große Repräsentationsgebiete. Die feine Handmotorik, das Sprechen und eine vielgestaltige Mimik benötigen differenzierte Bewegungen, sodass Körperregionen wie Hand, Gesicht, Lippen, Zunge und Larynx besonders umfangreich im Bereich des motorischen Homunculus abgebildet sind. Vergleichbar dazu spiegelt sich eine hohe Dichte sensibler Rezeptoren in einem großen Repräsentationsgebiet im Bereich des Gyrus postcentralis wider.

MERKE

Im Bereich der Mantelkante, die von der A. cerebri anterior (s. unten) mit Blut versorgt wird, befinden sich Neurone, die somatomotorisch und somatosensibel die untere Extremität versorgen. **Verschlüsse der A. cerebri anterior führen somit zu beinbetonten Ausfällen.**

3.1.3 Blutversorgung des Gehirns

A. carotis interna und A. vertebralis

Die Blutzufuhr zum Gehirn erfolgt über zwei Arterienpaare: vorne die inneren Karotis-Arterien (A. carotis interna) und hinten die Vertebral-Arterien (A. vertebralis). Die beiden Arterienpaare vereinigen sich an der Hirnbasis zu einem ringförmigen Arterienkreis, dem Circulus arteriosus Willisii.

Die **A. carotis interna** geht aus der A. carotis communis hervor. Diese entspringt auf der rechten Seite aus dem Truncus brachiocephalicus, auf der linken Seite direkt aus dem Aortenbogen, und teilt sich etwa auf Höhe des vierten Halswirbels in der Karotisbifurkation in eine A. carotis externa und eine A. carotis interna auf. An der Bifurkation liegen Druckrezeptoren (auch Barorezeptoren) für die Überwachung des Blutdrucks (Sinus caroticus) sowie Chemorezeptoren für die Überwachung des O_2- und CO_2-Gehalts sowie des Blut-pH (i. e.; Glomus caroticum). Anders als die A. carotis externa gibt die A. carotis interna *keine Äste* im Halsbereich auf ihrem Weg zur Schädelbasis ab. Sie kann in folgende vier Anteile unterteilt werden (➤ Abb. 3.5b):

- Pars cervicalis
- Pars petrosa
- Pars cavernosa
- Pars cerebralis

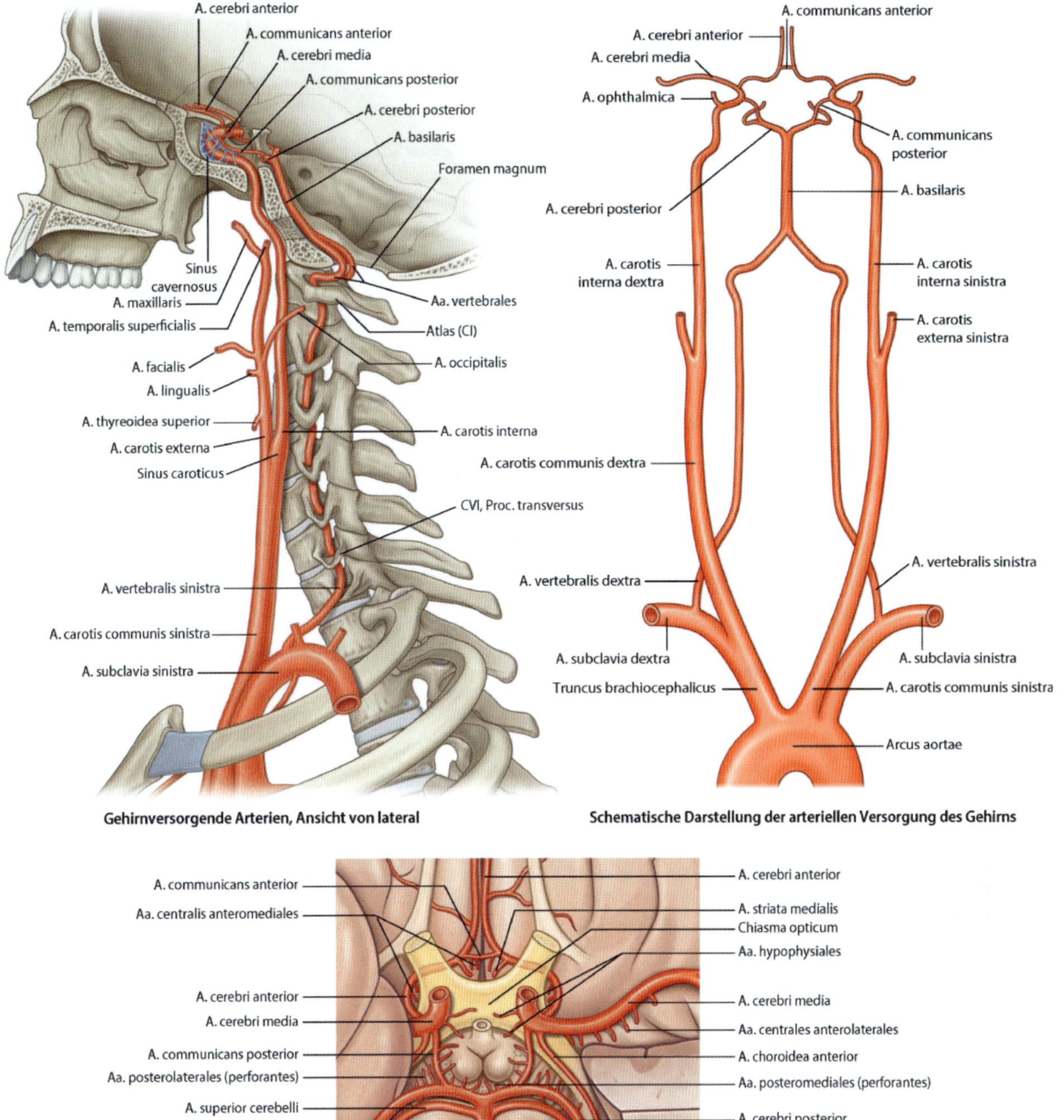

Abb. 3.5 (a) Schematische Darstellung der Halsgefäße [E460-003]. ▸

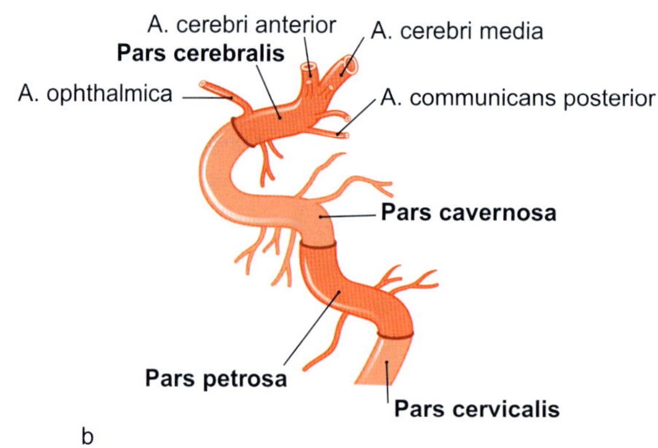

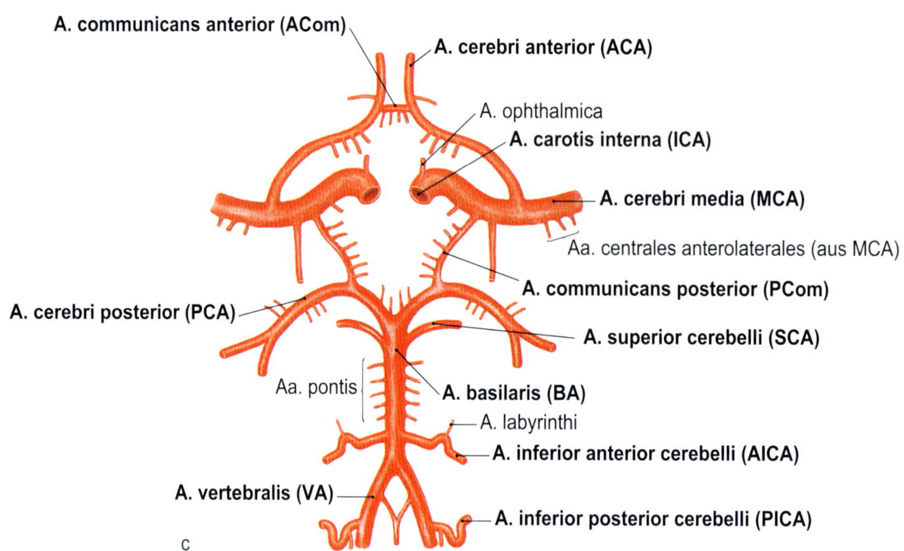

Abb. 3.5 *(Forts.)* (b) Abschnitte der A. carotis interna [S700-L126]/[E633-003]. (c) Arterienring des Gehirns, Circulus arteriosus cerebri (Willisii); Ansicht von oben [S702-L127].

MERKE

Ein früher Abgang im Bereich der Pars cerebralis der A. carotis interna ist die A. ophthalmica. Sie zieht gemeinsam mit dem N. opticus durch den Canalis opticus in die Augenhöhle und versorgt unter anderem die Retina mit Blut (d.h. A. centralis retinae). Der vollständige Verschluss der A. centralis retinae wird Zentralarterienverschluss genannt. Er führt zu einem kompletten Sehverlust. Häufigste Emboliequellen, die zu einem solchen Verschluss führen können, sind das Herz und die Karotisgabel.

Ein weiterer klinisch bedeutsamer Abgang der Pars cerebralis ist die A. choroidea anterior. Neben dem Plexus choroideus versorgt sie den hinteren Schenkel der Capsula interna. Bei einem Verschluss der A. choroidea anterior können aufgrund der hohen Dichte an wichtigen axonalen Verbindungen, die in der Capsula interna verlaufen, eine Hemiparese, Hemianästhesie und homonyme Hemianopsie klinisch beobachtet werden (Trias nach Foix).

Die **A. vertebralis** (Wirbelarterie) ist ein Ast der A. subclavia und steigt von ihrem Abgang zum sechsten Halswirbel auf. Von dort zieht sie durch ein Loch im Seitenfortsatz der Halswirbel (Foramen transversarium) aufwärts. Kranial treten die beiden Aa. vertebrales durch das Foramen magnum in die Schädelhöhle ein und vereinigen sich am Oberrand der Medulla oblongata zur unpaaren A. basilaris.

Circulus arteriosus und abgehende Gefäße

Der Circulus arteriosus setzt sich – von vorne nach hinten – aus folgenden Gefäßen bzw. Gefäßabschnitten zusammen (➤ Abb. 3.5):

- A. communicans anterior (unpaar)
- A. cerebri anterior (links und rechts)
- A. cerebri media (links und rechts) als direkte Fortsetzung der A. carotis interna
- A. communicans posterior (links und rechts)
- A. cerebri posterior (links und rechts), die beide aus der A. basilaris entstehen

MERKE

Die Ausbildung des Circulus arteriosus ist hoch variabel mit teilweise kräftigen Kollateralen.

Die A. cerebri anterior geht beidseits aus der A. carotis interna hervor und steht mit der gegenseitigen über die A. communicans anterior in Verbindung. Nach Abgang der A. communicans anterior zieht die A. cerebri anterior zwischen den beiden Hirnhemisphären im Interhemisphärenspalt um das vordere Ende des Balkens herum. Auf dessen Parietalseite teilt sie sich in die A. pericallosa (unmittelbar auf dem Corpus callosum verlaufend) und die A. callosomarginalis (auf dem Gyrus cinguli verlaufend). Beide ziehen nach okzipital bis zum Sulcus parietooccipitalis (➤ Abb. 3.6b).

Die A. cerebri media stellt die **direkte Fortsetzung** der A. carotis interna dar. Nach Abgang der Aa. centrales anterolaterales (➤ Abb. 3.12) zieht die A. cerebri media weiter nach lateral zwischen Temporallappen und Inselrinde in die Tiefe der Fossa lateralis. Dort zweigt sie sich in ihre kortikalen Endäste auf, deren Bezeichnungen hier nicht im Einzelnen aufgeführt werden sollen.

MERKE

Das Putamen und das Pallidum bilden zusammen den Ncl. lentiformis (linsenförmiger Kern). Wenngleich diese Bezeichnung entwicklungsgeschichtlich gesehen irreführend ist (das Putamen entwickelt sich aus der Anlage des Telencephalons, das Pallidum hingegen aus der Anlage des Diencephalons), steckt der Begriff noch in z. B. der Benennung von Arterien. Die **Aa. centrales anterolaterales** werden auch als **Aa. lenticulostriatae** bezeichnet. Es handelt sich um mehrere kleine Arterien, die aus den Anfangsteil der A. cerebri media entspringen (➤ Abb. 3.12). Zu ihrem Versorgungsgebiet gehören der Ncl. lentiformis, der Ncl. caudatus, Teile der Capsula interna sowie Teile des Thalamus.

Nach Aufnahme bzw. Abgabe der A. communicans posterior zieht die A. cerebri posterior um den Hirnstamm nach okzipital an die mediale Fläche der Hemisphären. Im Bereich des hinteren Endes des Gyrus cinguli spaltet sie sich in ihre Endäste.

Somit versorgt die A. cerebri anterior die basalen und medial gelegenen Anteile der Kortexoberfläche, die A. cerebri media weite Teile der Konvexität des Kortex und die A. cerebri posterior basale Anteile des Temporallappens, die Thalami sowie weite Teile des Okzipitallappens (➤ Abb. 3.7).

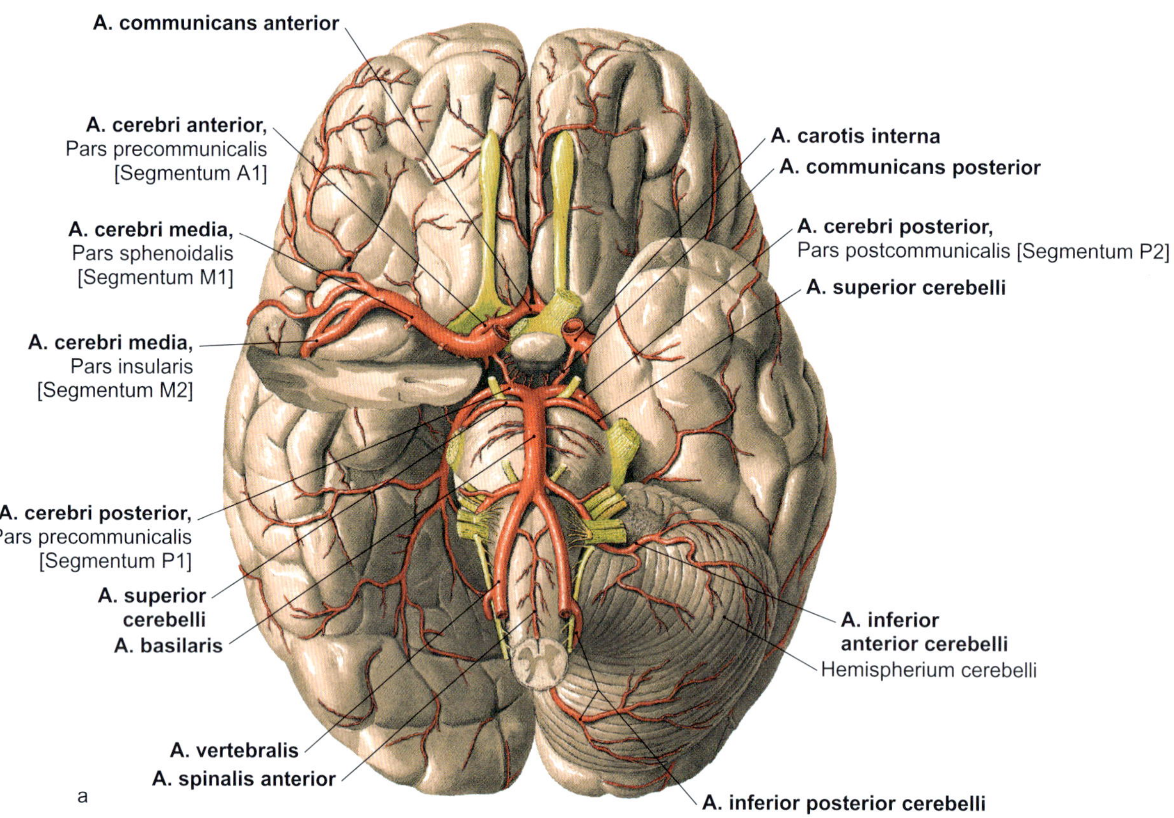

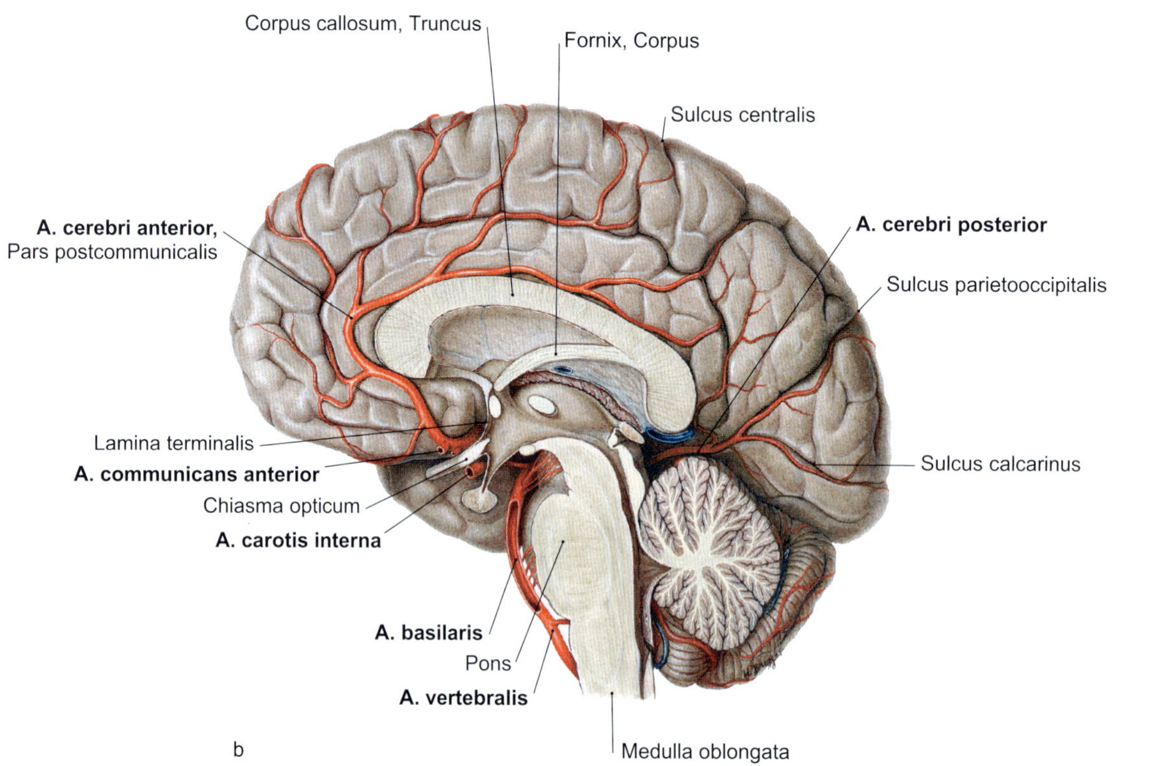

Abb. 3.6 (a) Arterien des Gehirns; Ansicht von unten. Die Abbildung zeigt die Lage der Arterien auf der Hirnbasis. (b) Mediale Fläche des Gehirns, vorne gestufter Medianschnitt; Ansicht von links. [S700]

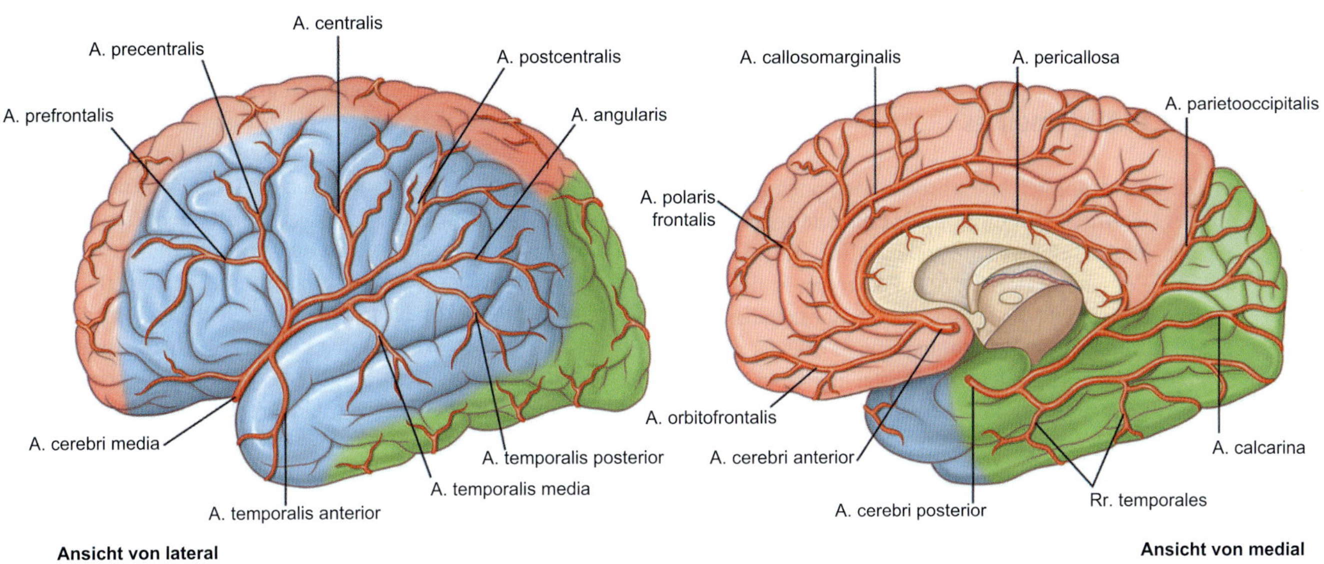

Abb. 3.7 Versorgungsgebiete der drei großen Gehirnarterien. Rot = A. cerebri anterior, blau = A. cerebri media, grün = A. cerebi posterior. [E460-003]

3

3.2 Bildgebung: Normalbefund

3.2.1 Allgemeines

Zu den wichtigsten bildgebenden Methoden zur Darstellung des Gehirns zählen die kraniale Computertomografie (cCT), die Magnetresonanztomografie (MRT) mit funktionellen MRT-Verfahren (fMRT), die Positronen-Emissions-Tomografie (PET) und die digitale Subtraktionsangiografie (DSA). Die **kraniale Computertomografie** ist eine der am weitesten verbreiteten Methoden zur Darstellung des Gehirns sowie seiner umgebenden knöchernen Strukturen und basiert auf klassischen Röntgenstrahlen. Bei einer CT-Untersuchung liegt der Patient in einem Ring, in dem eine Röntgenröhre ihn umkreist und dabei dünne Röntgenstrahlen aussendet. Ein Computer rechnet die aus den verschiedenen Richtungen aufgenommenen Röntgenaufnahmen in Schnittbilder um. Die kleinstmögliche Schichtdicke heutiger CTs liegt im Bereich von etwa 0,1 mm. Aus einem gewonnenen Datensatz können Bilder mit unterschiedlichen Kontrasten, beispielsweise mit besserer Darstellung des Gehirns (sog. Parenchymfenster) oder des Schädelknochens (sog. Knochenfenster), errechnet werden. Durch die intravenöse Gabe von jodhaltigem Kontrastmittel können die hirnversorgenden Arterien und Venen, die Gehirnperfusion oder aber die Integrität der Blut-Hirn-Schranke beurteilt werden. Kontrastmittel haben eine höhere Dichte als das Blut und das normale Hirnparenchym. Blutgefäße, aber auch Hirnareale mit einer gestörten Blut-Hirn-Schranke (z. B. bei Entzündungen oder Tumoren) erscheinen so gegenüber dem gesunden Hirnparenchym hyperdens. An dieser Stelle soll noch einmal darauf hingewiesen werden, dass bei der CT-Untersuchung die Begrifflichkeiten **hyperdens** und **hypodens** benutzt werden, um Unterschiede in der Gewebedichte zu beschreiben.

MERKE

- CT-Angiografie = CT-Untersuchungen mit Darstellung der Hirngefäße
- Perfusions-CT = CT-Untersuchungen mit Darstellung der Hirnperfusion
- Kontrastmittel-CT = CT-Untersuchungen mit Darstellung der parenchymatösen Kontrastmittelaufnahme (im Rahmen von Schrankenstörungen)

Die **Magnetresonanztomografie** ist ebenfalls eine häufig genutzte Methode zur Darstellung des Gehirns. Sie basiert nicht auf Röntgenstrahlen, sondern auf den magnetischen Eigenschaften von Stoffen und geht somit nicht mit einer erhöhten Röntgenstrahlenbelastung einher. Heute gibt es viele verschiedene MRT-Sequenzen, die im Wesentlichen darauf beruhen, dass verschiedene Arten von Radiowellen-Impulsen verwendet werden und das MRT-Signal zu unterschiedlichen Zeitpunkten nach Impulsabgabe gemessen wird. Man spricht von der Repetitionszeit (engl. time of repetition, kurz TR) und Echozeit (engl. time of echo, kurz TE). Abhängig davon, wie eine MRT-Sequenz aufgebaut ist, ergeben sich **unterschiedliche Bildkontraste.** Man spricht hierbei von Wichtungen, wobei die T1- und die T2-Wichtung in der Neuroradiologie die gängigsten Wichtungen sind. Die T1-Wichtung kann man sich als **anatomische Wichtung** vorstellen: Die graue Substanz stellt sich grau, die weiße Substanz weiß dar. Liquor und andere Flüssigkeiten erscheinen dunkel (s. auch ➤ Kap. 2). Somit ist die graue Substanz hypointens im Vergleich zu weißer Substanz und hyperintens im Vergleich zu Liquor. In der T2-Wichtung ist graue Substanz weiß, weiße Substanz grau und Liquor und andere Flüssigkeiten erscheinen hell.

MERKE

Für MRT-Aufnahmen gilt:
T1-Wichtung = Liquor dunkel (anatomische Wichtung)
T2-Wichtung = Liquor hell (Eselsbrücke: **T2** = H_2O)

Ähnlich wie bei der Computertomografie können bei einer MRT-Untersuchung durch Kontrastmittelgabe nicht nur Störungen der Blut-Hirn-Schranke oder die Gehirndurchblutung dargestellt, sondern auch die Gefäße visualisiert werden. Eine Besonderheit der MRT ist jedoch, dass eine Gefäßdarstellung auch ohne Kontrastmittelgabe erfolgen kann. Solche MRT-Sequenzen sind beispielsweise die Time-of-Flight-Angiografie (TOF) oder die Phase-contrast-Angiografie (PCA).

Die **digitale Subtraktionsangiografie** dient der Darstellung der Gefäße. Sie basiert auf konventionellen Röntgenaufnahmen, mit denen die Arterien und Venen des ZNS dargestellt werden können. Hierfür wird das darzustellende Gefäß (z. B. die A. carotis interna mit ihren Abgängen) mit einem Katheter, der zum Beispiel über die Leiste eingeführt wird, sondiert und ein jodhaltiges Kontrastmittel injiziert. Das Kontrastmittel verteilt sich im Gefäß, das hierdurch im Röntgenbild sichtbar wird. In einer Serie von Röntgenbildern betrachtet man dann **in Echtzeit,** wie sich das Kontrastmittel im gesamten Gefäßbett verteilt. Damit im Röntgenbild keine Überlagerungen durch den Schädelknochen oder andere Strukturen erscheinen, wird vor Injektion des Kontrastmittels eine Leeraufnahme angefertigt, die digital von den Bildern mit Kontrastmittel abgezogen wird. So setzt sich der Name „digitale Subtraktionsangiografie" zusammen. Nach Subtraktion der Leeraufnahme sind dann nur noch die kontrastierten Gefäße zu erkennen und somit sehr gut beurteilbar.

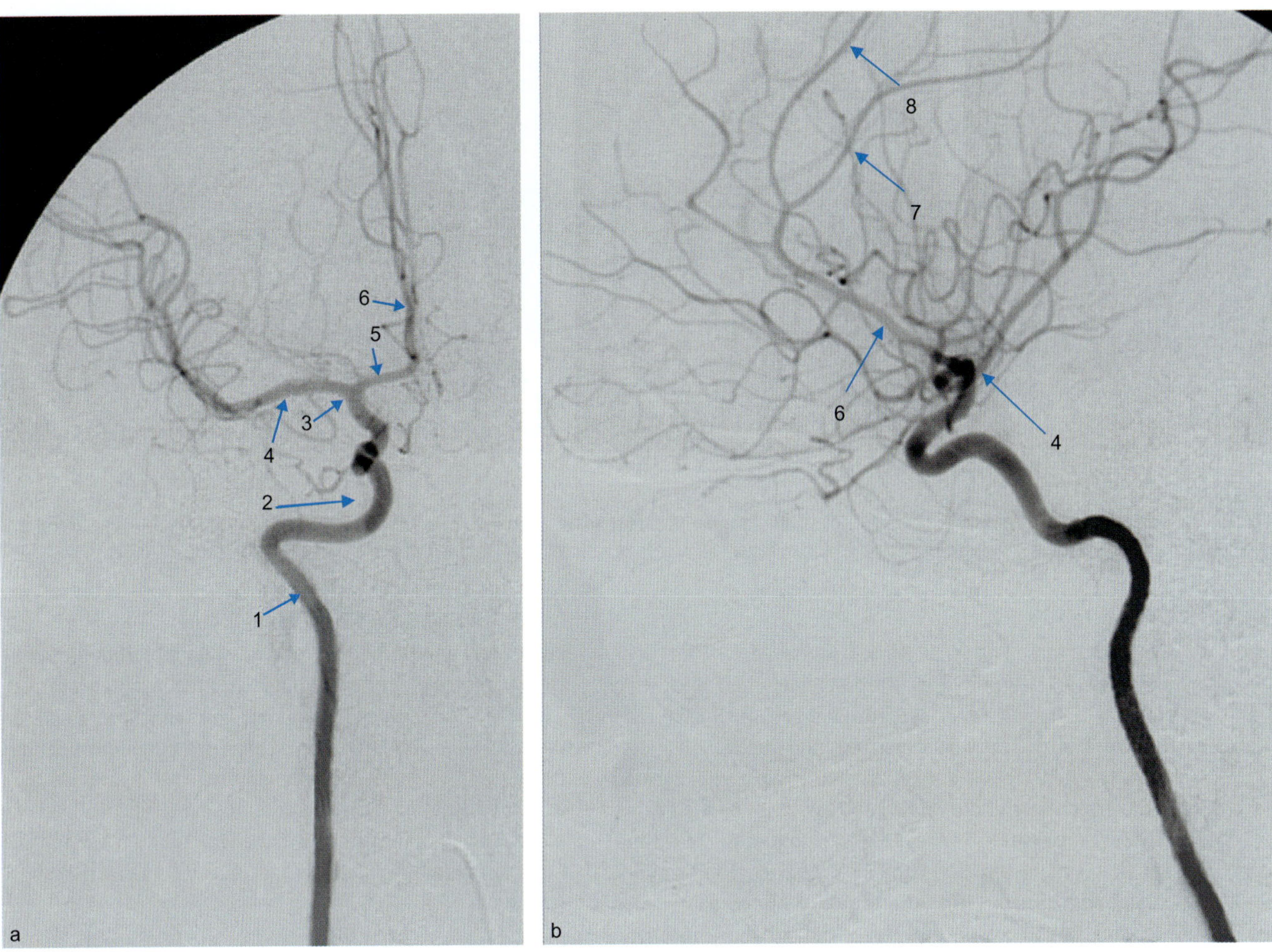

Abb. 3.8 DSA der A. carotis interna, Ansicht von a. p. (a) und lateral (b). 1 = A. carotis interna; 2 = Karotissiphon; 3 = Karotis-T: Teilung der A. carotis interna; 4 = A. cerebri media (mit Ästen), 5 = A1-Segment der A. cerebri anterior; 6 = A2-Segment der A. cerebri anterior; 7 = A. pericallosa; 8 = A. callosomarginalis [T1166-02]

3.2.2 Digitale Subtraktionsangiografie

➤ Abb. 3.8 zeigt eine diagnostische selektive Katheterangiografie (digitale Subtraktionsangiografie, DSA) mit Darstellung der rechten A. carotis interna und ihrer Äste (a: Gefäßdarstellung von vorne, b: Gefäßdarstellung von der Seite). Deutlich ist die A. carotis interna (1) zu erkennen, die im Bereich der Schädelhöhle neben der Sella turcica einen charakteristischen S-förmigen Verlauf, der als Karotissiphon bezeichnet wird (2), beschreibt. Anschließend teilt sich die Arterie in zwei große Äste, die A. cerebri media (4) und die A. cerebri anterior (5). Die Teilungsstelle ist in der gezeigten frontalen Angiografie recht gut als T-förmige Struktur (3) zu erkennen (Karotis-T genannt).

Die A. cerebri media teilt sich im Bereich der Sylvischen Fissur in mehrere Äste auf, die je nach Aufteilungs-Niveau als M2-, M3-, M4-, etc. Äste bezeichnet werden. Hierbei gabelt sich der Hauptstamm der A. cerebri media (M1) meist in eine Bi- oder Trifurkation auf; das Teilungsmuster ist jedoch äußerst variabel. Das Anfangssegment der A. cerebri anterior, vor Abgang der A. communicans anterior, wird A1-Segment (Pars praecommunicalis; 5), die Fortsetzung als A2-Segment (Pars postcommunicalis; 6) bezeichnet. Die beiden Äste der A. cerebri anterior, die A. pericallosa (7) sowie die A. callosomarginalis (8) sind in der Seitansicht ebenfalls gut abgrenzbar.

3D-HINWEIS

Es bereitet anfangs oft Schwierigkeiten, sich in einer Katheterangiografie der Zerebralgefäße zurechtzufinden. Am besten betrachtet man die beiden radiologischen Perspektiven und die entsprechenden anatomischen Abbildungen gemeinsam. In ➤ Abb. 3.8 zum Beispiel muss man sich vergegenwärtigen, dass Gefäße, die parallel zum Strahlengang verlaufen (z. B. in der a. p.-Aufnahme von rostral nach okzipital), nicht gut beurteilbar sind. Vergleichbar sind in der Seitansicht Gefäße, die nach lateral ziehen (z. B. der Anfangsteil der A. cerebri media), in ihrem Verlauf nur unvollständig nachzuverfolgen. Der lange, nach lateral gerichtete Verlauf der A. cerebri media nach ihrem Ursprung aus dem Karotis-T ist deswegen gut in der a. p.-, nicht aber der lateralen Aufnahme nachzuvollziehen.

3

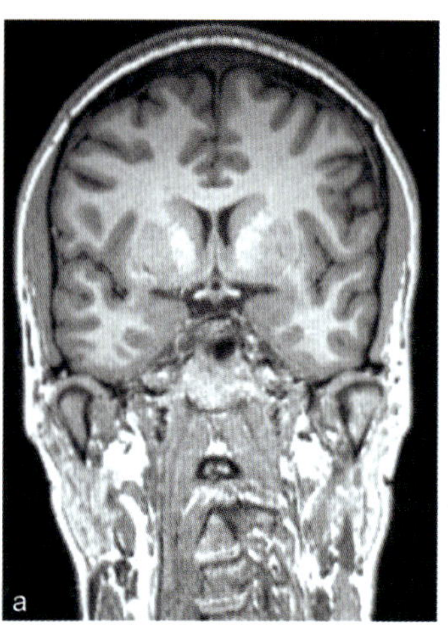

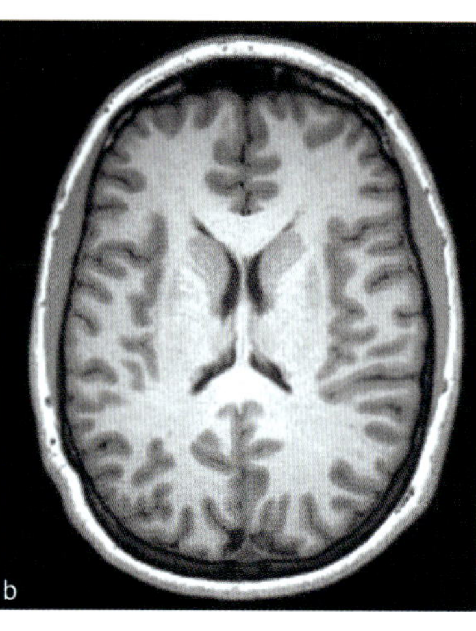

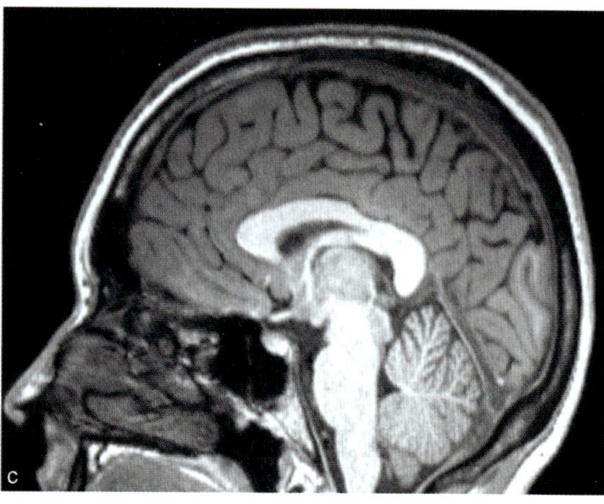

koronar axial sagittal

Abb. 3.9 Radiologische Sichtweisen. In der koronaren Schnittführung betrachtet man den Patienten von vorne, sein linkes Ohr befindet sich am rechten Bildrand. In der axialen Schnittführung schaut man stets von unten „auf" den Patienten, wiederum befindet sich das linke Ohr am rechten Bildrand. [T1166-02]

3.2.3 MRT

➢ Abb. 3.9 zeigt die drei neuroradiologischen Blickwinkel auf das Gehirn: koronar (auch frontal genannt), axial (auch horizontal bzw. transversal genannt) und sagittal.

Da sich der Liquor dunkel darstellt, die graue Substanz grau erscheint und die weiße Substanz weiß, handelt es sich jeweils um eine T1-Wichtung (anatomische Wichtung). In der Anfangszeit der Radiologie wurden Röntgenbilder angefertigt, indem eine Röntgenröhre *hinter* dem Patienten angebracht wurde und der Radiologe das entstehende Röntgenbild in Echtzeit an einem fluoreszierenden Röntgenschirm betrachtete, der vor dem Patienten positioniert wurde. Der Radiologe stand dem Patienten also gegenüber. Daher folgen auch bei den Schnittbildverfahren alle radiologischen Ansichten der historischen Konvention, dass ein Patient immer von vorne angeschaut wird und nicht von hinten. Somit befindet sich nicht nur bei Röntgenbildern, sondern auch bei koronaren Schnittbildern die rechte Körperhälfte links im Bild und umgekehrt. Damit auch bei axialen Bildern die rechte Körperhälfte links im Bild ist, werden diese per Definition von unten, also von den Füßen des Patienten aus betrachtet.

➢ Abb. 3.10 zeigt eine koronare Schnittserie durch das Gehirn von rostral nach okzipital in drei ausgewählten Schnittebenen. Der Cortex cerebri und die subkortikale graue Substanz heben sich in der T1-Wichtung als hypointense Strukturen von der umgebenden weißen Substanz ab. In den ersten beiden Schnittebenen ist das Striatum mit seinen beiden Anteilen, dem Ncl. caudatus (1) und dem Putamen (2), gut zu erkennen. Der Ncl. caudatus bildet hierbei die seitliche Begrenzung der beiden angeschnittenen Seitenventrikel. Auch das Claustrum (3), flankiert von der Capsula externa und extrema, ist abgrenzbar. Medial des Putamens liegt das Pallidum (4), das sowohl im anatomischen Präparat als auch in der Bildgebung blasser erscheint (namensgebend!). Zwischen Nucleus caudatus und Putamen/Pallidum verläuft die Capsula interna (5). Basal ist das Chiasma opticum (6) angeschnitten.

MERKE

Der Begriff Globus pallidus heißt aus dem Lateinischen übersetzt so viel wie blasse Kugel, was erklärt, warum er schlechter abgrenzbar ist als andere Anteile der subkortikalen grauen Substanz.

Als seitliche Begrenzung des dritten Ventrikels stellt sich in ➢ Abb. 3.10c der diencephale Thalamus (7) dar. Ebenfalls angeschnitten ist das Mittelhirn samt Aquädukt (8) und Substantia nigra (9). Außerdem sieht man in dieser Schnittebene die Capsula interna als Projektionsfasersystem durchgängig, bis in den Hirnstamm herab, dargestellt. Im Temporallappen erkennt man das Cornu temporale (10) beider Seitenventrikel.

3D-HINWEIS

Der Sulcus lateralis (Sylvische Fissur) und in der Tiefe die Inselrinde sind in der Frontalansicht gute Landmarken, um den Temporallappen im Schnittbild zu identifizieren.

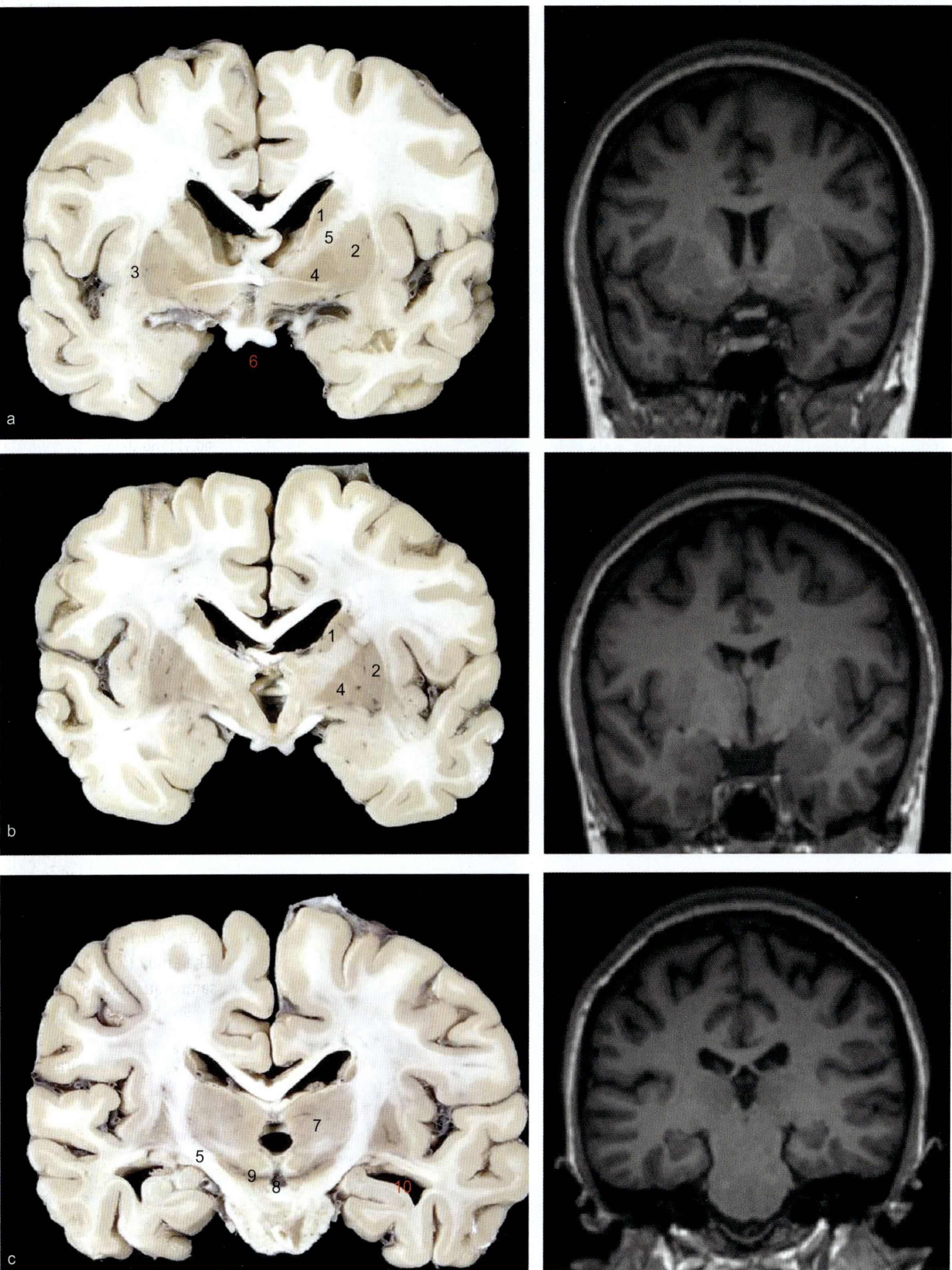

Abb. 3.10 Koronare Schnittserie durch das Gehirn im Präparat und mittels MRT-Bildgebung. (a) Frontalschnitt auf Ebene der Commissura anterior; (b) Frontalschnitt auf Höhe des Tuber cinereum; (c) Frontalschnitt auf Höhe der mesencephalen Substantia nigra. (1) Ncl. caudatus, (2) Putamen, (3) Claustrum, (4) Pallidum, (5) Capsula interna, (6) Chiasma opticum, (7) Thalamus, (8) Aquaeductus mesencephali, (9) Substantia nigra, (10) Cornu temporale. [T1166-02]

➢ Abb. 3.11 zeigt eine axiale Schnittserie durch das Gehirn von kranial nach kaudal in drei ausgewählten Schnittebenen (MRT mit T1-Wichtung). Auch in dieser Schnittserie sind die kortikale und subkortikale graue Substanz gut voneinander abgrenzbar. Der Ncl. caudatus (1) stellt sich in den ersten beiden Schnittebenen als randgebende Struktur der Seitenventrikel dar, die Capsula externa, das Claustrum (6), die Capsula extrema und die Insula liegen lateral davon. Im dritten Schnittbild ist das Mittelhirn mit seiner ventralen Basis (hier Crura cerebri), dem mittig gelegenem Tegmentum und dem dorsalen Tectum abgrenzbar. Die im Tegmentum des Mittelhirns liegende Substantia nigra (9) ist im MRT-Bild als hypointense Struktur abgrenzbar (es handelt sich um graue Substanz). Dorsal des mesencephalen Tectums sind die apikalsten Anteile des Kleinhirns (10) angeschnitten.

Auf zwei **Besonderheiten der axialen Bildgebung** soll hier hingewiesen werden. Das Corpus callosum, das im Frontalschnitt die beiden Hemisphären verbindet, stellt sich im Axialschnitt anders dar. Hier wird deutlich, dass die Fasern des Balkens vor allem vorne im Bereich des Rostrums und hinten im Bereich des Spleniums nicht gerade, sondern gebogen verlaufen. So entsteht rostral die Forceps minor (verbindet Teile des Frontallappens miteinander; 11) und okzipital die Forceps major (verbindet Teile des Okzipitallappens miteinander; ➢ Abb. 3.11a; 12). Auch die Capsula interna (5), das wichtigste Projektionsfasersystem des Gehirns, lässt in der axialen Schnittbildgebung eine differenzierte Unterteilung zu. Im Axialschnitt erscheint die Capsula interna als ein im stumpfen Winkel abgeknicktes weißes Band, dessen Scheitel medial liegt. Man unterscheidet einen vorderen Schenkel (Crus anterius), ein Knie (Genu) und einen hinteren Schenkel (Crus posterius). Vergleichbar mit der somatotopischen Anordnung der Nervenzellen, zum Beispiel im Gyrus praecentralis, verlaufen auch in der Capsula interna die absteigenden Fasern der Pyramidenbahn streng geordnet: Absteigende motorische Fasern zur Innervation der Muskeln des Kopf-Hals-Bereichs verlaufen im Genu, es folgen in Richtung Crus posterius die Fasern zur Innervation der Muskeln der oberen Extremität, des Rumpfs und der unteren Extremität (➢ Abb. 3.12).

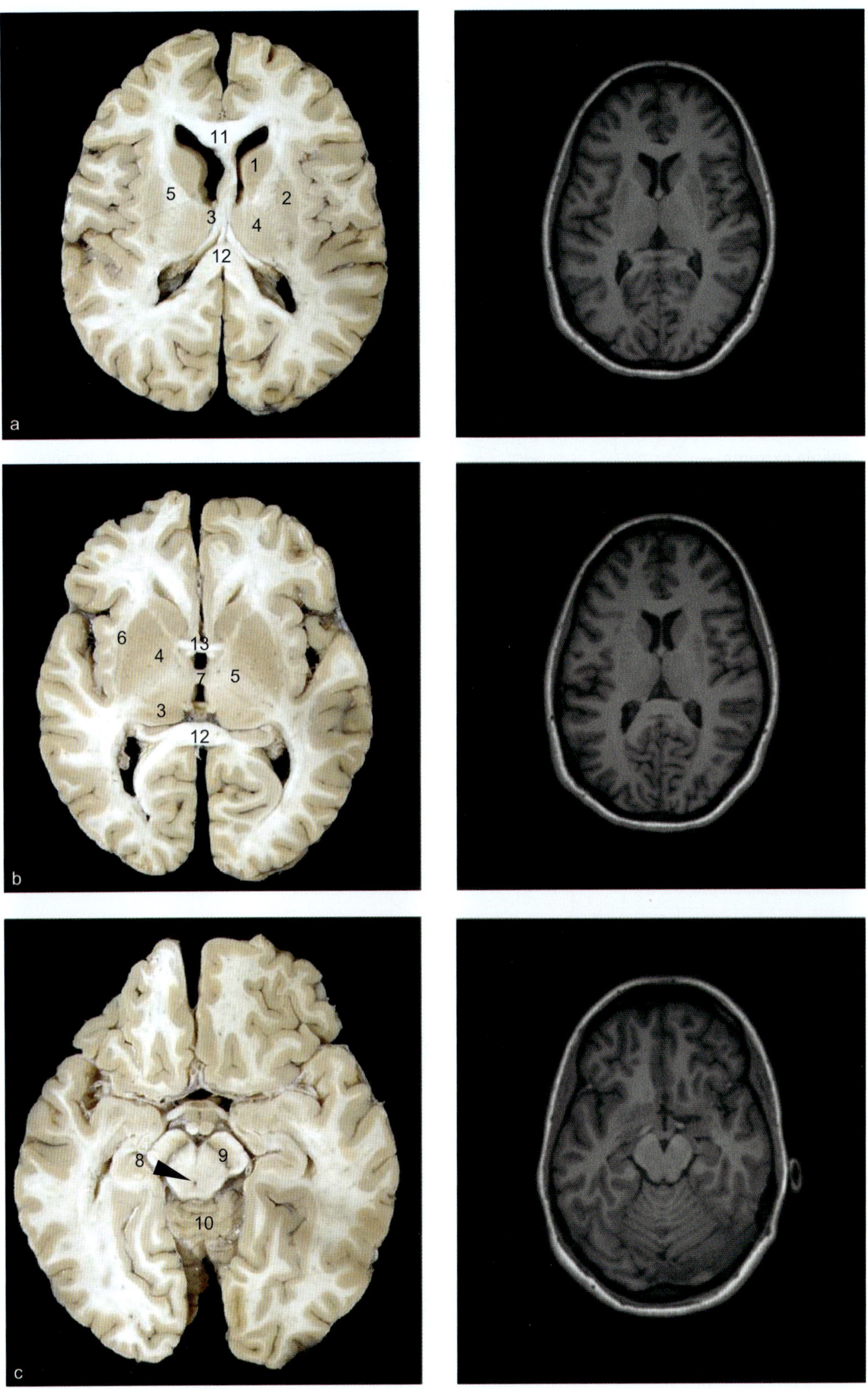

Abb. 3.11 Axiale Schnittserie durch das Gehirn im Präparat und mittels MRT-Bildgebung. (a) Axialschnitt auf Höhe der Forceps minor et major, (b) Axialschnitt auf Ebene der Adhaesio interthalamica, (c) Axialschnitt auf Ebene des Mittelhirns. (1) Ncl. caudatus, (2) Putamen, (3) Thalamus, (4) Pallidum, (5) Capsula interna, (6) Claustrum, (7) Adhaesio interthalamica, (8) Aquaeductus mesencephali, (9) Substantia nigra, (10) Kleinhirn, (11) Forceps minor, (12) Forceps major, (13) Commissura anterior. [T1166-02]

3

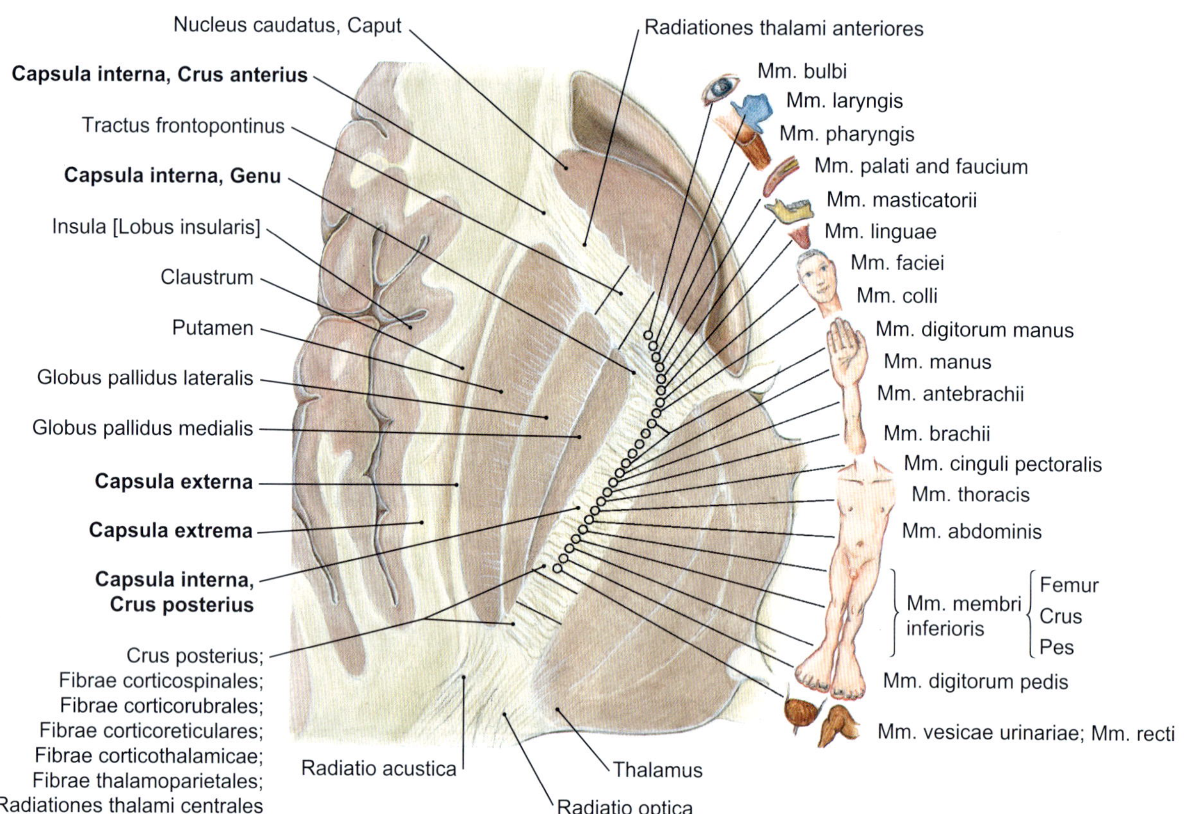

b

Abb. 3.12 Organisation der Capsula interna. (a) Somatotopische Anordnung der Fasertrakte innerhalb der Capsula interna im Axialschnitt [S700]. (b) Organisation der Blutversorgung der Capsula interna und den angrenzenden Strukturen [T873, L126].

3.3 Bildgebung: pathologischer Befund

Fallbeispiel: Diagnostik und Auflösung

➤ Abb. 3.13 zeigt eine notfallmäßig durchgeführte axiale CT des Gehirns auf Höhe des Hauptstamms des Circulus arteriosus (a) und der Ncll. lentiformes (b). Das Gehirnparenchym ist, im Vergleich zu einer MRT, sehr viel schlechter abgrenzbar. Recht deutlich erkennt man die Umrisse des Kleinhirns (blaue Linie) sowie die frontalen Anteile der beiden Seitenventrikel (1). Der Sulcus lateralis (2) führt zur Inselrinde (3). Im Bereich der Cisterna interpeduncularis, einer Erweiterung des Subarachnoidalraums an der Schädelbasis, ist die A. basilaris (5) auf der Ventralseite des Pons zu erkennen.

In ➤ Abb. 3.13a ist links, lateral der Cisterna interpeduncularis, eine hyperdense Struktur dargestellt, die auf der kontralateralen rechten Seite nicht zu finden ist. Bei dieser im Seitenvergleich auffälligen Dichteerhöhung handelt es sich um die linke A. cerebri media (6 in ➤ Abb. 3.13a), die durch einen Thrombus verschlossen ist. Es handelt sich hierbei um ein typisches Zeichen eines embolischen ischämischen Schlaganfalls („hyperdenses Gefäßzeichen"). Im Seitenvergleich ist als **subtiles Zeichen** für einen ischämischen Schlaganfall zu erkennen, dass hintere Anteile des linken Ncl. lentiformis etwas hypodenser, also weniger dicht, als auf der Gegenseite sind (➤ Abb. 3.13b). Zur Verdeutlichung dieses subtilen Zeichens, bei dem man wirklich ganz genau hinschauen muss, ist dasselbe Schnittbild stark überbelichtet der normalen Aufnahme gegenübergestellt (➤ Abb. 3.13b und c). Der Ncl. caudatus (a) und das Putamen (b) sind auf der rechten Seite als zwei getrennte Strukturen abgrenzbar, nicht jedoch auf der betroffenen linken Seite. Dies ist darauf zurückzuführen, dass im Rahmen eines Infarkts ein interstitielles Ödem entsteht, was durch die Flüssigkeitsansammlung zu einer Dichteminderung des betroffenen Areals führt. Da die graue Substanz empfindlich auf Ischämien reagiert, kommt es in der Akutphase zu einer Dichteminderung der eigentlich dichteren grauen Substanz, die sich dadurch der Dichte der weißen Substanz angleicht. Weil ein interstitielles Ödem auch Ausdruck eines Untergangs von Neuronen ist, bedeutet das, dass ein in der CT sichtbarer Infarkt bereits einem **irreversiblen Untergang von Neuronen** entspricht. Während dies in der Akutphase zu eher subtilen Befunden mit aufgehobener Differenzierbarkeit zwischen grauer und weißer Substanz führt, wird ein Infarktareal über die Zeit durch die Zunahme des Ödems immer weniger dicht, also zunehmend hypodenser.

Die wichtigste Fragestellung, die Sie im Rahmen der gezeigten cCT jedoch zu beantworten in der Lage sein sollten ist, ob eine intrakranielle Blutung vorliegt oder nicht. ➤ Abb. 3.14 zeigt im Vergleich dazu eine **frische Einblutung** im Bereich des Putamens von einem anderen Patienten. Da Blut röntgendichter als das Gehirnparenchym ist, stellt sich eine Blutung als hyperdense Raumforderung dar.

Warum der Ausschluss einer Blutung klinisch hochrelevant ist, wird im folgenden Abschnitt erörtert.

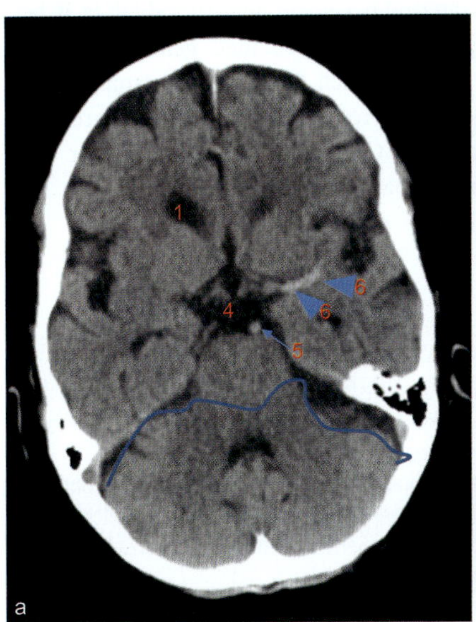

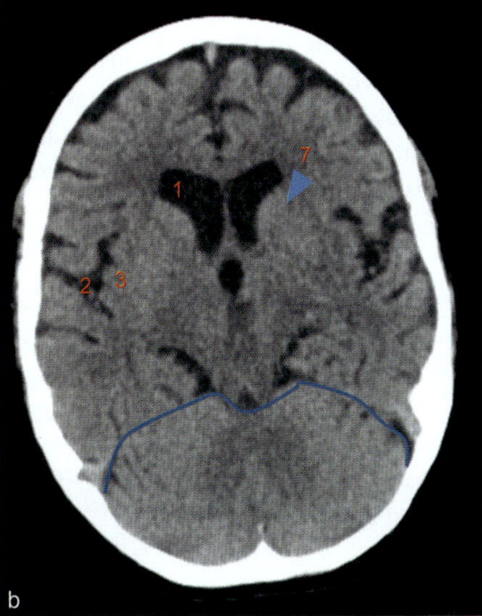

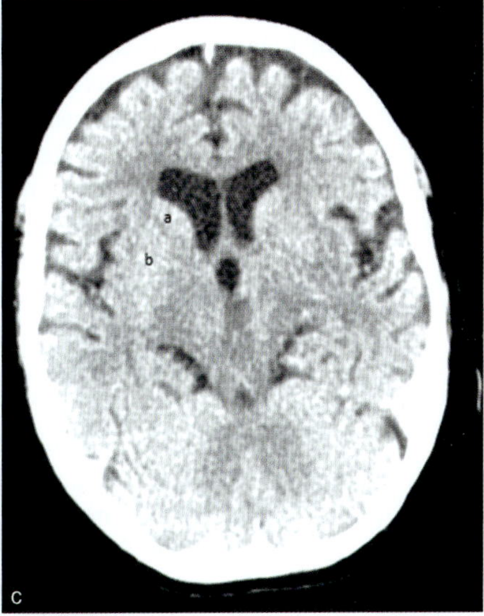

Abb. 3.13 Axiale kranlale Computertomografie (cCT), etwa 1,15 h nach Beginn der klinischen Symptomatik durchgeführt. (a) Auf Höhe des Hauptstamms der A. cerebri media, (b) auf Höhe der Ncll. lentiformes. (1) Seitenventrikel, (2) Sulcus lateralis, (3) Inselrinde, (4) Cisterna interpeduncularis, (5) A. basilaris, (6) A. cerebri media, (7) Putamen. (c) Selbes Bild wie in b), nur mit einer deutlich stärkeren Helligkeit zur Verdeutlichung der subkortikalen Veränderungen. (a) Ncl caudatus, (b) Putamen. [T1166-02]

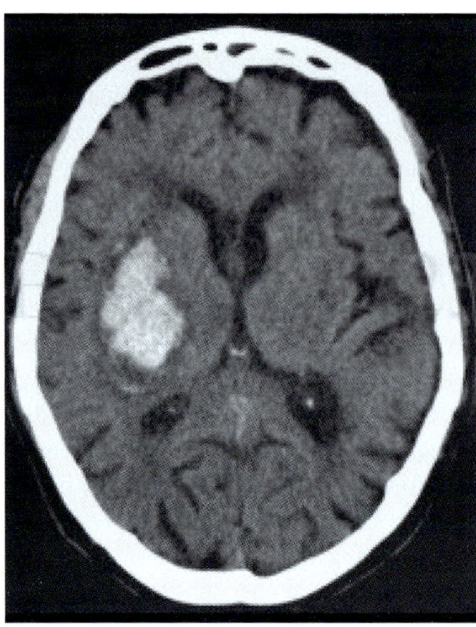

Abb. 3.14 Native CT bei klinischem V.a. akuten ischämischen Schlaganfall: frische Einblutung im Bereich des rechten Putamens. [T1166-02]

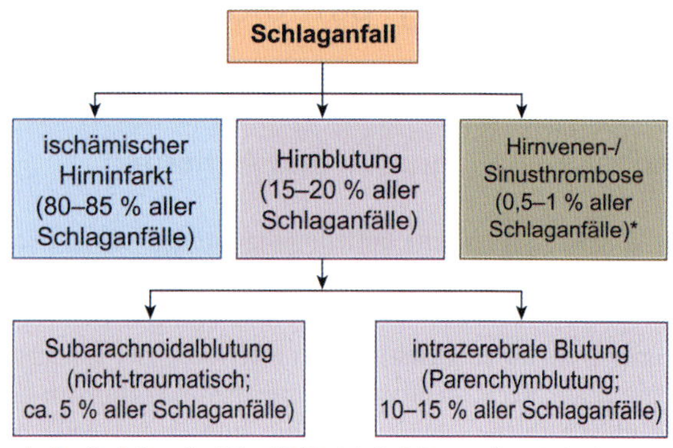

Abb. 3.15 Einteilung der Schlaganfälle. Bei der überwiegenden Mehrzahl der Schlaganfälle handelt es sich um ischämische Hirninfarkte. Die ebenfalls als Schlaganfall bezeichneten Hirnblutungen können weiter in Blutungen innerhalb des Hirnparenchyms oder Subarachnoidalblutungen untergliedert werden. Epidurale oder subdurale Blutungen zählen *nicht* zu den Schlaganfällen. [L255]

Pathogenese

Die Bezeichnung Schlaganfall steht für einen plötzlich, schlagartig einsetzenden Funktionsausfall im Zentralnervensystem, der unterschiedliche Ursachen haben kann und dem meist eine Mangelversorgung des Nervengewebes mit Blut (d.h. Sauerstoff und Nährstoffe) zugrunde liegt. Als häufigste Ursachen kommen Durchblutungsstörungen (Ischämien; ~ 80 %) oder Blutungen innerhalb des Gehirns (intrazerebrale Blutungen; ~ 20 %) in Betracht (➤ Abb. 3.15). Selten sind Hirnvenenthrombosen für einen Schlaganfall ursächlich.

Der Schlaganfall ist eine Erkrankung des höheren Alters. Die Hälfte aller Schlaganfall-Patienten ist älter als 70 Jahre. Weitere wichtige Risikofaktoren für einen Schlaganfall sind langjähriger Bluthochdruck, Rauchen, Diabetes mellitus, Herzerkrankungen (v.a. Herzrhythmusstörungen wie Vorhofflimmern, ein überstandener Herzinfarkt oder Herzklappenfehler), Störungen der Blutgerinnung, Übergewicht oder aber Fettstoffwechselstörungen.

Das Nervengewebe ist permanent auf eine ausreichende Blutversorgung angewiesen. Nach etwa **10 Sekunden** kann das Gehirn ohne eine adäquate Blutversorgung seine Funktionen nicht mehr aufrechterhalten.

Bei ischämischen Hirninfarkten kommt es infolge einer Durchblutungsstörung zu einem Untergang von Nervenzellen. Hierbei kommen im Wesentlichen drei unterschiedliche Mechanismen zum Tragen:

- **Embolische Infarkte:** Verschleppung eines Embolus (Blutgerinnsel), z.B. vom Herzen bei Vorhofflimmern oder aber als Ablösung einer arteriosklerotischen Plaque bis in das Gehirn mit daraus resultierender Verstopfung eines Gefäßes.
- **Lokal atherosklerotische Infarkte:** Chronischer, degenerativ-entzündlicher Prozess der Hirngefäße selbst mit oft immer wiederkehrenden kleinen Infarkten (sog. lakunäre Infarkte). Die Gesamtheit der entsprechenden Schäden wird dann als zerebrale Mikroangiopathie bezeichnet. Die wiederkehrenden Infarkte können klinisch stumm verlaufen. Oft liegt ein ausgeprägtes kardiovaskuläres Risikoprofil zugrunde.
- **Hämodynamische Infarkte = Grenzzoneninfarkte:** Insgesamt selten. Ein solcher Infarkt entsteht, wenn durch eine vorgeschaltete Makroangiopathie (z.B. eine Stenose der A. carotis interna) bei einem Blutdruckabfall (z.B. bei einem kardiogenen Schock) nicht mehr genügend Perfusionsdruck in den distalen Anteilen des entsprechenden Blutgefäßes besteht. Er resultiert ein Infarkt im Bereich der Endstrecke dieses Gefäßterritoriums, also an der Grenze zum benachbarten Gefäßterritorium.

MERKE

Wichtige Symptome bei einem Schlaganfall sind, abhängig vom betroffenen Gefäß:

- **A. ophthalmica:** Gesichtsfelddefekte oder plötzliche Erblindung eines Auges („dunkler Vorhang von oben"); oft nur vorübergehend (Amaurosis fugax).
- **A. cerebri media:** brachiofazial-betonte Hemiparese kontralateral; sensible Halbseitensymptomatik kontralateral; Blickwendung nach ipsilateral (zur Seite des Infarkts); motorische und/ oder sensorische Aphasie.
- **A. cerebri anterior:** beinbetonte Hemiparese kontralateral; Antriebsstörung.
- **A. cerebri posterior:** homonyme Hemianopsie zur Gegenseite; bei proximalem Verschluss zusätzlich kontralaterale Hemiparesen sowie Bewusstseinsstörungen (Thalamus). Hemiparesen im

Rahmen von Posteriorinfarkten werden auf eine Beteiligung des Thalamus zurückgeführt, sind aber in ihrer Pathogenese nicht gut verstanden.

Diagnose

Im Rahmen der Diagnose eines Schlaganfalls nimmt initial weiterhin die klinische Untersuchung einen wichtigen Stellenwert ein. Besteht der Verdacht auf einen Schlaganfall, muss **umgehend eine cCT durchgeführt werden, um Kontraindikationen für eine rekanalisierende Therapie (s. unten) ausschließen zu können** (z. B. Blutung oder großer demarkierter Infarkt). Standard-Nativ-CT-Aufnahmen sind für den Ausschluss einer intrazerebralen Blutung oder einer bereits großen Infarktdemarkation vollkommen ausreichend.

Mithilfe der CT-Angiografie kann ebenfalls der Nachweis eines proximalen Gefäßverschlusses erbracht und somit eine mechanische Thrombektomie als Therapieansatz erwogen werden. Die MRT ist zwar sensibler für frühe ischämische Veränderungen, ist aufgrund ihrer eingeschränkteren Verfügbarkeit und dem höheren organisatorischen Aufwand weniger etabliert als die CT-Diagnostik.

MERKE

Klinisch kann nicht verlässlich zwischen einem ischämischen Infarkt und einer Hirnblutung unterscheiden werden. Hierfür ist die zerebrale Bildgebung (cCT) unerlässlich. Die Gabe eines Lysemedikaments durch einen Notarzt, ohne zuvor durchgeführte Bildgebung, ist deswegen kontraindiziert.

Die cCT kann auch zur Verlaufsbeurteilung nach einem Schlaganfall eingesetzt werden, zum Beispiel um sekundäre Einblutungen in ischämische Infarktareale oder eine zunehmende Schwellung im Infarktbereich darzustellen. Wichtige Befunde, auch Infarktfrühzeichen, im Rahmen der cCT-Schlaganfalldiagnostik sind in ➤ Abb. 3.16 anhand eines Beispiels dargestellt.

MERKE

Unter dem Begriff Infarktdemarkation versteht man, dass bildgebend infarziertes von gesundem Gewebe abgegrenzt werden kann.

Eine MRT kann im Verlauf eine sinnvolle Zusatzdiagnostik darstellen. Vorteile sind unter anderem eine höhere Auflösung und Sensitivität bei kleinen Ischämien, weniger Artefakte bei Darstellungen des Hirnstamms sowie die Darstellung der Gefäße (MR-Angiografie) ohne Verwendung eines Kontrastmittels. Auch in der Akutdiagnostik des ischämischen Schlaganfalls nimmt die MRT eine wichtige Stellung ein. Gerade bei Patienten, die sich *außerhalb* des 4,5-h-Lysezeitfensters befinden (s. unten), kann die MRT-Untersuchung wichtige Informationen liefern, ob eine Rekanalisierungstherapie evtl. doch noch vertretbar und sinnvoll ist.

Für die Klärung der Schlaganfall-Ätiologie haben zur Embolus- oder Thrombussuche die Doppler- und Duplex-Sonografie eine große Bedeutung. So können zum Beispiel atherothrombotische Prozesse an der Bifurkation der A. carotis communis oder aber, mittels transösophagealer Echokardiografie, Ursachen für kardiale Blutgerinnsel (z. B. Klappenveränderungen) nachgewiesen werden.

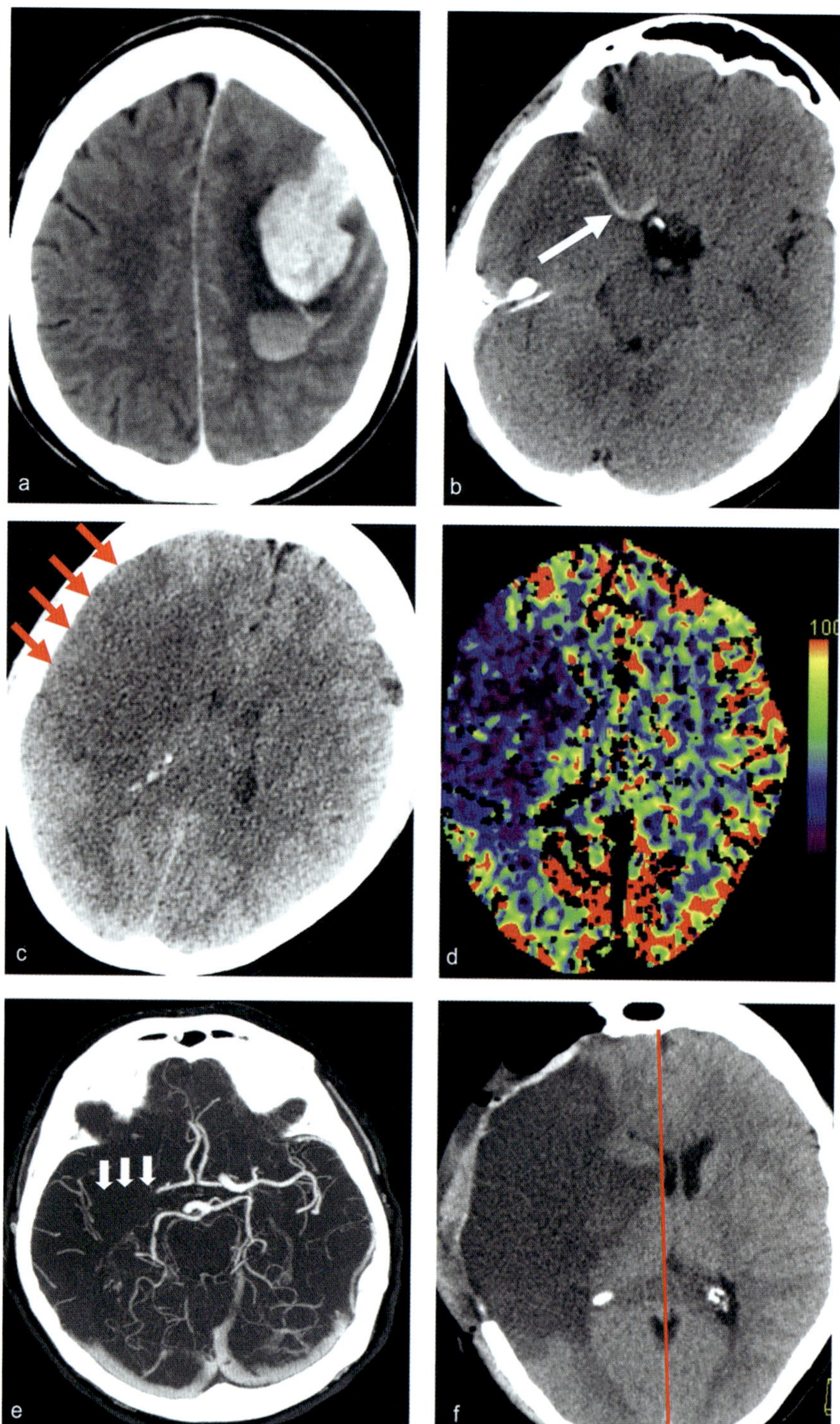

Abb. 3.16 Wichtige Befunde im Rahmen der CT-Schlaganfalldiagnostik. (a) Native axiale CT mit flächiger linksfrontaler Hyperdensität als Ausdruck einer intrazerebralen Blutung (geronnenes Blut ist dicht und somit hyperdens). (b–f) stammen von einer anderen Patientin im Zeitverlauf: (b) Dichte, also hyperdense A. cerebri media als Ausdruck eines Thrombus in der A. cerebri media (Pfeil). (c) Passend zur Thrombuslokalisation in der A. cerebri media finden sich als Ausdruck eines Ödems bei einem bereits **demarkierten** rechtsseitigen Mediainfarkt verstrichene Sulci (rote Pfeile), ein Verlust der Mark-Rinden-Differenzierung und eine Hypodensität des Hirnparenchyms. (d) Eine CT-Perfusionsuntersuchung zeigt im betroffenen Areal eine verminderte Hirnperfusion (verminderter zerebraler Blutfluss: dunkelblaues Areal). (e) Die CT-Angiografie zeigt analog zum cCT-Befund einen Verschluss des rechten Karotis-T (Übergang A. carotis interna in A. cerebri media und A. cerebri anterior; weiße Pfeile); die rechte A. cerebri anterior wird über die A. communicans anterior von kontralateral kontrastiert. (f) Eine Verlaufsuntersuchung zeigt eine Schwellung der rechten Hemisphäre im Sinne eines großen („malignen") Mediainfarkts mit Mittellinienverlagerung nach links (die rote Linie markiert die Mittellinie); es wurde eine Kraniotomie durchgeführt, um dem ödematösen Infarktareal Raum zur Ausbreitung zu geben. a: [M456], b–f: [M457, T420]

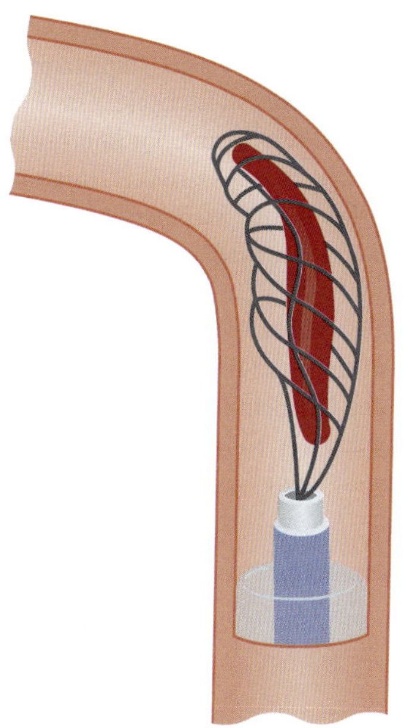

Abb. 3.17 Prinzip der mechanischen Gefäßeröffnung mittels Stent-Retriever (mechanische Thrombektomie). [L231]

Therapie

Die Therapie ischämischer Hirninfarkte kann in die Akuttherapie und die möglichst rasche Einleitung einer adäquaten Sekundärprophylaxe untergliedert werden. Hier soll nur die Akuttherapie angesprochen werden.

Wichtiges **Ziel der Akuttherapie** ist eine möglichst *schnelle* Rekanalisation von Gefäßverschlüssen. Die am häufigsten verwendete Rekanalisierungsmethode ist die systemische venöse Thrombolysetherapie, z. B. mit rt-PA (**r**ekombinantem **t**issue-type **p**lasminogen **a**ctivator), was in Deutschland momentan bis zu einem Zeitfenster von 4,5 Stunden nach Symptombeginn zugelassen ist (Lysefenster). Nach gründlicher Risiko-Nutzen-Abwägung sind auch Thrombolysen jenseits dieses Lysezeitfensters oder bei Patienten, deren Zeitfenster unbekannt ist, möglich. In gut organisierten Einheiten beginnt die Lysetherapie bereits am/im CT-Gerät, sobald eine intrazerebrale Blutung ausgeschlossen wurde. Beim Nachweis einer intrakraniellen Blutung, einem ausgedehnten und bereits demarkierten Infarkt (z. B. > ⅓ des Mediaterritoriums) oder bei Einnahme von Antikoagulanzien ist eine systemische Lysetherapie mit rt-PA *nicht möglich,* da das Blutungsrisiko den möglichen Nutzen übersteigen würde.

Eine weitere Möglichkeit der Rekanalisation von Gefäßverschlüssen stellt die endovaskuläre Thrombektomie („mechanische Rekanalisation“) dar, insbesondere da die Thrombolyse größere Thromben in Gefäßen wie der A. carotis interna, dem Hauptstamm der A. cerebri media und der A. basilaris für gewöhnlich nicht rechtzeitig aufzulösen vermag. Mittels eines Katheterverfahrens wird hierbei der Thrombus entweder direkt aspiriert oder mithilfe eines sogenannten Stent-Retrievers entfernt. Hierzu wird der Stent-Retriever im Thrombus-Bereich freigesetzt, sodass der Thrombus in den Stent-Maschen hängenbleibt. Der Thrombus wird dann entfernt, indem der Stent-Retriever wieder in geöffnetem Zustand zurückgezogen wird (➤ Abb. 3.17). Die mechanische Rekanalisation kann **bis zu 24 Stunden** nach Symptombeginn durchgeführt werden, aber auch hier gilt: je früher, desto besser. Falls keine Kontraindikationen bestehen, können die Patienten zusätzlich systemisch im 4,5-h-Zeitfenster lysiert werden. Die mechanische Thrombektomie kann auch dann eingesetzt werden, wenn Kontraindikationen gegen eine systemische Lysetherapie vorliegen, sie hat ihre Grenzen aber in äußerst peripheren Verschlüssen.

3

Patientenkasuistik

Die in der Fallbeschreibung geschilderten klinischen Defizite (brachiofazial-betonte Hemiparese rechts sowie Aphasie) passen zum in der cCT diagnostizierten Mediainfarkt. Eine direkt im Anschluss durchgeführte CT-Angiografie zeigte eine fehlende Kontrastierung der linken A. cerebri media als Ausdruck eines thrombotischen Verschlusses und bestätigte somit die Verdachtsdiagnose eines akuten Schlaganfalls im Stromgebiet der linken A. cerebri media. Eine CT-Perfusionsuntersuchung zeigte, dass das hierdurch entstandene Perfusionsdefizit größer als der sichtbare Infarkt ist, also dass weitere große Areale infarktbedroht, aber noch nicht infarziert sind. Der Patient wurde daraufhin sofort in die Angiografie der Radiologischen Klinik transportiert, wo eine mechanische Rekanalisation erfolgte.

Eine erste DSA-Aufnahme der linken A. carotis interna (➤ Abb. 3.18a) zeigt einen Mediahauptstammverschluss (1), wobei sich mediale lentikulostriatale Äste noch kontrastieren (2). Die linke A. cerebri anterior kontrastiert sich kräftig (3). Nach einmaliger Stent-Retriever-Thrombektomie zeigte sich die A. cerebri media wiedereröffnet (➤ Abb. 3.18b), die Äste der A. cerebri media (4) kontrastierten sich kräftig. Eine Verlaufs-MRT (diffusionsgewichtete Aufnahme) nach der Schlaganfallbehandlung zeigte, dass das infarktbedrohte Mediastromgebiet überwiegend verschont geblieben ist. Lediglich der Ncl. lentiformis bzw. das Striatum haben Infarkte davongetragen. Klinisch hat der Patient bis auf eine leichte Hemiparese keine Beschwerden.

Die Transferaufgabe zu diesem Fallbeispiel finden Sie in ➤ Kap. 11.3.

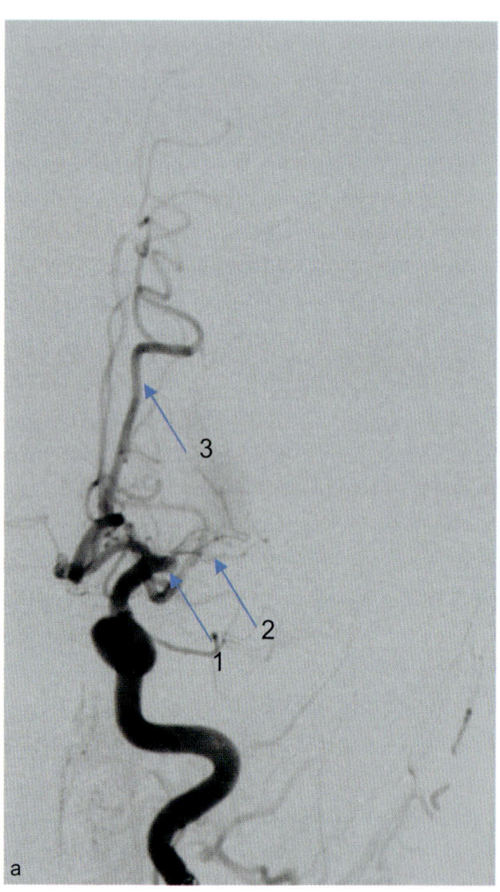

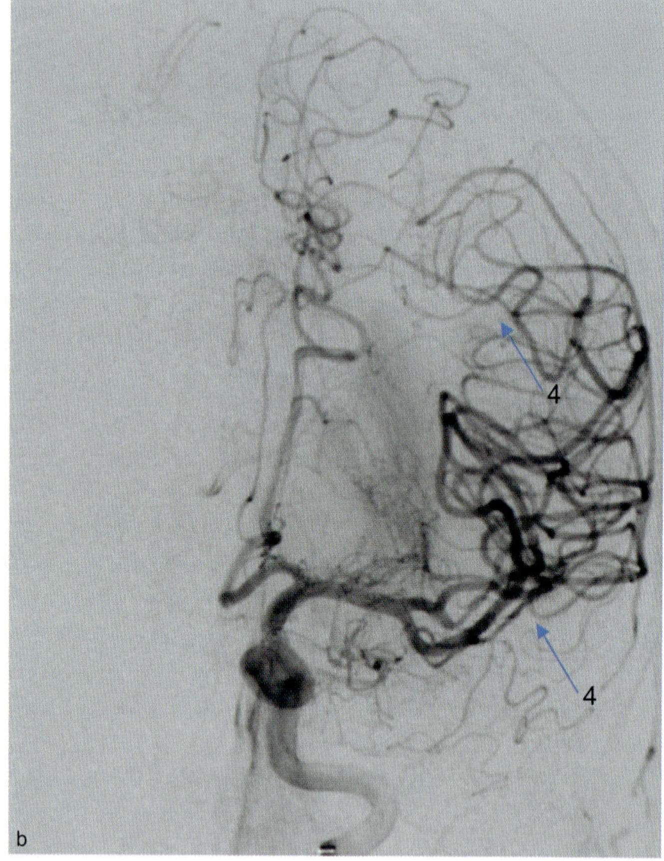

Abb. 3.18 Mechanische Gefäßeröffnung mittels Stent-Retriever (mechanische Thrombektomie). (a) digitale Subtraktionsangiografie (DSA) eines proximalen Mediaverschlusses links; (b) Zustand nach mechanischer Thrombektomie mit Wiedereröffnung des Stromgebietes der A. cerebri media. (1) Verschluss der A. cerebri media, (2) Kontrastierung medialer Äste der Aa. lenticulostriatae; (3) A. cerebri anterior (A2-Segment); (4) Äste der A. cerebri media. [T1166-02]

KAPITEL

4 Das Herz ruckelt

Markus Kipp, Erik Volmer

Lernziele

Nach Bearbeitung dieses Kapitels sollten Sie dazu in der Lage sein,

- die Herzanatomie, insbesondere den Verlauf der Herzkranzgefäße zu beschreiben,
- die Durchführung einer Koronar- bzw. Herz-CT zu erläutern,
- sich in einer dreidimensionalen Computertomografie des Herzens zu orientieren und die Herzkranzgefäße richtig zu benennen,
- pathologische Veränderungen in Folge chronischer oder auch akuter Veränderungen zu erkennen und einzuordnen sowie eine klinische Relevanz und einen Interventionsbedarf abzuschätzen.

Fallbeschreibung

Der 63-jährige Herr B. stellt sich ambulant im Medizinischen Versorgungszentrum (MVZ) der Universität in der radiologischen Abteilung vor. Er wird von einem niedergelassenen Kardiologen überwiesen, der für Herrn B. eine Herz-(Koronar-)Computertomografie erbeten hat.

In den letzten Monaten verspürte Herr B. wiederkehrend ein brennendes Ziehen in der Brustregion – insbesondere beim Treppensteigen oder bei sportlicher Betätigung. Die Beschwerden treten vor allem an eisigkalten Tagen auf. Er gibt an, dass ihm die Beschwerden „die Brust zuschnüren". Bei der kardiologischen Routineuntersuchung fiel im Elektrokardiogramm (EKG) ein paroxysmales Vorhofflimmern (VHF) auf. Er beschreibt zudem des Öfteren ein „Herzruckeln", fühlt sich dabei sehr ängstlich und wird zudem kaltschweißig. Das Atmen fällt ihm dabei auch immer „schwer".

Anamnestisch bekannt sind eine arterielle Hypertonie, die mit Enalapril gut eingestellt ist, sowie eine Hypercholesterinämie, die bisher jedoch nicht medikamentös behandelt worden ist. Bis vor 4 Jahren habe er in etwa eine Schachtel Zigaretten pro Tag konsumiert (etwa 30 pack years). Sein Großvater sei an einem akuten Herzinfarkt im Alter von 67 Jahren verstorben.

Bei Herrn B. besteht der Verdacht auf eine Erkrankung der Herzkranzgefäße. Der Patient lehnt eine diagnostische Koronarangiografie jedoch ab, da er von Bekannten hörte, dass man, um seinen Beschwerden auf den Grund zu gehen, auch eine nicht-invasive Koronar-CT durchführen kann. Er möchte erst einmal „schauen", wie seine Kranzgefäße aussehen, bevor er sich für ein invasives Verfahren entscheidet. Das Ergebnis der Untersuchung ist in ➤ Abb. 4.1 dargestellt.

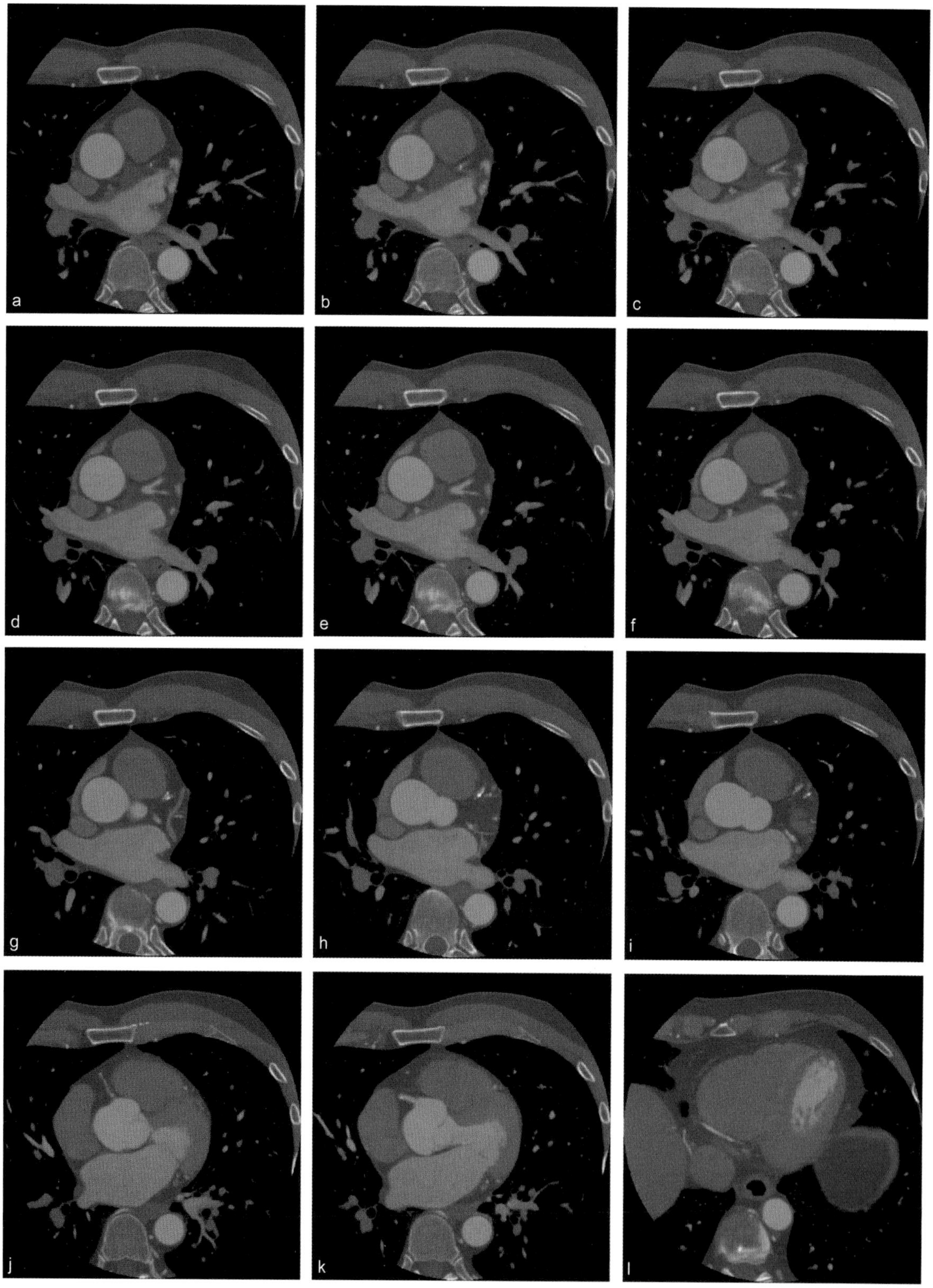

Abb. 4.1 Axiale Koronar-CT mit Kontrastmittelgabe. Schnittrichtung von kranial nach kaudal. Achten Sie vor allem auf hyperdense Abschnitte im Verlauf der Koronararterien! [T1272-01]

https://else4.de/5ks

4.1 Anatomische Grundlagen

4.1.1 Allgemeines

Die kardiale Blutversorgung übernehmen die **Vasa privata** des Herzens: die Koronararterien und die Koronarvenen. Nur die innerste Schicht des Herzens, das Endokard, wird durch Diffusion mit Nährstoffen und Sauerstoff versorgt.

4.1.2 Aufbau des Herzens

➤ Abb. 4.2a zeigt den Fluss des Blutes durch den großen und kleinen Kreislauf. Das Herz besteht aus zwei Kammern (Ventriculus dexter und sinister) und zwei Vorhöfen (Atrium dextrum und sinistrum), Vorhöfe und Kammern sind durch das Herzskelett voneinander getrennt. Von außen markiert der Sulcus coronarius (➤ Abb. 4.3b) die Vorhof-Kammer-Grenze.

Über die V. cava superior und inferior strömt sauerstoffarmes Blut aus dem großen Körperkreislauf, über den Sinus coronarius das venöse Blut der Vasa privata des Herzens in den rechten Vorhof. Das venöse Blut des rechten Vorhofs strömt über die Trikuspidalklappe (Valva atrioventricularis dextra) vom rechten Vorhof in den rechten Ventrikel. Über die Pulmonalklappe gelangt das Blut in den Truncus pulmonalis und von dort, über Aufzweigungen der Aa. pulmonales, in die Lungen. Das nunmehr oxygenierte Blut strömt über die **vier Lungenvenen** (Vv. pulmonales) in den linken Vorhof und von dort weiter über die Mitralklappe (Valva atrioventricularis sinistra) in die linke Kammer. Über die Aortenklappe (Valva aortae) gelangt das Blut in die Aorta und von dort in den großen Körperkreislauf. An der Aorta können folgende Abschnitte unterschieden werden:

- Aorta ascendens mit einer Aufweitung an ihrem Anfangsteil, dem Bulbus aortae
- Arcus aortae
- Aortenisthmus am Übergang vom Aortenbogen zur Brustaorta
- Aorta descendens mit einer Pars thoracica und einer Pars abdominalis

MERKE

Im Bereich der Aortenwurzel (Bulbus aortae) entspringen die Koronararterien aus der Aorta (➤ Abb. 4.7).

Aus der Aorta entspringt auf der rechten Seite der Truncus brachiocephalicus, der sich in die A. subclavia dextra und die A. carotis communis dextra aufteilt. Auf der linken Körperseite entspringen die beiden entsprechenden Arterien, die A. subclavia sinistra und die A. carotis communis sinistra, als getrennte Gefäße aus dem Aortenbogen (➤ Abb. 4.2b).

Am Herzen können **verschiedene Strukturen** unterschieden werden (➤ Abb. 4.3):

- Facies sternocostalis: ventral, hauptsächlich durch den rechten Ventrikel gebildet
- Facies diaphragmatica: Unterseite des Herzens, dem Zwerchfell aufliegend, durch den rechten und linken Ventrikel gebildet
- Facies pulmonales dextra und sinistra: zum Lungenhilum gerichtet, rechts vom rechten Vorhof, links vom linken Vorhof und linken Ventrikel gebildet
- Hinterwand: in Richtung Ösophagus zeigend, vom linken Vorhof gebildet
- Apex cordis (Herzspitze): nach links unten und vorne gerichtet, gebildet vom linken Ventrikel
- Basis cordis (Herzbasis): Liegt der Herzspitze gegenüber, nach oben, rechts und hinten gerichtet, von welcher Aorta und Pulmonalarterie ausgehen

Der scharfe Übergang zwischen der Facies sternocostalis und der Facies diaphragmatica dextra wird Margo dexter bzw. **Margo acutus** bezeichnet. Der linke Herzrand (Margo sinister) ist hingegen stumpfer und wird als **Margo obtusus** bezeichnet.

Erregungsleitungssystem des Herzens

Das Erregungsleitungssystem des Herzens (➤ Abb. 4.4) besteht aus spezialisierten Myokardzellen, die für einen regelmäßigen Herzschlag (Sinusknoten), eine Verzögerung der Erregungsweiterleitung an der Vorhof-Kammer-Grenze (AV-Knoten) sowie eine rasche Verteilung der elektrischen Aktivität über das gesamte Kammermyokard hinweg sorgen. Es besteht aus folgenden Anteilen:

- **Sinusknoten** (Nodus sinuatrialis): Liegt subepikardial am kranialen Ende des Sulcus terminalis (im Bereich der Einmündung der V. cava superior) und fungiert als primäres Schrittmacherzentrum.
- **AV-Knoten** (Nodus atrioventricularis) : Liegt in der Wandung des rechten Vorhofs im sogenannten Koch-Dreieck und verzögert die Erregungsweiterleitung um ca. 60–120 ms. Er kann bei einem Ausfall des Sinusknoten als sekundäres Schrittmacherzentrum fungieren.
- **AV-/His-Bündel** (Fasciculus atrioventricularis): Durchstößt das Herzskelett und leitet die Erregung an die Ventrikel weiter.
- **Tawara-Schenkel:** Leiten die Erregung des His-Bündels über einen rechten und linken Schenkel auf das Arbeitsmyokard weiter. Ihre Endaufzweigungen werden Purkinje-Fasern genannt.

MERKE

Fällt der Sinusknoten als primäres Schrittmacherzentrum aus, kann der AV-Knoten als sekundäres Schrittmacherzentrum die Innervation des Herzens übernehmen, allerdings mit einer *geringeren* Impulsfrequenz.

4

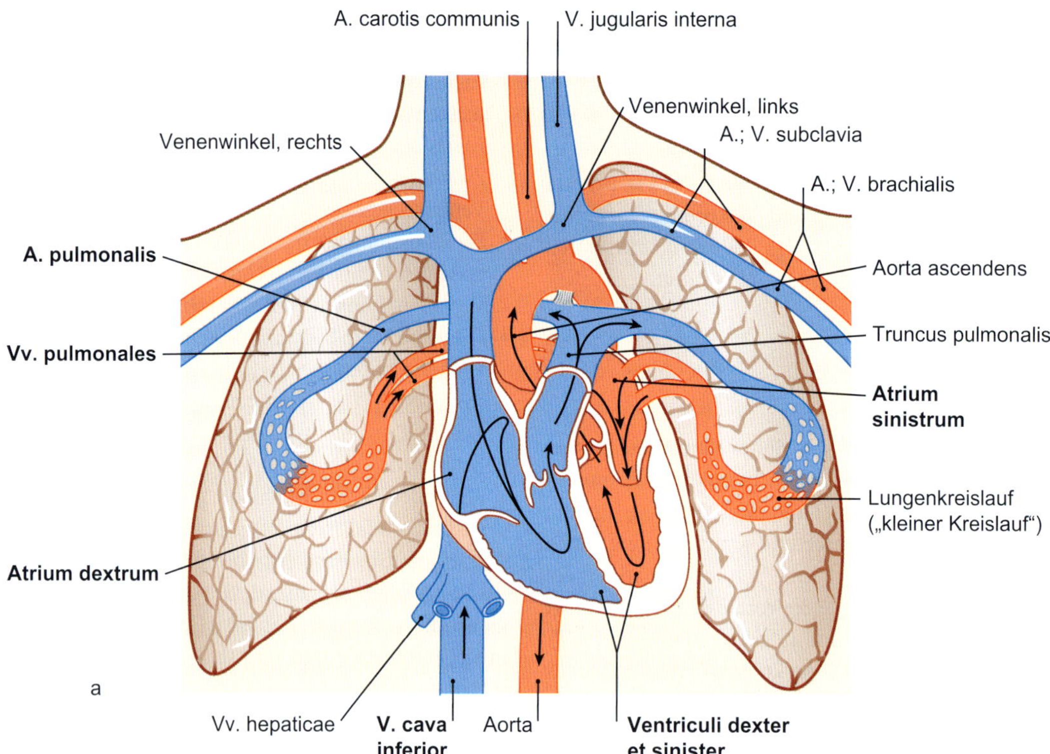

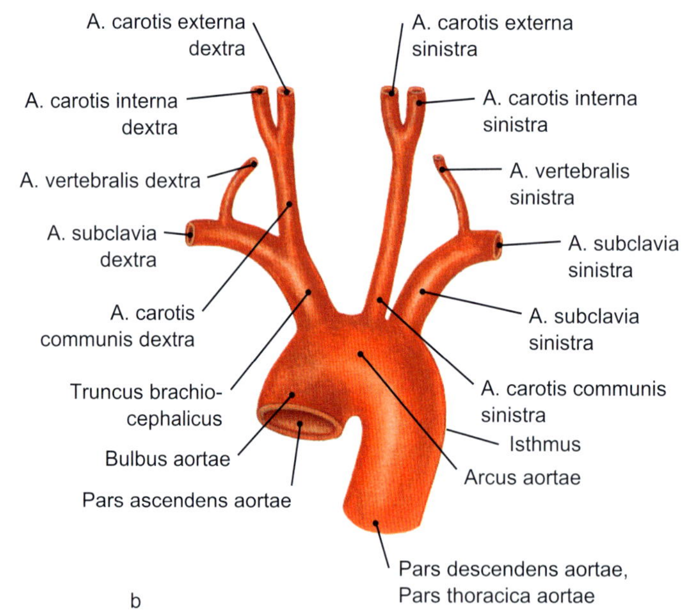

Abb. 4.2 (a) Aufbau des Herzens sowie Blutfluss der zuführenden und abgehenden Gefäße [S702-L126]/[B500~M282]. (b) Aortenbogen mit Ästen [S700].

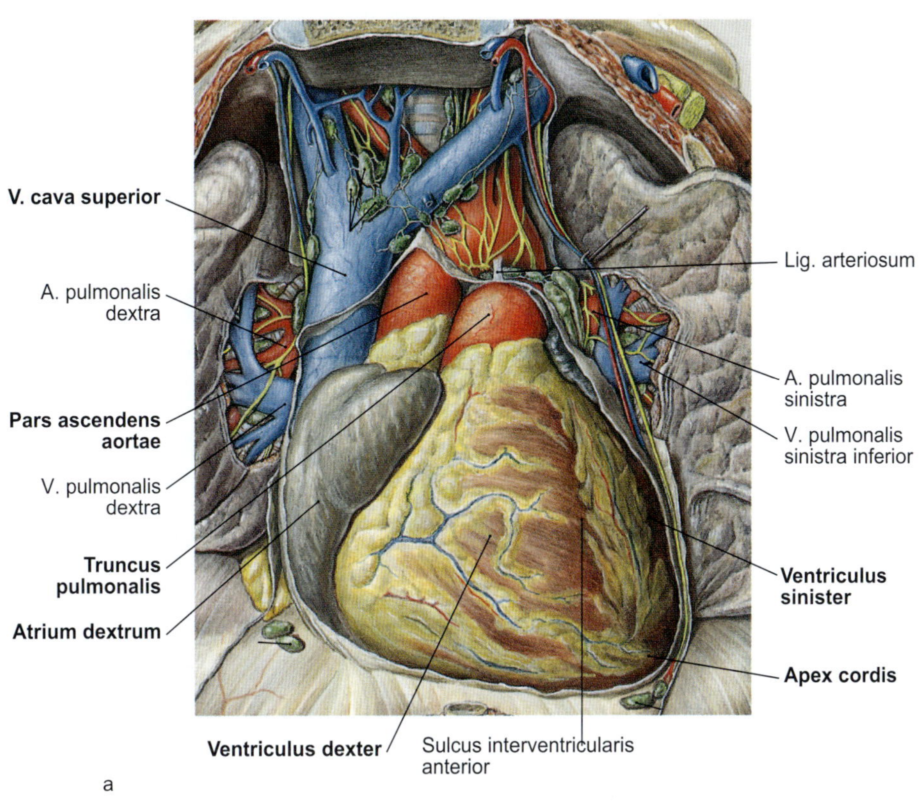

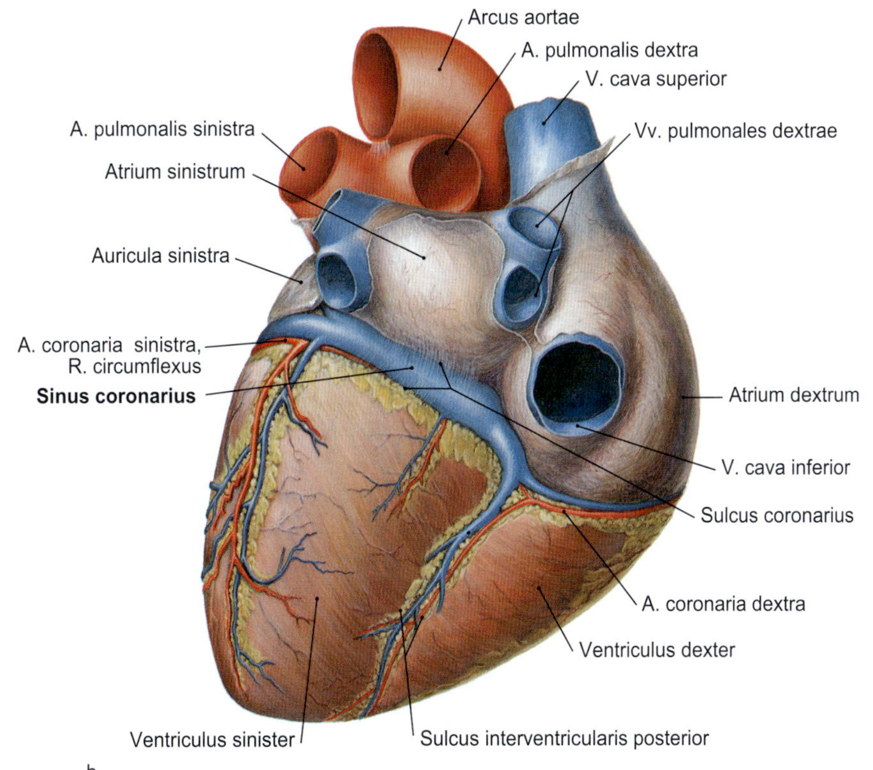

Abb. 4.3 (a) Lage des Herzens, Cor, im Thorax, Situs cordis; Ansicht von ventral; nach Eröffnung des Herzbeutels. Das Herz liegt in der Perikardhöhle (Cavitas pericardiaca) im unteren mittleren Mediastinum. Es besitzt eine breite Basis, die nach oben rechts gerichtet ist und der Klappenebene am Ursprung der großen Gefäße entspricht. Die Herzspitze (Apex cordis) weist nach links unten und vorne. (b) Ansicht auf das entnommene Herz von dorsokaudal. [S700]

4

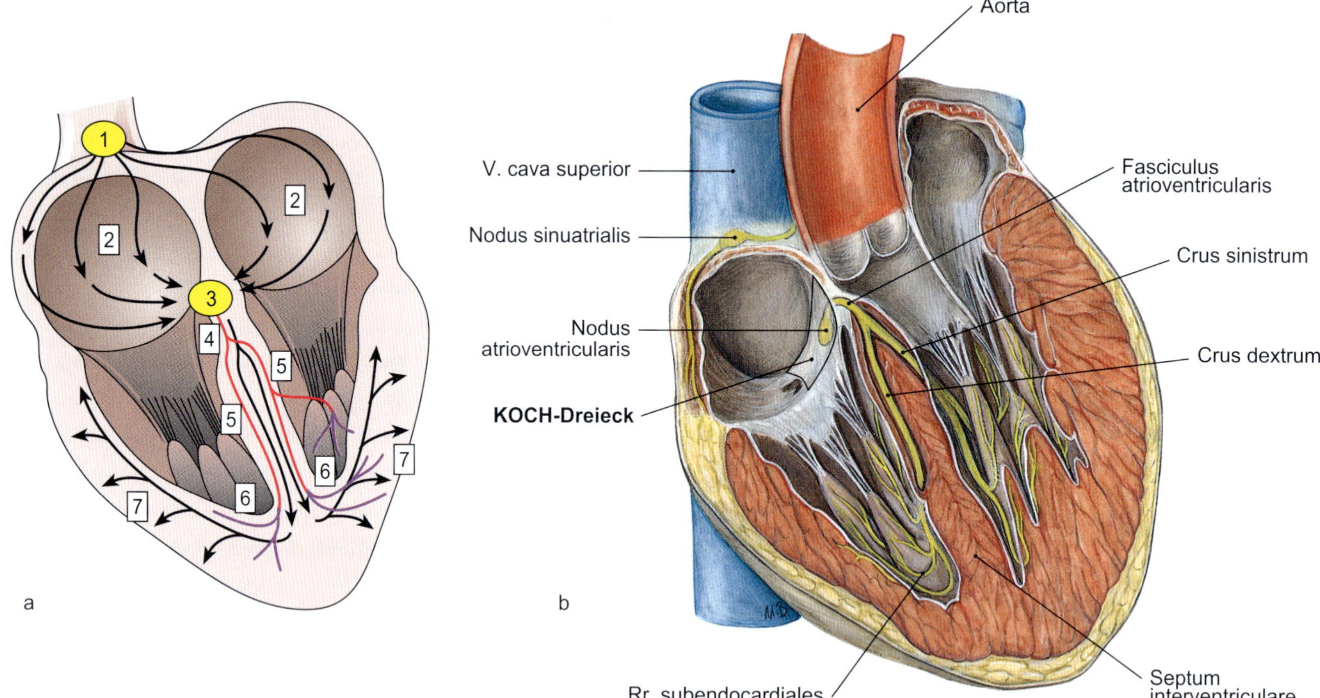

Abb. 4.4 (a) Erregungsbildungs- und Erregungsleitungssystem des Herzens. Die Erregung schreitet folgendermaßen fort: 1 = Sinusknoten, 2 = Vorhöfe, 3 = AV-Knoten, 4 = His-Bündel (Fasciculus atrioventricularis), 5 = rechter und linker Tawara-Schenkel (rot; Crus dextrum und sinistrum), 6 = Purkinje-Fasern (lila; Rr. subendocardiales), 7 = Kammermyokard [L106]. (b) Erregungsbildungs- und Erregungsleitungssystem entlang der Herzachse am aufgeschnittenen Herzen [S700].

Aufbau der Herzklappen

Jede Herzhälfte hat eine Segelklappe und eine Taschenklappe (➤ Abb. 4.5). Die vier Herzklappen wirken als Ventile und verhindern einen Strom des Blutes in die falsche Richtung.

Die beiden **Segelklappen** bestehen aus den eigentlichen Segeln (Cuspes), die an ihrer Basis in Richtung Vorhöfe am Herzskelett verankert sind. Ventrikelwärts sind die Segel durch Sehnenfäden (Chordae tendineae) mit den Papillarmuskeln verbunden. In der Systole kontrahieren die Papillarmuskeln und verhindern so aktiv ein Zurückschlagen der Segel in den Vorhof. Dabei strahlen die Sehnenfäden dieser Muskeln jeweils in zwei benachbarte Segel ein.

MERKE

Die Trikuspidalklappe hat drei Segel: Cuspis anterior, Cuspis posterior und Cuspis septalis.

Die Mitralklappe hat zwei Segel: Cuspis anterior und Cuspis posterior. Ein septales Segel fehlt.

Die **Taschenklappen** (auch Semilunarklappen genannt) bestehen aus jeweils drei halbmondförmigen, zirkulär angeordneten Taschen (Valvulae semilunares). An ihrem freien Rand weisen sie knötchenartige Verdickungen (Noduli valvulae semilunares) auf, die für den vollständigen Schluss der Klappen wichtig sind. Die Taschenklappen verhindern während der Diastole das Zurückfließen des Blutes aus dem Truncus pulmonalis bzw. der Aorta ins Herz.

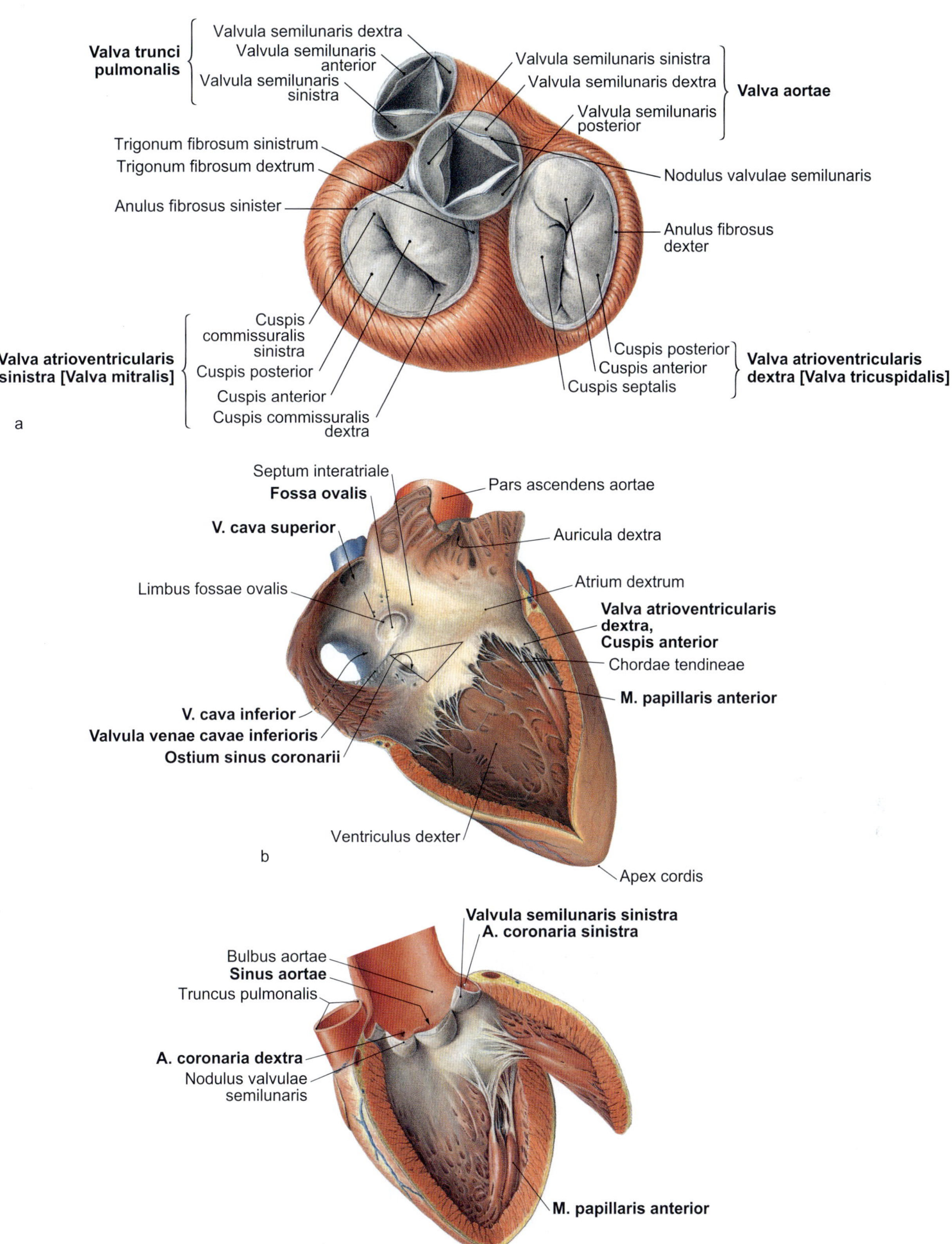

Abb. 4.5 (a) Herzklappen, Valvae cordis; Ansicht von kranial; nach Entfernung von Vorhöfen, Aorta und Truncus pulmonalis [S701-L285]. (b) Rechte Atrioventrikularklappe, Valva atrioventricularis dextra; Ansicht von ventral [S700]. (c) Aortenklappe, Valva aortae; Ansicht von lateral [S700].

4

4.1.3 Blutversorgung des Herzens (Vasa privata)

Herzkranzgefäße

Die Herzkranzgefäße stellen als Vasa privata die Eigenversorgung des Herzens mit Sauerstoff und Nährstoffen sicher. Unterschieden werden zwei große Koronararterien:

- A. coronaria sinistra
- A. coronaria dextra

Beide Koronararterien haben ihren Ursprung direkt **oberhalb der Aortenklappe im Bereich der Aortenwurzel.**

Die wichtigsten Äste der A. coronaria sinistra sind:

- R. interventricularis anterior (RIVA)
  - R. lateralis (klin.: R. diagonalis)
  - Rr. interventriculares septales anteriores
- R. circumflexus (RCX)
  - R. nodi sinuatrialis (abhängig vom Versorgungstyp in einem Drittel der Fälle): zum Sinusknoten
  - R. marginalis sinister
  - R. posterior ventriculi sinistri

Die A. coronaria sinistra verläuft mit ihrem Hauptstamm *hinter* dem Truncus pulmonalis nach links und teilt sich dann in zwei kräftige Äste auf, den R. interventricularis anterior (RIVA) und den R. circumflexus (RCX).

MERKE
Der R. interventricularis anterior wird auch mit LAD (engl. left anterior descending) abgekürzt.

Der R. interventricularis anterior verläuft im Sulcus interventricularis in Richtung Herzspitze und versorgt das umliegende Kammermyokard (u. a. vordere Anteile des Kammerseptums sowie die vordere Wand des rechten und linken Ventrikels). Der R. circumflexus zieht im Sulcus coronarius (also an der Grenze zwischen Vorhöfen und Kammern) auf die Rückseite des Herzens. In seinem Verlauf gibt er unter anderem einen R. marginalis sinister ab, der dann entlang des linksseitigen Margo obtusus verläuft. Auf der Rückseite zieht der R. posterior ventriculi sinistri zur Facies diaphragmatica.

Die wichtigsten **Äste der A. coronaria dextra** sind (➤ Abb. 4.6):

- R. coni arteriosi
- R. nodi sinuatrialis (abhängig vom Versorgungstyp in zwei Dritteln der Fälle): zum Sinusknoten
- R. marginalis dexter
- R. nodi atrioventricularis: zum AV-Knoten (bei Rechts- und Normalversorgungstyp)
- R. interventricularis posterior (bei Rechts- und Normalversorgungstyp) und Rr. interventriculares septales: versorgen His-Bündel
- R. posterolateralis dexter

Die A. coronaria dextra verläuft entlang des rechten Vorhofs im Sulcus coronarius zur Facies diaphragmatica des Herzens und läuft dort als R. interventricularis posterior aus. Früh in ihrem Verlauf gibt sie einen Ast zur Versorgung des Sinusknotens ab (R. nodi sinuatrialis). Der R. marginalis dexter markiert die rechte Randbegrenzung des Herzens, läuft also entlang des rechtsseitigen Margo acutus. Auf der Dorsalseite des Herzens entspringt außerdem der R. nodi atrioventricularis zur Versorgung des AV-Knotens.

MERKE
Die Koronarperfusion erfolgt größtenteils während der Diastole.

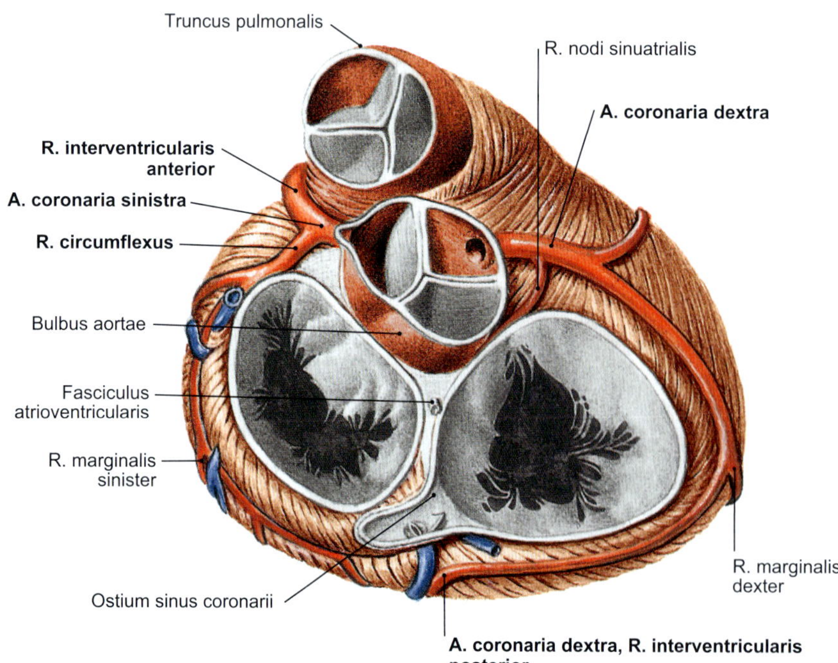

Abb. 4.6 (a) Herzkranzarterien, Aa. coronariae; Ansicht von kranial. Dargestellt ist der Ursprung der Herzkranzgefäße aus dem Anfangsteil der Aorta, dem Bulbus aortae. [S700]

Versorgungstypen

Die Blutversorgung des Herzens ist **sehr variabel.** Drei Versorgungstypen können unterschieden werden: ein ausgeglichener/ balancierter Versorgungstyp (auch **Normalversorgungstyp**), ein **Linksversorgungstyp** und ein **Rechtsversorgungstyp.** Die Zuordnung zu einem dieser Versorgungstypen orientiert sich unter anderem am Ursprungsort des R. interventricularis posterior und R. posterolateralis (dexter bzw. sinister). Folgende funktionellen und anatomischen Unterschiede sind charakteristisch (➤ Abb. 4.7):

- Ausgeglichener/balancierter oder auch normaler Versorgungstyp (➤ Abb. 4.7b):
  - Proximale linke und proximale rechte Koronararterie haben ein ähnliches Kaliber.
  - **Der R. interventricularis posterior entspringt aus der rechten Koronararterie**.
  - Beide Herzkranzarterien versorgen die Herzhinterwand zu etwa gleichen Anteilen.
- Linksversorgungstyp (➤ Abb. 4.7c):
  - Proximaler R. circumflexus kaliberstark ausgebildet.
  - **Der R. interventricularis posterior entspringt aus der linken Koronararterie**.
  - Die arterielle Versorgung des Kammerseptums erfolgt überwiegend durch die linke Herzkranzarterie.
  - Linke Herzkranzarterie versorgt die Herzhinterwand des linken Ventrikels.
  - Der AV-Knoten wird ebenfalls von der linken Koronararterie versorgt.
- Rechtsversorgungstyp (➤ Abb. 4.7d):
  - Der R. circumflexus der linken Kranzarterie ist nur schwach ausgebildet.
  - **Der R. interventricularis posterior entspringt aus der rechten Koronararterie**.
  - Die arterielle Versorgung des Kammerseptums erfolgt überwiegend durch die rechte Herzkranzarterie.
  - Ein oder mehrere Äste des R. interventricularis posterior ziehen zur diaphragmalen Wand des linken Ventrikels und versorgen diese.

Die weit überwiegende Mehrzahl der Menschen weist einen **rechtskoronaren Versorgungstyp** auf.

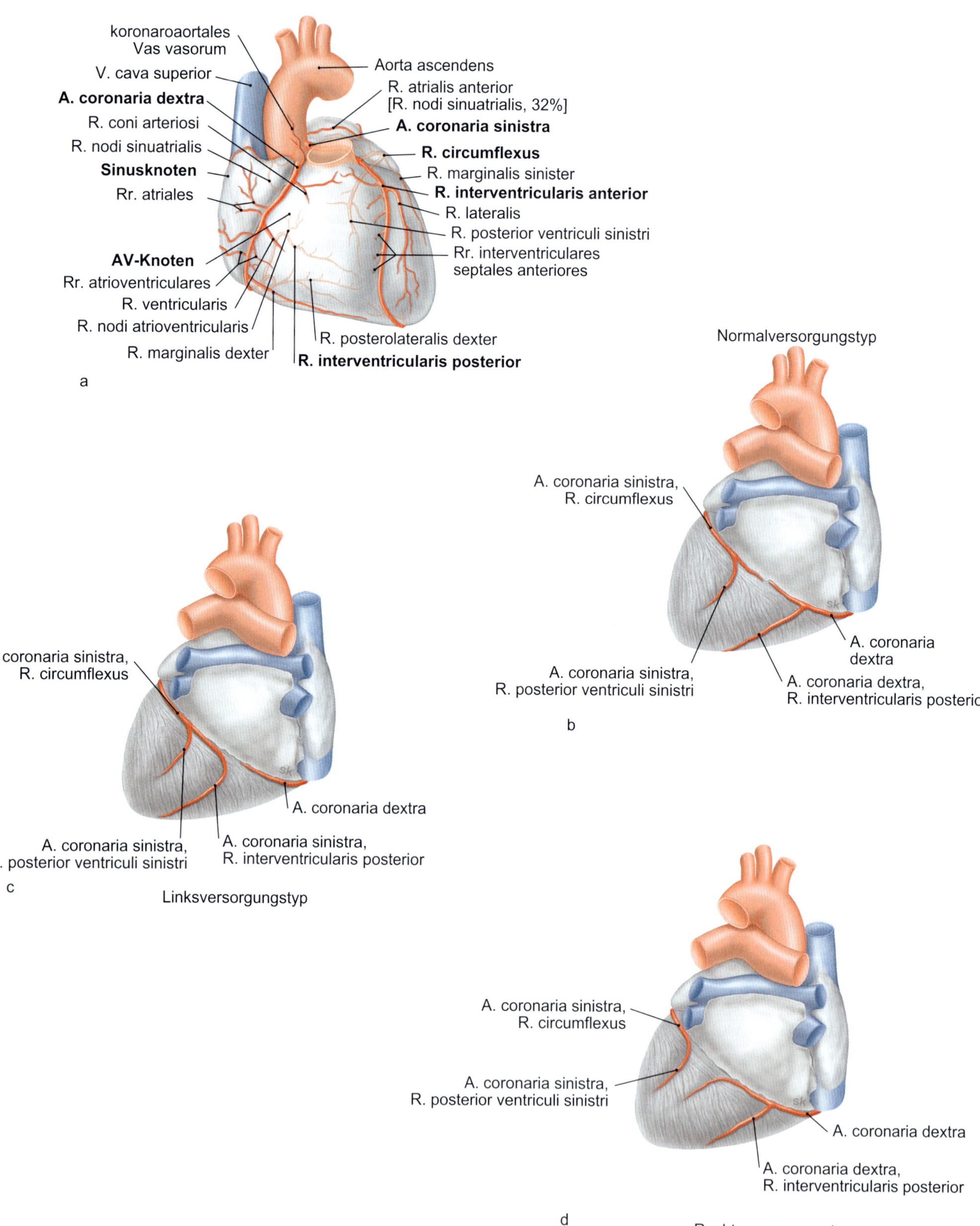

Abb. 4.7 Herzkranzarterien, Aa. coronariae. (a) Äste der Herzkranzarterien. (b) Normalversorgungstyp. (c) Linksversorgungstyp. (d) Rechtsversorgungstyp. [S700-L238]

4.2 Bildgebung: Normalbefund

4.2.1 Allgemeines

Die Koronarangiografie, oft auch einfach **Herzkatheter** genannt, wird bei Verdacht auf verengte Herzkranzgefäße (koronare Herzkrankheit, KHK) oder bei einem Verschluss der Herzkranzgefäße (Herzinfarkt) eingesetzt.

Prinzipiell können ein Rechtsherz-Katheter (auch „Kleiner Herzkatheter" oder „Einschwemmkatheter") und ein Linksherz-Katheter unterschieden werden. Der **Rechtsherz-Katheter** umfasst im Wesentlichen Messungen der Drücke im rechten Herzen sowie des Sauerstoffgehalts an unterschiedlichen Messpunkten. Über die Punktion einer Vene wird hierbei der Katheter unter Röntgenkontrolle über den rechten Vorhof und die rechte Herzkammer in der Pulmonalarterie platziert. Unter anderem können folgende Parameter beurteilt werden:

- Zentraler Venendruck
- Druck im rechten Vorhof und in der rechten Kammer
- Druck in Pulmonalarterie und -kapillaren
- Herzzeitvolumen

Beim **Linksherz-Katheter** punktiert der Kardiologe in der Regel die A. femoralis oder A. radialis und schiebt über diesen Zugang einen Katheter bis zur linken Herzkammer vor. Der Katheter ist ein wenige Millimeter dünner, biegsamer Schlauch. Über ihn wird jodhaltiges Kontrastmittel in die linke Herzkammer appliziert (linksventrikuläres Angiogramm). Zur Darstellung der Herzkranzgefäße (Koronarangiografie) werden spezielle Katheter verwendet, die ohne zusätzliche Punktion über die in der Leistenarterie befindliche Eingangsschleuse ausgetauscht werden können. Dadurch werden die Gefäße, Engstellen und Gefäßverschlüsse auf dem Röntgen-Bildschirm sichtbar gemacht. Diese Aufnahmen werden **Koronarangiogramme** genannt.

Der Herzkatheter bietet zugleich therapeutische Möglichkeiten. Je nachdem, welches Ergebnis die initiale Koronarangiografie liefert, kann der Kardiologe direkt eine Aufdehnung verengter Gefäße (Ballondilatation/PTCA) mit Einsatz einer Gefäßstütze (Stent) anschließen.

Die Koronarangiografie ist der Goldstandard in der Diagnostik einer koronaren Herzerkrankung. Sie dient dem **morphologischen Nachweis** von Stenosen und Verschlüssen der Koronararterien. Die Koronarangiografie kann jedoch keine Ischämie im eigentlichen Sinne nachweisen. Auf diese kann lediglich indirekt, aufgrund einer hochgradigen Stenose, geschlossen werden. Hinweise auf eine Ischämie können jedoch **Wandbewegungsstörungen** in Arealen sein, die von einem stenosierten Gefäß versorgt werden.

Eine weitere bildgebende Diagnostik zur Beurteilung der Koronararterien ist die **Mehrschicht-Spiral-CT** (MSCT) bzw. Dual-Source-CT (DSCT). Bei der Mehrschicht-Spiral-CT handelt es sich um eine Weiterentwicklung der normalen CTs, die statt einer gleich mehrere Detektorzeilen besitzt. Dies ermöglicht die gleichzeitige Aufzeichnung mehrerer Schichten während einer CT-Untersuchung. Die Untersuchungsdauer ist somit kürzer als bei der Einzeilen-CT. Die hochauflösende Darstellung der Koronarien mit der Möglichkeit der multiplanaren Rekonstruktion in allen drei Raumebenen gewährleistet eine optimale Lokalisation der zugrunde liegenden Gefäßpathologie. Wird diese Technik zur Darstellung der Koronargefäße eingesetzt, spricht man von einer CT-Koronarangiografie.

4.2.2 CT-Koronarangiografie

Die CT-Koronarangiografie wird durchgeführt, um im Falle einer entsprechenden Risikokonstellation oder bei auffälligen Beschwerden eine etwaige Verengung der Herzkranzgefäße beurteilen zu können. Zusätzlich kann die Durchgängigkeit koronararterieller Bypassgefäße sicher nachgewiesen werden. Vorteile der CT-Koronarangiografie sind:

- Keine Gefäßpunktion notwendig.
- Die Untersuchung ist wesentlich schneller als die Herzkatheter-Untersuchung.
- „Weiche Plaques" (s. unten), die noch nicht zu morphologisch sichtbaren Verengungen der Herzkranzgefäße geführt haben, können dargestellt werden.
- Verkalkungen können dargestellt und quantifiziert werden.

Die Untersuchung der Herzkranzgefäße durch eine CT ist nicht trivial, denn, anders als andere Organe wie das Gehirn oder die Leber, bewegt sich das Herz ständig. Man bekommt nur dann ein „stehendes" Bild, wenn die Aufnahme zu der immer exakt gleichen Phase des Herzzyklus durchgeführt wird. Hierzu wird parallel zur CT-Aufnahme ein EKG angefertigt. Im Nachhinein kann dann mit einem radiologischen Bildbetrachtungssystem jede beliebige systolische oder diastolische Aktionsphase der Koronar-CT betrachtet werden.

Bei der CT-Koronarangiografie ist es das Ziel, genau die Herzaktion darzustellen, in der die Herzkrankgefäße maximal gefüllt sind (i. e., am Ende der Diastole). Die parallele Aufnahme eines EKG macht das erst möglich.

Um eine suffiziente Füllung der Koronargefäße zu erreichen, bekommen die Patienten unmittelbar vor der Aufnahme Nitroglycerin sublingual. Dieses Medikament weitet die Koronargefäße.

Für eine gute Bildqualität zur Darstellung der Herzkranzgefäße ist es wichtig, dass die Herzfrequenz des Patienten während der CT-Untersuchung etwa 60/min beträgt. Daher ist es häufig notwendig, vor der Untersuchung einen Betablocker zur Senkung der Herzfrequenz zu verabreichen, bis die erwünschte Herzfrequenz erreicht ist. Als Faustregel gelten hier maximal 20 mg, das entspricht vier handelsüblichen Ampullen Bisoprolol (5 mg/l). Zudem muss der Patient tief Einatmen und die Luft für die Dauer des Scans anhalten, damit das Herz immer auf derselben Ebene aufgenommen wird.

Nach i.v.-Applikation eines jodhaltigen Kontrastmittels werden vom CT-Gerät EKG-getriggert Aufnahmen in der früharteriellen Kontrastmittelphase angefertigt. **Früharteriell** bedeutet in diesem Fall, dass erste Anteile des Kontrastmittels in der Aorta und den Koronargefäßen bereits angeflutet sind. Um eine möglichst exakte Bildgebung zu erreichen, verfügen moderne Computertomografen über einen breiten Scanbereich (mind. 256 Zeilen und ca. 16 cm Breite). So kann während nur einer Rotation des Detektorsystems das gesamte Herz abgebildet werden.

MERKE

- Die Durchführung einer CT-Koronarangiografie ist komplex und erfordert die Mitarbeit des Patienten.
- Vor der Untersuchung sollte die Herzfrequenz um 60 Hz eingestellt (via Applikation eines ß-Blockers i.v.) und unmittelbar vor dem Scan die Koronarien dilatiert (sublinguales Nitro-Spray) werden.
- Parallel zu Untersuchung muss die Herzaktion abgeleitet werden (EKG).
- Der Scan erfolgt in früharterieller KM-Phase in Korrelation der EKG-abgeleiteten Herzaktion – zur Koronardarstellung entsprechend in der Diastole.

Eine entspannte Atmosphäre lässt bekanntermaßen auch die Gemüter beruhigen. Dies gilt auch bei der Durchführung einer CT-Koronarangiografie. Ist der Patient entspannt, sinkt die Herzfrequenz. Daher werden in den meisten Zentren das Licht im Untersuchungsraum gedimmt und alle Mitarbeiter darauf geschult, unbedingt leise und vorsichtig zu agieren. Es gibt nichts Schlimmeres als ein vor der Untersuchung auf den Boden fallendes NaCl-Fläschchen oder eine laut ins Schloss fallende Bleitür.

➤ Abb. 4.8 zeigt eine CT-Koronarangiografie-Schnittserie von kranial nach kaudal.

Schnittbild a zeigt die Teilungsstelle des Truncus pulmonalis (1) in die A. pulmonalis dextra (2) und sinistra (3). Hinter der Teilungsstelle befindet sich der Bronchus principalis sinister (4), rechts davon der Bronchus principalis dexter (5).

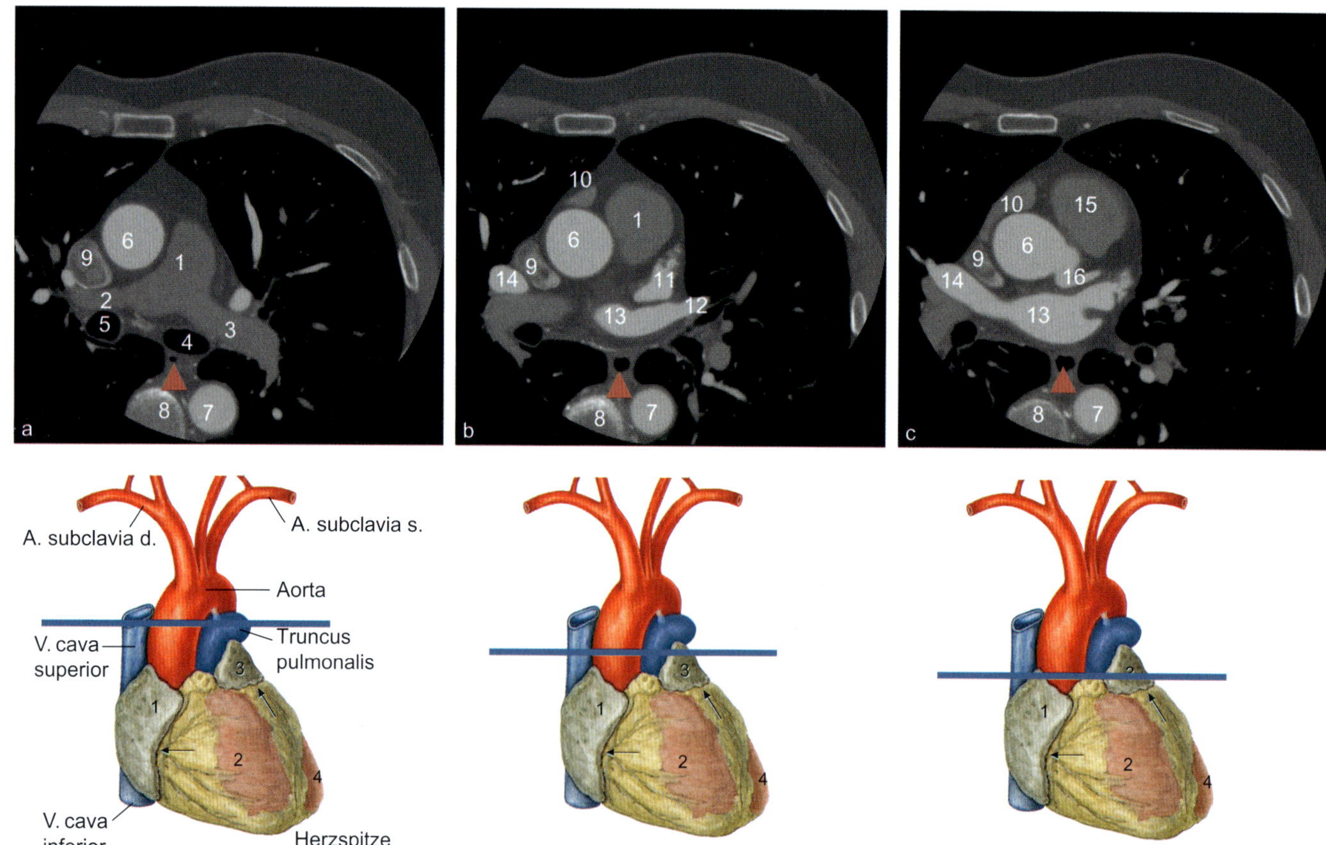

Abb. 4.8 Axiale CT-Koronarangiografie von kranial nach kaudal. 1 Truncus pulmonalis, 2 A. pulmonalis dextra, 3 A. pulmonalis sinistra, 4 Bronchus principalis sinister, 5 Bronchus principalis dexter, 6 Aorta ascendens, 7 Aorta descendens, 8 Corpus vertebrae, 9 V. cava superior, 10 Auricula dextra, 11 Auricula sinistra, 12 V. pulmonalis sinistra, 13 Atrium sinistrum, 14 V. pulmonalis dextra, 15 Conus arteriosus, 16 Abgang der A. coronaria sinistra aus dem aufsteigenden Teil der Aorta. Unter den Schnittbildern sind die Schnittebenen durch einen blauen Strich verdeutlicht, roter Pfeilkopf Ösophagus.
Die Arterien stellen sich hyperdenser dar, weil die Bilder zu einem Zeitpunkt angefertigt werden, zu dem sich das Kontrastmittel vor allem in den arteriellen Gefäßen befindet. CT: [T1272-01], Zeichnung: [S700]

An den Bronchus principalis sinister grenzt nach dorsal der Ösophagus (roter Pfeil). Die Aorta ist gleich zweimal angeschnitten, ventral die Aorta ascendens (6), dorsal die Aorta descendens (7), Letztere verläuft links der Wirbelsäule (8). Rechts von der Aorta ascendens ist die V. cava superior (9) angeschnitten.

Schnittbild b ist schon etwas komplizierter zu interpretieren. Zentral ist die Aorta ascendens (6) zu erkennen, rechts davon die V. cava superior (9), links davon der Truncus pulmonalis (1).

3D-HINWEIS

Der Truncus pulmonalis entspringt von der Ventralseite des rechten Ventrikels und zieht von dort nach oben-hinten in enger topografischer Beziehung zum Aortenbogen (➤ Abb. 4.3a). Hinter/unter dem Aortenbogen teilt sich der Truncus pulmonalis in die A. pulmonalis dextra und sinistra. Insofern ist der Truncus pulmonalis in der gezeigten Schnittserie, die von kranial nach kaudal angelegt ist, in ➤ Abb. 4.8a weiter dorsal angeschnitten als in ➤ Abb. 4.8b.

Vor der Aorta ascendens ist ein Teil des rechten Vorhofs, die Auricula dextra (10), angeschnitten, angeschmiegt an den Truncus pulmonalis das linke Herzohr (11). Dorsal des linken Herzohrs zieht die V. pulmonalis sinistra (12) vom Lungenhilus nach medial und mündet in den linken Vorhof (13). Rechts liegt die V. pulmonalis dextra (14). Der Ösophagus (roter Pfeil) hat in dieser Schnittebene ein weiteres Lumen als zuvor.

Schnittbild c Auch hier steht die Aorta ascendens (6) zentral, links-ventral befindet sich der Übergang vom Truncus pulmonalis in den rechten Ventrikel, der Conus arteriosus (15). Rechts ventral ist das Auricula dextra (10) angeschnitten. Dorsal schmiegt sich die V. cava superior (9) an das rechte Herzohr (10) an. Die V. pulmonalis dextra (14) mündet in das Lumen des linken Vorhofs (13). In dieser Schnittebene soll das Augenmerk jedoch auf die mit (16) gezeigte Struktur gelenkt werden: Es handelt sich um den Abgang der A. coronaria sinistra aus dem aufsteigenden Teil der Aorta.

In den nun folgenden Schnittserien (➤ Abb. 4.9) sollen vor allem die **Herzkranzarterien** weiterverfolgt werden.

Betrachten Sie die Schnittbilder in ihrer **Gesamtheit** und verfolgen Sie den Verlauf der Herzkranzarterien.

Aus der Aorta entspringen die A. coronaria sinistra (1 in [a]) und A. coronaria dextra (2 in [i]). Die A. coronaria sinistra teilt sich in den R. interventricularis anterior (3) und R. circumflexus (4), aus dem R. interventricularis anterior geht der R. lateralis (5) hervor. Der R. interventricularis anterior zieht zwischen dem rechten und linken Ventrikel auf dem Ventrikelseptum (VS) in Richtung Herzspitze. Der R. circumflexus (4) verläuft an der Grenze zwischen linkem Vorhof und linkem Ventrikel zur Hinterwand und verliert sich dort. In seinem Verlauf gibt der R. circumflexus weitere sogenannte Diagonaläste (6) ab. Am Ursprungsort der A. coronaria dextra erscheint die Aorta septiert. Es handelt sich hierbei um die Aortenklappe (Pfeile in i und j). Die A. coronaria dextra (2) gibt in ihrem Verlauf den R. marginalis dexter (7) ab und läuft dann weiter an der Herzbasis in Richtung Sulcus interventricularis posterior. An der Herzbasis teilt sich die A. coronaria dextra in den R. posterolateralis dexter (8) und R. interventricularis posterior (9). Dieser verläuft dann am hinteren Ende des Septum interventriculare im Sulcus interventricularis posterior.

PRAXISTIPP

Die rechte Herzkranzarterie verläuft im rechten Abschnitt des Sulcus coronarius auf der Facies diaphragmatica der dorsalen Herzfläche. Da die Facies diaphragmatica annähernd horizontal ausgerichtet ist, ist in ➤ Abb. 4.9o ein weiter Abschnitt der A. coronaria dextra angeschnitten.

4.2.3 Koronarangiografie/Herzkatheteruntersuchung

Zur Beurteilung der Koronargefäße, des linken Ventrikels oder aber der Aorta kann eine Linksherz-Katheteruntersuchung durchgeführt werden. Der Zugang zum arteriellen System kann über die A. femoralis, die A. radialis oder die A. brachialis erfolgen. Der femorale Zugang ist der einfachste Zugang und insbesondere bei **großen Katheterdiametern** zur Intervention zu bevorzugen. Der radiale Zugang erfordert ein spezielles Training, geht dann aber mit einer niedrigen Rate von Blutungs- bzw. Gefäßkomplikationen einher. Im Rahmen einer Linksherz-Katheteruntersuchung können zum Beispiel folgende Teiluntersuchungen durchgeführt werden:

- Druckmessung in der Aorta
- Darstellung beider Koronararterien (Koronarangiografie)
- Sondierung des linken Ventrikels
- Linksventrikuläres Angiogramm
- Druckmessung im linken Ventrikel und nach Rückzug in der Aorta

Die Koronarangiografie ist derzeit der **Goldstandard** zur morphologischen Diagnostik der Koronaranatomie. Es können Lokalisation, Länge, Schweregrad und Art der Obstruktion in den epikardialen Abschnitten der Arterien beurteilt werden. Nach Gefäßpunktion und Anlegen einer Schleuse wird zur Darstellung der Herzkranzgefäße ein Katheter bis zu deren Ostien vorgeschoben und ein Kontrastmittel appliziert.

Der Vorteil einer Herzkatheteruntersuchung besteht darin, dass anschließend eine therapeutische **Intervention** erfolgen kann. Über den Führungskatheter können verschiedene Koronarinterventionssysteme, wie etwa ein Ballonkatheter zur Weitung des Gefäßes oder aber ein Stentsystem, eingebracht werden. Es können auch Eingriffe an den Herzklappen (z. B. TAVI; Transkatheter-Aortenklappen-Implantation) oder Myokardbiopsien durchgeführt werden.

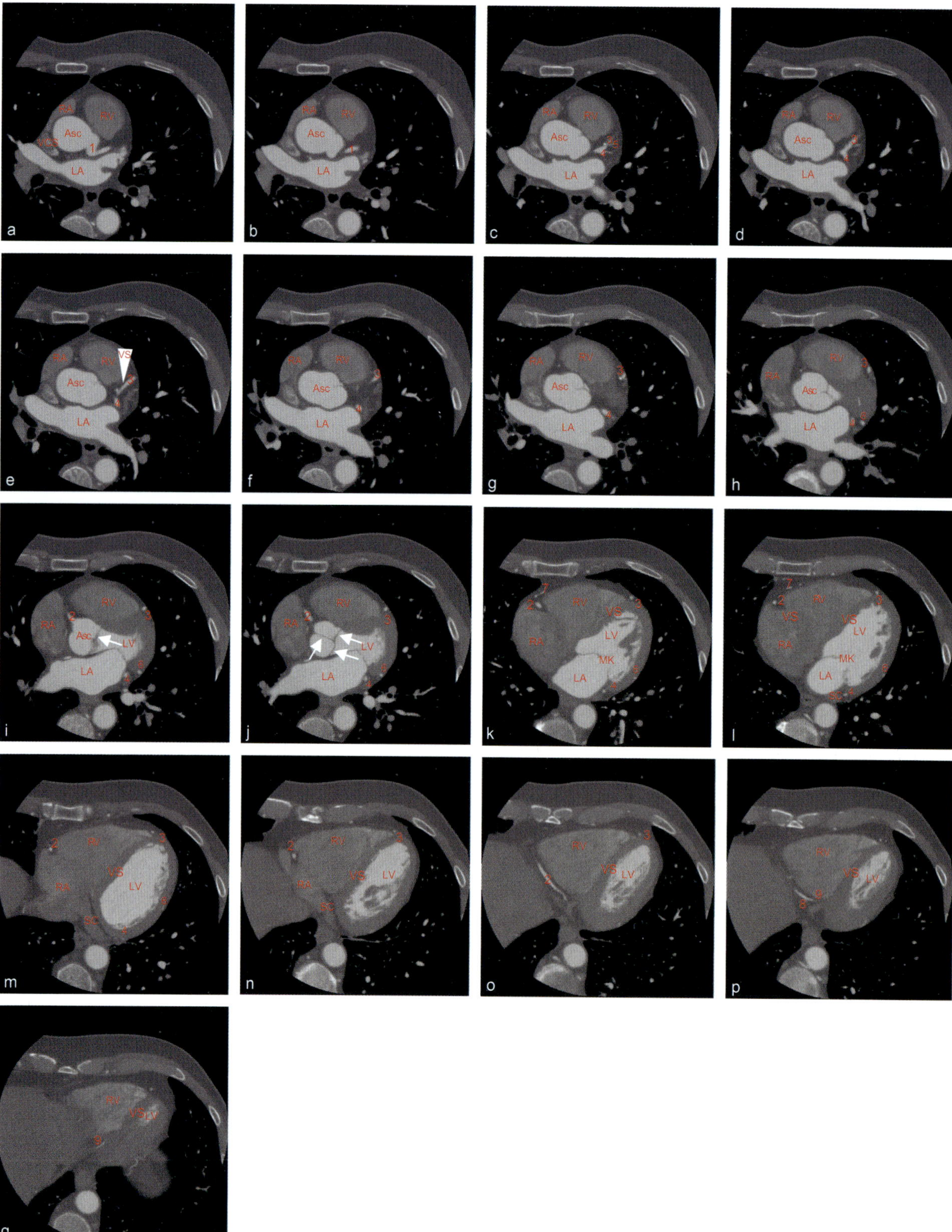

Abb. 4.9 Axiale CT-Koronarangiografie von kranial nach kaudal mit Verlauf der Koronargefäße. 1 A. coronaria sinistra, 2 A. coronaria dextra, 3 R. interventricularis anterior, 4 R. circumflexus, 5 R. lateralis, 6 Ast des R. lateralis, 7 R. marginalis dexter, 8 R. posterolateralis dexter, 9 R. interventricularis posterior, Aortenklappe (weiße Pfeile in [j]).
Asc (Aorta, Pars ascendens), RA (rechtes Atrium); RV (rechter Ventrikel); LA (linkes Atrium); LV (linker Ventrikel); VCS (V. cava superior); MK (Mitralklappe); SC (Sinus coronarius); VS (Ventrikelseptum). [T1272-01]

MERKE

Als Lävokardiografie wird die röntgenologische Kontrastmitteldarstellung der linken Herzkammer im Rahmen der Herzkatheteruntersuchung bezeichnet. Sie dient der Diagnostik von Wandbewegungsstörungen des linken Ventrikels sowie der Erfassung seiner Größe.

Folgende Projektionsrichtungen, die sich nach der Ausrichtung des Bildverstärkers zum Patienten richten, werden unterschieden ➤ Abb. 4.10a:

- RAO (right anterior oblique): rechts vorne schräg
- LAO (left anterior oblique): links vorne schräg
- Kaudale Angulation
- Kraniale Angulation
- Posterior-anterior (p. a.)

Im Rahmen der Koronarangiografie sollte jedes Segment der Koronargefäße möglichst in zwei **aufeinander senkrecht** stehenden Projektionen überlagerungsfrei beurteilbar sein. Insbesondere sind Überlagerungen durch die Wirbelsäule und das Zwerchfell zu vermeiden.

➤ Abb. 4.10c, d zeigen eine Koronarangiografie der rechten und linken Herzkranzarterie im links-anterior-schrägen (LAO-)Strahlengang mit kranialer Angulation. Die A. coronaria dexter gibt am Margo acutus den R. marginalis dexter ab.

Da der R. interventricularis posterior aus der A. coronaria dextra hervorgeht und reichlich Äste der A. coronaria dextra die diaphragmale Wand des linken Ventrikels versorgen, handelt es sich um einen Rechtsversorgungstyp. Die Biegung der rechten Herzkranzarterie am rechten Margo acutus stellt sich in der gezeigten Koronarangiografie als scharfe Biegung dar (Pfeilspitze in ➤ Abb. 4.10c). Da der R. interventricularis posterior im Bereich der Hinterwand auf die nach vorne-unten zeigende Herzspitze zuläuft, erscheint diese in der gezeigten Koronarangiografie nach unten-links verlaufend.

In ➤ Abb. 4.10d spaltet sich die A. coronaria sinistra in den R. circumflexus und den R. interventricularis anterior. Letzterer verläuft in der gezeigten Koronarangiografie beinahe vertikal in Richtung Herzspitze.

3D-HINWEIS

Zwar verläuft der R. interventricularis anterior bogenförmig im gleichnamigen Sulcus in Richtung Herzspitze, das ist jedoch aufgrund der Projektion der gezeigten Koronarangiografie nicht nachzuvollziehen.

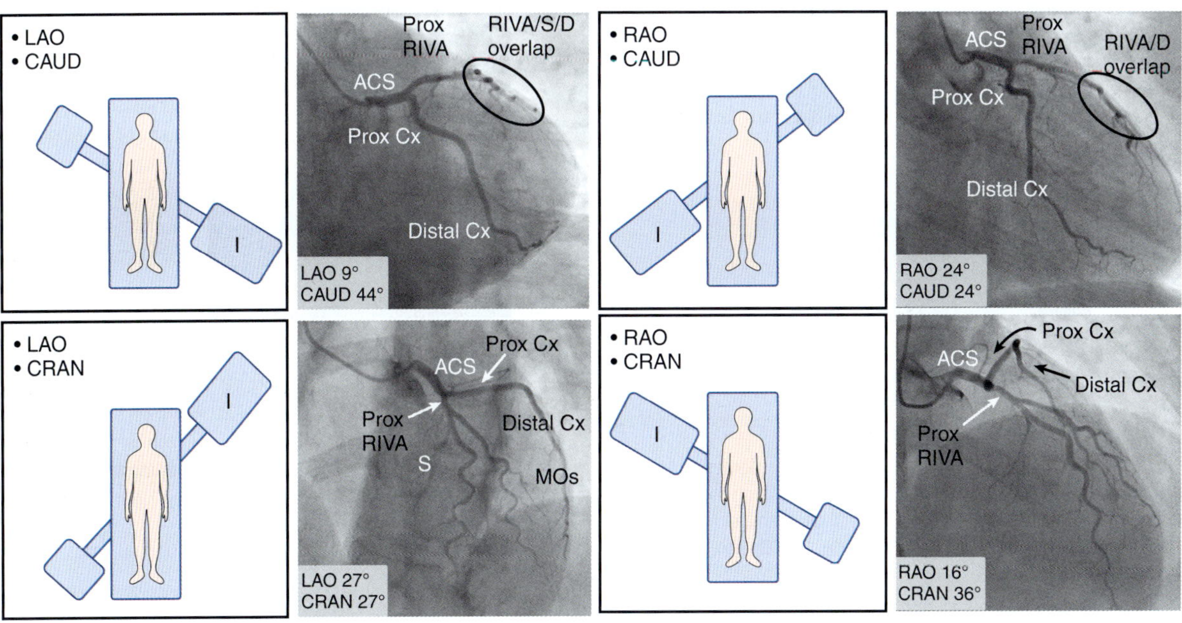

Abb. 4.10 (a) Projektionsebenen im Rahmen einer Koronarangiografie der linken Herzkranzarterie [G1198] (a: Angiographic images courtesy Dr. Annapoorna Kini, Icahn School of Medicine at Mount Sinai, New York, NY). ►

4

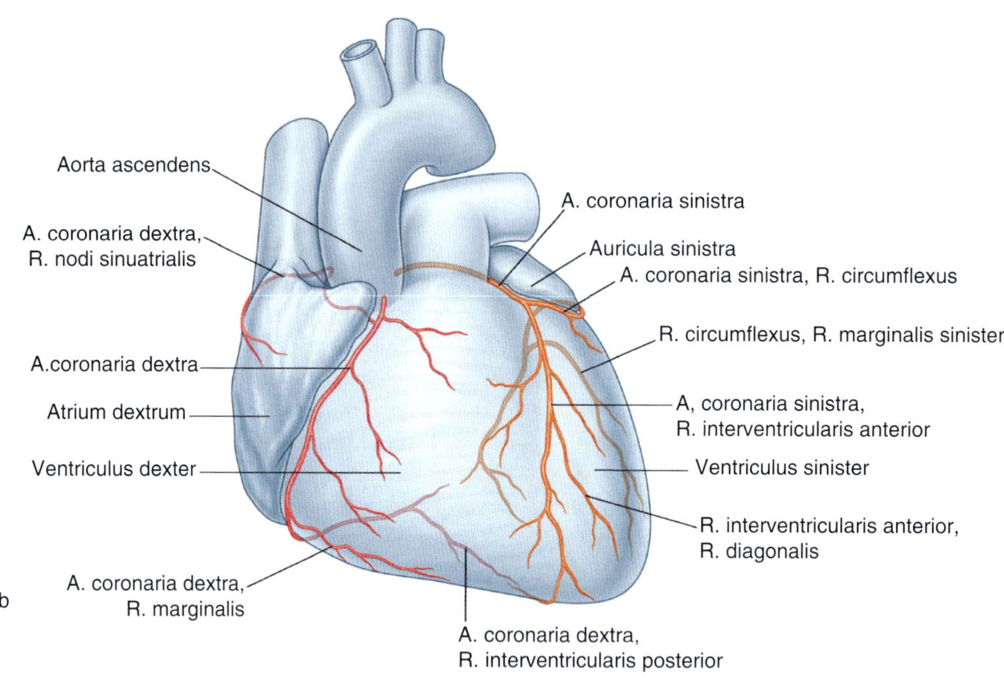

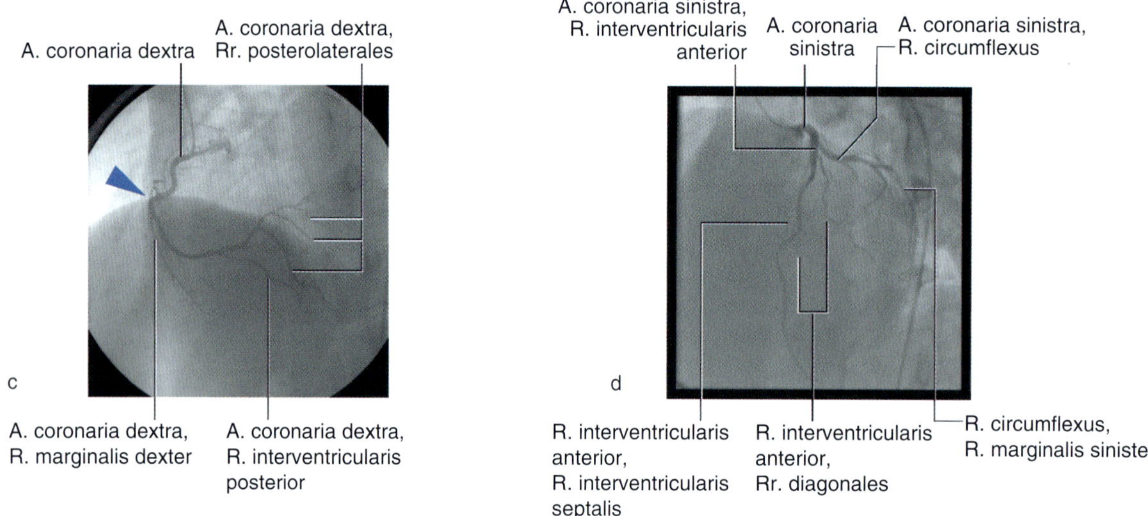

Abb. 4.10 *(Forts.)* (b) Schematische Darstellung der Herzkranzgefäße, Ansicht von ventral. (c) A. coronaria dextra (Rechtsversorgungstyp), Koronarangiografie im links-anterior-schrägen (LAO-)Strahlengang mit kranialer Angulation. (d) A. coronaria sinistra (Rechtsversorgungstyp), Koronarangiografie im links-anterior-schrägen Strahlengang mit kranialer Angulation.
CAUD, kaudal; CRAN, kranial; Cx, R. circumflexus; I, Verstärker (Intensifier); RIVA, R. interventricularis anterior; ACS, A. coronaria sinistra; Prox, proximal. [G505]

4.3 Bildgebung: pathologischer Befund

Fallbeispiel: Diagnostik und Auflösung

Im Vorfeld wurde bei Herrn B. aufgrund der Klinik und der Anamnese eine Quantifizierung der Kalzifikation der Koronararterien erhoben (sog. Agatston-Score, auch Agatston-Äquivalent-Score oder koronarer Kalzium-Score genannt). Je höher der Agatston-Score, desto höher ist das Risiko für schwere Koronarereignisse (Myokardinfarkt). Ab einem Wert von 400 liegt eine schwere Koronarkalzifikation vor.

Bei einem erhöhten koronaren Kalzium-Score muss einerseits mit einem erhöhten Risiko für kardiovaskuläre Ereignisse (z. B. Herzinfarkt) ausgegangen werden. Umgekehrt gilt, dass bei asymptomatischen Patienten mit einem Kalzium-Score von 0 ein Koronarereignis für die nächsten 10 Jahre sehr niedrig ist. Besonders Patienten mit vielen Risikofaktoren, aber ohne Kalkablagerungen profitieren möglicherweise eher von einer Lebensstiländerung als von aggressiven medikamentösen Therapien.

Bei Herrn B. ergab die Untersuchung einen Agatston-Score von 404. Aufgrund dieses Befundes wurde eine EKG-synchronisierte CT-Koronarangiografie mit Kontrastmittelgabe angeordnet (➤ Abb. 4.11).

In der durchgeführten Untersuchung ist im Bereich der Teilungsstelle der A. coronaria sinistra in den R. circumflexus und den R. interventricularis anterior eine ausgeprägte Kaliberschwankung der Gefäßzeichnung zu erkennen. Es handelt sich hierbei um nicht-verkalkte, „weiche" Plaques (Wandauflagerungen innerhalb der Wandung der Herzkranzgefäße; Pfeile 1 und 2 in ➤ Abb. 4.11). Es besteht der Verdacht auf eine intermediäre, ca. 50- bis 70-prozentige Stenose. Zusätzlich sind mehrere hyperintense Verkalkungen der Herzkranzgefäße an verschiedenen Positionen zu erkennen (Pfeilköpfe).

Die miterfassten übrigen Herzstrukturen stellen sich unauffällig dar.

Pathogenese

Kein anderes Organ unseres Körpers verbraucht so viel Sauerstoff wie der Herzmuskel. Anders als die Skelettmuskulatur kann das Herz-Myokard eine Mangelsituation nicht durch die anaerobe Glykolyse kompensieren, es ist ständig auf eine adäquate Sauerstoffversorgung angewiesen. Dies begründet die Vulnerabilität des Herzmuskels gegenüber einer Hypoxie oder Ischämie. Schon unter Ruhebedingungen liegt die **Sauerstoffextraktion** des Herzmuskels bei etwa **70 %.** Bei einer gesteigerten Herzarbeit muss der Fluss in den Koronararterien demzufolge deutlich erhöht werden.

MERKE

Die in den anatomischen Abbildungen dargestellten Verläufe der Herzkranzgefäße täuschen! Nur die großen Äste verlaufen auf dem Herzen (epikardial), von ihnen gehen zahlreiche kleinere Äste ab, die dann in die Herzwände eintreten und zwischen den Muskelzellen verlaufen. Diese intramyokardial verlaufenden Gefäße werden durch die Herzkontraktion während der Systole komprimiert, sodass die Koronarperfusion fast ausschließlich in der **Diastole** erfolgt.

An einer regelhaften Durchblutung ist unter anderem das **Koronarendothel** entscheidend beteiligt. So können kardiale Endothelzellen über eine NO-Ausschüttung die Koronarperfusion steigern oder aber durch die Ausschüttung von Prostazyklinen Thrombozyten und somit die Blutgerinnung inhibieren. Das Gefäßendothel beeinflusst außerdem die Angioneogenese, die zum Beispiel bei der Ausbildung von Kollateralen nach einem Herzinfarkt eine wichtige Rolle spielt. Der Einfluss des Endothels auf die Pathogenese der koronaren Herzerkrankung wird in den letzten Jahren intensiv erforscht.

Bei einer KHK kommt es zu einer Abnahme der koronararteriellen Perfusion des Herzens. Folge ist ein Missverhältnis zwischen zu geringem Sauerstoffangebot und zu großem Sauerstoffbedarf der Herzmuskelzellen. Klinisch äußert sich eine KHK in einer Angina pectoris (Brustenge), d. h. retrosternalen Schmerzen, die in die obere Extremität und/oder den Hals ausstrahlen können.

Eine sogenannte **stabile Angina pectoris** liegt vor, wenn die Beschwerden relativ stabil bleiben, d. h. durch einen bestimmten Grad an Belastung auslösbar sind, und durch entsprechende Gegenmaßnahmen wie körperliche Ruhe oder Medikamenteneinnahme wieder nachlassen. Der Begriff **akutes Koronarsyndrom** umfasst hingegen die Krankheitsbilder instabile Angina pectoris, Herzinfarkt und den plötzlichen Herztod. Diese Krankheitsbilder entwickeln sich auf dem Boden einer KHK und sind, im Gegensatz zur stabilen Angina pectoris, **akut vital gefährdend.**

MERKE

Grundlage einer KHK ist die Koronarinsuffizienz, d. h. das Missverhältnis zwischen myokardialem Sauerstoffangebot und -bedarf. Eine KHK kann sich als stabile Angina pectoris oder als akutes Koronarsyndrom klinisch äußern.

Folgende **Ursachen** kommen für eine Koronarinsuffizienz unter anderem in Betracht:

- Intraluminale Verengung der Koronarien aufgrund von:
  - Atherosklerose
  - Thrombosen
  - Koronarspasmen, z. B. durch Medikamente
  - Entzündungen/Vaskulitiden, z. B. beim Kawasaki-Syndrom
  - Koronardissektion

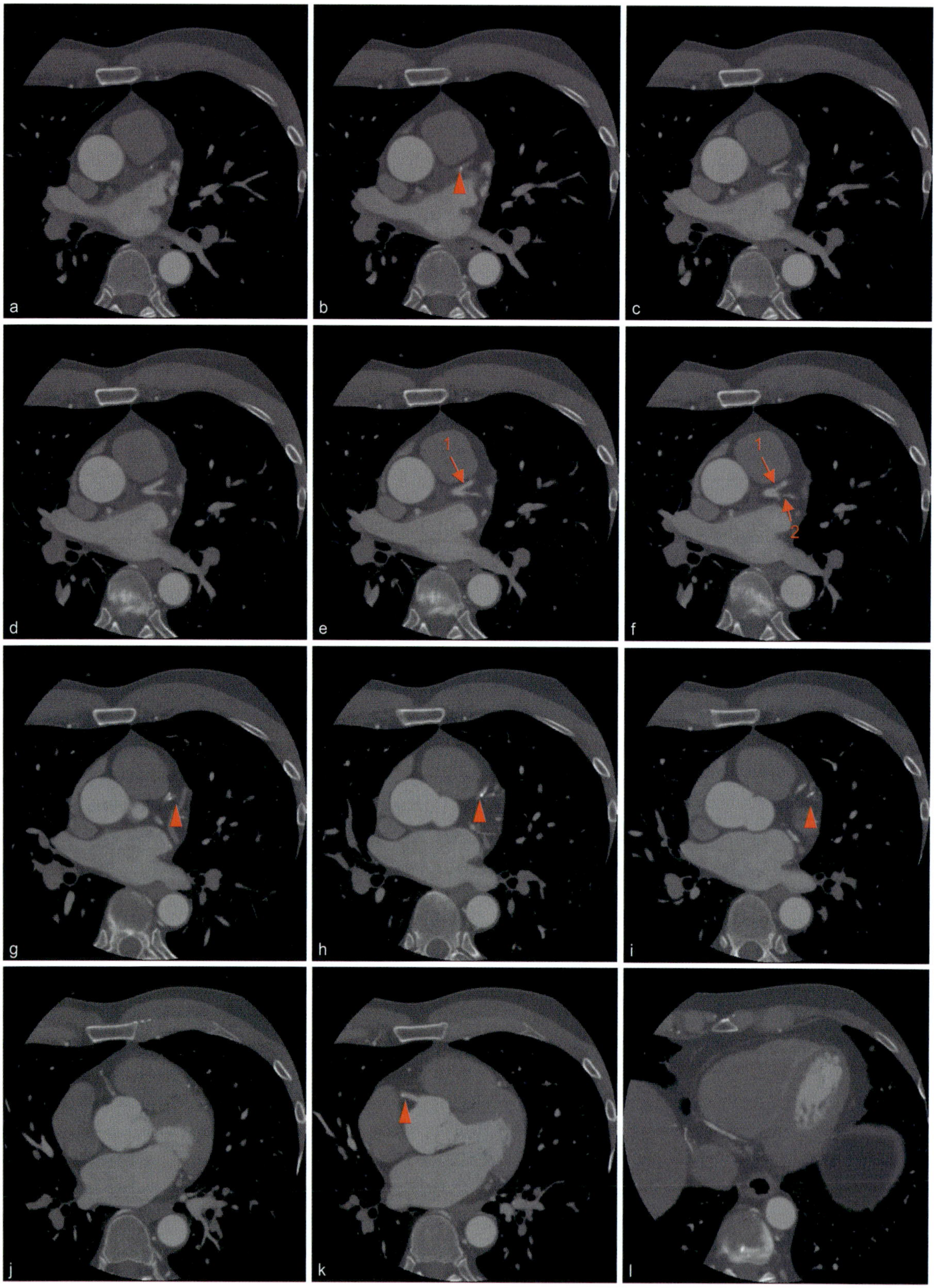

Abb. 4.11 Axiale EKG-synchronisierte Koronar-CT, früharterielle Kontrastmittelphase. 1 R. interventricularis anterior, 2 R. circumflexus. Die roten Pfeilköpfe zeigen auf verkalkte Gefäße. [T1272-01]

https://else4.de/mqj

- Extraluminale Verlegung bzw. Kompression, z. B. durch eine erhöhte Wandspannung des Ventrikels bei dilatativer Kardiomyopathie
- Verminderter Perfusionsdruck durch:
  - verminderten diastolischen Blutdruck, z. B. bei Schock
  - Verkürzung der Diastolendauer, z. B. bei anhaltender Tachykardie
  - Zunahme der Blutviskosität bspw. bei Leukämie

Nicht selten kommen zeitgleich mehrere Mechanismen zum Tragen.

Die Hauptursache für eine Koronarinsuffizienz stellt die **Atherosklerose** da. Hierbei handelt es sich um einen chronisch verlaufenden entzündlichen Prozess an den großen und mittelgroßen Arterien des gesamten Körpers. Auf zellulärer Ebene ist eine beginnende Atherosklerose durch eine sogenannte **endotheliale Dysfunktion** gekennzeichnet (➢ Abb. 4.12). Infolge der Dysfunktion der Endothelzellen wandern Entzündungszellen in die Gefäßwand ein und bilden dort sogenannte *fatty streaks.* Hierbei handelt es sich um streifenförmige, flache oder leicht erhabene Ansammlungen von Schaumzellen, die auch Xanthomzellen genannt werden. Histologisch setzen sich diese Ablagerungen aus fettbeladenen Makrophagen und fettbeladenen glatten Muskelzellen zusammen. Das Gefäß versucht, diese Läsion gegenüber dem Gefäßlumen mit einer fibrösen Kappe abzudichten (i. e.; stabile fibröse Plaque). Bei Ruptur oder Ulzeration der fibrösen Kappe der Plaque tritt thrombogener Plaque-Inhalt ins Gefäßlumen über und führt dort akut zur Aktivierung der Gerinnungskaskade. Folge ist eine Thrombosierung des Gefäßes (i. e.; instabile Plaque).

Diagnose

Für die Diagnose einer KHK bzw. eines Herzinfarkts stehen zahlreiche Methoden (Anamnese, körperliche Untersuchung, Blutuntersuchung, EKG etc.) zur Verfügung. Im Folgenden werden lediglich die wichtigsten **bildgebenden Verfahren** dargestellt.

Die **Koronarangiografie** ist der Goldstandard in der Diagnostik der KHK. Sie dient dem morphologischen Nachweis von Verschlüssen oder Stenosen der Koronararterien sowie deren Lokalisation. In Abhängigkeit von der Anzahl der verengten großen Koronararterien (rechte Herzkranzarterie, R. interventricularis anterior, R. circumflexus) kann eine koronare **Ein-, Zwei- oder Dreigefäßerkrankung** unterschieden werden. Im Rahmen der Koronarangiografie kann auch eine Wiedereröffnung des Gefäßes durchgeführt werden (s. unten).

Im Rahmen der Echokardiografie werden das Herz und seine umgebenden Strukturen mittels Ultraschalluntersuchung beurteilt. Bei der Farb-Doppler- oder Duplex-Echokardiografie kann zusätzlich der Blutfluss mithilfe einer Farbcodierung dargestellt werden. Physikalisch beruht die Duplex-Echokardiografie auf einer Änderung der Schallwellenreflexion der Erythrozyten (Doppler-Effekt). Wird die Echokardiografie unter körperlicher Belastung oder medikamentöser Steigerung (Dobutamin und/oder Atropin) der Herzaktivität durchgeführt, spricht man von einer Stressechokardiografie. Mithilfe der konventionellen transthorakalen Duplex-Echokardiografie (TTE) können morphologische und funktionelle Veränderungen (z. B. Funktion der Herzklappen, Wandstärke der Ventrikel, Perikardergüsse) des Herzens nachgewiesen werden. Aufgrund der anatomischen Nähe der Speiseröhre zu den Vorhöfen kann, bei einer vermuteten atrialen Pathologie, auch eine transösophageale Echokardiografie (TEE) durchgeführt werden.

Metabolische Störungen des Herzens können mithilfe der **Myokardszintigrafie,** auch Herzmuskelszintigrafie oder Herzszintigrafie genannt, bildgebend dargestellt werden. Es handelt sich hierbei um eine nuklearmedizinische Untersuchungsmethode, bei der ein mit ^{201}Thallium markierter Tracer intravenös injiziert wird. Das Thallium reichert sich nur in gesunden Herzmuskelzellen an. Nach ergometrischer oder pharmakologischer Belastung wird das Thallium injiziert und die Aktivität über dem linken Ventrikel mit einer Gammakamera aufgenommen. Die Aufnahmen werden in der sog. SPECT-Technik (Single-Photon-Emissions-Computertomografie) erstellt, bei der der Messkopf der Kamera um den Patienten rotiert. Die dabei gewonnenen Daten werden digital zu Schnittbildern rekonstruiert. Herzregionen mit einer gestörten Durchblutung reichern im Vergleich zu gesunden Regionen *weniger* Thallium an.

Rudolf Virchow sagte einmal: „Der Mensch ist so alt oder so jung wie seine Gefäße." Verkalkungen der Koronararterien sind Ausdruck einer Atherosklerose, das Ausmaß der Verkalkungen korreliert hierbei positiv mit dem Herzinfarktrisiko. Verkalkungen der Koronararterien können bildgebend und ohne die Gabe von Kontrastmittel durch eine **Koronar-CT** dargestellt und bewertet werden. Um das schlagende Herz „bewegungsfrei" darzustellen, werden die Aufnahmen mit der Herzaktivität mittels EKG synchronisiert. Darüber hinaus wird die CT zur Darstellung der Koronararterien nach venöser Kontrastmittelinjektion verwendet.

MERKE

Werden bei der Koronar-CT-Untersuchung Kalzifikationen der Koronararterien festgestellt, werden diese mithilfe des „Agatston-Score" bewertet. Der Agatston-Score spiegelt quantitativ das Ausmaß der Verkalkung wider. Man kann so auf das **biologische Herzalter** rückschließen.

Nicht bei allen Patienten mit den klinischen Zeichen eines Herzinfarkts findet man in der Herzkatheteruntersuchung verschlossene Herzkranzgefäße. In diesem Fall kann eine **Kardio-MRT** durchgeführt und so nach Durchblutungsstörungen

4

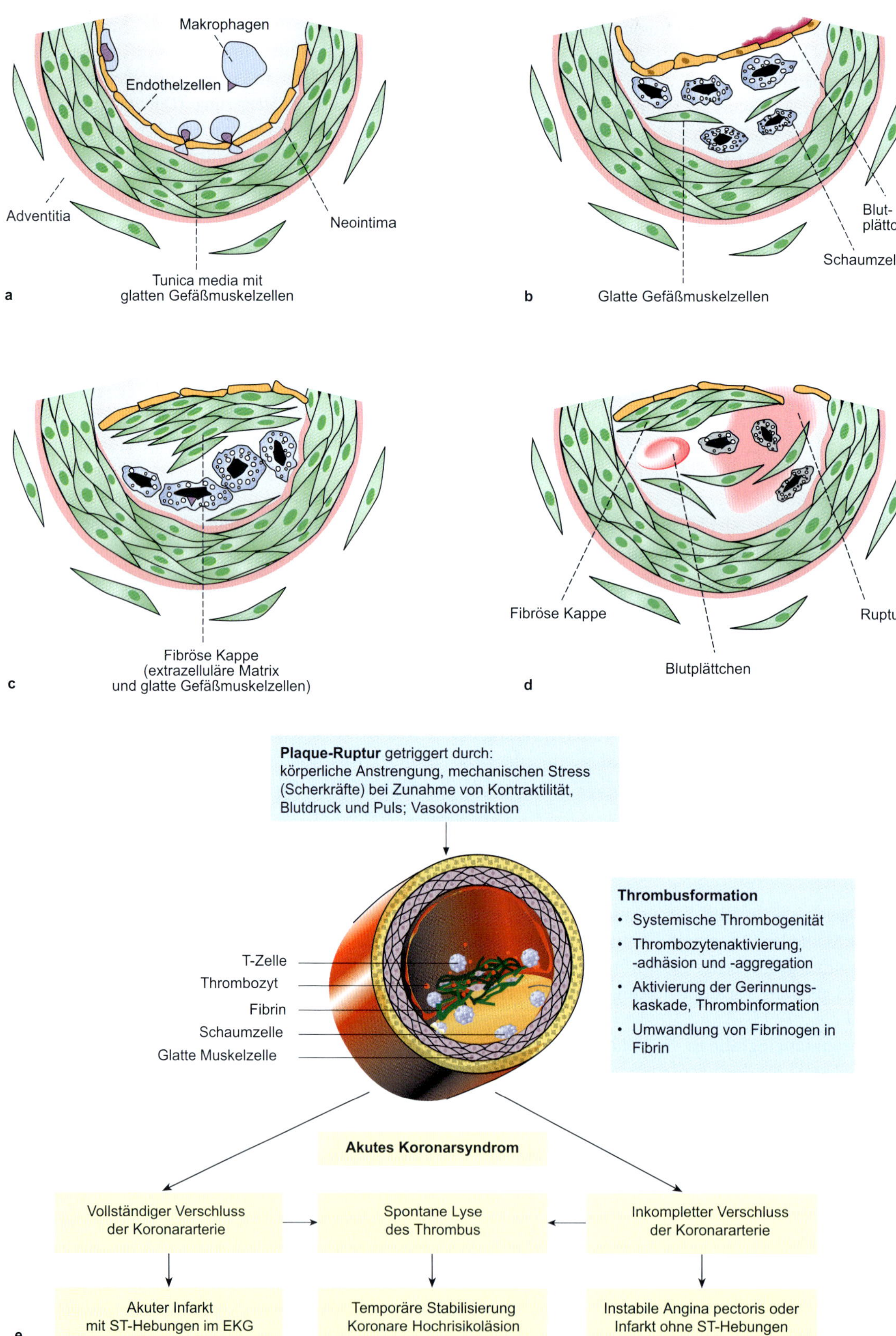

Abb. 4.12 Pathogenese der Atherosklerose: (a) endotheliale Dysfunktion als Ausgangspunkt der Atheroskleroseentstehung; (b) Formation von „fatty streaks", der frühesten atherosklerotischen Läsion; (c) komplizierte Plaque mit stabiler fibröser Kappe; (d) Plaque-Ruptur. a–d: [L106]. (e) Instabile atherosklerotische Plaque und Pathophysiologie der Plaque-Ruptur mit ihren klinischen Folgen [A400].

und morphologischen Veränderungen des Herzens gesucht werden. Wie bei der Stressechokardiografie können belastungsabhängige Veränderungen pharmakologisch induziert werden (Stress-Perfusions-MRT).

Therapie

Die Therapie einer KHK verfolgt prinzipiell drei wichtige Ziele:

- Symptomatische Therapie eines akuten Angina-Pectoris-Anfalls
- Wiedereröffnung eines stenosierten Gefäßabschnitts (Revaskularisierung)
- Medikamentöse und nicht-medikamentöse Langzeittherapie mit dem Ziel, das Fortschreiten der Erkrankung zu verhindern bzw. zumindest zu verlangsamen

Wir möchten uns hier auf die Revaskularisierungstherapie beschränken, da diese unmittelbar bildgebend dargestellt werden kann. Für weitere Einzelheiten verweisen wir an dieser Stelle auf die entsprechenden Lehrbücher der Inneren Medizin.

Zur Wiedereröffnung eines stenosierten Koronargefäßes wird oft die Ballondilatation (perkutane transluminale Koronarangioplastie, kurz PTCA) eingesetzt (➤ Abb. 4.13). Hierbei wird ein Ballonkatheter über einen Führungsdraht in das Koronargefäß vorgeschoben und mittels Flüssigkeit gefüllt. Der so entstehende Druck weitet das Gefäß lokal auf. Im Anschluss an die PTCA erfolgt fast immer eine Stent-Implantation. Dabei können sogenannte *bare metal stents* (einfacher Stent ohne Beschichtung), medikamentenfreisetzende Stents, antikörperbeschichtete Stents oder resorbierbare Stents zum Einsatz kommen.

Eine Katheterintervention kann bei stabiler oder instabiler Angina pectoris, wenn eine Stenose > 75 % in einem Gefäß nachweisbar ist und in dessen Versorgungsgebiet (z. B. mittels Myokardszintigrafie) eine Ischämie nachgewiesen wurde, indiziert sein. Das Risiko einer Katheterintervention liegt in der Dissektion der Koronararterien.

➤ Abb. 4.14 zeigt eine erfolgreiche PTCA mit Stent-Einlage in den R. interventricularis anterior der linken Herzkranzarterie. Im ersten Bild stellt sich der Verschluss des R. interventricularis anterior als relativ scharf begrenzter Abbruch der Gefäßzeichnung dar (großer Pfeilkopf in ➤ Abb. 4.14a). Der R. circumflexus (1) mit seinem R. marginalis sinister (2) stellt sich hingegen durchgängig dar. Im zweiten Bild sieht man nun den Führungsdraht, der über den Gefäßverschluss vorgeschoben wurde (kleine Pfeilköpfe in ➤ Abb. 4.14b). Nach erfolgreicher Aufweitung des Gefäßlumens durch die Ballondilatation stellt sich der gesamte R. interventricularis anterior wieder durchgängig dar (➤ Abb. 4.14c). ➤ Abb. 4.14d zeigt schlussendlich das Gefäß nach erfolgreicher Stent-Einlage.

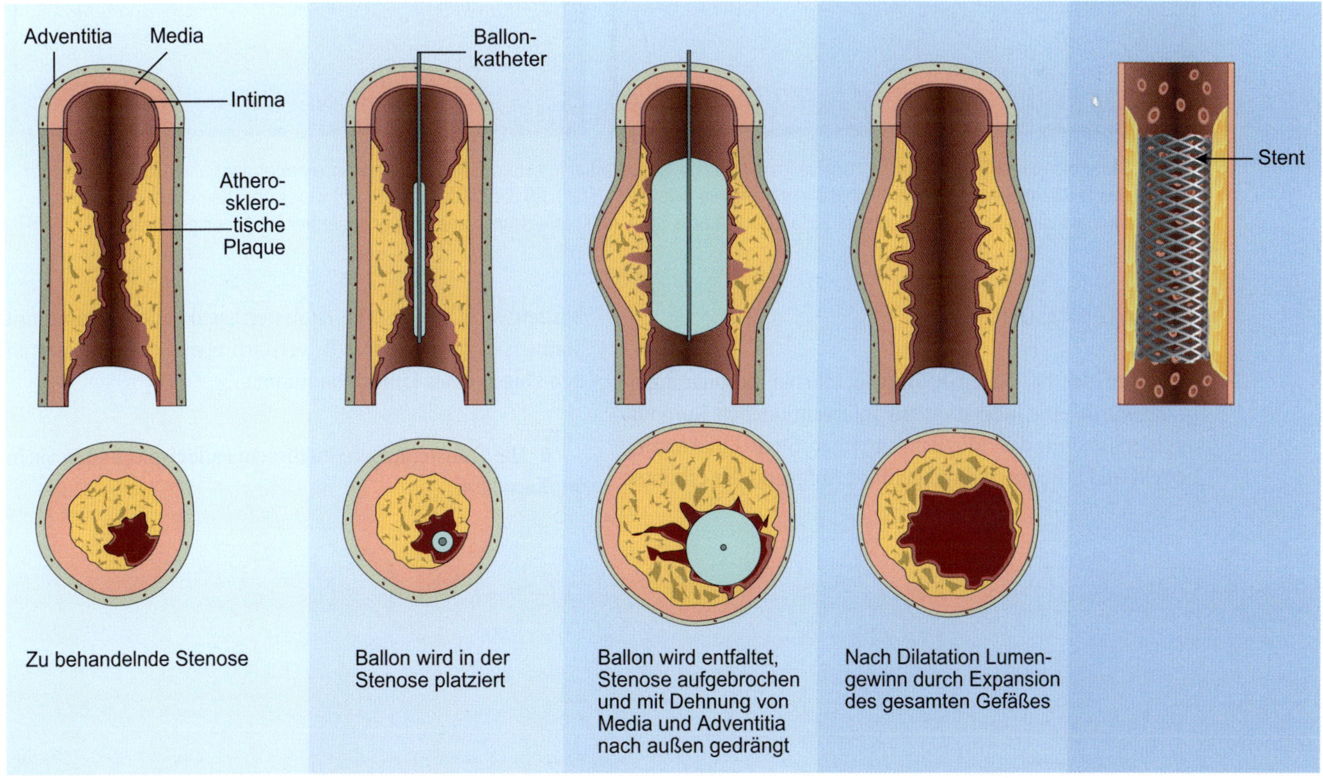

Abb. 4.13 Schematische Darstellung der Durchführung einer PTCA mit Stent-Einlage. [L115]

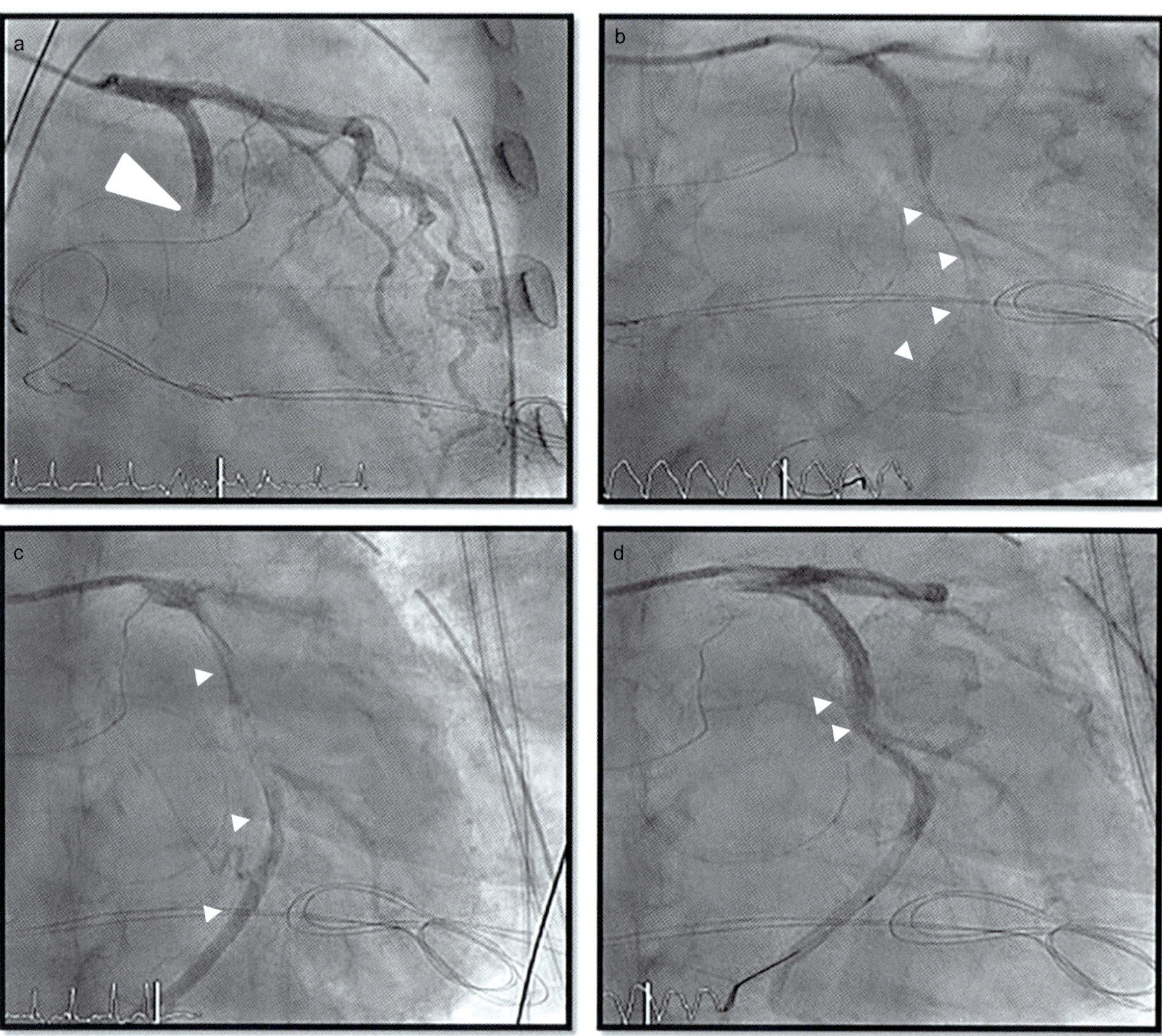

Abb. 4.14 Erfolgreiche PTCA (perkutane transluminale coronare Angioplastie) mit Stent-Einlage in den R. interventricularis anterior der linken Herzkrankarterie. (a) Diagnostische Koronarangiografie mit Verschluss des RIVA (Pfeil); (b) der PTCA-Draht (Pfeile) wurde über den Verschluss vorgeschoben. (c) Koronarangiografie nach erfolgreicher Ballondilatation des RIVA. (d) Koronarangiografie nach erfolgreicher Stent-Einlage (Pfeile). [T1272-01]

Patientenkasuistik

Aufgrund der bei Herrn B. durchgeführten Koronarangiografie wurde eine Indikation zur interventionellen Koronarangiografie mit der Möglichkeit einer Stent-Einbringung gestellt und erfolgreich durchgeführt. Aufgrund der erhöhten Blutfettwerte wurde eine cholesterinsenkende Therapie mit Statinen begonnen. Herr B. verstarb etwa 5 Jahre später an den Folgen eines Lungenkarzinoms.

Die Transferaufgabe zu diesem Fallbeispiel finden Sie in ➤ Kap. 11.4.

KAPITEL

5 Sturz vom Gerüst

Markus Kipp, Erik Volmer

Lernziele

Nach Bearbeitung dieses Kapitels sollten Sie dazu in der Lage sein,

- den knöchernen Aufbau des Handskeletts sowie die einzelnen Handgelenke zu beschreiben,
- sich in einer a. p.- und seitlichen Projektionsradiografie der Hand zu orientieren,
- aus einem zweidimensionalen Summationsbild auf die dreidimensionale anatomische Architektur der Hand zu schließen,
- den Karpaltunnel samt Begrenzung und Inhalt in der MRT-Aufnahme zu erkennen und zu beschreiben,
- die Lage und Integrität der Handknochen in einer Computertomografie (CT), insbesondere in koronarer Projektion, zu beurteilen,
- pathologische Veränderungen infolge eines Traumas der Hand zu erkennen und einzuordnen.

Fallbeschreibung

Der 47-jährige Malermeister Michael M. kommt nach einem Sturz vom Gerüst eines Hauses aus Höhe des ersten Stocks zu Ihnen in die Allgemeinarztpraxis. Er gibt an, auf die linke Körperhälfte gefallen zu sein. Dabei habe er noch versucht, den Aufprall mit der Hand abzufangen. Direkt nach dem Sturz sei die Hand sehr schmerzhaft gewesen, Bewegungen seien nur noch schwer möglich. Im Rahmen der **körperlichen Untersuchung** erheben Sie folgende Befunde:

- Ausgeprägter Druckschmerz über dem linken Handgelenk
- Verstärkung der Schmerzen beim Versuch, den Unterarm zu drehen
- Schwellung des Handgelenks
- Bewegung des Handgelenks stark beeinträchtigt

Herr M. klagt initial über leichte Luftnot, Sauerstoffsättigung peripher ca. 98 %, normofrequente Atmung. Aufgrund der Schwere des Traumas und der nicht abschätzbaren Unfallfolgen überweisen Sie Herrn M. an die nächstgelegene Universitätsklinik, in die ihn der Rettungswagen bringt, wo er über die unfallchirurgische Ambulanz weiterversorgt wird. Dort wird eine Projektionsradiografie der Hand in zwei Ebenen angefertigt (➤ Abb. 5.1).

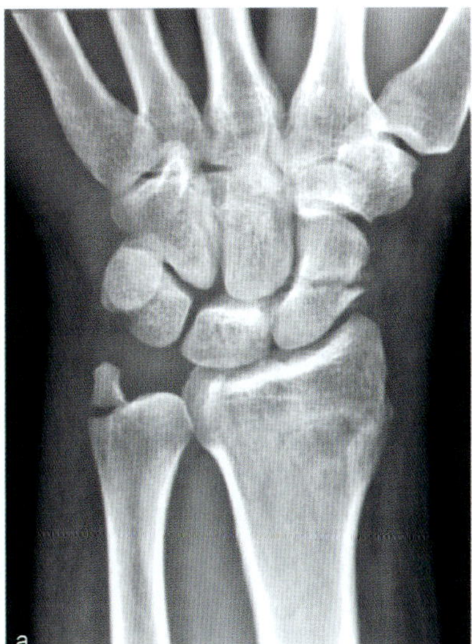

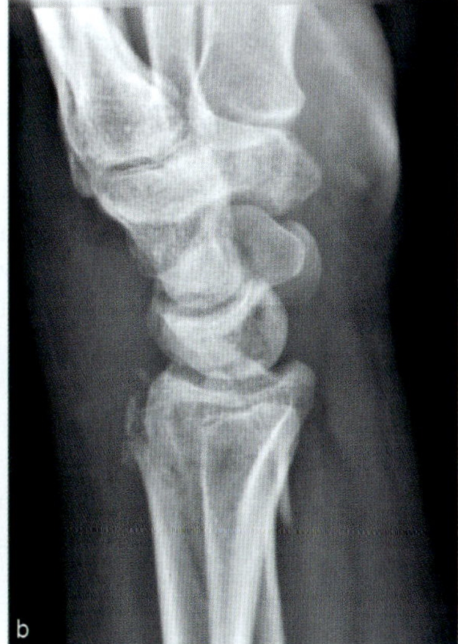

Abb. 5.1 Projektionsradiografie der linken Hand in zwei Ebenen. (a) a. p.-Projektionsradiografie, (b) laterale Projektionsradiografie. [T1272-01]

5.1 Anatomische Grundlagen

5.1.1 Allgemeines

Die menschliche **obere Extremität** ist eine elegante biomechanische Konstruktion, die es erlaubt, die Hand als Stütz-, Greif- und Haltewerkzeug einzusetzen. Die Anatomie von distalem Oberarm, Hand und Finger ist aufgrund der zahlreichen funktionellen Einzelgelenke komplex. Unterschieden werden:

- das distale Radioulnargelenk
- das eigentliche Handgelenk (mit den Radiokarpal- und Mediokarpalgelenken)
- die Karpometakarpalgelenke
- die Metakarpophalangealgelenke
- die Interphalangealgelenke

Im Zusammenspiel ermöglichen die verschiedenen Gelenke unter anderem Beugung (**Palmarflexion,** in Richtung Handfläche), Streckung (**Dorsalextension,** Richtung Handrücken), **Radialadduktion** (zur Daumenseite hin) und **Ulnarabduktion** (zur Kleinfingerseite hin).

5.1.2 Distaler Unterarm und Handwurzelknochen

(➤ Abb. 5.2)

Übergang Unterarm–Hand Am Übergang vom Unterarm zur Hand befinden sich die distalen Epiphysen des Radius und der Ulna. Ganz ähnlich wie im Bereich der Malleolengabel der unteren Extremität umschließen die **Proc. styloideus radii und ulnae** die knöcherne Hand, wenngleich auch bei Weitem nicht so eng wie im oberen Sprunggelenk. Weitere markante Strukturen am Übergang sind die **Incisura ulnaris des Radius,** die mit der Ulna eine gelenkige Verbindung eingeht (Art. radioulnaris distalis), sowie auf der Dorsalseite des Radius das **Tuberculum dorsale** (Tuberculum Listeri), das als Widerlager für die Sehne des M. extensor pollicis longus dient.

Knöcherne Hand Die knöcherne Hand ist von proximal nach distal in drei Abschnitte gegliedert: Handwurzel (Carpus), Mittelhand (Metacarpus) und Fingerglieder (Phalangen). Die **Knochen der Handwurzel** (Ossa carpi) können noch einmal unterteilt werden in:

- Proximale Reihe, vom Radius ausgehend: Kahnbein (Os scaphoideum), Mondbein (Os lunatum), Dreiecksbein (Os triquetrum) und Erbsenbein (Os pisiforme)
- Distale Reihe, ebenfalls vom Radius ausgehend: großes Vieleckbein (Os trapezium), kleines Vieleckbein (Os trapezoideum), Kopfbein (Os capitatum) und Hakenbein (Os hamatum).

Bei den **Phalangen** werden, mit Ausnahme des Daumens, der nur aus zwei Phalangen aufgebaut ist, ein Phalanx proximalis, media und distalis unterschieden.

Handgelenk Das umgangssprachliche „Handgelenk" besteht aus **zwei Teilgelenken** (Articulatio composita):

- Zwischen Radius, Discus articularis und drei der vier proximalen Handwurzelknochen (Os scaphoideum, Os lunatum, Os triquetrum) die Art. radiocarpalis (proximales Handgelenk; blaue Linie ➤ Abb. 5.2c)
- Zwischen der proximalen und distalen Reihe der Handwurzelknochen die Art. mediocarpalis (distales Handgelenk, rote Linie ➤ Abb. 5.2c)

Die **Gelenkkapsel des proximalen Handgelenks** ist am Radius sowie an der Knochen-Knorpel-Grenze der proximalen Handwurzelreihe angeheftet, die **Gelenkkapsel des distalen Handgelenks** setzt an der Knochen-Knorpel-Grenze beider Handwurzelreihen an.

Am knöchernen Skelett ➤ Abb. 5.2b erscheint eine weite Lücke zwischen distaler Ulna und proximaler Handwurzelreihe. Diese wird durch den **Discus articularis ulnocarpalis** (auch Discus triangularis) überbrückt. Er besteht histologisch aus Knorpel und straffem, parallelfaserigem Bindegewebe und stellt eine Verbindung zwischen der distalen Ulna, dem distalen Radioulnargelenk und der proximalen Handwurzel her. Funktionell spielt er eine wichtige Rolle bei der Druckübertragung zwischen Ulna und Handwurzel.

Die weiteren zur Hand gehörenden Gelenke sind:

- Artt. carpometacarpales zwischen der distalen Reihe der Handwurzelknochen und den Ossa metacarpi
- Fingergrundgelenke (Metakarpophalangealgelenke; MCP) zwischen den Ossa metacarpi und den Phalanges proximales
- Fingermittelgelenke (proximale Interphalangealgelenke; PIP) zwischen Phalanx proximalis und media
- Fingerendgelenke (distale Interphalangealgelenke; DIP) zwischen Phalanx media und distalis

5.1.3 Karpaltunnel (Canalis carpi)

Eine klinisch wichtige Region im Bereich der Hand ist der Karpaltunnel (Canalis carpi), ein osteofibröser Kanal, durch den der N. medianus und die Sehnen der Fingerbeugemuskeln vom Unterarm zur Hand gelangen. ➤ Abb. 5.3 zeigt den Aufbau, Inhalte sowie begrenzende Strukturen und erlaubt einen Einblick in den Tunnel. Der Boden des Karpaltunnels (entspricht seiner **dorsalen** Begrenzung) wird durch die Handwurzelknochen gebildet, die sich an beiden Seiten zu einem knöchernen Wulst, der Eminentia carpi ulnaris und radialis, erheben:

- Die **Eminentia carpi ulnaris** wird vom Os pisiforme und vom Hamulus ossis hamati gebildet.

5

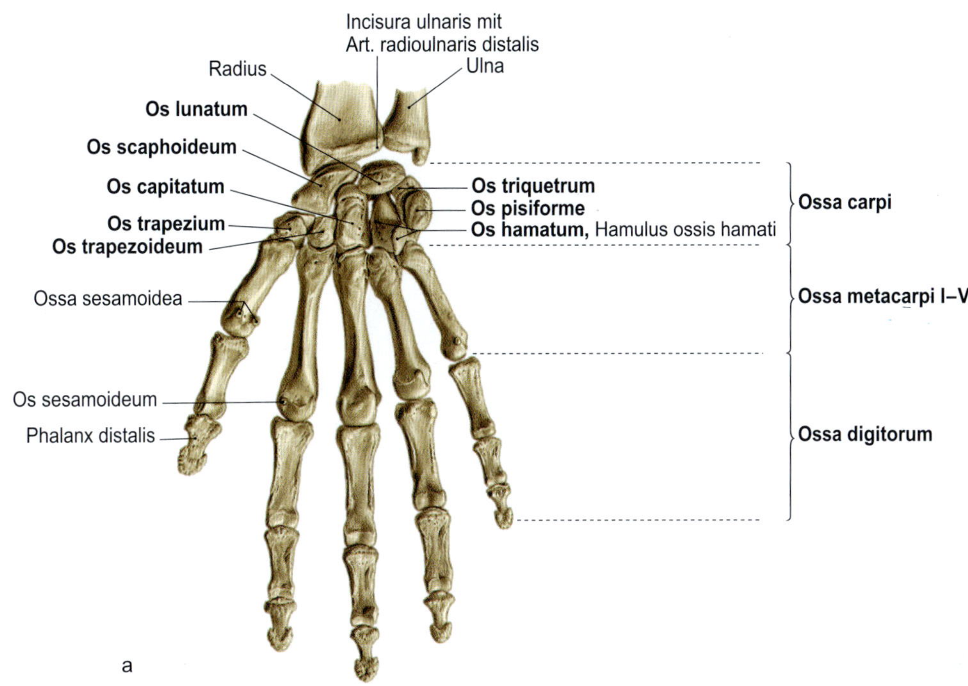

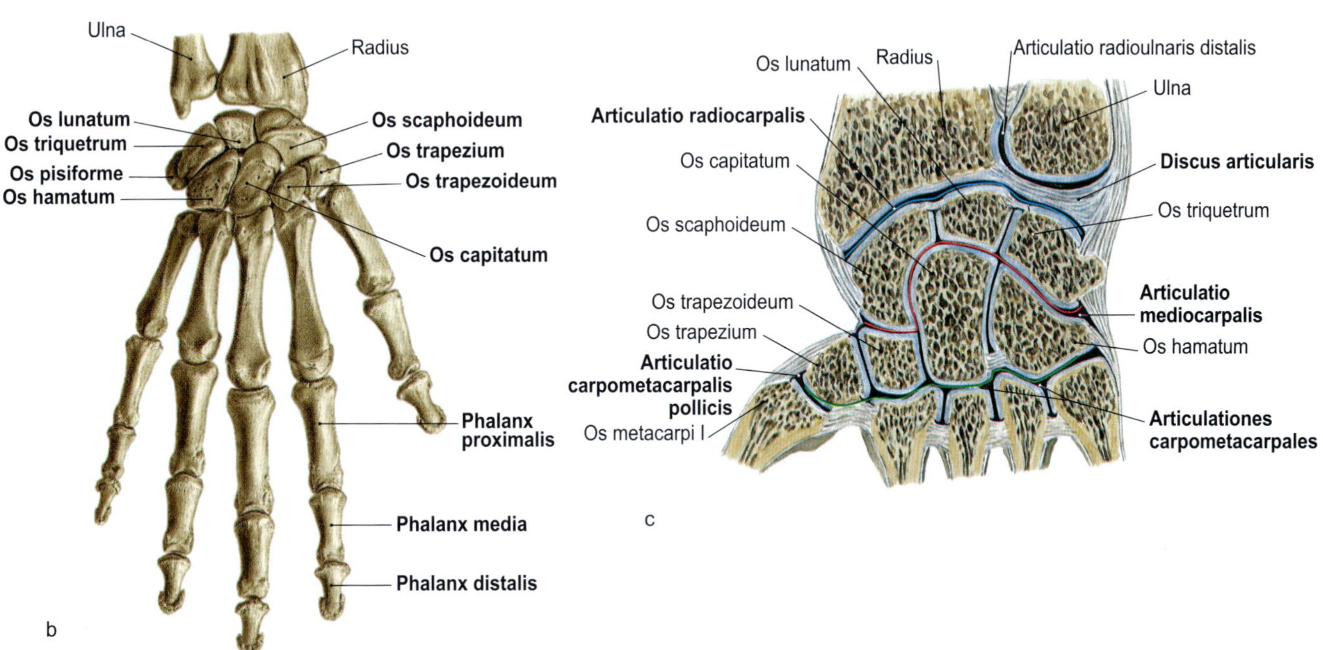

Abb. 5.2 Rechtes Handskelett. (a) Handskelett, Ossa manus, rechts; Ansicht von palmar. (b) Handskelett, Ossa manus, rechts; Ansicht von dorsal. (c) Frontalschnitt, Ansicht von palmar. Proximales (blaue Linie), distales (rote Linie) Handgelenk und Karpometakarpalgelenke (grüne Linie). [S700]

- Die **Eminentia carpi radialis** wird vom Tuberculum ossis scaphoidei und vom Tuberculum ossis trapezii gebildet (➢ Abb. 5.3c).

Zwischen der Eminentia carpi ulnaris und radialis spannt sich das Retinaculum musculorum flexorum (klinisch auch Lig. carpi transversum genannt), das den Canalis carpi nach palmar hin zu einem osteofibrösen Kanal abschließt.

MERKE

Canalis carpi:
- **Begrenzungen:** dorsal – Handwurzelknochen; palmar – Lig. carpi transversum
- **Inhalte:** N. medianus; Muskelsehnen der langen Fingerbeuger (M. flexor digitorum profundus et superficialis, M. flexor pollicis longus)

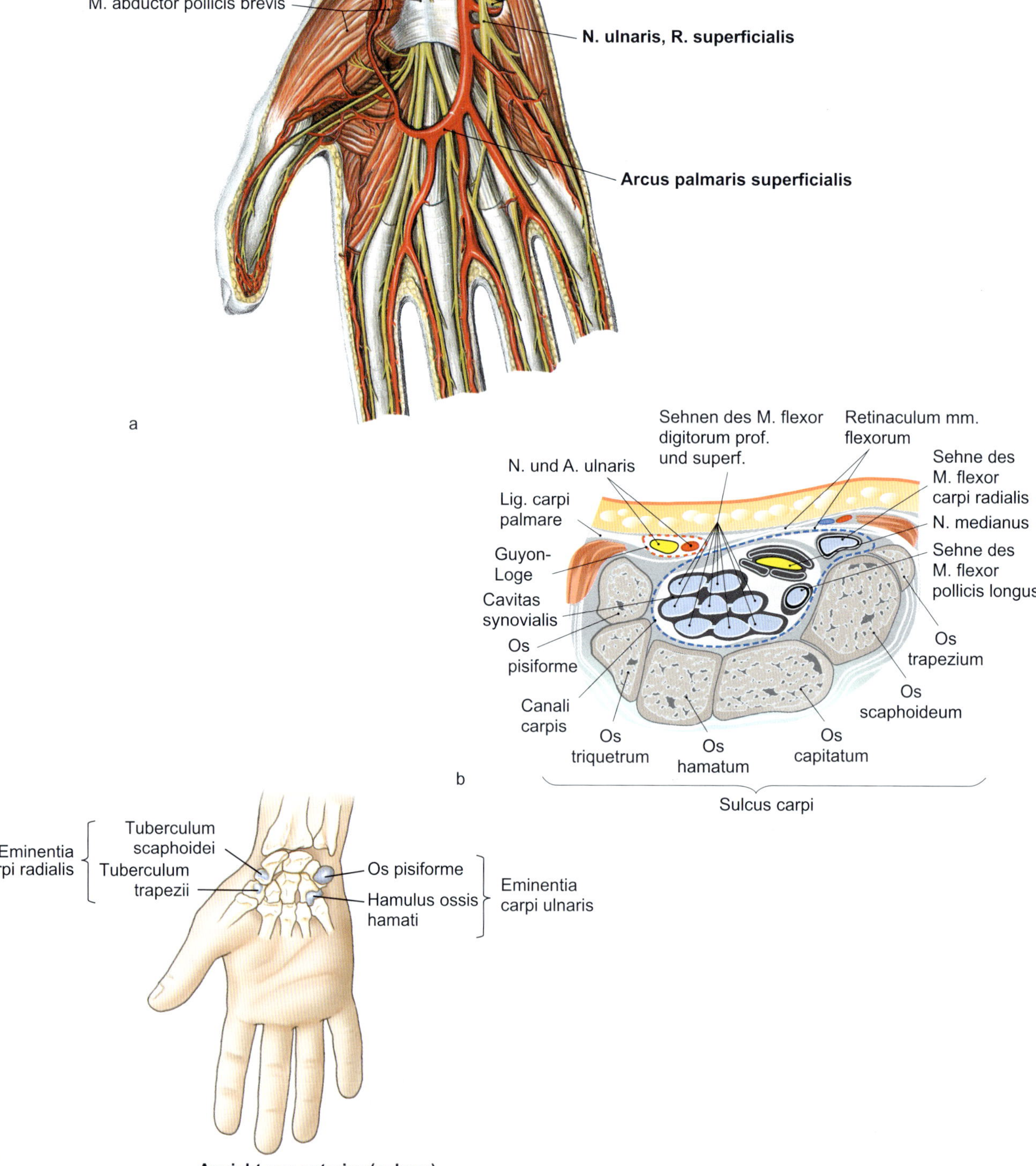

Abb. 5.3 (a) Rechte Hand, Ansicht von palmar. Das Retinaculum flexorum begrenzt den Canalis carpi nach palmar [S700]. (b) Axialer Blick in den Karpaltunnel (Canalis carpi). Oben links ist zusätzlich die Guyon-Loge mit der A. ulnaris bzw. dem N. ulnaris dargestellt [R255]. (c) Schematische Darstellung der Eminentia carpi ulnaris und radialis, an denen das Retinaculum flexorum befestigt ist. [E607-003]

5.2 Bildgebung: Normalbefund

5.2.1 Allgemeines

Initial wird bei Verdacht auf knöcherne Verletzungen – insbesondere der Extremitäten – weiterhin die konventionelle Projektionsradiografie (Röntgen) in zwei Ebenen eingesetzt. Wie bereits erwähnt, durchdringt bei diesem radiologischen Verfahren ionisierende Strahlung die zu untersuchende Körperregion und schwärzt einen auf der Gegenseite positionierten Detektor. Hell (hypotransparent) bedeutet also, dass sich an dieser Stelle des Körpers viel röntgendichtes Material befindet (z. B. Knochen), dunkel (hypertransparent) hingegen, dass sich an dieser Stelle des Körpers wenig röntgendichtes Material befindet (z. B. Luft). Wichtig ist, zu verinnerlichen, dass man bei einer konventionellen Röntgenuntersuchung ein **zweidimensionales Summationsbild** der eigentlich dreidimensionalen Architektur erhält. Einzelne **Strukturen** können sich **überlagen.** Um die Dreidimensionalität dennoch bestmöglich abbilden zu können, werden **Röntgenaufnahmen aus mehreren „Richtungen"** angefertigt (sprich, in mehreren Ebenen).

5.2.2 a. p.-Projektionsradiografie der Hand

➢ Abb. 5.4 und ➢ Abb. 5.5 zeigen den Normalbefund einer Projektionsradiografie des Handgelenks **in 2 Ebenen** im anterior-posterioren (a. p., linke Hand) Strahlengang und von der Seite (rechte Hand) im lateralen Strahlengang.

MERKE
Obwohl die Röntgenstrahlen von dorsal (Handrücken) nach palmar (Handfläche) durch die Hand treten, sprechen die Radiologen von einer a. p.-Aufnahme – anatomisch eher korrekt wäre der Terminus „dorsovolar" bzw. „dorsopalmar".

Bei einer **a. p.-Aufnahme** sitzt der Patient seitlich am Tisch, der abgewinkelte Unterarm und die Handflächen liegen auf, die Finger sind leicht gespreizt. Falls nötig, kann ein Sandsack zur Fixierung auf den Unterarm gelegt werden. Diese Übersichtsdarstellung erlaubt eine vollständige Abbildung der Hand einschließlich aller Hand- und Fingergelenke.

Sowohl Radius als auch Ulna laufen im Bereich der Hand spitz mit einem Proc. styloideus radii (1) und (2) ulnae aus (➢ Abb. 5.4). Die zwischen den beiden Knochen gelegene Kontaktfläche beider Unterarmknochen markiert das distale Radioulnargelenk (3). Es folgt das proximale Handgelenk (Art. radiocarpalis, blaue Linie). An seinem Aufbau sind **proximal** die Facies articularis carpalis des Radius sowie der Discus articularis ulnocarpalis (Discus triangularis; s. auch ➢ Abb. 5.2), der u. a. die im Röntgenbild augenscheinliche Lücke zwischen Caput ulnae und proximaler Handwurzel schließt, beteiligt. Es entsteht so eine eiförmige Gelenkpfanne. Die **distale Gelenkfläche** wird durch das Os scaphoideum und das Os lunatum (beide artikulieren überwiegend mit dem Radius) sowie das Os triquetrum (artikuliert mit dem Discus articularis) gebildet. Sie formen, zusammen mit überknorpelten Bandstrukturen, den eiförmigen Gelenkkopf des proximalen Handgelenks.

Auch das **distale Handgelenk** (Art. mediocarpalis, rote Linie in ➢ Abb. 5.4b) kann im Röntgenbild deutlich abgegrenzt werden. Sowohl die **proximale** als auch die **distale Reihe** der Handwurzelknochen bilden jeweils einen Gelenkkopf und eine Gelenkpfanne aus, sodass die Gelenkspalte wellen- bzw. S-förmig erscheint. Auf diese Weise sind die beiden Reihen der Handwurzelknochen ineinander verzahnt. Von der proximalen und distalen Gelenkhauptachse zweigen Nebengelenkspalten ab (exemplarisch durch die grüne Linie zwischen Os capitatum und Os trapezoideum hervorgehoben). Auch wenn im Röntgenbild der Eindruck entsteht, diese Räume würden miteinander kommunizieren, sind sie tatsächlich durch Bandstrukturen kompartimentiert.

MERKE
Bei einer Palmarflexion der Hand kann man am distalen Unterarm in der Regel **drei Hautfalten** erkennen. Die mittlere Falte (Linea restricta) liegt dabei fast direkt über dem Gelenkspalt des proximalen Handgelenks.

PRAXISTIPP
Bei der Beurteilung einer Projektionsradiografie ist zu beachten, dass man ein **zweidimensionales Summationsbild** der eigentlich dreidimensionalen anatomischen Architektur erhält. So lässt sich beispielsweise bei einer a. p.-Aufnahme die Kontur des Os pisiforme als Teil der Eminentia carpi ulnaris nur bei genauerer Betrachtung ausmachen. Es „verschmilzt" scheinbar mit seiner Unterlage, dem Os triquetrum, dem es aufgelagert ist.
Hält man sich diesen Umstand vor Augen, lassen sich auch die weiteren Strukturen der Eminentia carpi ulnaris und radialis abgrenzen: Distal vom Os pisiforme zeichnet sich der Hamulus ossis hamati ab (4), auf der Radialseite proximal das Tuberculum ossis scaphoidei (5) und distal davon das Tuberculum ossis trapezii (6).

5.2.3 Seitliche Projektionsradiografie der Hand

Die meisten anatomischen Lehrbücher zeigen die Hand entweder von palmar oder dorsal. Darstellungen von lateral sind seltener anzutreffen, werden aber in der Radiologie beispielsweise zur Beurteilung der Längsachse von Os capitatum, Os lunatum und Radius nach Luxationsfrakturen regelmäßig

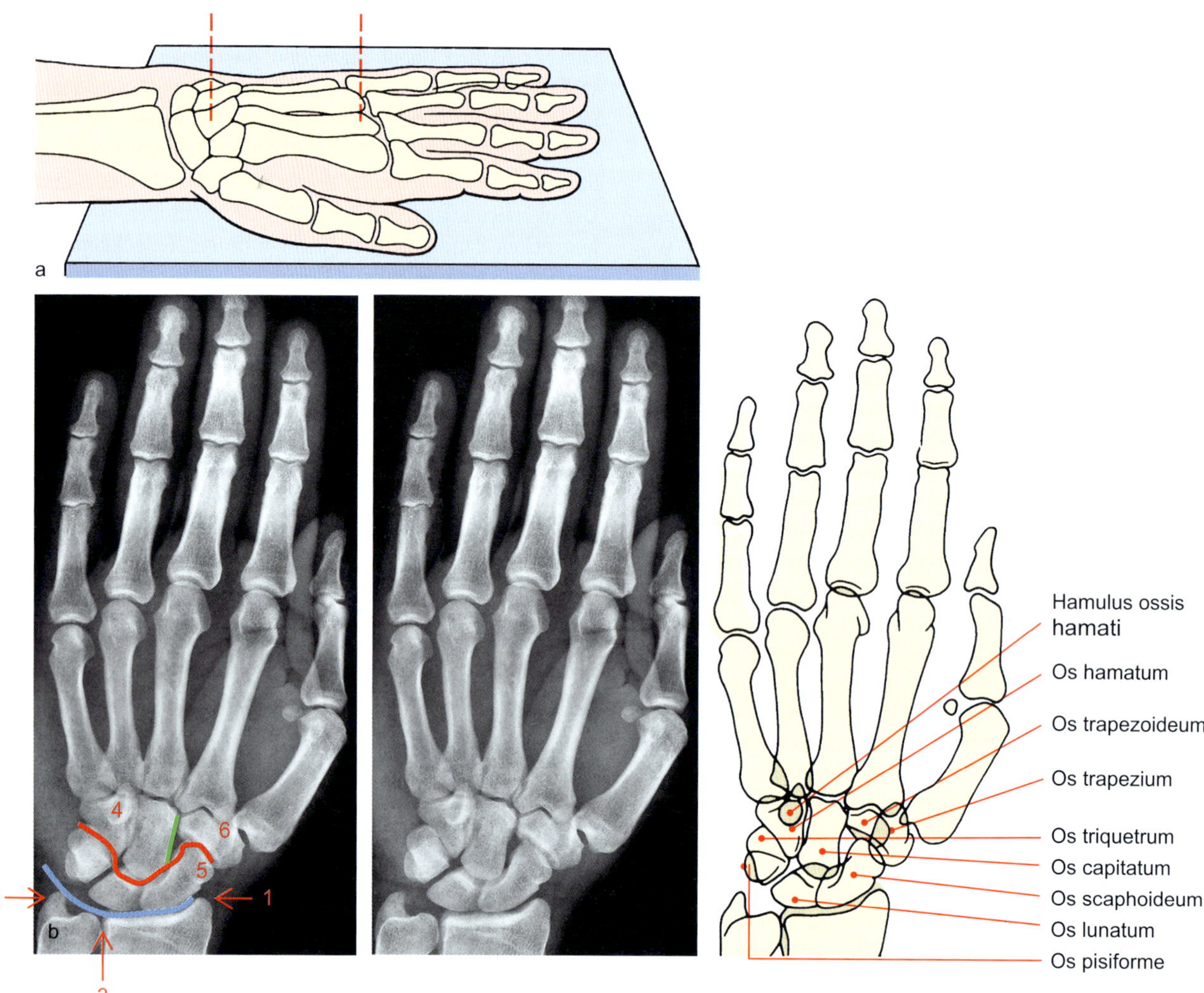

Abb. 5.4 a. p.-Projektionsradiografie der Hand. (a) Darstellung des Strahlengangs. (b) a. p.-Projektionsradiografie der linken Hand mit schematischer Verdeutlichung der einzelnen Knochen (rechtes Bild). 1 (Proc. styloideus radii), 2 (Proc. styloideus ulnae), 3 (Art. radioulnaris distalis), 4 (Hamulus ossis hamati), 5 (Tuberculum ossis scaphoidei), 6 (Tuberculum ossis trapezii). Blaue Linie = proximales Handgelenk, rote Linie = distales Handgelenk, grüne Linie = Nebengelenkspalten zwischen einzelnen Handwurzelknochen. [L190, G768]

angefertigt. Es lohnt deswegen, sich mit dieser Sichtweise vertraut zu machen.

Bei einer korrekt ausgeführten Aufnahme müssen Ulna und Radius distal übereinander projiziert sein, außerdem liegen das Os scaphoideum und das Os lunatum übereinander, ebenso die einzelnen Mittelhandknochen. ➤ Abb. 5.5 zeigt eine seitliche Aufnahme der rechten Hand. Versuchen Sie einmal, die Konturen der einzelnen Knochen nachzuverfolgen. Am besten gelingt das bei der Ulna. Obwohl sie „hinter" dem Radius liegt, können das Caput und der Proc. styloideus ulnae deutlich abgegrenzt werden (blau gestrichelte Linie).

Im Bereich des distalen Radius sind **zwei Konturen** zu erkennen:

- Der nach distal gerichtete Proc. styloideus radii (rot gestrichelte Linie)
- Eine zweite Kontur liegt scheinbar mitten im Radius (grün gestrichelte Linie), sie wird durch die knöchernen Erhebungen um die radiale Gelenkfläche gebildet.

PRAXISTIPP

Der Proc. styloideus radii wird von den beiden benachbarten proximalen Handwurzelknochen, dem Os scaphoideum und dem Os lunatum, überlagert. Er ist deswegen nicht ganz einfach abgrenzbar.

In der seitlichen Ansicht heben sich einzelne Anteile der **Eminentia carpi ulnaris** und **radialis** deutlich ab: Abgrenzbar sind das Tuberculum ossis scaphoidei (blauer Pfeil), direkt darüber das Tuberculum ossis trapezii (grüner Pfeil), versetzt dazu der Hamulus ossis hamati (gelber Pfeil).

PRAXISTIPP

In der gezeigten seitlichen Röntgenprojektion finden sich Strukturen, die palmar liegen, weiter links und solche, die dorsal liegen, weiter rechts (vergleiche z. B. Tuberculum ossis scaphoidei und Os triquetrum).

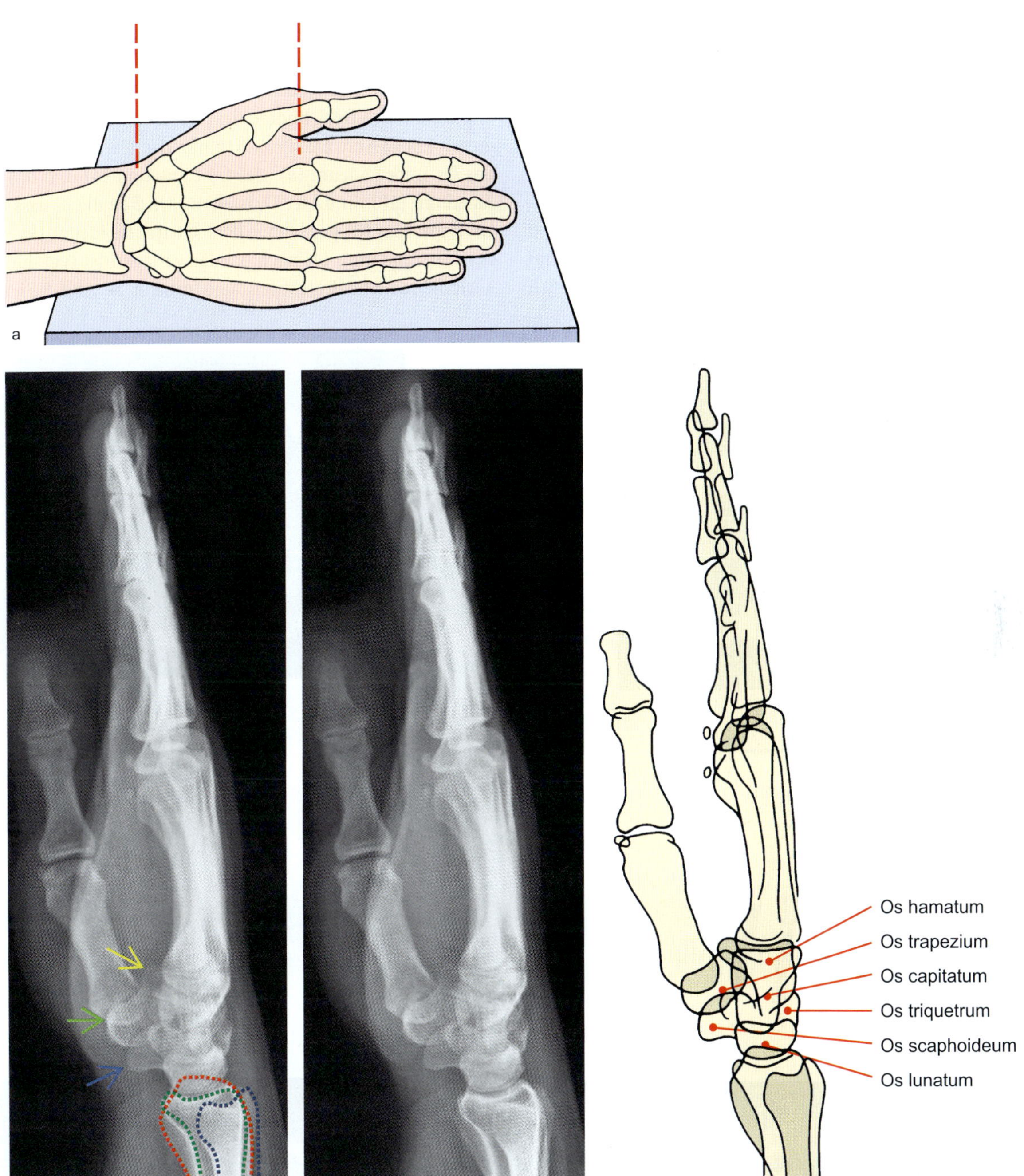

Abb. 5.5 Seitliche Projektionsradiografie der rechten Hand. (a) Darstellung der Durchführung. (b) Schematische Verdeutlichung der einzelnen Knochen. Blauer Pfeil = Tuberculum ossis scaphoidei, grüner Pfeil = Tuberculum ossis trapezii, gelber Pfeil = Hamulus ossis hamati. Blaue gestrichelte Linie = Kontur der Ulna, rot gestrichelte Linie = Kontur des Proc. styloideus radii, grün gestrichelte Linie = knöcherne Erhebungen der radialen Gelenkfläche. [L190, G768]

5.2.4 Axiale MRT der Hand

➤ Abb. 5.6 zeigt MRT-Aufnahmen eines normalen Handgelenks entlang von vier aufeinanderfolgenden axialen Schnittebenen (proximal nach distal). Orientieren Sie sich zuerst, welche die radiale, welche die ulnare Seite ist. Links im Bild ist der kräftige Proc. styloideus des Radius (1), rechts der kleinere Proc. styloideus der Ulna (2) angeschnitten.

PRAXISTIPP

Gemäß Konvention schaut man bei der Schnittbildgebung von unten auf den Patienten. Für die Hand ergibt sich eine Blickrichtung von distal nach proximal. Entsprechend ist in ➤ Abb. 5.6 der Radius links und die Ulna rechts im Bild angeschnitten.

In ➤ Abb. 5.6b sind dann die **proximalen Handwurzelknochen** angeschnitten. Radial (links im Bild) das Os scaphoideum (3), ulnar das Os triquetrum (5), darauf aufsitzend das Os pisiforme (6). Zwischen dem Os scaphoideum und dem Os triquetrum ist **nicht** das Os lunatum, das weiter proximal liegt, sondern schon das Os capitatum (4) angeschnitten (vgl. eingezeichnete Schnittebene in ➢ Abb. 5.6b) Das Retinaculum flexorum zeichnet sich als hypointense Struktur (weiße Pfeile) ab. Der Inhalt des Karpaltunnels ist rot umrandet. Innerhalb dieses Kanals sind die Beugesehnen sowie, unmittelbar unterhalb des Retinaculums, der N. medianus (7) auszumachen. Dieser stellt sich aufgrund seines Fettreichtums im Vergleich zu den Beugesehnen leicht hyperintens dar.

In ➢ Abb. 5.6c sind die **distalen Handwurzelknochen** angeschnitten. Den Boden des Karpaltunnels bilden auf dieser Ebene von radial nach ulnar das Os trapezium (8), das Os trapezoideum (9), das Os capitatum (4) und das Os hamatum (10). In dieser Darstellung wird deutlich, dass das Os trapezium (8) gegenüber dem Os trapezoideum (9) und dem Os capitatum (4) nach palmar verlagert ist (vgl. hierzu auch die seitliche Projektionsradiografie in ➢ Abb. 5.5). Auf

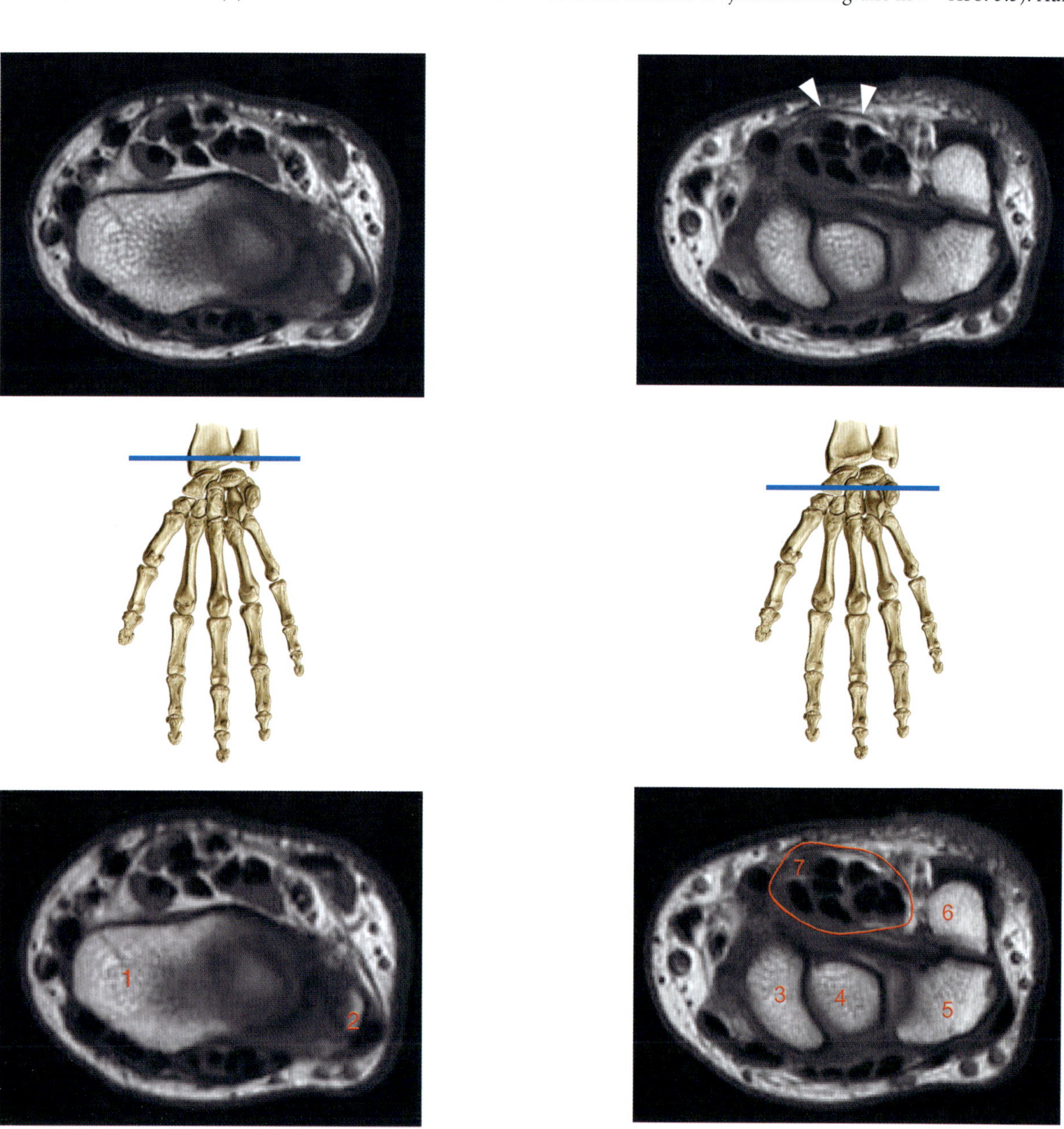

Abb. 5.6 3,0-T-MRT des rechten Handgelenks. Native, T1-gewichtete axiale Aufnahmen in verschiedenen Höhen im Verlauf des Canalis carpi (a–d). Radius (1), Ulna (2), Os scaphoideum (3), Os capitatum (4), Os triquetrum (5), Os pisiforme (6), N. medianus (7) innerhalb des Canalis carpi rote Umrandung, Os trapezium (8), Os trapezoideum (9), Os hamatum mit Hamulus ossis hamati (10), Guyon-Loge (grüner Pfeil in c), Ossa metacarpalia I–V (11–15), Retinaculum flexorum (weiße Pfeile in b und c). [T1272-01], [S700] ▸

der Ulnarseite (rechte Bildseite) springt der Hamulus ossis hamati prominent nach palmar vor. Von ihm zieht das Retinaculum flexorum (weißer Pfeil) in Richtung Tuberculum ossis trapezii.

In ➤ Abb. 5.6d sind dann bereits die **proximalen Anteile der Ossa metacarpalia** (11–15) angeschnitten.

MERKE

Die Eminentia carpi ulnaris steht in enger Beziehung zu den ulnaren Gefäßen und zum N. ulnaris. In diesem Zusammenhang ist die **Guyon-Loge** (Canalis ulnaris; grüner Pfeil in ➤ Abb. 5.6c) von Interesse. Sie beinhaltet den N./die A. ulnaris im Bereich des Handgelenks. Ihre ulnare Begrenzung ist das Os pisiforme, ihre radiale der Hamulus ossis hamati. Bedingt durch die beengten anatomischen Verhältnisse innerhalb der Loge kann der **N. ulnaris** gereizt werden. Mögliche Symptome sind Gefühlsstörungen wie Kribbeln im kleinen Finger und teilweise auch im Ringfinger (sensibles Innervationsgebiet des N. ulnaris).

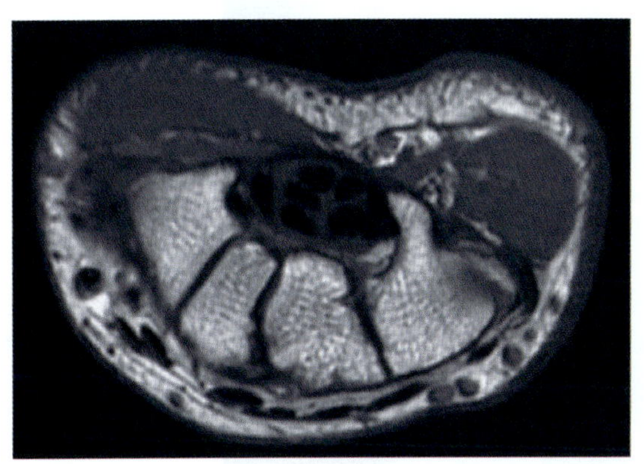

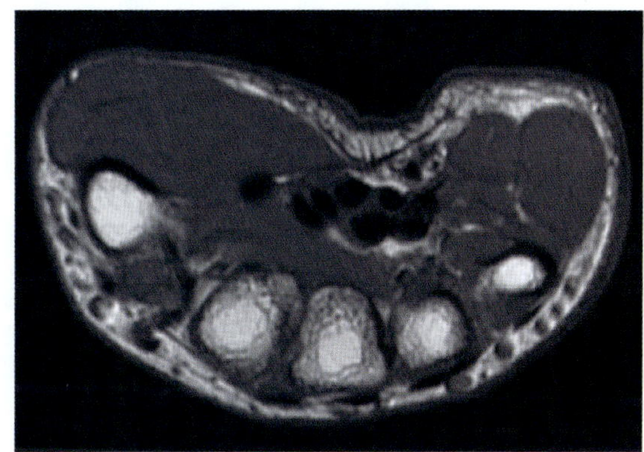

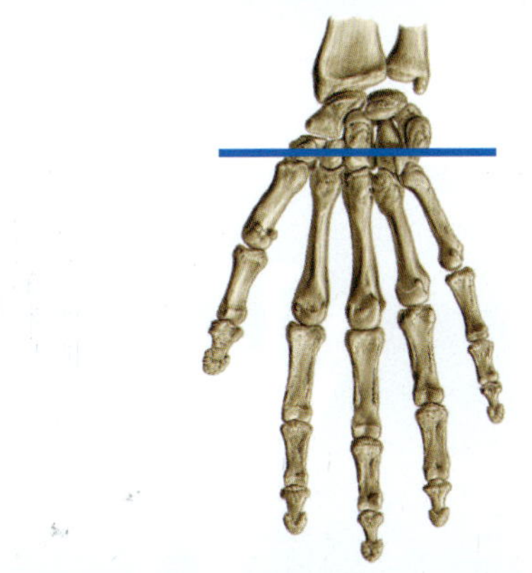

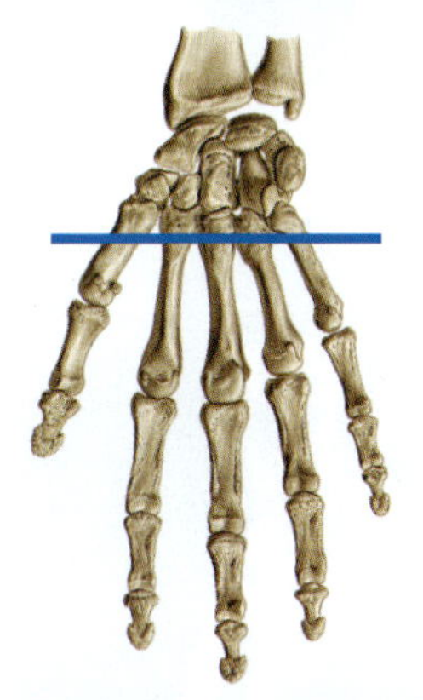

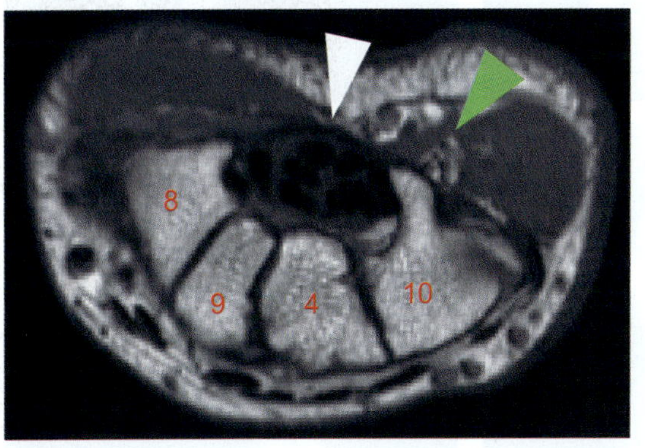

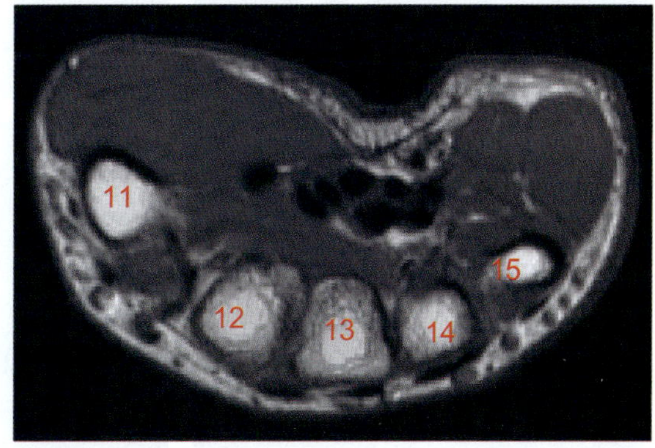

c

d

Abb. 5.6 *(Forts.)*

5

5.3 Bildgebung: pathologischer Befund

Fallbeispiel: Diagnostik und Auflösung

➢ Abb. 5.7a und b zeigen Projektionsradiografien von Herrn M. im a. p.- und lateralen Strahlengang. Orientieren Sie sich kurz, auf welcher Seite sich Radius/Ulna befinden. Verfolgen Sie nun die (kortikalen) Ränder der einzelnen Knochen und versuchen Sie, Defekte zu identifizieren. Machen Sie dies möglichst für jeden einzelnen Knochen.

In der **a. p.-Projektion** sind mehrere abgrenzbare Aufhellungslinien des distalen Radius (z. B. Pfeil 1) zu erkennen, die auch zu kortikalen Kontinuitätsunterbrechungen der radialen Gelenkfläche am Radiokarpalgelenk führen (Pfeil 2).

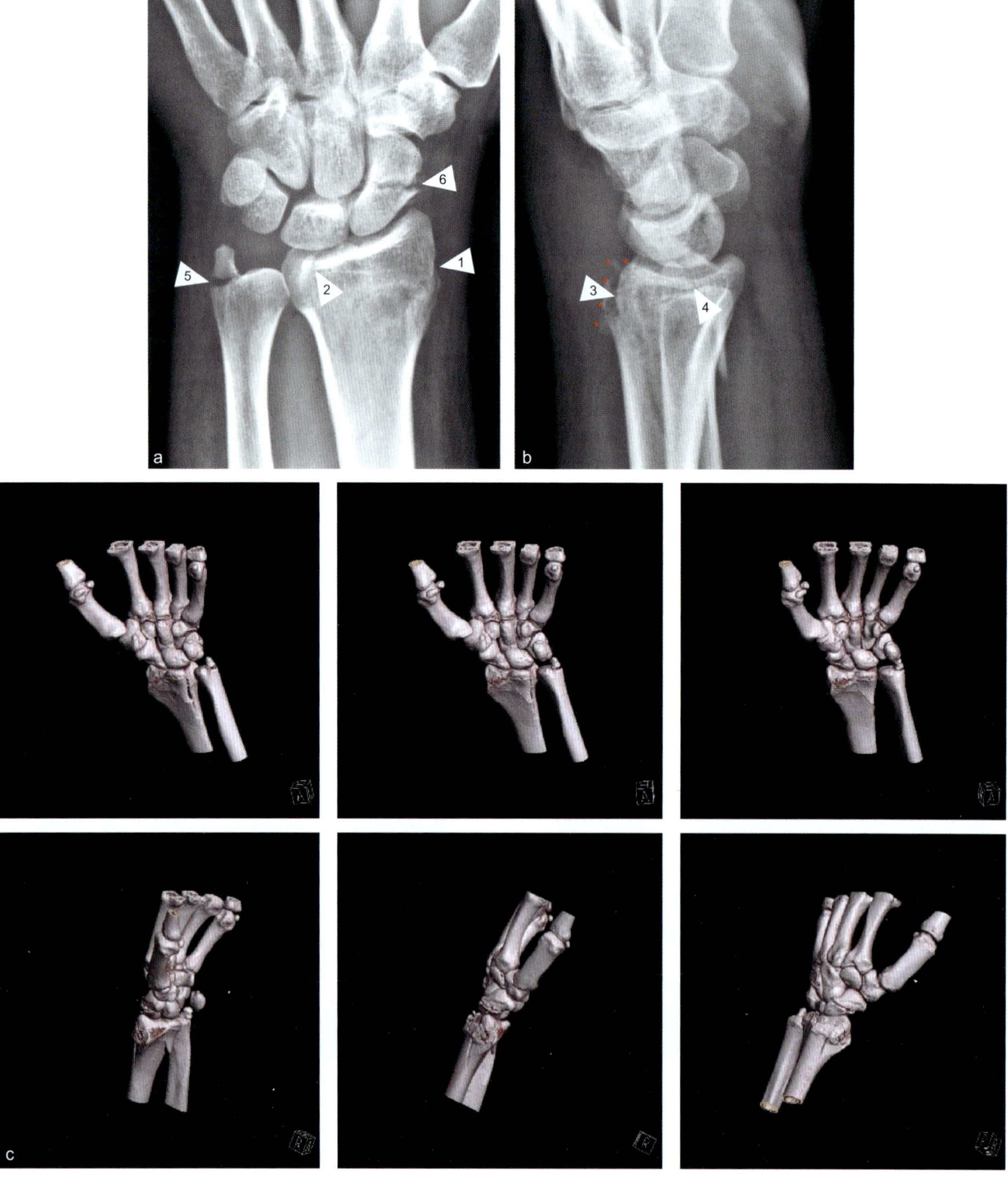

Abb. 5.7 Fallbeispiel: Projektionsradiografien des linken Handgelenks. (a) a. p.-Strahlengang, (b) lateraler Strahlengang. (c) Dreidimensionale Rekonstruktion einer CT-Aufnahme (VRT; Volume Rendering Technique) zur Verdeutlichung der multiplen Bruchstellen. 1–6 markieren Frakturen, rote Sterne: Knochenfragmente. [T1272-01]

In der **lateralen Projektion** ist eine kortikale Stufenbildung des Radius nach palmar um ca. eine Kortikalisbreite abgrenzbar (Pfeil 3). In unmittelbarer Nachbarschaft dazu sind dorsalseitige, röntgendichte, knöcherne Absprengungen (rote Sterne) zu erkennen. Auch in dieser Ansicht sind kortikale Kontinuitätsunterbrechungen im Bereich der radialen Gelenkfläche erkennbar (Pfeil 4). Im Bereich der Ulna ist in der **a.p.-Projektion** eine weitere kortikale Kontinuitätsunterbrechung mit Avulsion des Proc. styloideus ulnae zu sehen (Pfeil 5).

Bei **Betrachtung der Handwurzelknochen** fällt eine weitere Frakturlinie auf, und zwar im Bereich des Os scaphoideum (Pfeil 6) mit fransenartiger, klaffender, kortikaler Kontinuitätsunterbrechung radialseitig.

Bei unserem Fall handelt es sich demnach um eine **dislozierte, mehrfragmentäre distale Radiusfraktur mit intraartikulärer Beteiligung** (entsprechend der AO-Klassifikation 23-C1). Die Zahl „23" steht für den Radius. Zur Verdeutlichung sind die Bruchstellen in einer CT-basierten *Volume Rendering Technique* dargestellt (➤ Abb. 5.7c).

MERKE

Als **Avulsion** wird der traumatische Aus- bzw. Abriss eines Gewebes oder Körperteils bezeichnet. Von einer **Avulsionsfraktur** (auch Abrissfraktur) wird gesprochen, wenn ein Knochenfragment durch zu starken Zug an einem Band oder einer Sehne abbricht. Synonym verwendete Begriffe sind „knöcherner Bandausriss" oder „knöcherner Sehnenausriss". Durch den Zug der Sehne stehen die Bruchstücke auf Abstand und sind demzufolge wenig schmerzhaft. Knöcherne Bandausrisse entstehen häufiger bei Kindern, da der Knochen im Kindesalter das schwächste Glied in der kinetischen Kette des Bewegungsapparats (Knochen-Sehne-Muskel) ist. Bei Erwachsenen sind häufiger ganze Sehnenrupturen zu erwarten.

Pathogenese

Distale Radiusfrakturen sind häufig, mit bis zu 25 Prozent aller Brüche stellt die distale Radiusfraktur die häufigste Bruchform beim Erwachsenen dar. Ursache für eine distale Radiusfraktur ist fast immer ein Sturz, der mit der Hand reflexartig abzufangen versucht wird. Betroffen sind vor allem ältere Frauen, da bei ihnen die Knochensubstanz (insbesondere bei Frauen mit Osteoporose) häufiger geschwächt ist. Bei Jüngeren ist meist eine größere Krafteinwirkung nötig, wie beispielsweise ein Sturz beim Inlineskaten oder Skateboarden. Im Kindesalter handelt es sich häufig um unkomplizierte Brüche ohne eine wesentliche Verschiebung der Bruchstücke. Im Erwachsenenalter kommt es hingegen öfter zu komplizierten Knochenbrüchen, bei denen die Bruchenden gegeneinander verschoben sind. Auch eine Beteiligung der Gelenkfläche des Handgelenks ist bei Erwachsenen häufiger anzutreffen.

Die Form der distalen Radiusfraktur wird in zwei verschiedene Arten eingeteilt, je nachdem, in welche Richtung das **handgelenksnahe Knochenfragment** verschoben ist (➤ Abb. 5.8): Fällt man auf die gebeugte Hand, erfolgt ein

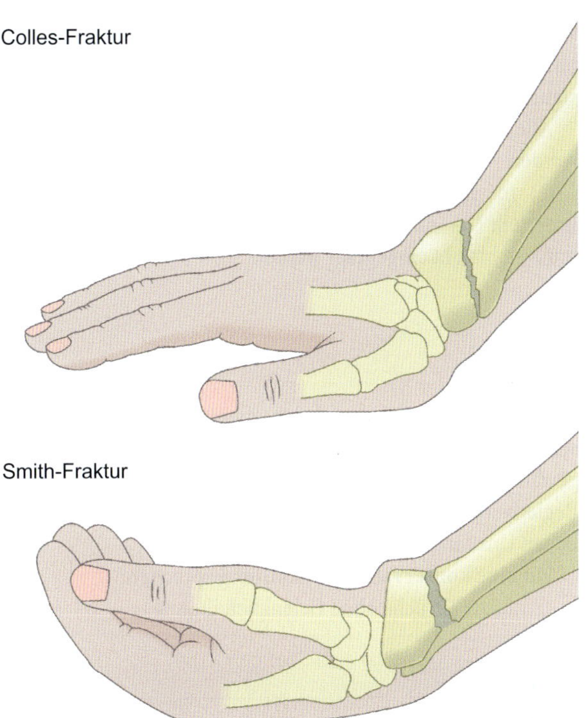

Abb. 5.8 Unterscheidung von distalen Radiusfrakturen nach Sturzrichtung. [L190]

Versatz des Knochenfragments in Richtung der Handinnenfläche, man spricht von einer **Flexionsfraktur (= „Smith-Fraktur").** Beim Sturz auf die gestreckte Hand erfolgt der Versatz des Knochenfragments in Richtung des Handrückens, man spricht von einer **Extensionsfraktur (= „Colles-Fraktur").** Letztere kommt sehr viel häufiger vor.

Diagnose

Neben der Anamnese (Sturzvorgang) spielt die körperliche Untersuchung bei der Diagnose einer distalen Radiusfraktur eine wichtige Rolle. Achten sollte man unter anderem auf:

- Schwellung
- Fehlstellungen
- **Motorische und/oder sensible Defizite**
- **Durchblutungsstörungen**

Zur Sicherung der Verdachtsdiagnose wird eine Röntgenaufnahme in zwei Ebenen erstellt. In dieser ist ein Knochenbruch fast immer zu erkennen. Ergänzend können, beispielsweise bei vermuteten Begleitverletzungen oder komplizierten Brüchen mit Beteiligung der Gelenkfläche, eine Computertomografie (CT) oder Magnetresonanz-Untersuchung (MRT) angeordnet werden.

Distale Radiusfrakturen werden nach ihrer Lokalisation in **extraartikulär** (außerhalb der Gelenkflächen) und **intraartikulär** (mit Beteiligung der Gelenkflächen) eingeteilt. Häufig liegt ein „einfacher" Bruch ohne Gelenkbeteiligung vor. Typischerweise kommt es dabei neben einer Verschiebung der Bruchstücke zu einem Zusammenschieben („Einstauchung") der Fragmente.

Alle Frakturen – so auch die distalen Radiusfrakturen – werden nach der Arbeitsgemeinschaft für Osteosynthese (AO) in drei Hauptgruppen mit weiteren Untergruppen unterteilt (➤ Abb. 5.9). Das ist hier beispielhaft gezeigt und muss sich nicht eingeprägt werden.

Therapie

Prinzipiell wird zwischen einer operativen und einer konservativen Versorgung unterschieden. Welche Therapieform gewählt wird, hängt unter anderem von der Bruchform, den Begleitverletzungen (z. B. des Bandapparats) und den persönlichen Umständen des Patienten ab.

Für eine **konservative Behandlung** sprechen:

- „Einfache" Brüche ohne Gelenkbeteiligung
- Geringer Versatz der Bruchenden
- Schlechter Allgemeinzustand des Patienten
- Ablehnung einer Operation

Eine **operative Therapie** sollte bei folgenden Umständen in Betracht gezogen werden:

- Offene Brüche: Die Kutis ist miteröffnet.
- Gelenkbeteiligung.
- Trümmerbrüche (Mehrfragmentfrakturen).
- Die Bruchenden weichen stark voneinander ab.
- Mitverletzte Gefäße, Nerven oder Handwurzelknochen.

Je nach Frakturart und -morphologie werden unterschiedliche Verfahren zur Stabilisierung des Bruchs **(Osteosyntheseverfahren)** angewendet. Es können unter anderem Metallplatten, Schrauben oder Drähte verwendet werden. Am häufigsten wird eine distale Radiusfraktur durch eine **Metallplatte (winkelstabile Plattenosteosynthese)** stabilisiert. Zur Ruhigstellung erfolgt meist die Anlage einer Gipsschiene.

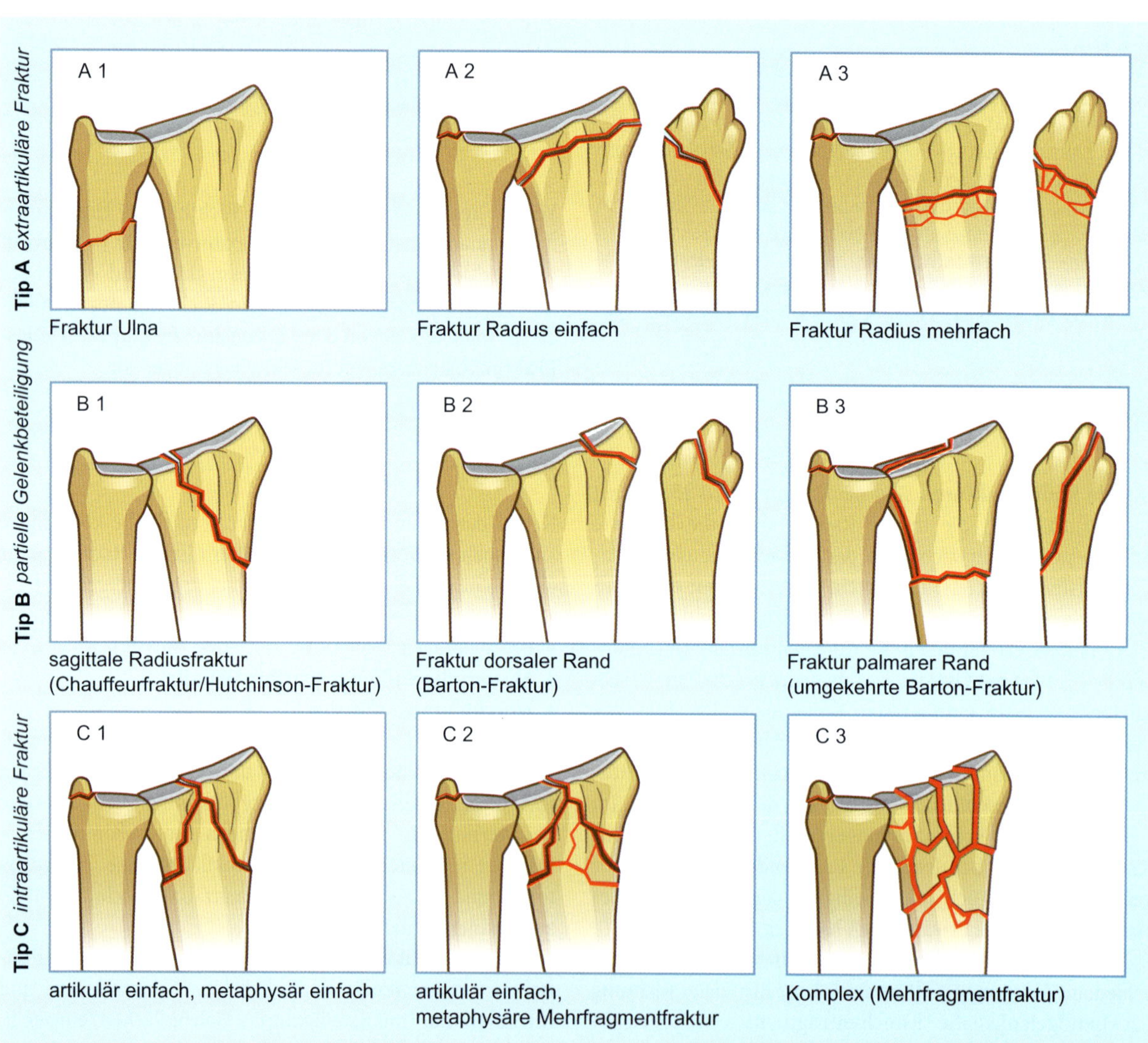

Abb. 5.9 AO-Klassifikation der distalen Radiusfraktur. [L255]

MERKE

Prinzipiell werden in der Unfallchirurgie Osteosyntheseverfahren mit absoluter und relativer Stabilität unterschieden. Bei der **absoluten Stabilität** werden die Frakturfragmente in anatomisch korrekter Lage fest gegeneinandergepresst, um ein direktes Durchwachsen ohne Kallusbildung zu erreichen. Von einer relativen Stabilität spricht man, wenn die Frakturstücke nur soweit reponiert werden, dass Achse, Rotation und Länge des betroffenen Skelettabschnitts wiederhergestellt werden. Bei der relativen Stabilität dürfen sich die Frakturstücke leicht gegeneinander bewegen, was die biologische Frakturheilung **mit Kallusbildung** unterstützt.

Die Prognose der distalen Radiusfraktur ist, auch bei komplizierten Bruchformen, günstig. Entscheidend für die Funktionserhaltung der Hand ist die Stellung der Fragmente, in der die Fraktur ausheilt. Ist eine Fehlstellung eingetreten und wird diese durch die Behandlung nicht korrigiert, sind eine Funktionseinschränkung sowie Formen der „Früharthrose“ wahrscheinlich.

Patientenkasuistik

Herr M. hat sich infolge des Sturzes eine distale Radiusfraktur zugezogen. Wichtig für die Funktion der Hand ist auch das kleine Gelenk des Radius zur distalen Ulna (Art. radioulnaris distalis), um welche sich der Radius bei der Pronation bzw. Supinationsbewegung dreht. Da dieses Gelenk in Mitleidenschaft gezogen ist, erklärt sich die Verstärkung der Schmerzen beim Versuch, den Unterarm zu drehen.

Bei Herrn M. erfolgt eine plattenosteosynthetische Versorgung der distalen Radiusfraktur von palmar. Zur präoperativen Planung wurde eine native Computertomografie-Schnittbildgebung durchgeführt (➢ Abb. 5.10).

➢ Abb. 5.10 zeigt die Schnittserie von palmar nach dorsal (entspricht einer koronaren Schnittserie). In ➢ Abb. 5.10a sind das Os metacarpale I (1) sowie die beiden Erhebungen der Handwurzelknochen, das Tuberculum ossis trapezii (2) und das Os pisiforme (3) zu sehen.

In ➢ Abb. 5.10b folgen weiter dorsal gelegene knöcherne Elemente, das Tuberculum ossis scaphoidei (4) und der Hamulus ossis hamati (5). Proximal sind Teile des Radius (6) und der Ulna (7) zu erkennen. In den folgenden Schnittebenen sind dann auch die restlichen Knochen der Handwurzel, z. B. das Os lunatum (8), abgrenzbar.

Wie bereits in den konventionellen Bildern beschrieben, bestätigt sich CT-diagnostisch die gering dislozierte, mehrfragmentäre Skaphoidfraktur (Pfeile 9), die distale Radiusfraktur mit Gelenkbeteiligung (Pfeil 10) sowie die Avulsion des Proc. styloideus ulnae (Pfeil 11).

Aufgrund der erschwerten nutritiven Verhältnisse der Handwurzelknochen und der zu erwartenden insuffizienten Knochenheilung erfolgte bei Herrn M. während der OP auch der Einsatz einer Schraubenosteosynthese der Skaphoidfraktur.

Die Transferaufgabe zu diesem Fallbeispiel finden Sie in ➢ Kap. 11.5.

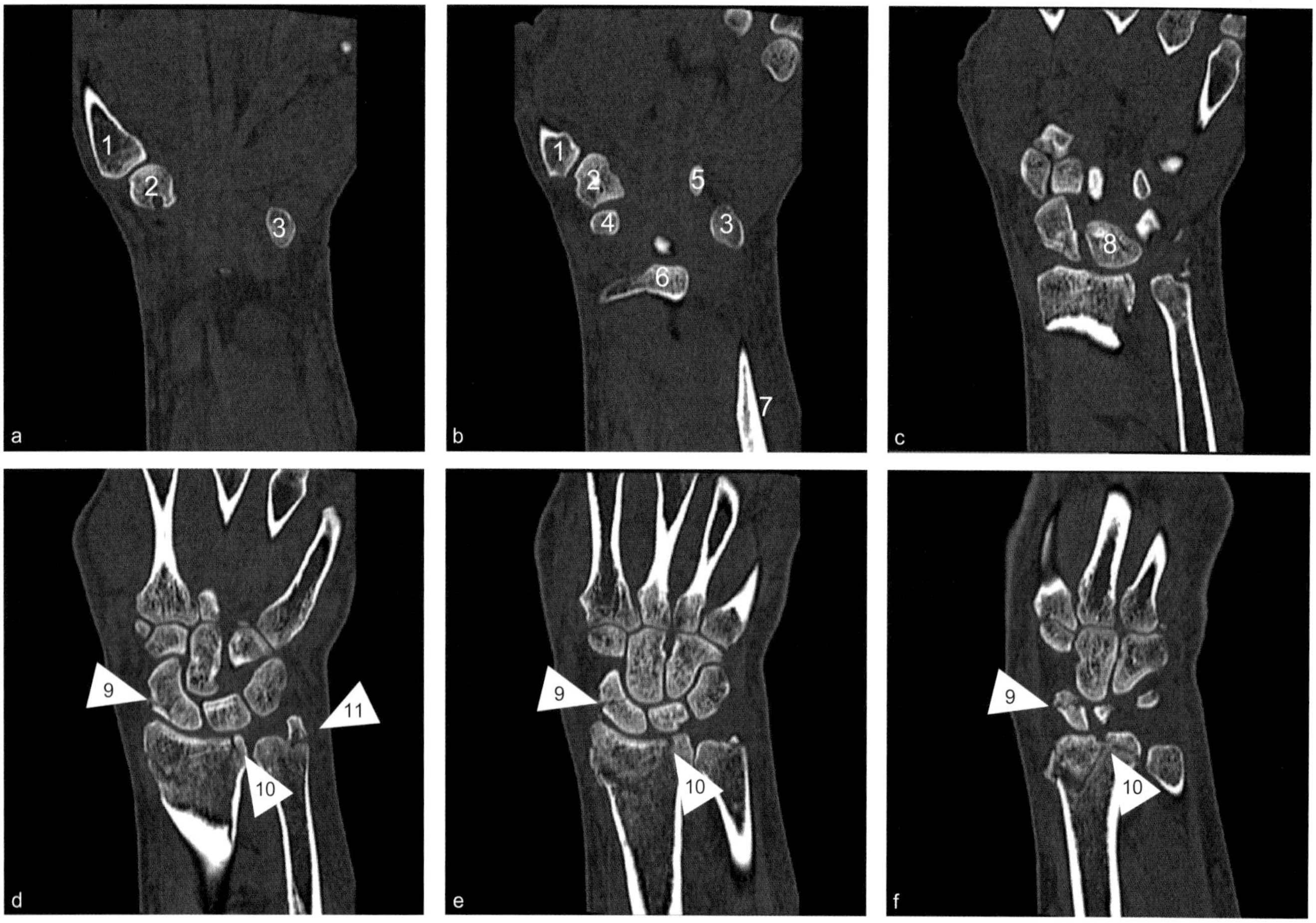

Abb. 5.10 Native Computertomografie (CT) des linken Handgelenks. Os metacarpale I (1), Tuberculum ossis trapezii (2), Os pisiforme (3), Tuberculum ossis scaphoidei (4), Hamulus ossis hamati (5), distaler Radius (6), distale Ulna (7), Os lunatum (8), Skaphoidfraktur (Pfeile 9), Radiusfraktur mit Gelenkbeteiligung (Pfeil 10), Avulsion des Proc. styloideus ulnae (Pfeil 11). [T1272-01]

https://else4.de/mri

KAPITEL

6

Markus Kipp, Erik Volmer

Ich bin auf die Schulter gefallen

Lernziele

Nach Bearbeitung dieses Kapitels sollten Sie dazu in der Lage sein,

- den knöchernen Aufbau der Schulter sowie die einzelnen Gelenke zu beschreiben und zu benennen,
- die Rotatorenmanschette in ihren Grundzügen zu verstehen und die Anteile der Muskeln sowie deren Insertionen am proximalen Humerus zu beschreiben,
- sich in einer a. p.- und seitlichen (Y-View-)Projektionsradiografie der Schulter zu orientieren,
- sich in einer koronaren und axialen Computertomografie der Schulter zu orientieren,
- aus einem zweidimensionalen Summationsbild auf die dreidimensionale anatomische Architektur der Schulter zu schließen,
- pathologische Veränderungen in Folge eines Traumas des Schultergelenks zu erkennen, einzuordnen und auf weitere Traumamechanismen anzuwenden.

Fallbeschreibung

Die 81-jährige Regina W. wird nach einem Stolpersturz auf die rechte Schulter über die alarmierten Rettungssanitäter im nahegelegenen Stadtkrankenhaus der unfallchirurgischen Ambulanz vorgestellt. Frau W. hat in der letzten Zeit ihre Medikation unregelmäßig eingenommen, sodass sie wohl im Rahmen eines epileptischen Anfalls gestürzt ist. Sie nehmen die Patientin auf, bei der Untersuchung erheben Sie folgende Befunde:

- Eingeschränkte Beweglichkeit der gesamten rechten oberen Extremität, insbesondere Beeinträchtigung der Dorsalextension der Hand.
- Deutliche Verstärkung der Schmerzen beim Versuch, den Oberarm zu heben.
- Ausgeprägte Sensibilitätsstörungen mit Kribbelparästhesien, die vor allem die radiale Seite des Handrückens (Daumen, Zeige- und Ringfinger) betreffen. Die Sensibilität der Endglieder von Zeige- und Ringfinger scheint nicht beeinträchtigt zu sein.

Aufgrund des schlechten Allgemeinzustands der Patientin entschließen Sie sich, diese stationär aufzunehmen. Im Verlauf ordnen Sie eine Röntgenuntersuchung der Schulter und des Oberarms in zwei Ebenen an (➤ Abb. 6.1). Ein neurologisches Konsil zur Einstellung der antikonvulsiven Therapie haben Sie ebenfalls vorausschauend beantragt.

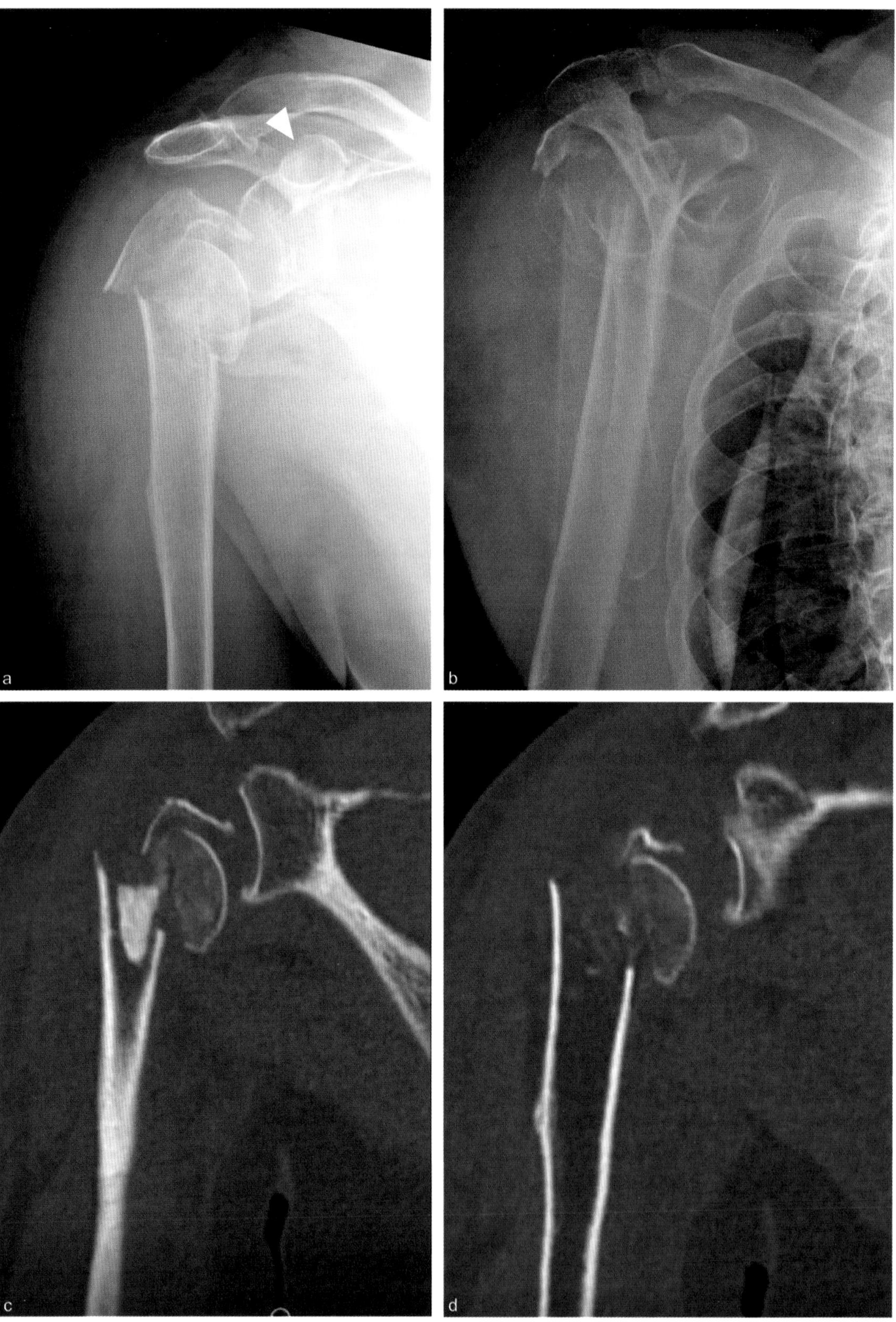

Abb. 6.1 Bildgebung der Patientin Regina W. (a) a.p.-Projektionsradiografie der Schulter. (b) Seitliche Projektionsradiografie der Schulter (Y-View-Aufnahme). (c), (d) Schnittbild einer koronaren Computertomografie der Schulter. [T1272-01]

6.1 Anatomische Grundlagen

6.1.1 Allgemeines

Das Schultergelenk (Art. humeri oder Art. glenohumeralis) ist ein Kugelgelenk und erlaubt Bewegungsausmaße wie kein anderes Gelenk des Körpers. Die **Gelenkpfanne** wird von der Cavitas glenoidalis der Skapula, der **Gelenkkopf** vom Caput humeri gebildet. Betrachtet man die Dimensionen der beiden Gelenkpartner in Relation zueinander, fällt auf, dass der Humeruskopf um etliches größer ist als die Cavitas glenoidalis (➤ Abb. 6.2a). Das Fassungsvermögen der Gelenkpfanne wird zwar durch eine faserknorpelige Gelenklippe, das Labrum glenoidale, vergrößert, trotzdem findet nur etwa ein Drittel des Caput humeri in der Cavitas glenoidalis Platz. Dies führt einerseits zu einer **großen Beweglichkeit** des Schultergelenks, macht es andererseits aber auch **anfällig für Luxationen.**

6.1.2 Knöcherne Elemente des Schultergelenks

Die Rückseite des annähernd dreieckigen Schulterblatts wird durch die **Spina scapulae** in eine Fossa supraspinata und infraspinata unterteilt (➤ Abb. 6.2b). Lateral läuft der höchste Punkt der Spina scapulae im **Akromion** (Schulterhöhe) aus. Ventral des Akromions befindet sich der Proc. coracoideus, eine knöcherne Ausziehung, die mit der Spitze nach lateral gerichtet ist und an einen Rabenschnabel (namensgebend) erinnert. In der Dorsalansicht vom Akromion verdeckt, in der Seitansicht aber gut zu erkennen, liegt die **Cavitas glenoidalis** mittig zwischen Akromion und Proc. coracoideus (Schultergelenkpfanne, Glenoid; ➤ Abb. 6.2c, d). Sie wird vom Schulterblatthals (Collum scapulae) getragen. An der kranialen Rundung des Glenoids liegt das Tuberculum supraglenoidale, Ursprungsort der langen Bizepssehne, an der kaudalen Rundung befindet sich das Tuberculum infraglenoidale, Ursprungsort der langen Trizepssehne.

Am proximalen Humerus befinden sich das **Caput humeri,** lateral ein Tuberculum majus, medial ein Tuberculum minus sowie knöcherne Ausläufer dieser Knochenwülste (Crista tuberculi majoris und minoris; ➤ Abb. 6.2f). Zwischen dem Tuberculum majus und dem Tuberculum minus verläuft der Sulcus intertubercularis, eine knöcherne Führungsrinne für die lange Sehne des M. biceps brachii.

Am **Tuberculum majus** setzen an (in proximaler-distaler Abfolge):

- M. supraspinatus zur Abduktion
- M. infraspinatus zur Außenrotation
- M. teres minor ebenfalls zur Außenrotation

Am **Tuberculum minus** setzt der M. subscapularis zur Innenrotation des Oberarms an (➤ Abb. 6.3c, d).

MERKE

Am Humerus können ein **Collum chirurgicum** (am Übergang der Tubercula auf den Humerusschaft) und ein **Collum anatomicum** (am Übergang der Tubercula auf den Humeruskopf) unterschieden werden.

Die häufigste Lokalisation einer **proximalen Humerusfraktur** befindet sich am **Collum chirurgicum,** da sich dort die biomechanisch schwächste Stelle des proximalen Humerus befindet.

6

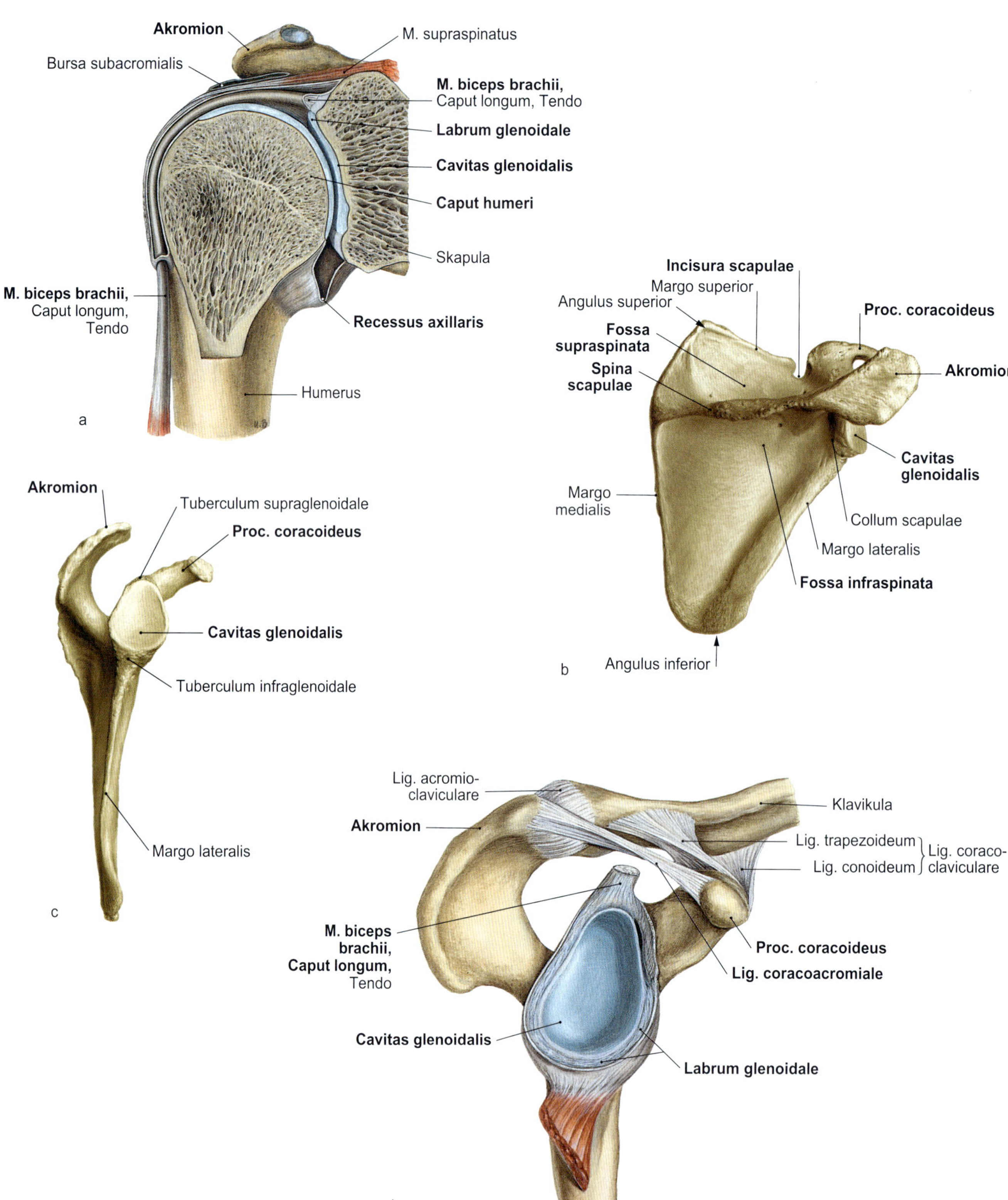

Abb. 6.2 Knöcherne Strukturen der Schulter. (a) Frontalschnitt durch das Schultergelenk. (b) Skapula von dorsal. (c) Skapula von lateral. (d) Skapula von lateral mit umgebenden Band- und Knorpelstrukturen. ▸

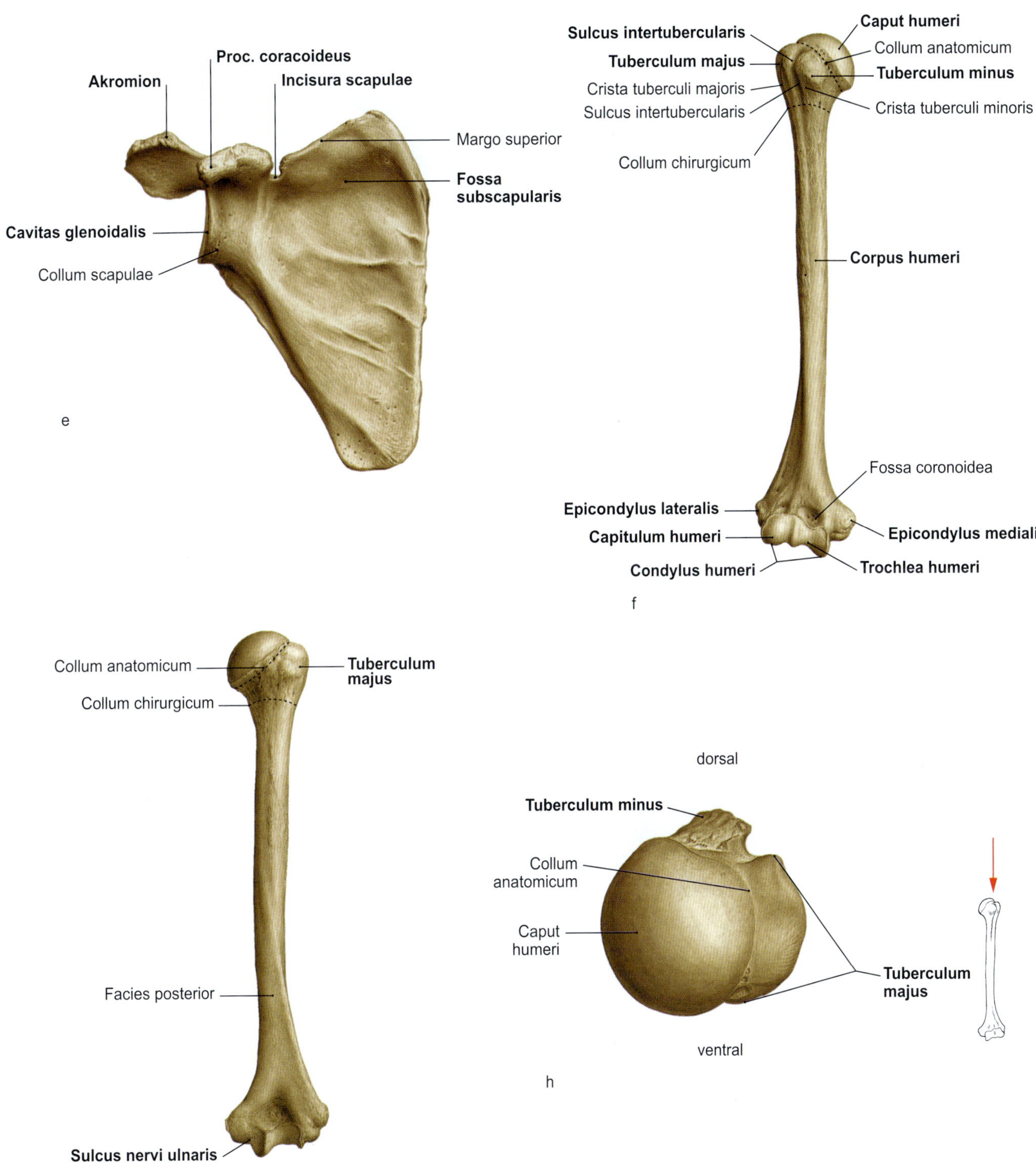

Abb. 6.2 *(Forts.)* (e) Skapula von ventral. Die Facies costalis liegt den Rippen auf. (f) Humerus von ventral. g) Humerus von dorsal h) Blick auf das Caput humeri von proximal. [S700]

6

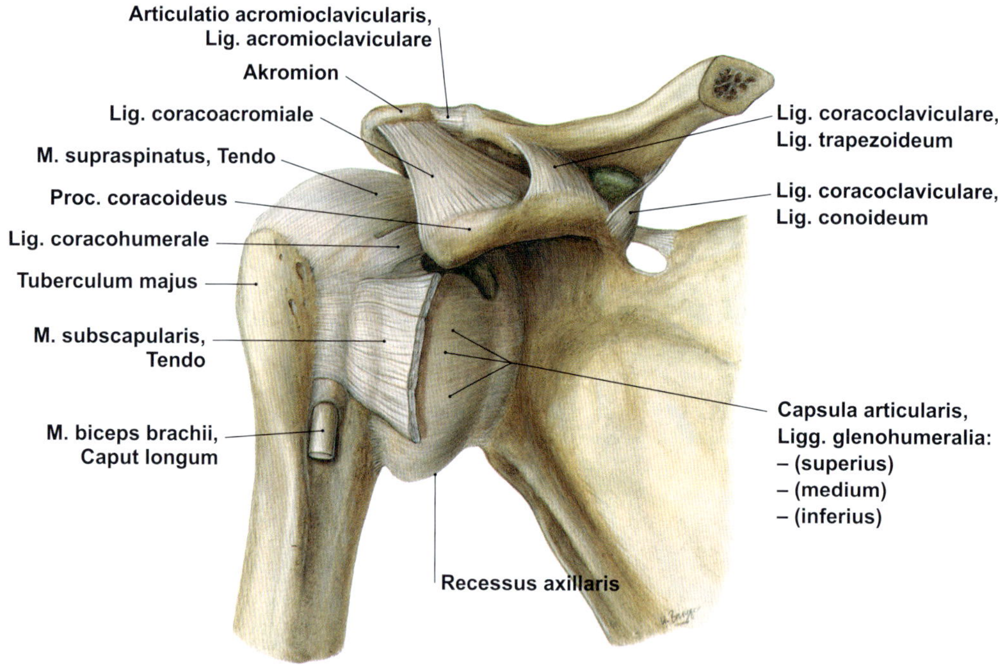

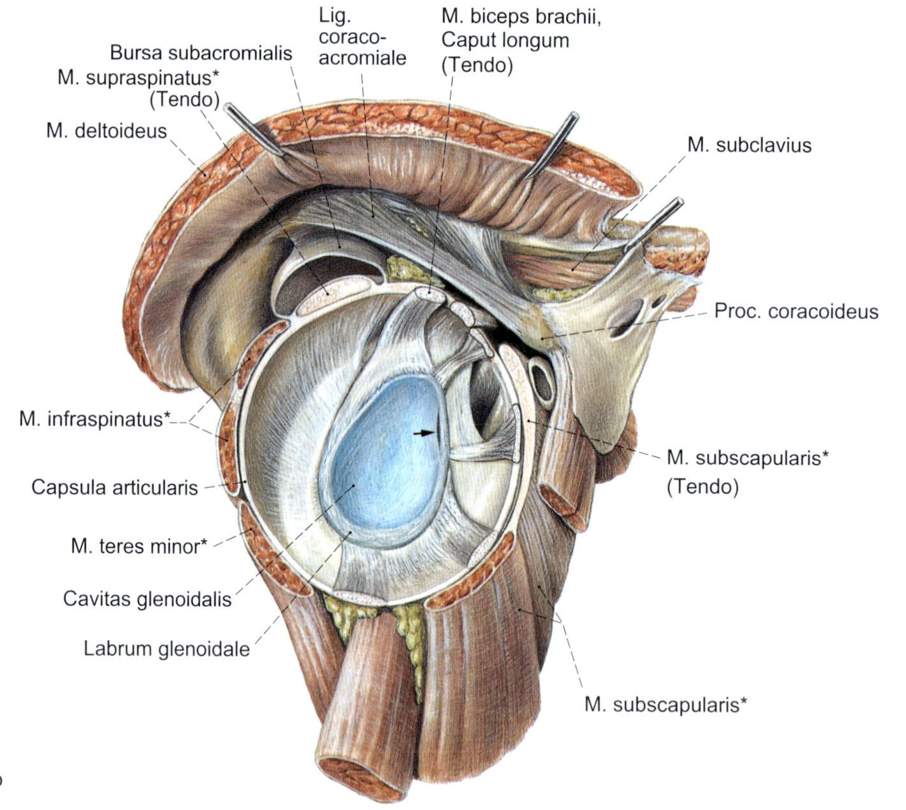

Abb. 6.3 Bänder und Muskulatur der Schulter. (a) Bänder des Schultergelenks von ventral [S700]. (b) Blick in die Cavitas glenoidalis mit umgebenden Band- und Knorpelstrukturen [S700]. ►

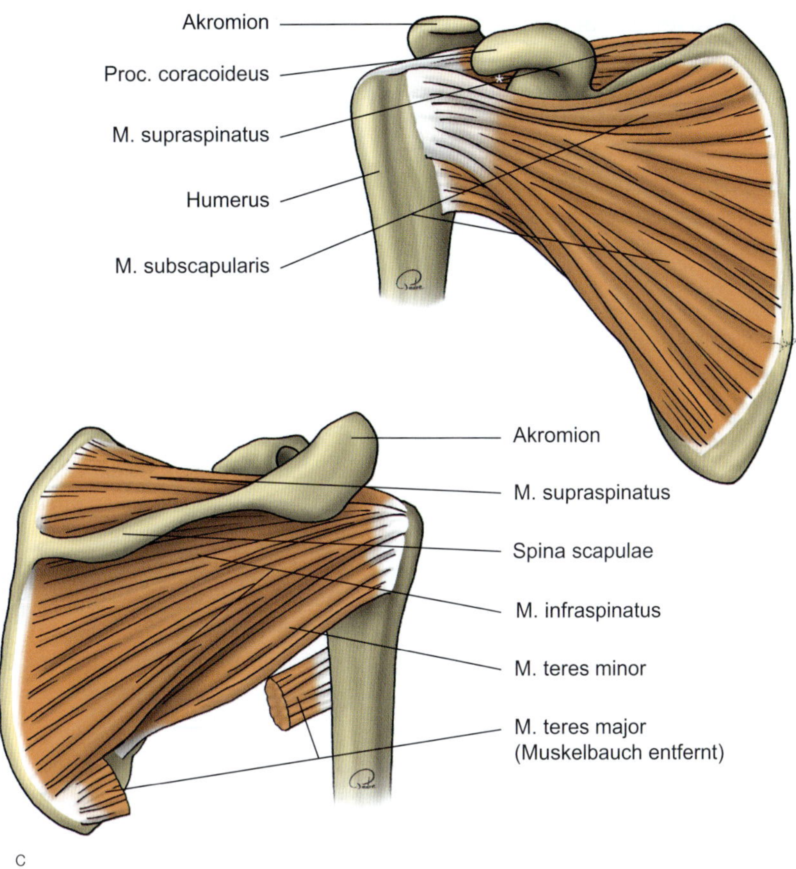

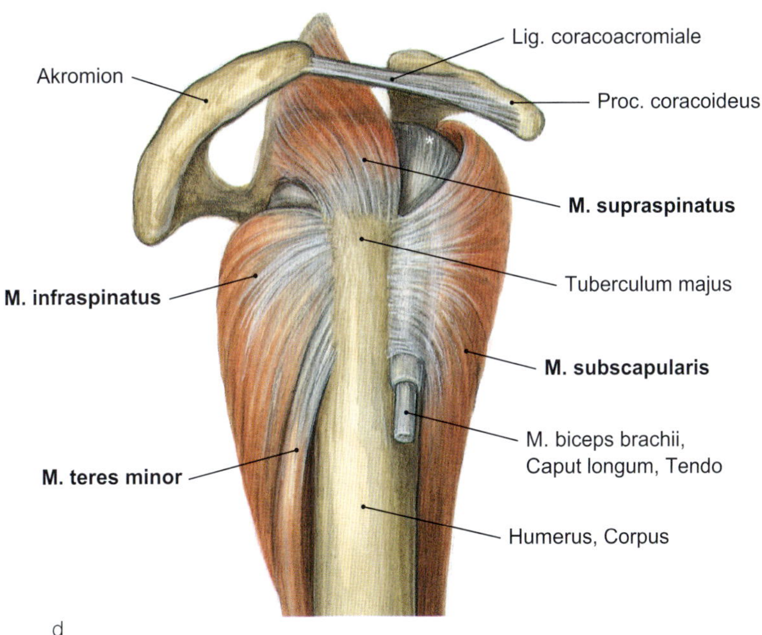

Abb. 6.3 *(Forts.)* (c) Muskeln der Rotatorenmanschette. Von ventral (oben) und dorsal (unten) [R256]. (d) Schulter von lateral [S700]. * Lage des Rotatorenintervalls

6.1.3 Bänder und Kapsel des Schultergelenks

Die **Gelenkkapsel des Schultergelenks** ist schlaff, ventral dünner als dorsal und am Labrum glenoidale sowie am Collum anatomicum befestigt. Bei herabhängendem Arm legen sich die unteren Teile in Falten (Recessus axillaris; ➢ Abb. 6.3a). Bei längerer Ruhigstellung des Schultergelenks können die Blätter des Recessus axillaris verkleben und so zu Bewegungseinschränkungen der Schulter führen.

Zur Stabilisierung des Schultergelenks tragen verschiedene **Bandstrukturen** bei. Diese sind:

- **Ligg. glenohumeralia** (superius, medium et inferius): verstärken die vorderen Anteile der Kapsel
- **Lig. coracohumerale:** vom Proc. coracoideus zum Tuberculum majus, verstärkt die oberen Anteile der Kapsel
- **Lig. coracoacromiale:** vom Proc. coracoideus zum Akromion, bedeckt das Schultergelenk dachartig
- **Lig. coracoclaviculare:** besteht aus zwei Faserzügen, die als Lig. trapezoideum (ventral) und Lig. conoideum (dorsal) bezeichnet werden

Es wird deutlich, dass das Schultergelenk funktionell eng mit den benachbarten Strukturen gekoppelt ist. So bildet beispielsweise das Lig. coracoacromiale gemeinsam mit dem Proc. coracoideus und dem Akromion als **„Dach des Schultergelenks"** einen Schutz gegen kraniale Luxationen des Humeruskopfs. Vergleichbar bildet auch die lange Sehne des M. biceps brachii aufgrund ihres Verlaufs einen Schutz gegen Luxationen des Humeruskopfs nach kranial.

6.1.4 Rotatorenmanschette

Zur weiteren Stabilisierung des Schultergelenks sowie dessen Bewegung tragen vier Muskeln sowie ihre Sehnen bei, die als **Rotatorenmanschette** zusammengefasst werden. Diese sind (➢ Abb. 6.3b–d):

- **M. supraspinatus** (Lage bei 11 Uhr)
- **M. subscapularis** (3 Uhr)
- **M. teres minor** (7 Uhr)
- **M. infraspinatus** (9 Uhr)

Es handelt sich also um die vier Muskeln, die **an den Tubercula** ansetzen. Sie bilden an ihrem Ansatz eine Sehnenhaube aus, die den Humeruskopf ventral, dorsal und kranial umfasst und so in der Pfanne zentriert. Zwischen der Basis des Proc. coracoideus, dem oberen Rand der Sehne des M. subscapularis und dem unteren Rand der Sehne des M. supraspinatus befindet sich eine Muskellücke, das sog. **Rotatorenintervall** (* in ➢ Abb. 6.3c, d).

MERKE
Das **Rotatorenintervall** stellt eine umschriebene Schwachstelle am Schultergelenk dar und macht es so anfällig für Verletzungen.

6

6.2 Bildgebung: Normalbefund

6.2.1 Allgemeines

Projektionsradiografie Bei Verdacht auf knöcherne Verletzungen – insbesondere der Extremitäten – wird die konventionelle Projektionsradiografie eingesetzt. Bei Schulterverletzungen gehört zur radiologischen Standarddiagnostik die sog. **Traumaserie** bestehend aus:

- **True-a. p.-Projektionsradiografie.**
- **Y-View-Projektionsradiografie (oder Y-View-Aufnahme):** Die Bezeichnung bezieht sich auf die anatomische Projektion der parasagittal getroffenen Skapula – die wie ein Y aussieht – und des darin liegenden Humeruskopfs.
- **Axiale Projektionsradiografie:** Sie ist, wie auch in unserem Fall, in der Akutsituation schmerzbedingt oft nicht durchführbar.

Computertomografie Eine Computertomografie (CT) liefert vor allem bei komplexen Frakturformen wichtige **Zusatzinformationen** über Größe und Lage der einzelnen Fragmente sowie zu eventuellen knöchernen Zusatzverletzungen. Die Befundung einer Schulter-CT unterscheidet sich gar nicht so sehr von der einer konventionellen Röntgenaufnahme. Sie ermöglicht eine detaillierte knöcherne Beurteilung im Submillimeterbereich.

6.2.2 Projektionsradiografie der Schulter

True-a. p.-Projektionsradiografie der Schulter

Betrachtet man die knöcherne Schulter am Skelett, wird schnell deutlich, dass die Cavitas glenoidalis nicht exakt nach lateral, sondern seitlich, sondern anterolateral zeigt. Eine echte a. p.-Ansicht der Schulter wird erhalten, indem der Röntgenstrahl um ungefähr **45° seitlich von der Standard-a. p.-Ansicht** geneigt wird, man spricht von einer True-a. p.-Aufnahme. Diese Einstellung erlaubt eine vollständig überlagerungsfreie Darstellung des Caput humeri und des Gelenks. ➤ Abb. 6.4 zeigt eine solche Projektionsradiografie.

Der vordere und der hintere Rand des Glenoids sollten sich in dieser Ansicht annähernd überlappen. Am Humeruskopf kann das lateral gelegene Tuberculum majus (1) vom weiter medial gelegenen Tuberculum minus (2) abgegrenzt werden, dazwischen verläuft die lange Bizepssehne im Sulcus intertubercularis. Distal folgen das Collum chirurgicum (3) und der Humerusschaft (4). Die Cavitas glenoidalis (5) wird beidseits vom Tuberculum supraglenoidale (6) et infraglenoidale (7) begrenzt, oberhalb liegt der Proc. coracoideus (9). Klavikula (10) und Akromion (11) artikulieren in der Art. acromioclavicularis (12). Das Collum scapulae (8) trägt die Gelenkpfanne.

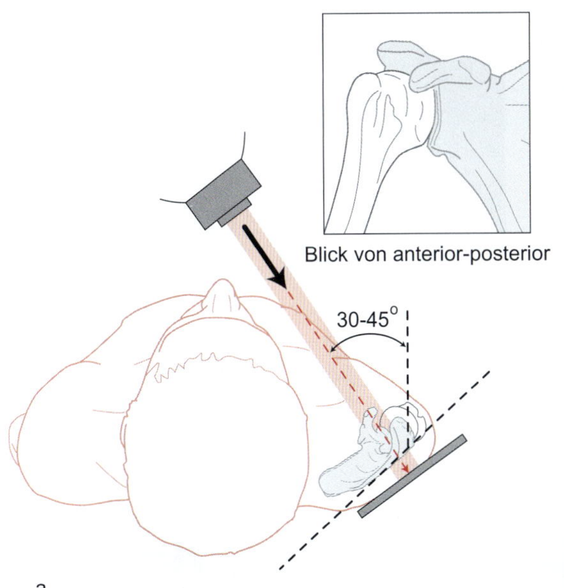

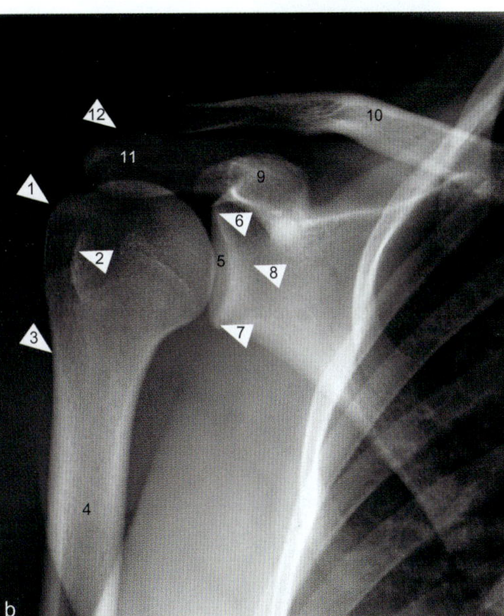

Abb. 6.4 True-a. p.-Projektionsradiografie der Schulter. (a) Strahlengang. (b) Röntgenbild. Tuberculum majus (1), Tuberculum minus (2), Collum chirurgicum (3), Humerusschaft (4), Cavitas glenoidalis (5), Tuberculum supraglenoidale (6) et infraglenoidale (7), Collum scapulae (8), Proc. coracoideus (9), Klavikula (10), Akromion (11), Art. acromioclavicularis (12) [T1272-01]. (a: Redrawn from Rockwood CA Jr, Matsen FA III: The Shoulder, 2nd ed. Philadelphia, WB Saunders, 1988)

Seitliche Projektionsradiografie der Schulter (Y-View-Aufnahme)

Bei einer **transskapulären Aufnahme** (aufgrund der Darstellung der Skapula auch Y-View-Aufnahme genannt) wird der Röntgenstrahl möglichst orthogonal zum Zentrum des Glenoids (i. e., **parallel zum Schulterblatt**) ausgerichtet (➤ Abb. 6.5a). In dieser Ansicht bilden der **Proc. coracoideus** (1, nach medial gerichtet) und das **Akromion** (2, nach lateral gerichtet) die beiden Arme des Y, beide Strukturen erstrecken sich nach innen und treffen am **Glenoid** aufeinander.

Unmittelbar oberhalb des Proc. coracoideus ist der Angulus superior (3) der Skapula deutlich zu erkennen, sein oberes Ende fällt mit der Klavikula (4) zusammen. Sie steht im Bereich der Art. acromioclavicularis (5) mit dem Akromion in gelenkiger Verbindung.

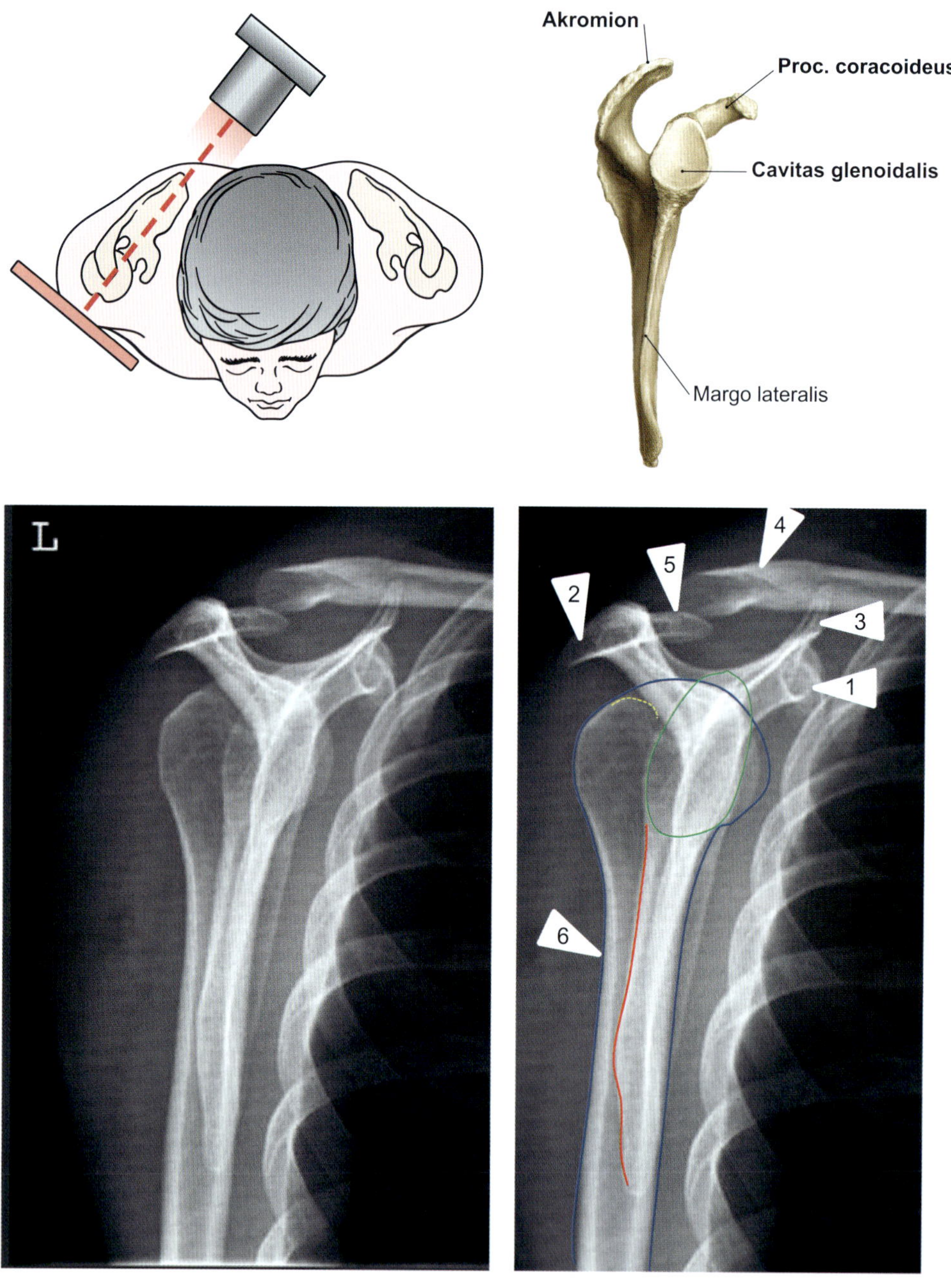

Abb. 6.5 Seitliche Projektionsradiografie der Schulter (Y-View-Aufnahme). (a) Strahlengang [E989-002]. (b) Knöcherne Skapula von der Seite [S700]. c) Röntgenbild mit Beschriftung (rechts). Proc. coracoideus (1), Akromion (2), Angulus superior scapulae (3), Klavikula (4), Art. acromioclavicularis (5), Humerusschaft (6), Caput humeri (blaue Linie), Tuberculum majus (gelbe Linie), Glenoid (grüne Linie), Margo lateralis scapulae (rote Linie). [T1272-01]

PRAXISTIPP

Es ist gar nicht so einfach, zu verstehen, wie sich der Angulus superior der Skapula in der Y-View-Aufnahme darstellt. Machen Sie sich noch einmal klar, dass die Skapula dorsal dem Thorax aufliegt, mit einem Angulus superior, der zu Mitte zeigt. Angulus superior und die Cavitas glenoidalis liegen in der Y-View-Aufnahme „hintereinander".

Weniger deutlich sind die weiter distal gelegenen Strukturen voneinander abgrenzbar. Der Humerusschaft (6) läuft proximal im Caput humeri aus (blaue Linie), am Übergang ist das Tuberculum majus randbildend (gelbe Linie). Die Skapula ist zentral vom Humeruskopf überlagert, bei genauerer Betrachtung kann jedoch die Grenze des Glenoids (grüne Linie) von ihrer Umgebung abgegrenzt werden. Nach kaudal läuft das Glenoid im Margo lateralis (rote Linie) aus.

6.2.3 Computertomografie der Schulter

Koronare Computertomografie der Schulter

➤ Abb. 6.6 zeigt eine CT-Serie in koronarer Ausrichtung, die **Schnittfolge** ist von **ventral nach dorsal.**

Schnittbild a Das am weitesten ventral gelegene Schnittbild zeigt die Lunge (1) als hypodense Struktur, an ihrem Rand sind Rippen angeschnitten (Pfeile, ➤ Abb. 6.6a). Lateral liegt der Proc. coracoideus (2), darüber die Klavikula (3). Teile des Margo superior der Skapula sind ebenfalls zu erkennen (4).

Schnittbild b Auch im zweiten Schnittbild erkennt man den Proc. coracoideus und den Margo superior der Skapula, die Verbindung zwischen ihnen scheint jedoch unterbrochen bzw. ausgedünnt (Pfeil, ➤ Abb. 6.6b). Dort befindet sich die Incisura scapulae zum Durchritt des N. suprascapularis (vgl. ➤ Abb. 6.2b).

Schnittbild c Der Humerus erscheint in der Schnittserie mit seinem nach **ventral gerichteten** Tuberculum minus (5), an dem man bei genauerer Betrachtung Muskelfasern des M. subscapularis ausmachen kann, die zu ihrem Ansatz am Tuberculum minus ziehen (Pfeil in ➤ Abb. 6.6c).

Schnittbild d Jetzt sind das Tuberculum supraglenoidale (6) und infraglenoidale (7), getragen vom Collum scapulae (8), zu sehen. Zwischen Caput humeri und Glenoid erkennt man den Gelenkspalt (nicht bezeichnet). Vom Collum scapulae ausgehend zieht die Spina scapulae (9) nach medial. Die Klavikula (3) ist jetzt nur noch andeutungsweise zu erkennen, neben ihr erscheint das Akromion (10), dazwischen das Akromioklavikulargelenk. Lateral am Caput humeri (11) erscheint das Tuberculum majus (12) in der Schnittebene. Im Bereich des Caput humeri (11) ist bei genauer Betrachtung der CT-Bildgebung die Epiphysenfuge zu erkennen (Pfeil in ➤ Abb. 6.6d), nach distal folgt der Humerusschaft (13).

Schnittbild e Am Humerus zeichnet sich das Collum anatomicum am Übergang des Humeruskopfs zu den Tubercula (Pfeil) ab (➤ Abb. 6.6 e). Zwischen Caput humeri und Akromion verläuft der M. supraspinatus (14).

Schnittbild f Im letzten Schnittbild (am weitesten dorsal gelegen) können dann nur noch das Akromion (10) und das Tuberculum majus (12) des Humerus ausgemacht werden ➤ Abb. 6.6f).

PRAXISTIPP

Wenn vorhanden, sollte man sich bei der Betrachtung der Bildserie an einem Skelett orientieren. Alternativ kann man sich ein 3D-Modell im Netz anschauen. In ➤ Abb. 6.2h kann man sehr gut erkennen, dass in der Frontalebene das **Tuberculum minus** ventral, des **Tuberculum majus** dorsal liegt. Entsprechend erscheint in der gezeigten ventrodorsalen CT-Schnittbildgebung zuerst das Tuberculum minus, dann das Tuberculum majus (➤ Abb. 6.6).

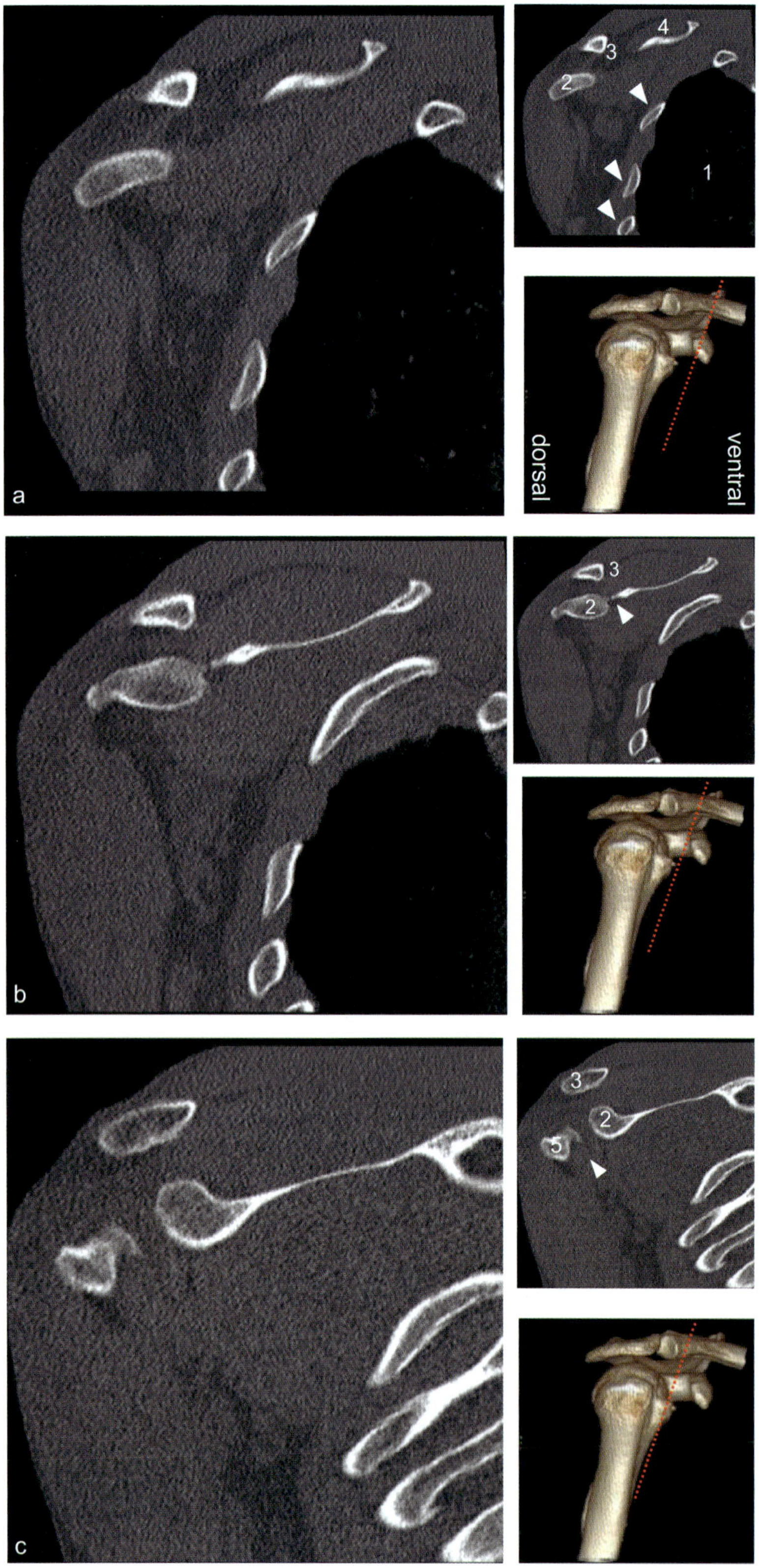

Abb. 6.6 Koronare Computertomografie der Schulter. (a–f) Koronare Schnittbilder von ventral nach dorsal. Lunge (1), Proc. coracoideus (2), Klavikula (3), Margo superior der Skapula (4), Tuberculum minus (5), Tuberculum supraglenoidale (6) et infraglenoidale (7), Collum scapulae (8), Spina scapulae (9), Akromion (10), Caput humeri (11), Tuberculum majus (12), Humerusschaft (13), M. supraspinatus (14). Pfeil in (a): Rippen; Pfeil in (b): Lage der Incisura scapulae; Pfeil in (c): M. subscapularis; Pfeil in (d): Epiphysenfuge des Humeruskopfes; Pfeil in e): Collum anatomicum. [T1272-01] ►

https://else4.de/rpn

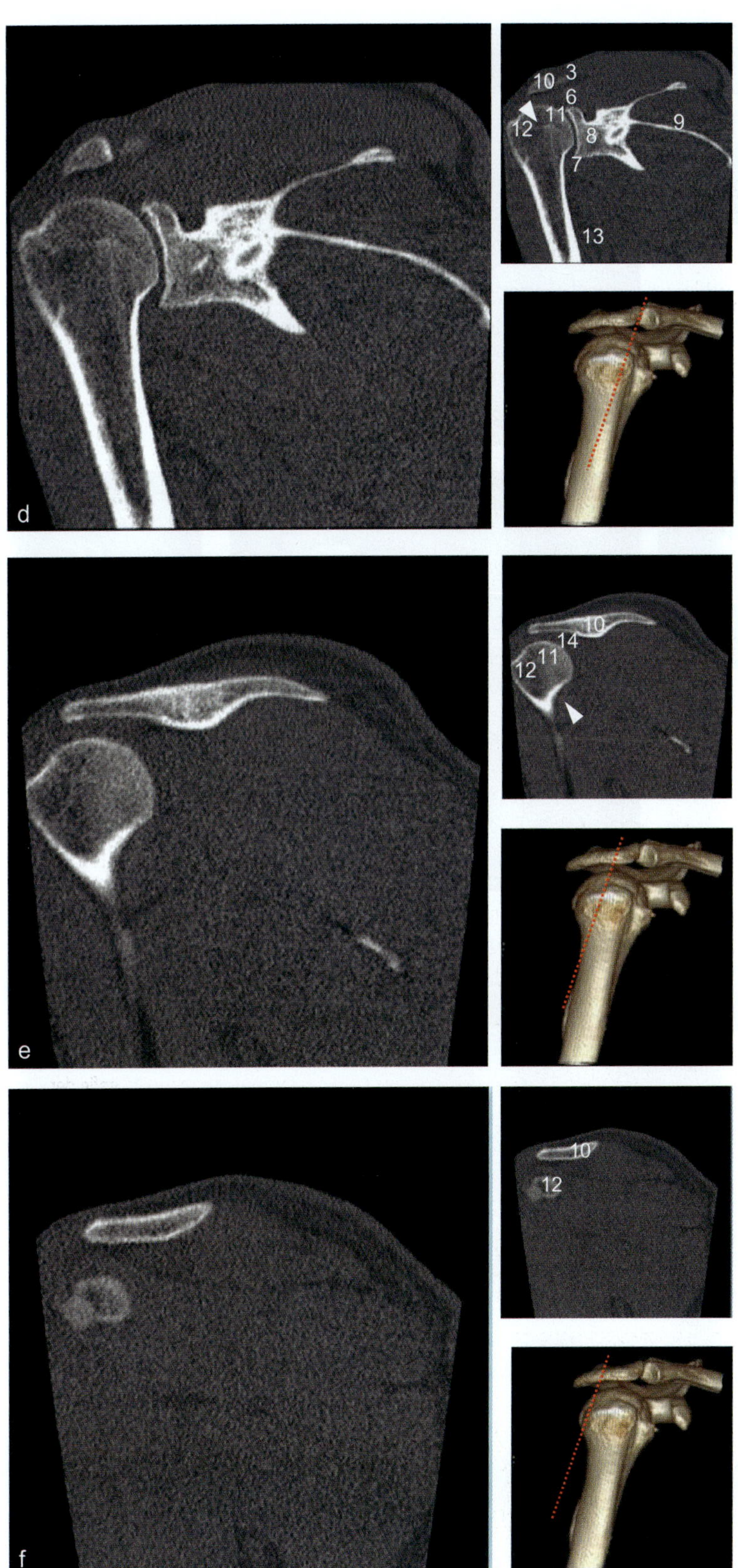

Abb. 6.6 *(Forts.)*

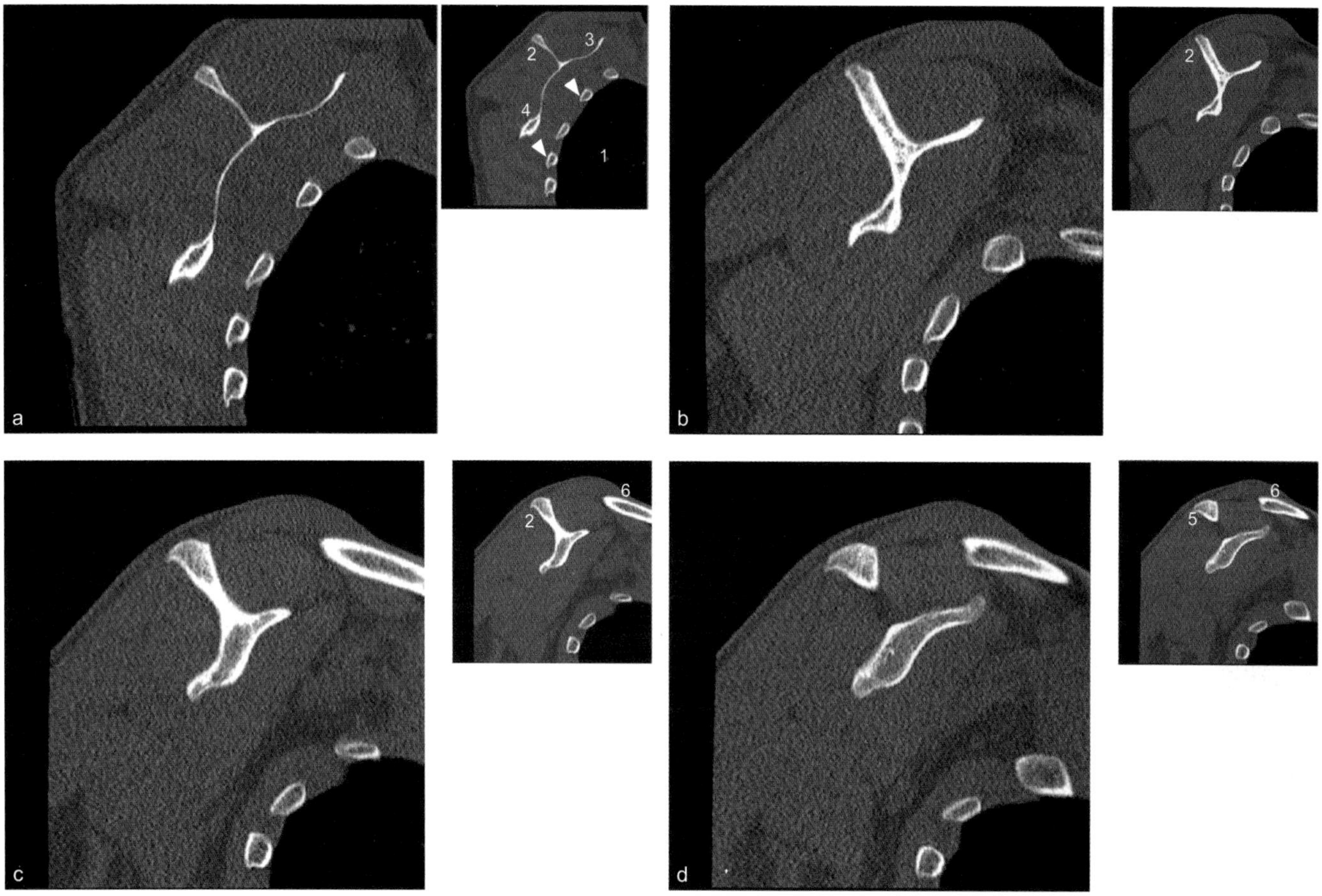

Abb. 6.7 Sagittale Computertomografie der Schulter. (a–h) Sagittale Schnittbilder von medial nach lateral. Lunge (1), Spina scapulae (2), Fossa supraspinata (3), Fossa infraspinata (4), Akromion (5), Klavikula (6), Proc. coracoideus (7), Collum scapulae (8), Caput humeri (9), Humerusschaft (10), Tuberculum majus (11), Tuberculum minus (12). Pfeil in (a): Rippen; Pfeile in (f): Tuberculum supraglenoidale et infraglenoidale; Pfeile in (g): Epiphysenfuge. [T1272-01] ▸

https://else4.de/v6x

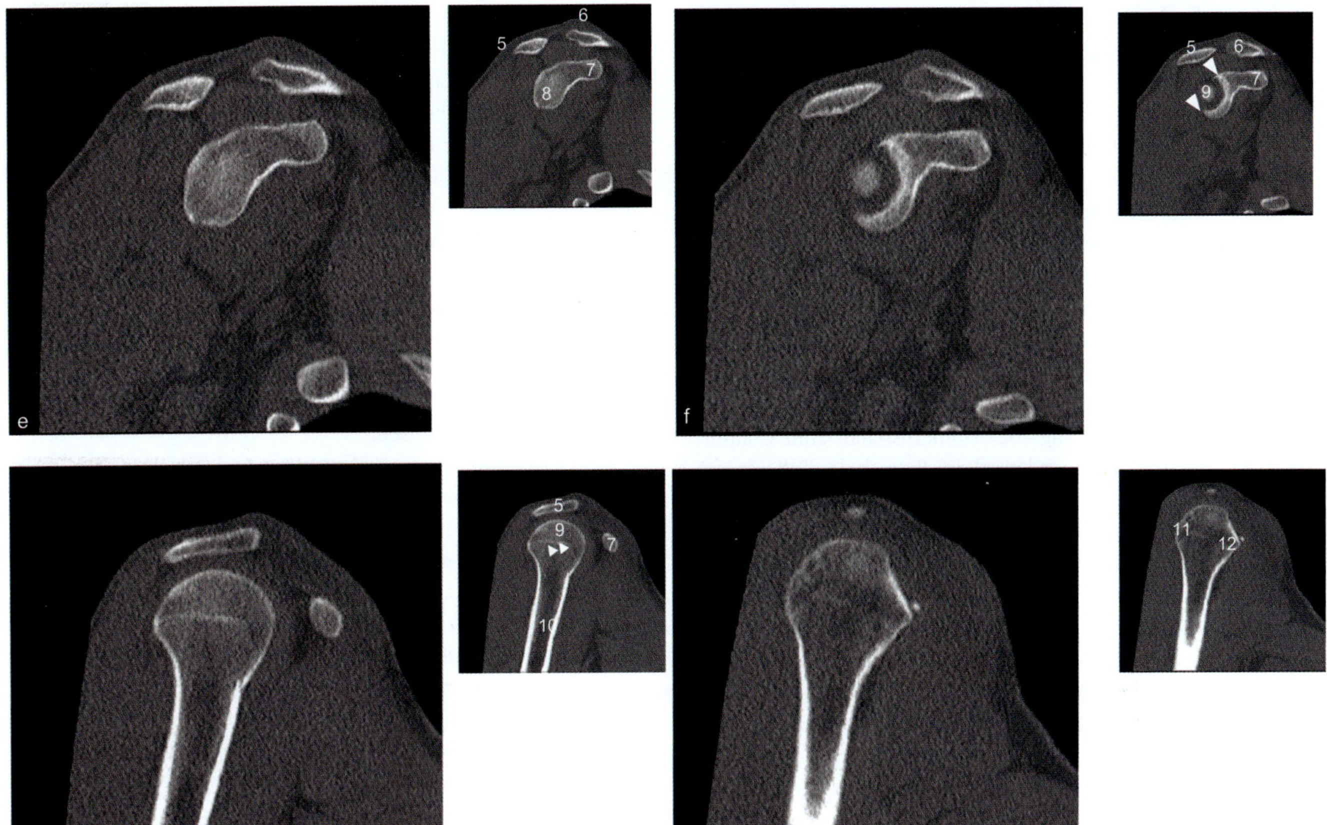

Abb. 6.7 *(Forts.)*

Sagittale Computertomografie der Schulter

➤ Abb. 6.7 zeigt eine sagittale Computertomografie der Schulter von medial nach lateral.

Schnittbild a Wieder sind die Lunge (1) und daran angrenzend einzelne Rippenanschnitte abgebildet (Pfeile, ➤ Abb. 6.7a). Die Spina scapulae (2) zeigt nach dorsal (im Schnittbild nach links gerichtet), nach oben verläuft der supraspinale (3), nach unten der infraspinale (4) Teil der Skapula.

PRAXISTIPP

Um sich in der gezeigten sagittalen Schnittserie sicher orientieren zu können, sollten Sie sich bewusst machen, wo in den Schnittbildern ventral, wo dorsal abgebildet ist. Wie gerade erwähnt, zeigt die Spina scapulae im gezeigten Schnittbild nach links. Stellen Sie sich vor, im 90°-Winkel vor Ihnen steht der Patient, seine rechte Schulter zeigt zu Ihnen. Sie blicken nun durch den Patienten hindurch auf seine rechte Schulter. Ventral befindet sich demnach rechts, dorsal links!

Schnittbilder b–d Weiter lateral verbreitert sich die Spina scapulae zunächst (vergleiche hierzu ➤ Abb. 6.2b) und läuft dann im Akromion (5) aus (➤ Abb. 6.7b–d). Medial erscheint die Klavikula (6) in der Schnittebene.

Schnittbild e In dieser Schnittebene ist der Proc. coracoideus (7) angeschnitten und zeigt nach ventral, subakromial liegt das Collum scapulae (8). Akromion (5) und Klavikula (6) haben sich weiter angenähert (➤ Abb. 6.7e).

Schnittbild f Bewegt man sich in der Sagittalebene weiter nach lateral, erscheinen als nächstes das Caput humeri (9) sowie das Glenoid mit dem Tuberculum supraglenoidale und infraglenoidale (Pfeile) (➤ Abb. 6.7f).

PRAXISTIPP

Als Collum scapulae wird das massive Halsstück der Skapula bezeichnet, das die Cavitas glenoidalis für den Humeruskopf trägt. Zwischen ➤ Abb. 6.7e und f ist folglich der Übergang des massiven Collum scapulae in die Cavitas glenoidalis angeschnitten.

Schnittbild g Noch weiter lateral sind von der Skapula nur noch die lateralsten Anteile des Akromions (5) sowie der Proc. coracoideus (7) angeschnitten (➤ Abb. 6.7g). Distal liegt der Humerusschaft (10), auch die Epiphysenfuge ist zu erkennen (Pfeile).

Schnittbild h Auf dem letzten Bild der Schnittserie erscheinen dann, am weitesten lateral gelegen, das Tuberculum majus dorsal (11) und das Tuberculum minus ventral (12) (➤ Abb. 6.7h).

6.3 Bildgebung: pathologischer Befund

Fallbeispiel: Diagnostik und Auflösung

Projektionsradiografien ➤ Abb. 6.8a und b zeigen die Projektionsradiografien von Frau W. im a. p.- und seitlichem Y-View-Strahlengang. Vor allem im a. p.-Strahlengang werden **Veränderungen der knöchernen Kontur am proximalen Humerus** deutlich. Insgesamt erscheint der Humerusschaft eingestaucht und verkürzt. Das Caput humeri ist dabei nach distal und medial verlagert.

Am Übergang vom Humerusschaft zum Collum chirurgicum kann man lateral, im Bereich des Tuberculum majus, eine deutliche kortikale Kontinuitätsunterbrechung erkennen, verbunden mit einer ausgeprägten Stufenbildung, beides Ausdruck einer **Dislokation.**

Das **Tuberculum majus** ist **abgerissen** und nach kranial-medial verkippt. Bei genauer Betrachtung fallen auch im Bereich der Spitze des **Proc. coracoideus** kortikale Unregelmäßigkeiten im Sinne von **Kontinuitätsunterbrechungen und schalenförmigen Absprengungen** auf (Pfeil in ➤ Abb. 6.8a).

6

Die seitliche Projektionsradiografie bestätigt noch einmal das bereits Beschriebene, bietet jedoch als Summationsbild keinen relevanten diagnostischen Mehrwert bei der Beurteilung dieser Schulterpathologie. Der Humeruskopf ist, aufgrund der Fraktur und der damit verbundenen Verschiebungen, nicht im Glenoid auszumachen (vgl. hierzu ➤ Abb. 6.5) und nach medial verlagert (blau gepunktete Linie in ➤ Abb. 6.8b).

Computertomografie In der im weiteren Verlauf durchgeführten CT-Schnittbildgebung bestätigt sich das Bild aus der Projektionsradiografie. ➤ Abb. 6.9a und b zeigen zwei **CT-Schnittbilder in koronarer Ausrichtung.** Der proximale Humerus ist eingestaucht, das Caput humeri (1) nach distal und medial verlagert, ebenso das Tuberculum majus (2). Die Cavitas glenoidalis (3) scheint hingegen nicht beeinträchtigt zu sein. Zudem bestätigt sich ein **(mehrfragmentärer) Abriss des Proc. coracoideus** (4).

➤ Abb. 6.9c–g zeigen den Ausschnitt einer **CT-Schnittserie in sagittaler Ausrichtung.** Auch hier ist die Schnittfolge, wie im gezeigten Normalbefund (➤ Abb. 6.7), von medial nach lateral dargestellt, dieses Mal aber **seitenverkehrt**. Die Spina scapulae (5) zeigt nach dorsal, nach oben verläuft der supraspinale (6), nach unten der infraspinale (7) Teil der Skapula. Weiter lateral, auf Schnittebene des Collum scapulae (8) entspringt der Proc. coracoideus (4) (➤ Abb. 6.9d).

Im nächsten Schnittbild (➤ Abb. 6.9e) „verblasst" das Collum scapulae, die Cavitas glenoidalis (9) ist angeschnitten. Bis dahin ist die sagittale CT-Bildgebung unserer Patientin vergleichbar mit dem gezeigten Normalbefund (➤ Abb. 6.7).

In den darauffolgenden beiden weiter **lateral gelegenen Schnittbildern** sind allerdings deutliche Pathologien auszumachen: Das Caput humeri (1) erscheint deutlich „verspätet" in der Schnittebene, ist disloziert und im Bereich des Glenoids vom Tuberculum majus (2) überlagert (➤ Abb. 6.9f, g).

Pathogenese

Bei proximalen Humerusfrakturen handelt es sich um ein häufiges Trauma, das vor allem ältere Frauen betrifft. Zusammen mit proximalen Femur-, distalen Radius- und Wirbelkörperfrakturen zählen sie zu den häufigsten osteoporotischen Frakturen.

Proximale Humerusfrakturen finden sich oft am Übergang der Tuberkula auf den Humerusschaft, dem Collum chirurgicum, da hier die **größte biomechanische Schwachstelle am proximalen Oberarmknochen** liegt. Beim jüngeren Patienten führen meist Hochenergietraumata wie Sport- oder Verkehrsunfälle zu einer proximalen Humerusfraktur. Beim älteren Patienten sind Stürze aus dem Stand auf den ausgestreckten Arm die häufigste Ursache.

Eine weitere mögliche Bruchstelle bildet das **Collum anatomicum,** also der Übergang der Tubercula auf den Humeruskopf. Die Blutversorgung des Oberarms erfolgt überwiegend durch die A. axillaris mit ihren beiden Hauptästen, den Aa. circumflexae humeri posterior und anterior, die gemeinsam das Collum chirurgicum des Humerus ringförmig umschließen. Werden diese Gefäße durch eine Fraktur im Bereich des proximalen Humerus geschädigt, droht als Komplikation eine **Humeruskopfnekrose.**

Folgende weitere mögliche **Komplikationen** sind zu beachten:

- Ein **Abriss des Tuberculum majus** kann, wie in unserem Fall, durch den Sehnenzug von M. supraspinatus, M. infraspinatus und M. teres minor zu einer Dislokation nach kraniodorsal führen.
- Bei **Abriss des Tuberculum minus** resultiert durch den Zug des M. subscapularis eine Dislokation nach medial.
- Rutscht die lange Bizepssehne im Rahmen der Fraktur aus dem Sulcus bicipitalis, kann diese ein **Repositionshindernis** darstellen.

Diagnose

Der betroffene Arm wird typischerweise in Schonhaltung eng am Thorax gehalten. Druckschmerzhaftigkeit des proximalen Humerus, Schwellungen oder Hämatom können Hinweise auf ein Trauma geben. Im Rahmen der körperlichen Untersuchung muss gezielt in der **Peripherie** auf Durchblutungsstörungen, eine eingeschränkte Motorik und Sensibilitätsausfälle geachtet werden. Da der N. axillaris gemeinsam mit der

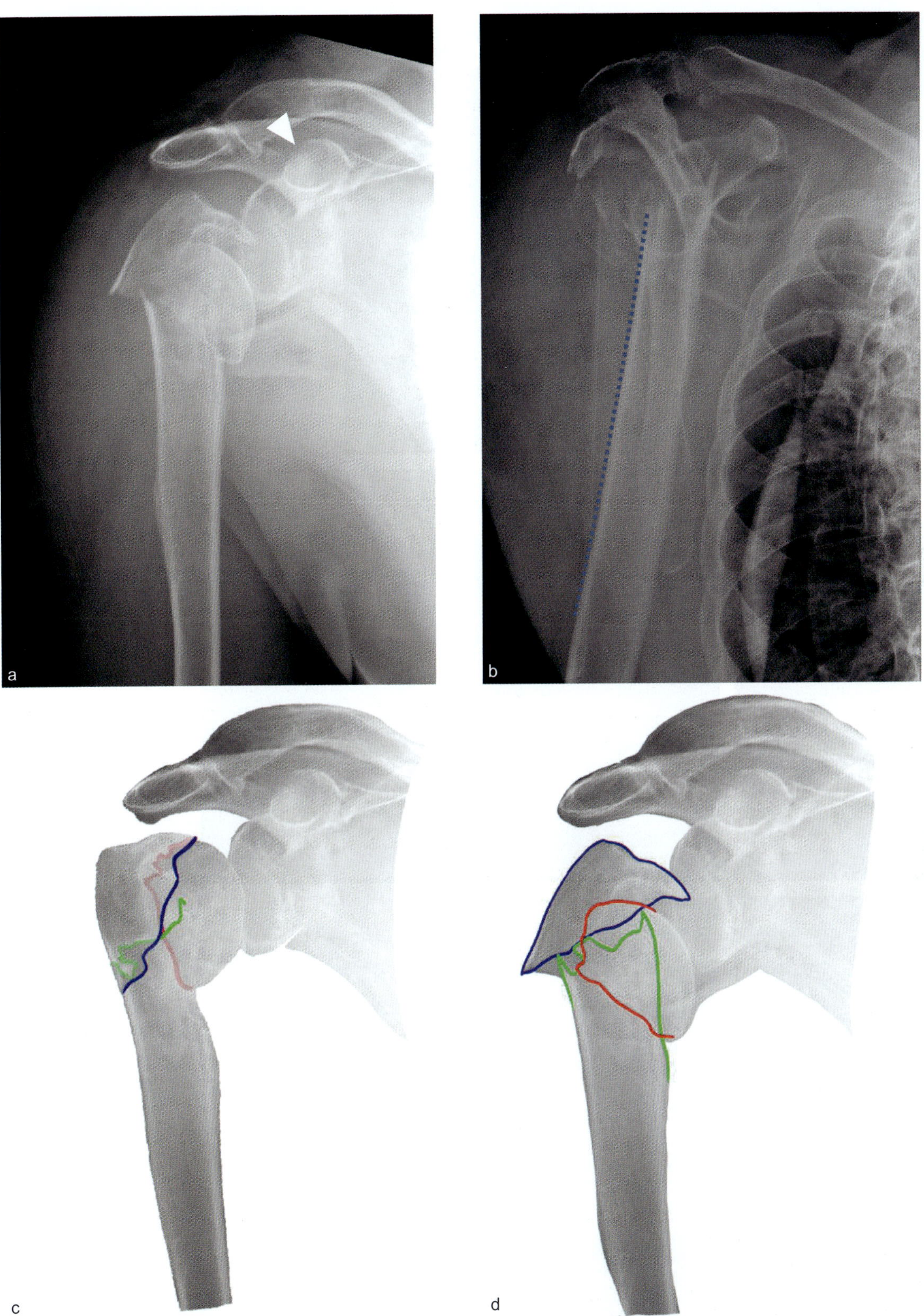

Abb. 6.8 Fallbeispiel: Projektionsradiografie der Schulter von Frau W., die einzelnen Bruchstücke sind farbig hervorgehoben (a) a. p.-Projektionsradiografie. (b) Seitliche Projektionsradiografie (Y-View-Aufnahme). Die blaue Linie markiert den Verlauf des Humerusschafts. (c) Rekonstruktion der Bruchlinien beim gesunden Knochen. (d) Bruchlinien nach Trauma. [T1272-01]

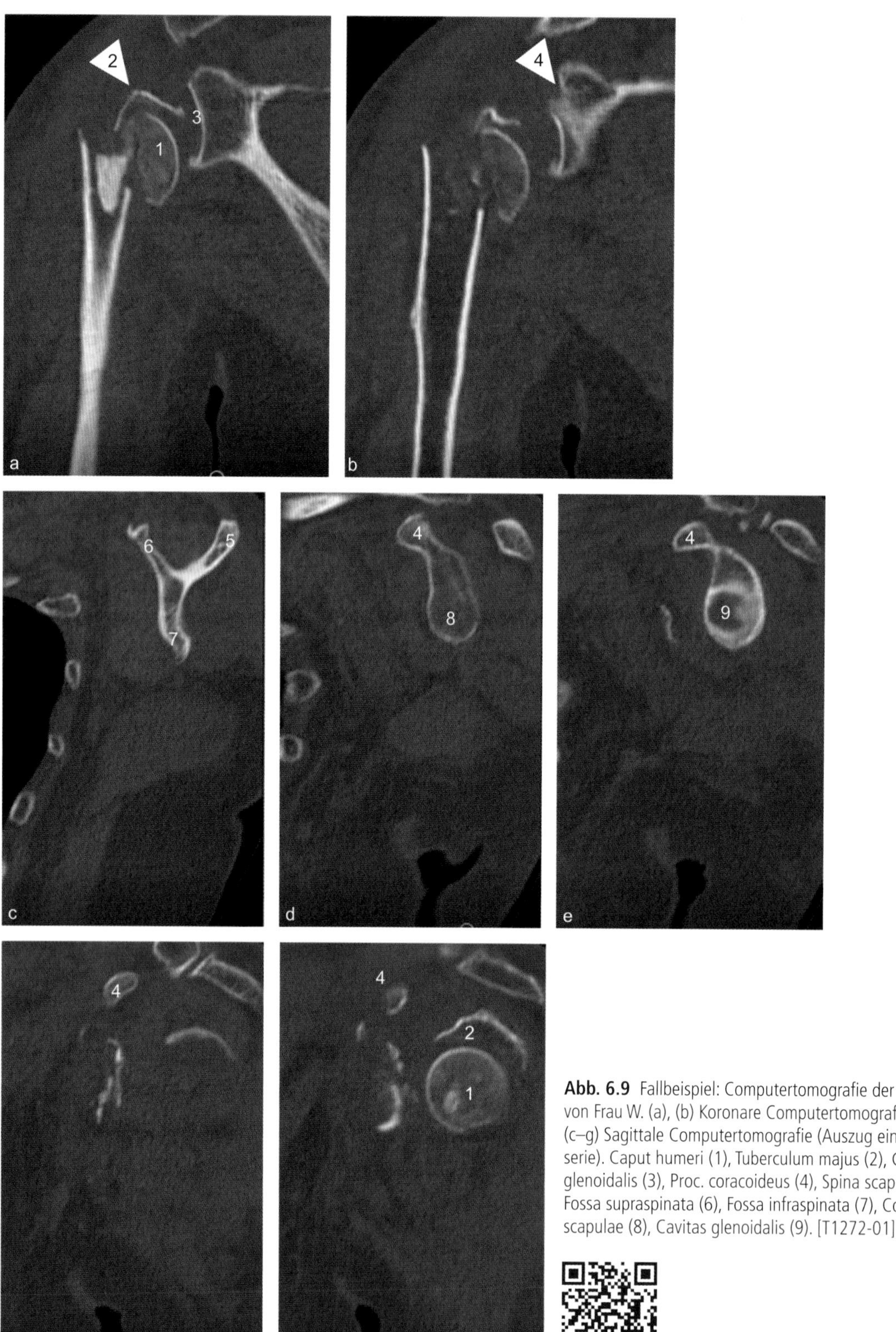

Abb. 6.9 Fallbeispiel: Computertomografie der Schulter von Frau W. (a), (b) Koronare Computertomografie. (c–g) Sagittale Computertomografie (Auszug einer Schnittserie). Caput humeri (1), Tuberculum majus (2), Cavitas glenoidalis (3), Proc. coracoideus (4), Spina scapulae (5), Fossa supraspinata (6), Fossa infraspinata (7), Collum scapulae (8), Cavitas glenoidalis (9). [T1272-01]

https://else4.de/x7y

A. und V. circumflexa humeri posterior nahe der Gelenkkapsel um das Collum chirurgicum verläuft, sollte auch seine Funktion überprüft werden.

Zur bildgebenden Standarddiagnostik gehört idealerweise die sogenannte Traumaserie – bestehend aus der True-a. p.-, Y-View- und axialer Aufnahme. Letztere ist allerdings in der Akutsituation schmerzbedingt oft nicht durchführbar. Eine Computertomografie liefert vor allem bei komplexen Frakturformen wichtige Zusatzinformationen über Größe und Lage der einzelnen Fragmente. Darüber hinaus können im Rahmen der CT-Bildgebung knöcherne Zusatzverletzungen, zum Beispiel des Glenoids oder Korakoids, zuverlässig erkannt oder ausgeschlossen werden.

Therapie

Obwohl die proximale Humerusfraktur zu den häufigsten Frakturen gehört, fehlen randomisierte Studien hinsichtlich der Therapieplanung weitestgehend. Gründe hierfür sind unter anderem die multiplen Frakturmorphologien sowie die Fülle an beschriebenen Therapieoptionen (von der konservativen Behandlung über verschiedene Osteosyntheseverfahren bis hin zur endoprothetischen Versorgung).

Nicht oder gering dislozierte Frakturen werden oft konservativ behandelt. Therapie der Wahl bei dislozierten proximalen Humerusfrakturen beim jüngeren Patienten ist die anatomische Rekonstruktion und Osteosynthese. Da bei älteren Patienten eine rasche, möglichst schmerzfreie Mobilisierung erreicht werden sollte, muss gegebenenfalls auch der **prothetische Ersatz** erwogen werden.

MERKE

- **Nicht dislozierte Frakturen:** Unstrittig ist, dass nicht dislozierte Frakturen konservativ therapiert werden können. Hierbei ist der Weichteilmantel meist intakt, Periost, Rotatorenmanschette sowie Gelenkkapsel sorgen für eine stabile Fraktursituation. Nicht dislozierte Frakturen können durch Ruhigstellung im Gilchrist-Verband konservativ therapiert werden, mit sich anschließender Physiotherapie.
- **Gering dislozierte Frakturen:** Die Entscheidung muss im Gespräch mit dem Patienten abhängig von den Begleitumständen getroffen werden.
- **Stark dislozierte Mehrfragmentfrakturen:** Eine zügige Operation ist erforderlich, um die Immobilitätsphase so gering wie möglich zu halten. Ziel jeder Operation sind die anatomische Reposition und stabile Fixation der Fraktur. Eine kurze Immobilitätsphase ist vor allem wichtig, um Verklebungen des Recessus axillaris und die daraus resultierende Gelenkeinsteifung zu verhindern.

Auch aufgrund der Weiterentwicklung der verfügbaren Implantate ist in den vergangenen Jahren ein Anstieg der operativen Versorgungen zu beobachten. Eine OP-Indikation ist unter anderem gegeben bei:

- Starker Dislokation
- Offenen Frakturen
- Collum-anatomicum-Frakturen
- Gefäß- und Nervenverletzungen

MERKE

Ziel jeder operativen Versorgung ist die anatomische Reposition und stabile Fixation der Fraktur.

Patientenkasuistik

Im Zuge des Sturzes erlitt die Patientin Regina W. eine **mehrfragmentäre, dislozierte, proximale Humerusfraktur** unter Beteiligung des Gelenks.

Auslöser war (vermutlich) ein direkter Sturz auf die Schulter, osteoporotische Veränderungen der Knochensubstanz sind in diesem Zusammenhang ebenfalls von Bedeutung. Die in der Fallbeschreibung gezeigte Beeinträchtigung der Dorsalextension der Hand sowie die ausgeprägten Sensibilitätsstörungen auf der Radialseite des Handrückens sind Ausdruck einer **begleitenden Schädigung des N. radialis** (vgl. entsprechende Lehrbücher der Neuroanatomie und Neurologie).

MERKE

In der Fallbeschreibung ist erwähnt, dass die Sensibilität der Endglieder von Zeige- und Ringfinger nicht beeinträchtigt ist. Hierbei handelt es sich um das Autonomiegebiet des N. medianus.

Da die Fraktur nicht sinnvoll rekonstruiert werden konnte, erfolgte die Implantation einer teilzementierten, inversen Totalendoprothese (TEP) der rechten Schulter. Bei einer inversen TEP befindet sich die Kugel nicht am Oberarmknochen (wie eigentlich anatomisch korrekt), sondern im Bereich des Glenoids. Positionen von Pfanne und Kopf sind also vertauscht.

Der operative Verlauf gestaltete sich komplikationslos. Es kam zu einer **postoperativen Anämie,** die durch intravenöse Erythrozytenkonzentratgabe erfolgreich behandelt werden konnte. Eine postoperative Röntgenkontrolle zeigte die korrekte Lage des eingebrachten Osteosynthese-/Prothesenmaterials sowie eine achsen- und gelenkgerechte Stellung (➢ Abb. 6.10).

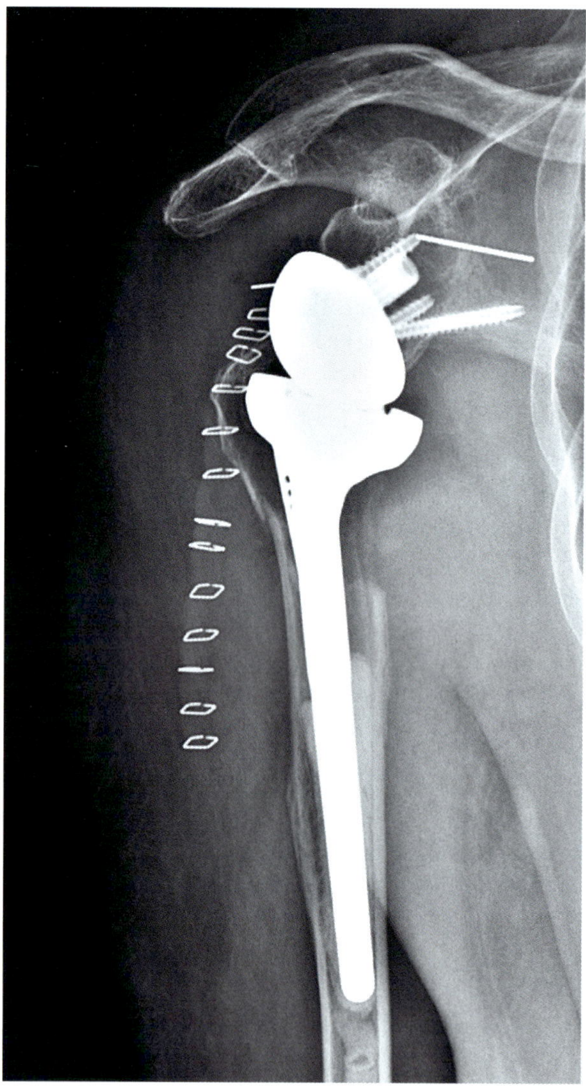

Abb. 6.10 Postoperative Projektionsradiografie der rechten Schulter. [T1272-01]

Die Transferaufgabe zu diesem Fallbeispiel finden Sie in ➢ Kap. 11.6.

6

KAPITEL

7

Erik Volmer, Markus Kipp

Beim Fußball gefoult

Lernziele

Nach Bearbeitung dieses Kapitels sollten Sie dazu in der Lage sein,

- den knöchernen Aufbau des oberen und unteren Sprunggelenks zu beschreiben,
- das laterale und mediale Kollateralbandsystem in seinen Grundzügen zu verstehen und dessen grundlegende stabilisierende Eigenschaften zu beschreiben,
- sich in einer a. p.- und seitlichen Projektionsradiografie des Sprunggelenks zu orientieren,
- aus einem zweidimensionalen Summationsbild auf die dreidimensionale anatomische Architektur des Sprunggelenks zu schließen,
- sich in einer sagittalen Computertomografie des Sprunggelenks zu orientieren,
- pathologische Veränderungen in Folge eines Traumas des Sprunggelenks zu erkennen, einzuordnen und auf weitere Traumamechanismen anzuwenden.

Fallbeschreibung

Der 25-jährige Stefan N. – seines Zeichens ein hervorragender Amateurfußballspieler – wurde in den Schlussminuten eines wichtigen Ligaspiels vom verteidigenden Gegenspieler rüde gefoult. Herr N. konnte nur noch unter starken Schmerzen auftreten und musste vom Platz getragen werden.

Daraufhin stellte er sich zusammen mit der Mannschaftsärztin unmittelbar in der Notfallambulanz der hiesigen Universitätsklinik vor.

In der klinischen Untersuchung zeigten sich links eine Schwellung sowie Druckschmerz über dem Außen- und dem Innenknöchel. Zur weiteren Abklärung wurde eine Projektionsradiografie in zwei Ebenen durchgeführt (➤ Abb. 7.1).

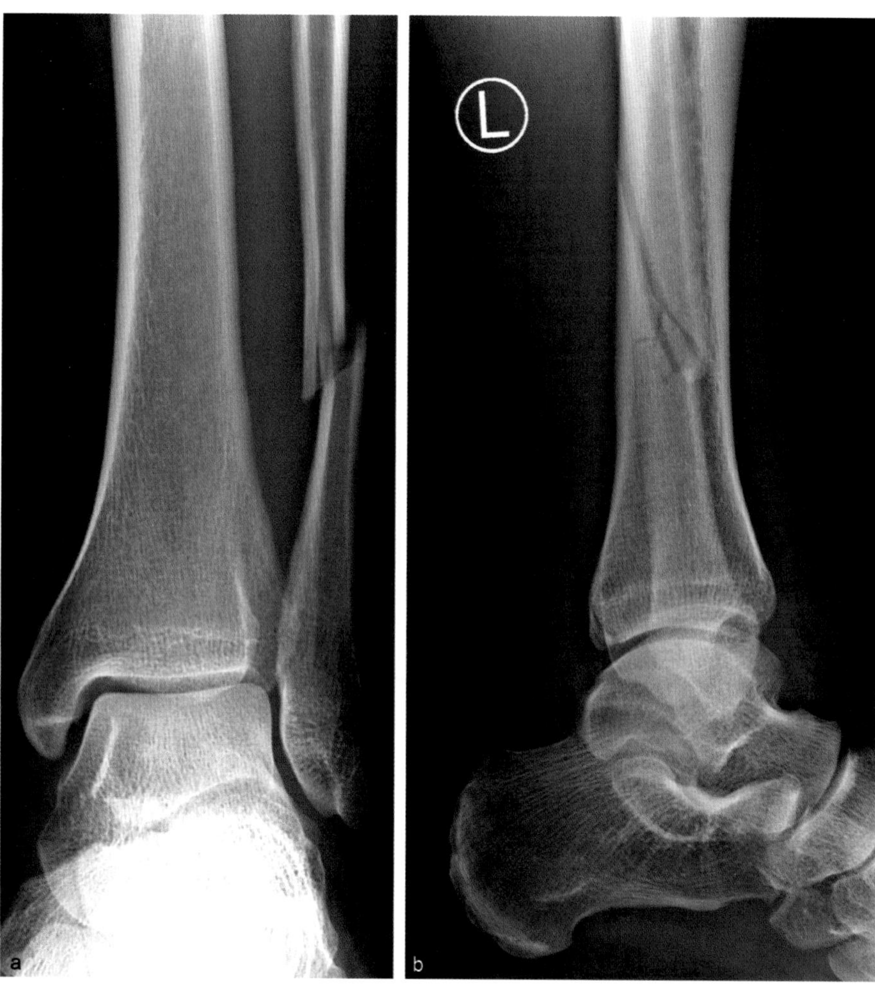

Abb. 7.1 Röntgen-Projektionsradiografie des oberen Sprunggelenks im a. p.- (a) und seitlichen (b) Strahlengang von unserem Patienten Stefan N. [T1272-01]

7

7.1 Anatomische Grundlagen

7.1.1 Allgemeines

Bipedie bezeichnet die Fortbewegung auf zwei Beinen (Zweibeinigkeit bzw. bipedale Lokomotion). Die Entwicklung der bipedalen Lokomotion als **phylogenetischer** Meilenstein in der Menschheitsgeschichte ist zentral in der **ontogenetischen** Entwicklung des Menschen. Laufen zu lernen ist für das Kind eine grundlegende Voraussetzung dafür, selbstständig die Welt zu entdecken, mit anderen in Kontakt zu treten und ein autonomes Individuum zu werden. Auch später bleibt die aufrechte Fortbewegung auf zwei Beinen elementare Voraussetzung der autonomen Mobilität, des selbstbestimmten Lebens und der sozialen Teilhabe. Wird die bipedale Lokomotion durch traumatische Ereignisse, chronische Erkrankungen oder Alterserscheinungen beeinträchtigt, werden auch die autonome Mobilität, die soziale Integrität und die Lebensqualität massiv eingeschränkt.

Die obere und untere Extremität entwickelt sich prinzipiell aus vergleichbaren embryologischen Anlagen, sodass Elemente z. B. des knöchernen Skeletts des Arms auch am Bein gefunden werden können. An der oberen Extremität gibt es z. B. ein proximales und distales Handgelenk, an der unteren Extremität werden – vergleichbar – ein oberes und unteres Sprunggelenk unterschieden. Während der Bauplan der oberen Extremität als Greifwerkzeug auf maximale Beweglichkeit ausgelegt ist, muss bei der unteren Extremität ein Kompromiss zwischen Beweglichkeit einerseits und Stabilität andererseits sichergestellt sein.

7.1.2 Knöcherner Aufbau des Fußes

Der Fuß ist ein Hochleistungs-Multifunktionsorgan und besteht, abgesehen von kleinen akzessorischen Sesambeinchen, aus 26 Knochen, die über 33 Gelenke und zahlreiche Sehnen und Bänder zusammengehalten und dynamisch stabilisiert werden. Die Verbindung zum Kniegelenk wird durch die kräftige Tibia und die schmächtigere Fibula hergestellt (➤ Abb. 7.2). Der Fuß ist über das obere Sprunggelenk (Art. talocruralis) beweglich mit dem Unterschenkel verbunden.

Anatomisch ist der Fuß von hinten nach vorne in die Fußwurzel **(Tarsus),** den daran anschließenden Mittelfuß **(Metatarsus)** und die Zehen **(Antetarsus, Digiti pedis)** gegliedert.

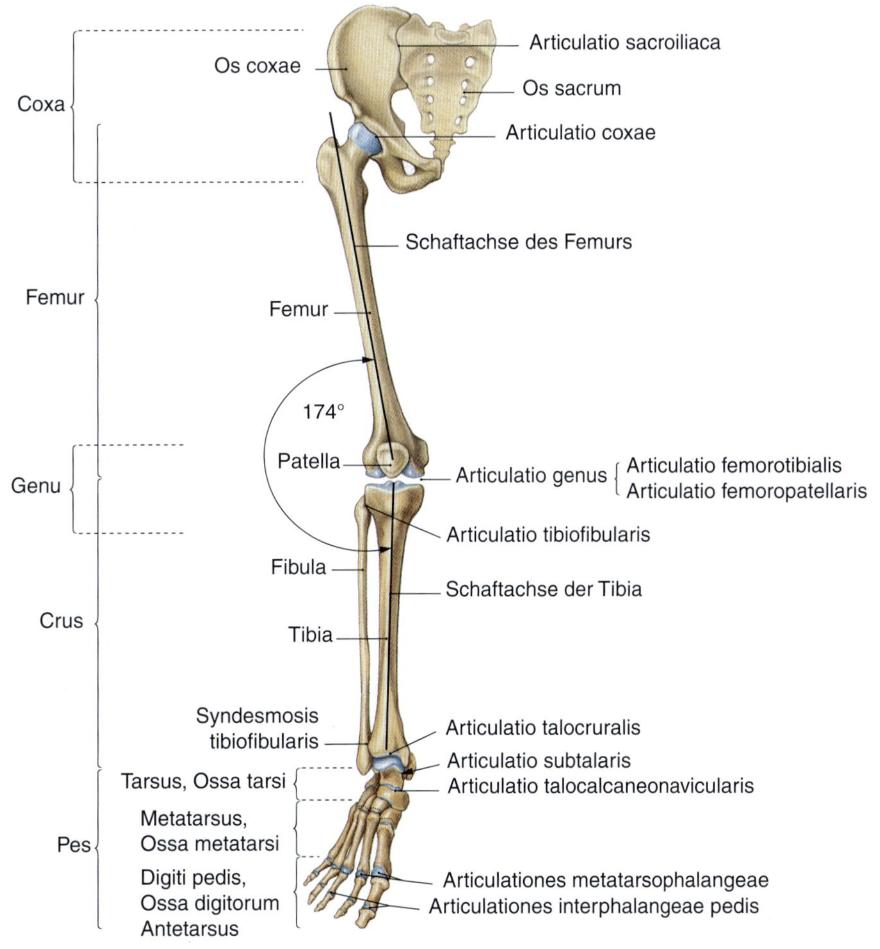

Abb. 7.2 Knochen und Gelenke der unteren Extremität. [S700]

7

Die sieben verschiedenen Knochen des Tarsus entsprechen hierbei den acht Handwurzelknochen. Zum Boden orientiert sich die Fußsohle **(Planta pedis)**, entgegengesetzt dazu der Fußrücken **(Dorsum pedis)**. Der Fuß besitzt zwei Fußgewölbe, in der Sagittalebene ein Längsgewölbe, in der Frontalebene ein Quergewölbe. Muskeln und Bänder verspannen die beiden Gewölbe aktiv und passiv.

Die Fußwurzel (**Tarsus**) ist aufgebaut aus sieben Einzelknochen (➤ Abb. 7.3):

- Talus (Sprungbein)
- Calcaneus (Fersenbein)
- Os naviculare (Kahnbein)
- Os cuboideum (Würfelbein)
- Ossa cuneiformia mediale, intermedium et laterale (Keilbeine)

Zum Mittelfuß zählen die fünf Ossa metatarsalia I–V, am Antetarsus können die fünf Zehenknochen mit einer Phalanx proximalis, media und distalis unterschieden werden. Eine Phalanx media fehlt, vergleichbar mit den Gegebenheiten am Daumen, bei der Großzehe (Hallux) (➤ Abb. 7.3).

MERKE

In der Klinik wird der Fuß in drei Abschnitte unterteilt, die sich von der anatomischen Gliederung unterscheiden: Rückfuß (Talus und Calcaneus), Mittelfuß (Os naviculare, Os cuboideum und Ossa cuneiformia) und Vorfuß (Ossa metatarsalia und Phalangen) (➤ Abb. 7.4).

7.1.3 Oberes und unteres Sprunggelenk

➤ Abb. 7.5 zeigt einen Sagittalschnitt durch den menschlichen Fuß zur Verdeutlichung der Lage der Sprunggelenke, ➤ Abb. 7.6 zeigt verschiedene Sichtweisen auf den Fuß.

Das Sprunggelenk wird in das obere **(Art. talocruralis)** und das untere Sprunggelenk **(Art. talotarsalis)** unterteilt. Das obere Sprunggelenk (OSG) wird proximal aus dem unteren Ende der Tibia (Malleolus medialis) und Fibula (Malleolus lateralis) distal aus der Trochlea tali gebildet. Dabei bilden der Innenknöchel (Malleolus medialis) und der Außenknöchel (Malleolus lateralis) die Malleolengabel, in der sich das Sprungbein sicher geführt bewegt. Die Malleolengabel bildet also die Gelenkpfanne, die Trochlea tali den Gelenkkopf. Funktionell handelt es sich beim OSG im weitesten Sinne um ein Scharniergelenk. Dieses Gelenk ermöglicht das Senken **(Plantarflexion)** und das Heben des Fußes **(Dorsalextension)**, was für ein flüssiges Gangbild zwingend notwendig ist.

Das untere Sprunggelenk (USG, Art. talotarsalis) wird in das vordere untere (**Art. talocalcaneonavicularis**) und das hintere untere Sprunggelenk (**Art. subtalaris, Art. talocalcanea**) unterteilt.

Das vordere USG befindet sich zwischen Talus, Calcaneus und Os naviculare, das hintere USG zwischen Talus und Calcaneus. Die beiden Kammern des USG werden durch das Sprungbein-Fersenbein-Band (Lig. talocalcaneum interosseum; ➤ Abb. 7.5) getrennt, das im Sinus tarsi verläuft. Das vordere und das hintere untere Sprunggelenk bilden funktionell gesehen ein Zapfen-Kugel-Gelenk, in ihm finden, stark vereinfacht ausgedrückt, überwiegend die Supination (Hebung des inneren Fußrandes bzw. der inneren Fußkante bei gleichzeitiger Senkung des äußeren) und die Pronation (Senkung des inneren Fußrandes bzw. der inneren Fußkante bei gleichzeitiger Hebung des äußeren Fußrandes) statt.

MERKE

Unscharf definiert ist oft die Abgrenzung der Supination und Pronation von der Inversion und der Eversion. Bei der Eversion wird die Fußaußenkante angehoben, während die Großzehe am Boden bleibt. Die Gegenbewegung ist die Inversion. Wichtig ist zu verinnerlichen, dass es sich um komplexe Bewegungsabläufe handelt, an denen vor allem das USG, aber auch die Fußwurzelgelenke beteiligt sind.

7.1.4 Bandapparat des oberen und unteren Sprunggelenks

Die stabilisierenden Bänder der Sprunggelenke sind in ➤ Abb. 7.6 dargestellt. Die Malleolengabel aus Tibia und Fibula wird am Sprunggelenk durch ein kräftiges Band, die Syndesmose **(Syndesmosis tibiofibularis)**, zusammengehalten. Diese Syndesmose setzt sich aus drei Einzelbändern zusammen, die jedoch miteinander verwoben sind:

- Lig. tibiofibulare interosseum; distaler Anteil der Membrana interossea cruris zwischen Tibia und Fibula
- Lig. tibiofibulare anterius
- Lig. tibiofibulare posterius

Die Syndesmosis tibiofibularis stabilisiert die Sprunggelenkgabel, sorgt also dafür, dass Tibia und Fibula nicht auseinandergleiten.

Das USG wird durch ein weitaus komplexeres Bandsystem stabilisiert als das OSG. Auf der Innenseite befindet sich das sehr robuste **Lig. collaterale mediale (Lig. deltoideum;** ➤ Abb. 7.6d), das in vier Abschnitte untergliedert werden kann:

- Pars tibionavicularis; nach vorne gerichtet von der Tibia zum Os naviculare
- Pars tibiocalcanea; nach unten gerichtet von der Tibia zum Sustentaculum tali
- Pars tibiotalaris anterior
- Pars tibiotalaris posterior

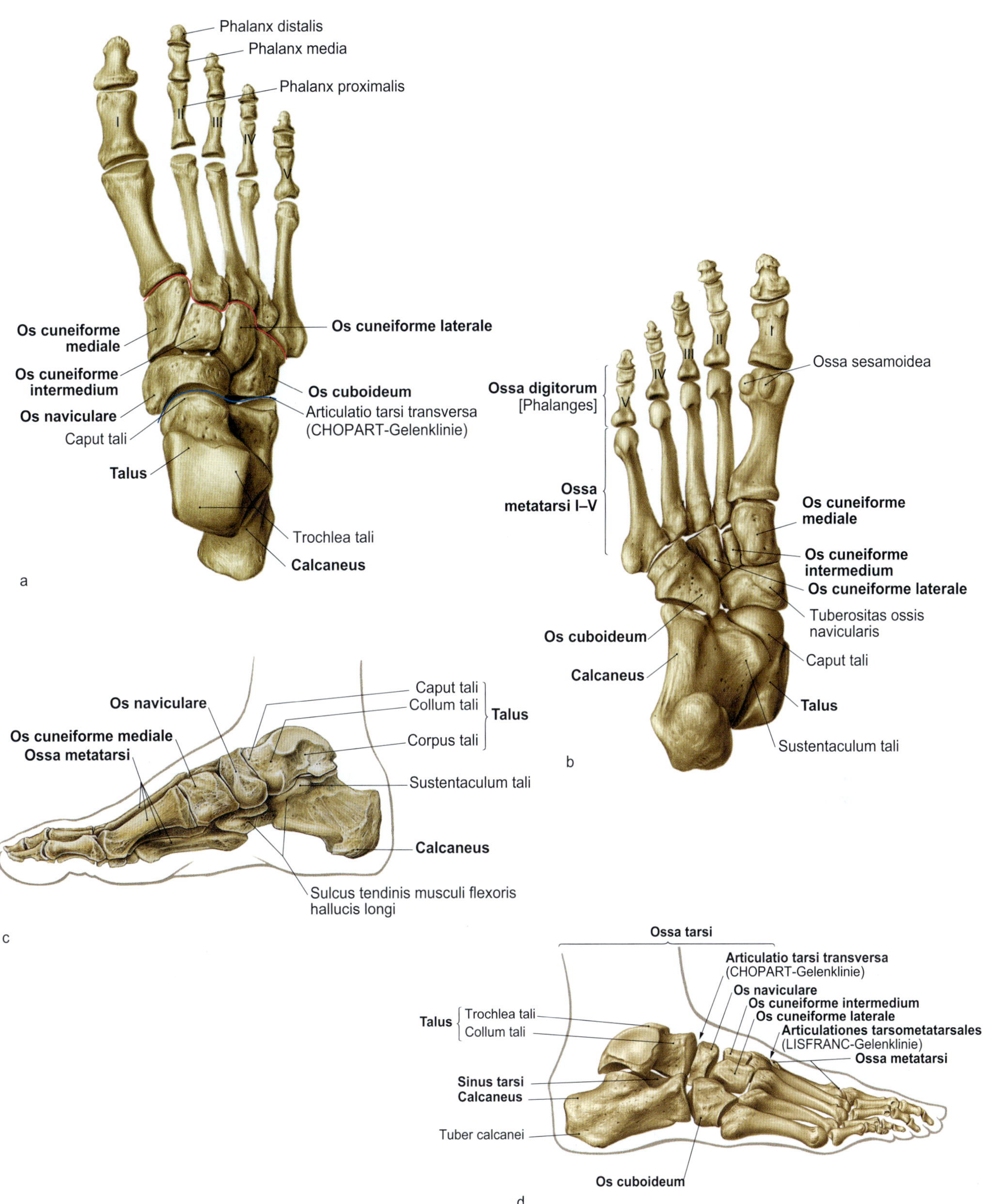

Abb. 7.3 (a) Fußskelett, Ossa pedis, rechts; Ansicht von dorsal. (b) Fußskelett, Ossa pedis, rechts; Ansicht von plantar. (c) Fußskelett, Ossa pedis, rechts; Ansicht von medial. (d) Fußskelett, Ossa pedis, rechts; Ansicht von lateral. [S700]

7

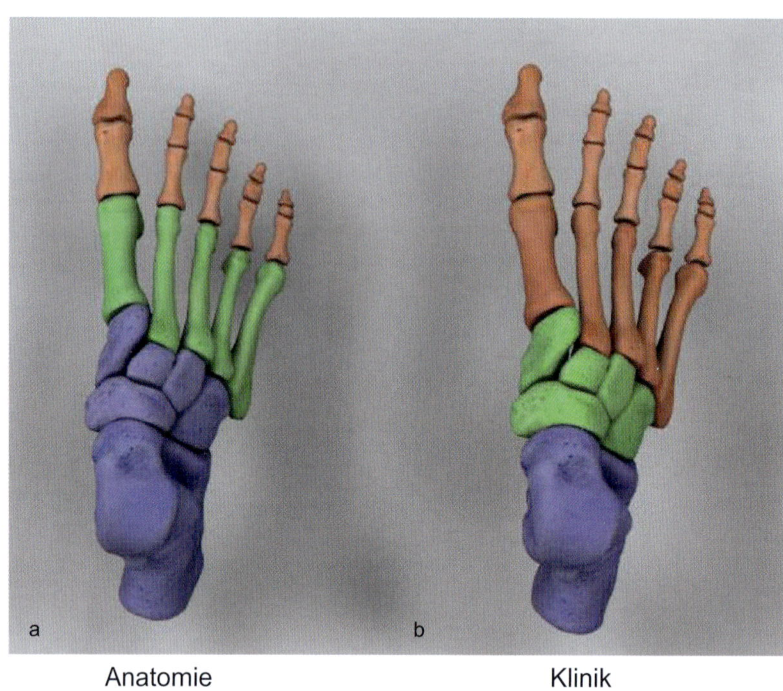

Abb. 7.4 Fußskelett, Ansicht von oben. (a) zeigt die **anatomische,** (b) die **klinische** Einteilung des Fußes. Anatomische Einteilung des Fußskeletts: blau – Tarsus, grün – Metatarsus, rot – Antetarsus. Klinische Anatomie des Fußskeletts: blau – Rückfuß, grün – Mittelfuß, rot – Vorfuß. [W1191-001]

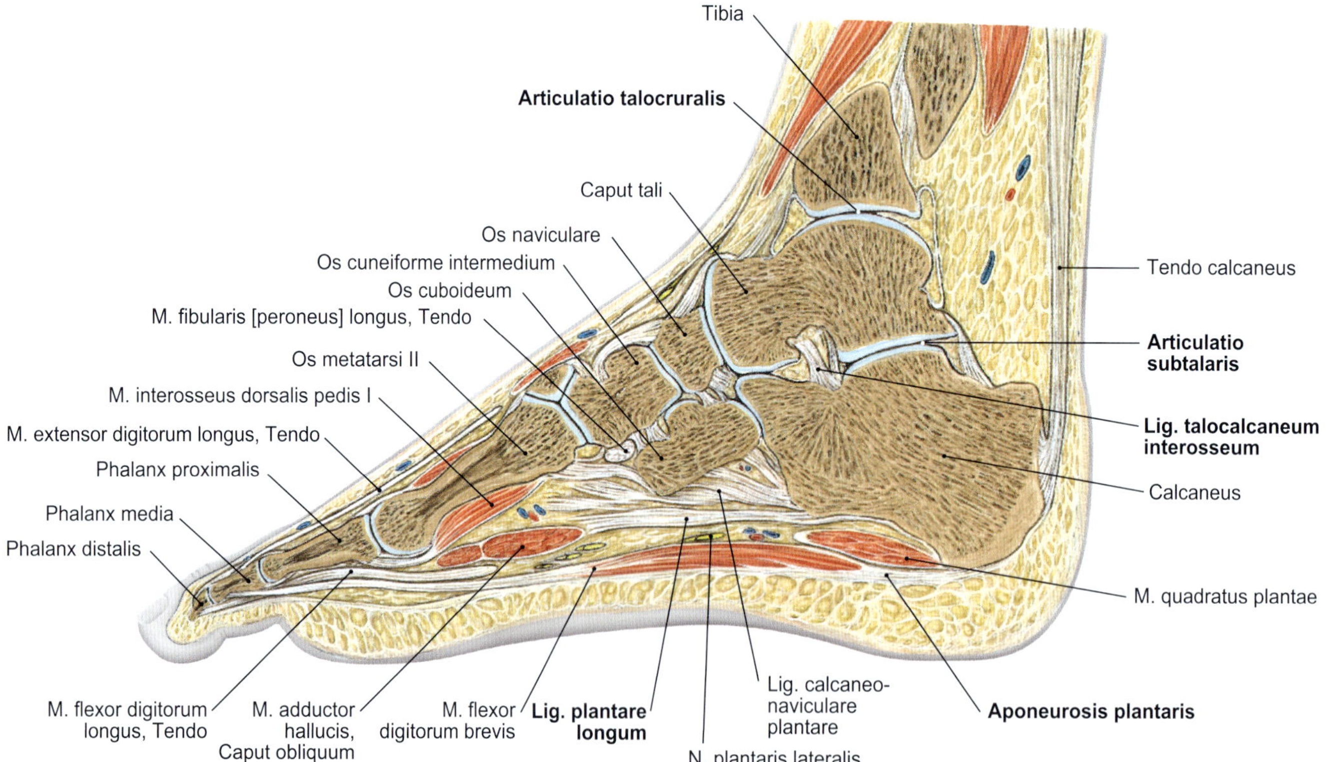

Abb. 7.5 Fuß, Pes, rechts; Sagittalschnitt durch den zweiten Zehenstrahl; Ansicht von medial. Die Schnittführung lässt den Gelenkspalt des oberen Sprunggelenks (Art. talocruralis) und die hintere Kammer des unteren Sprunggelenks (Art. subtalaris) erkennen. Das Längsgewölbe wird durch drei übereinander gelagerte Bandsysteme (Aponeurosis plantaris, Lig. plantare longum, Lig. calcaneonaviculare plantare) stabilisiert. [S700]

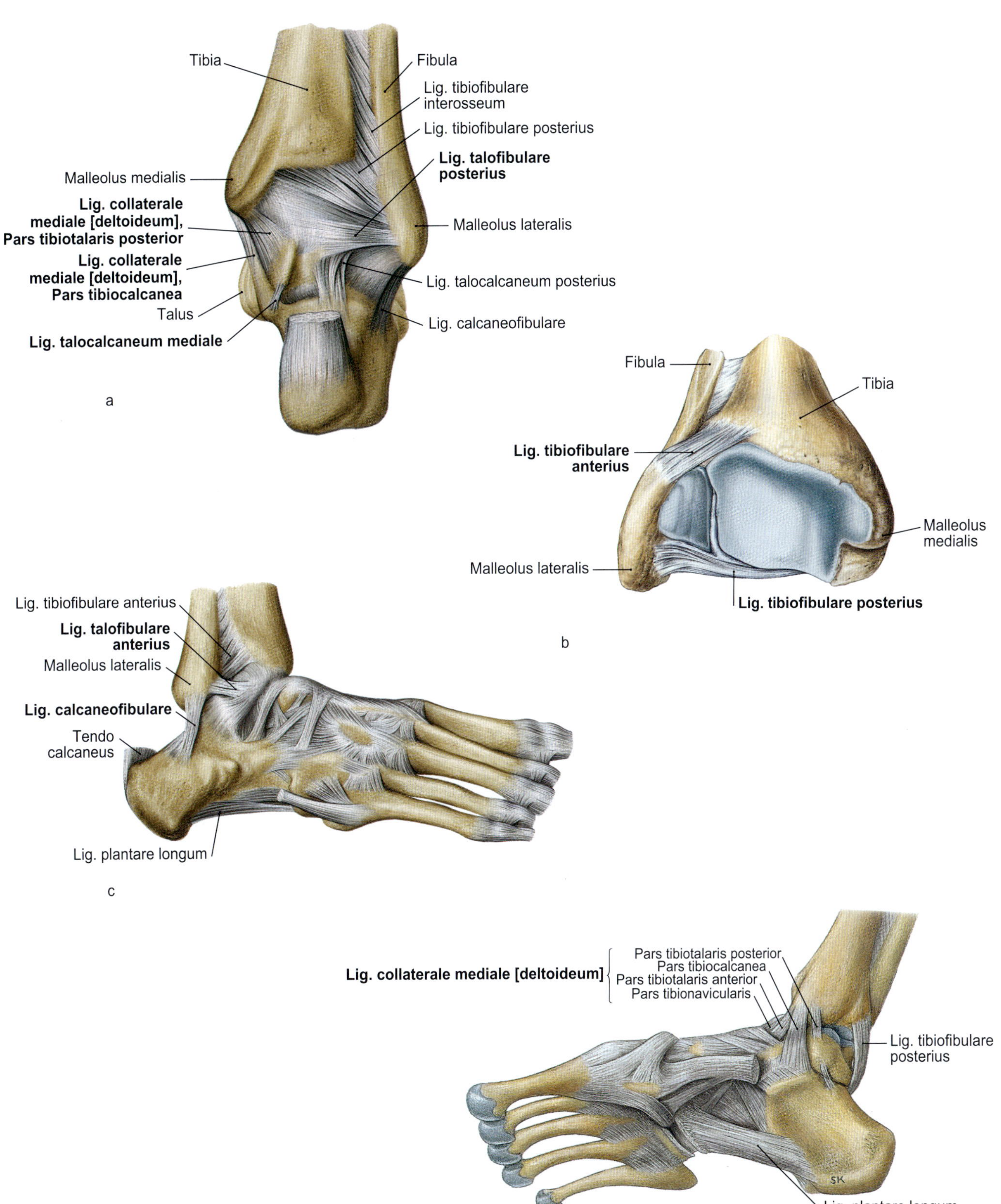

Abb. 7.6 Darstellung der Sprunggelenke. (a) Oberes Sprunggelenk, Art. talocruralis, rechts, mit Bändern. (b) Distales Ende von Schienbein, Tibia, und Wadenbein, Fibula, rechts; Ansicht von distal. (c und d) Oberes Sprunggelenk, Art. talocruralis, rechts, mit Bändern; Ansicht von lateral (c) und von medial (d). a–c: [S700], d: [S700-L238]

Auf der Außenseite befindet sich das **Lig. collaterale laterale** (➢ Abb. 7.6c), das in drei Abschnitte untergliedert werden kann:

- Lig. talofibulare anterius
- Lig. talofibulare posterius
- Lig. calcaneofibulare

Das Sprunggelenk ist aufgrund seiner starken Belastung häufig von Verletzungen betroffen. Am häufigsten sind Verletzungen des Bandapparats, z. B. Bänderdehnungen oder Bandrupturen, man spricht von einer **Sprunggelenksdistorsion.** Meist kommt es beim Sport oder durch einen Fehltritt im Alltag zum Umknicken des Fußes.

7.2 Bildgebung: Normalbefund

7.2.1 Röntgen-Projektionsradiografie

Allgemeines

In der Standard-a. p.-Aufnahme liegt der Patient auf dem Rücken, Hüft- und Kniegelenk sind gestreckt, das Sprunggelenk in Neutralstellung (Unterschenkel und Fußsohle nehmen einen Winkel von 90° ein). Zur Beurteilung der Stellung der Malleolengabel und der Distorsion (Verstauchung) des Außenknöchels ist die um 20° nach innen gedrehte a. p.-Aufnahme des OSG (auch *mortise view* genannt) besser geeignet als die streng a.-p. ausgerichtete Aufnahme, da der Talus weniger vom Malleolus lateralis der Fibula überlagert wird (➤ Abb. 7.7).

a. p.-Projektionsradiografie des oberen Sprunggelenks

➤ Abb. 7.8 zeigt den Normalbefund einer Projektionsradiografie des OSG **in zwei Ebenen** im anterior-posterioren (a. p., linkes Bein) und lateralen Strahlengang.

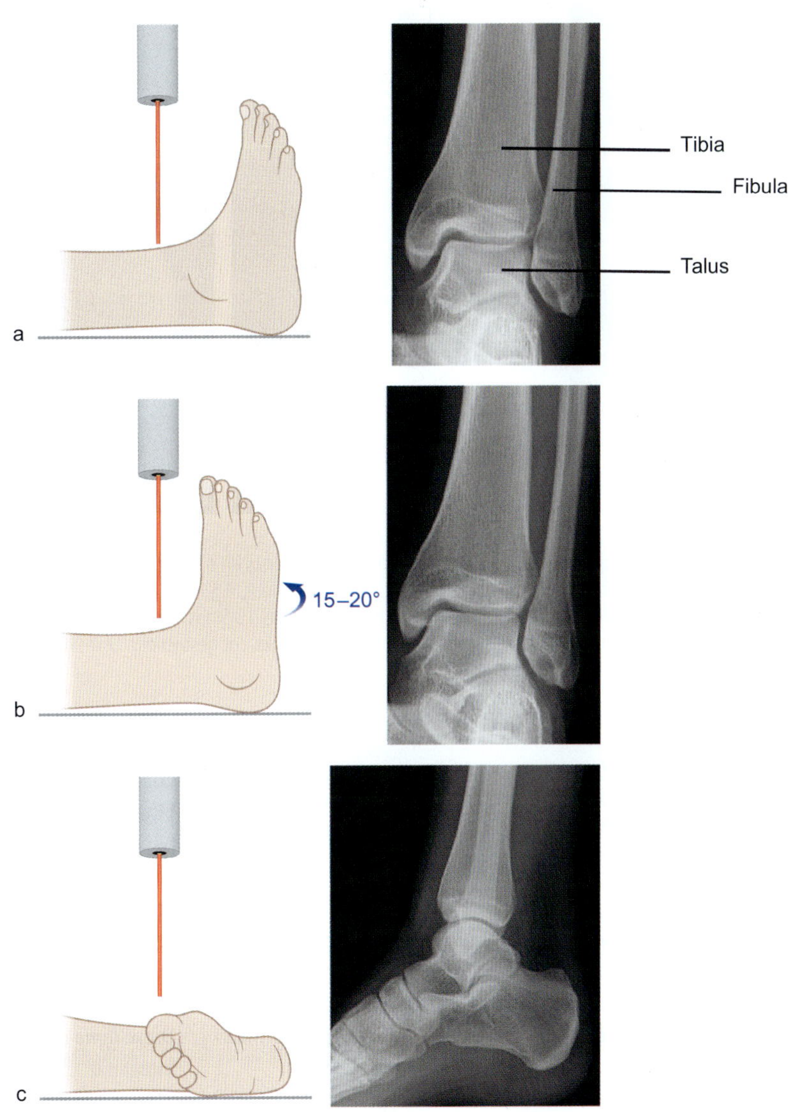

Abb. 7.7 Projektionsradiografie des oberen Sprunggelenks. (a) a. p.-Aufnahme, (b) *mortise view*, (c) laterale Aufnahme. [L231, W1192]

7

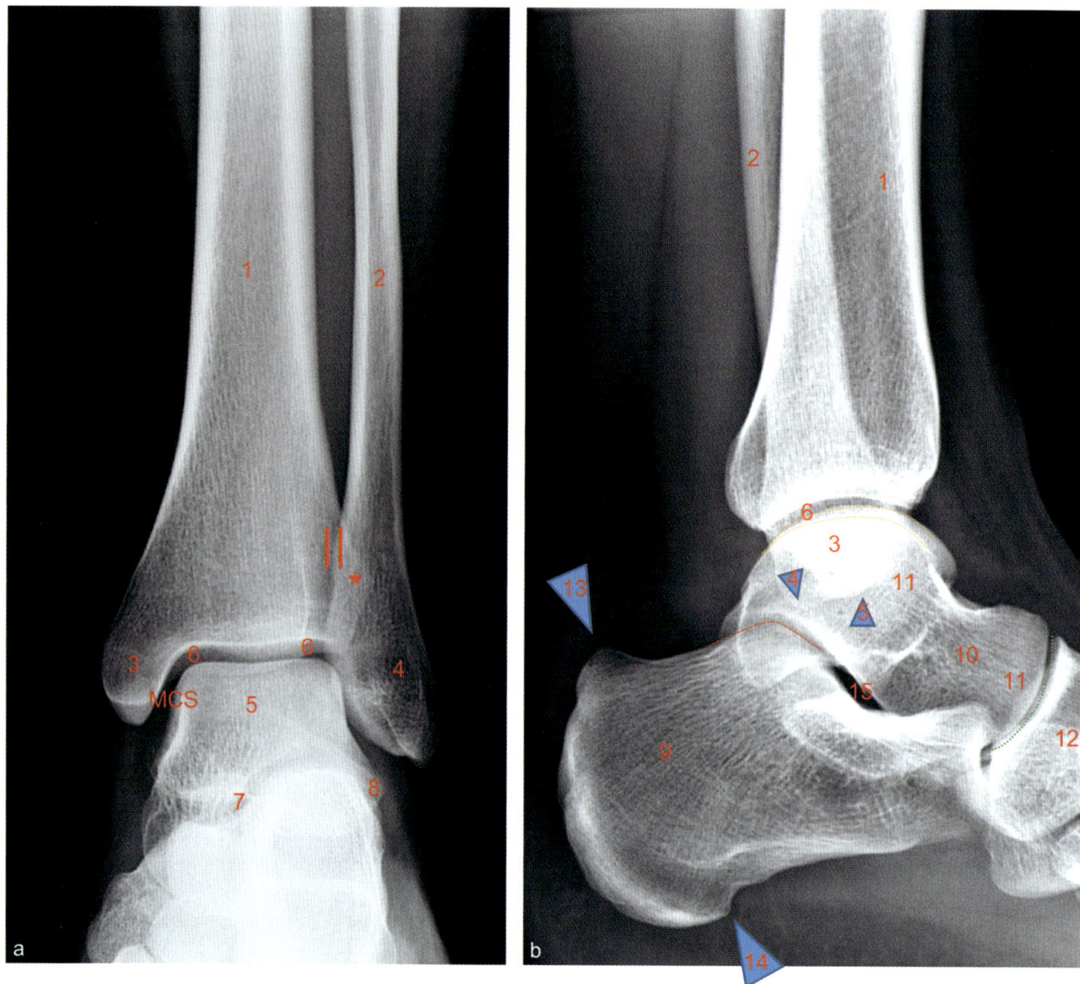

Abb. 7.8 Röntgen-Projektionsradiografie des oberen Sprunggelenks im a. p.- (a) und seitlichem (b) Strahlengang. 1 Tibia, 2 Fibula, 3,4 Malleolus medialis et lateralis, 5 Trochlea tali, 6 Art. talocruralis, 7 Art. subtalaris, 8 Sustentaculum tali, 9 Calcaneus, 10 Collum tali, 11 Caput tali, 12 Os naviculare, 13 Tuber calcanei, 14 Anheftungsstelle der Plantaraponeurose, 15 Sinus tarsi. Gelbe gestrichelte Linien: lateraler und medialer Rand der Trochlea tali, grün gestrichelte Linie: Teil des vorderen unteren Sprunggelenks, rot gestrichelte Linie: Teil des hinteren unteren Sprunggelenks. [T1272-01]

PRAXISTIPP

Bei radiologischen Projektionsradiografien betrachtet man den Patienten immer von vorne (Konvention). Entsprechend zeigt ➤ Abb. 7.8a das linke Bein, da sich die Fibula rechts der Tibia befindet.

a. p.-Projektionsradiografie In der a. p.-Aufnahme sind deutlich die distalen Anteile der Tibia (1) und Fibula (2) mit einem Malleolus medialis (3) et lateralis (4) zu erkennen. Der laterale Anteil der distalen Tibia wird von der Fibula überlagert (Stern).

Zwischen der Malleolengabel und dem proximalen Anteil des Talus, der Trochlea tali (5), blickt man in den Gelenkspalt der Art. talocruralis (6). Die Abgrenzung weiterer Anteile im a. p.-Strahlengang ist jetzt schon schwerer.

Unterhalb des Talus lässt sich der Gelenkspalt der Art. subtalaris (7) erahnen, an seinem lateralen Ende (aufseiten der Fibula) liegt als knöcherner Vorsprung das Sustentaculum tali (8).

Obwohl sich Bänder in der Röntgen-Projektionsradiografie nicht darstellen, kann *indirekt* auf deren Integrität geschlossen werden. Der fibulotibiale Abstand in Millimetern auf Höhe der Überlappung von Tibia und Fibula wurde von Chaput als „ligne claire" bezeichnet (Striche in ➤ Abb. 7.8a). Diese *ligne claire* ist ein indirektes Maß für die Syndesmosenintegrität. Ein erhöhter Abstand über 5 mm weist auf eine Syndesmoseninsuffizienz hin. Außerdem sollte die mediale Gelenkspaltweite (engl. medial clear space, MCS) im Normalfall weniger als 4 mm betragen bzw. die Weite des oberen Gelenkspalts nicht überschreiten.

MERKE

Gelenkspalterweiterungen weisen auf eine Syndesmoseninsuffizienz hin.

Seitliche Projektionsradiografie Die laterale Projektion wird durchgeführt, um dorsale knöcherne Absprengungen, insbesondere der **Tibiahinterkante,** erkennen zu können. Knöcherne Frakturen der Tibiahinterkante sind relevant für die Gelenkstabilität.

Bei der seitlichen Aufnahme des OSG überlagern sich weite Teile der Tibia und der Fibula. Der Malleolus lateralis (4) steht tiefer als der Malleolus medialis (3).

MERKE

Oft wird angenommen, dass sich die distale Fibula bei einer technisch gut angefertigten lateralen Aufnahme genau in der Mitte der distalen Tibia befinden sollte. Da die Fibula jedoch nach dorsal verlagert ist (➤ Abb. 7.6c), sollte sich die distale Fibula auf den hinteren Teil der distalen Tibia projizieren.

In der gezeigten lateralen Aufnahme können recht deutlich die Art. talocruralis (6), der Talus (5) mit seiner Trochlea tali und darunter der Calcaneus (9) abgegrenzt werden. Der mediale Rand der Trochlea tali überragt ein wenig den lateralen, sodass im seitlichen Strahlengang die Gelenkflächen der Trochlea tali als zwei Linien, die leicht zueinander verschoben sind, erkennbar sind (gelbe Linien in ➤ Abb. 7.8b). Nach ventral zeigt das Collum (10), gefolgt vom Caput tali (11). Zwischen Caput tali und Os naviculare (12) ist ein breiter Gelenkspalt als Teil des vorderen unteren Sprunggelenks (Art. talocalcaneonavicularis; grün gestrichelte Linie) deutlich zu erkennen. Das hintere untere Sprunggelenk, die Art. subtalaris, zwischen Talus und Calcaneus ist weniger deutlich auszumachen (rot gestrichelte Linie). Am Calcaneus ist dorsal am Tuber calcanei eine nach oben gerichtete Knochenausziehung zu erkennen (13), die Ansatzstelle der Achillessehne. Auf seiner entgegengesetzten Seite trägt der Tuber calcanei eine knöcherne Ausziehung, an der die Plantaraponeurose befestigt ist (14).

Im Zentrum des unteren Sprunggelenks, zwischen Talus und Calcaneus, liegt als hypertransparente Struktur der Sinus tarsi (15). In ihm liegt das Lig. talocalcaneum interosseum und trennt das untere Sprunggelenk in seine beiden vorderen und hinteren Anteile.

MERKE

In der lateralen Ansicht können Außen- und Innenknöchel anhand ihrer Lage unterschieden werden, wobei der Außenknöchel tiefer als der Innenknöchel steht.

7.2.2 Computertomografie des Sprunggelenks

Allgemeines

Bei einer CT-Untersuchung der Sprunggelenke wird der Patient mit den Füßen voran (feet-first) und in Rückenlage in Richtung Gantry positioniert (als Gantry wird die Haupteinheit eines Computertomografen, in der sich Röntgenröhre und Detektoren befinden, bezeichnet). Das OSG sollte hierbei leicht nach innen rotiert in der Mitte des Tisches positioniert sein. **Indikationen** für eine CT des Sprunggelenks können sein:

- Frakturausschluss nach einem Trauma
- Degenerative Veränderungen
- Postoperative Verlaufskontrolle

Wie in allen Körperregionen können drei Schnittebenen unterschieden werden: eine Koronar-, eine Sagittal- und eine Axialebene (auch Transversalebene genannt; ➤ Abb. 7.9).

Sagittale Computertomografie der Sprunggelenke

➤ Abb. 7.10 zeigt eine sagittale Computertomografie der Sprunggelenke von medial nach lateral.

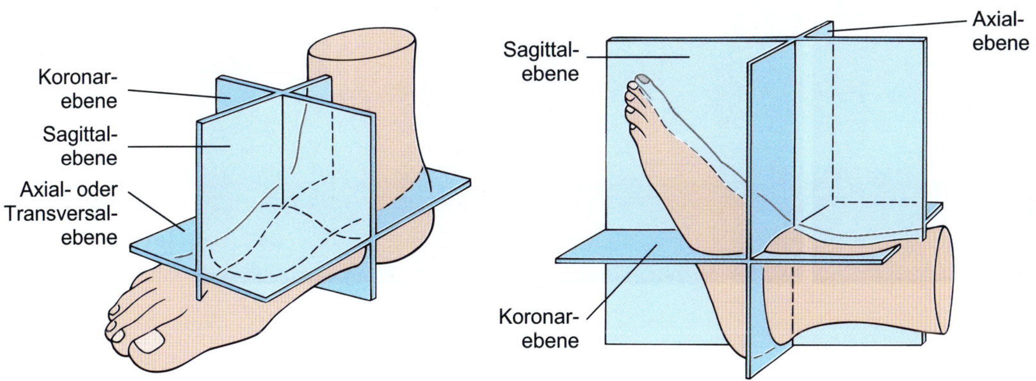

Abb. 7.9 Ebenen von Sprunggelenk und Fuß. [L190, G768] (modifiziert nach Berquist TH, ed. Radiology of the foot and ankle. New York; Raven Press; 1989)

7

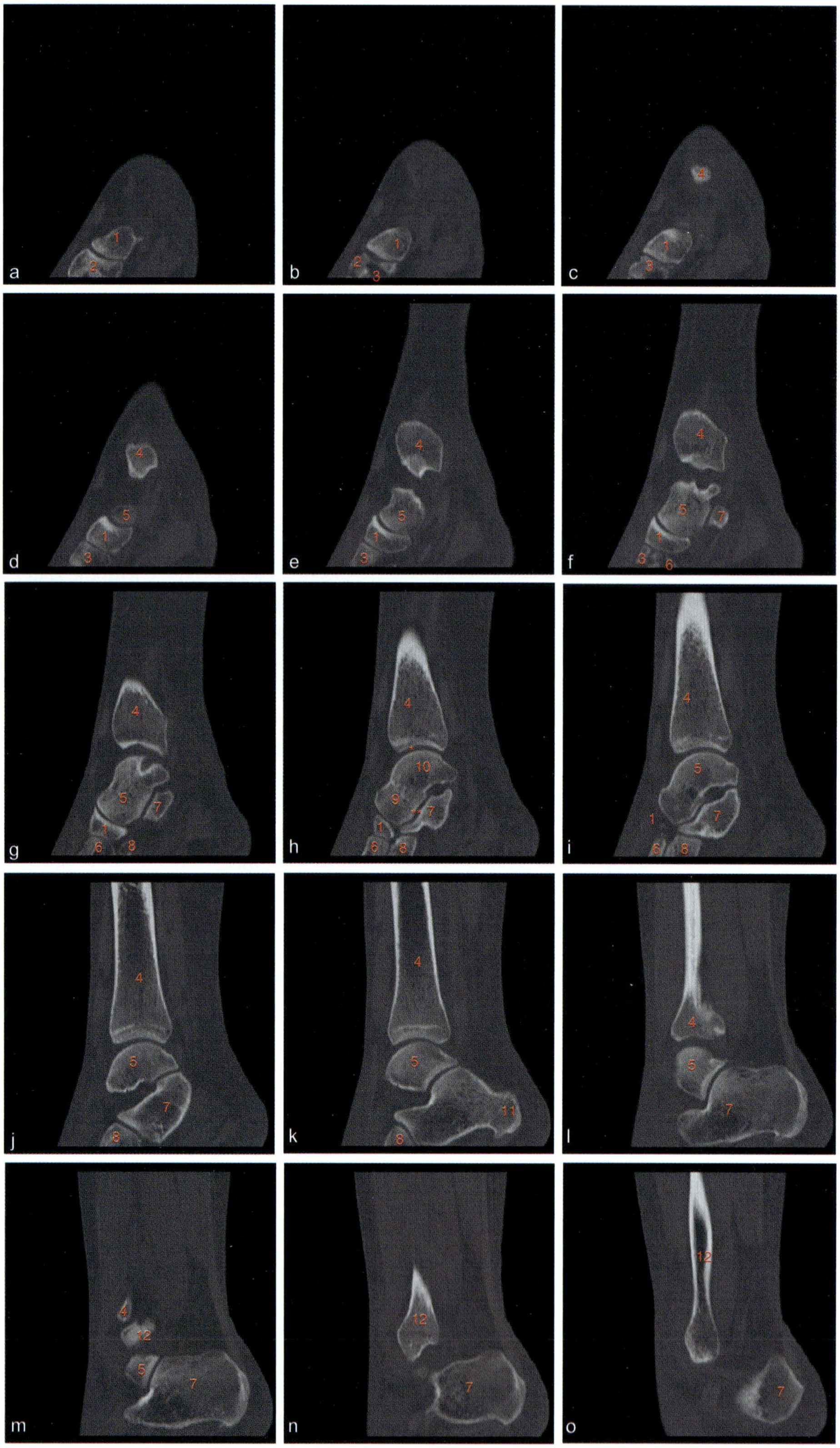

Abb. 7.10 Sagittale Computertomografie der Sprunggelenke von medial nach lateral. Os naviculare (1), Os cuneiforme mediale (2), Os cuneiforme intermedium (3), Tibia (4), Talus (5), Os cuneiforme laterale (6), Calcaneus (7), Os cuboideum (8), Collum tali (9), Trochlea tali (10), Tuber calcanei (11), Fibula (12), Art. talocruralis (*), Art. subtalaris (**). [T1272-01]

https://else4.de/unw

Schnittbild a zeigt das Os naviculare (1) und das Os cuneiforme mediale (2). Weitere ossäre Strukturen sind nicht angeschnitten.

Schnittbild b Das Os cuneiforme mediale (2) verblasst, das Os cuneiforme intermedium (3) tritt am unteren Bildrand in die Schnittebene.

Schnittbild c Das Os naviculare (1) und das Os cuneiforme intermedium (3) sind kräftiger entwickelt, proximal ist die Tibia (4) angeschnitten.

Schnittbild d Die Tibia (4), das Os naviculare (1) und das Os cuneiforme intermedium (3) sind kräftiger entwickelt, zusätzlich sind mediale Anteile des Talus (5) angeschnitten.

Schnittbild e Alle vier Knochen sind weiterentwickelt.

Schnittbild f Das Os cuneiforme intermedium (3) verblasst, das weiter lateral liegende Os cuneiforme laterale (6) ist nun angeschnitten. Unterhalb des Talus erscheint der Calcaneus (7).

Schnittbild g Plantar des Os naviculare (1) und des Os cuneiforme laterale (6) ist das Os cuboideum (8) angeschnitten.

Schnittbild h Diese Knochen sind weiterentwickelt. Im Bereich des Talus kann das Collum tali (9) und die Trochlea tali (10) abgegrenzt werden. Deutlich sind die Gelenkspalte der Art. talocruralis (*) und der Art. subtalaris (**) abgrenzbar.

Schnittbild i Das Os naviculare (3) tritt aus der Schnittebene. Das Os cuneiforme laterale (6) und das Os cuboideum (8) sind weiterhin angeschnitten.

Schnittbild j Die Tibia (4), der Talus (5), das Os calcaneus (7) und das Os cuboideum (8) sind zu erkennen. Das Os cuneiforme laterale ist aus der Schnittebene getreten.

Schnittbild k Nun kann der Tuber calcanei (11) abgegrenzt werden.

Schnittbild l Weiterhin ist der Calcaneus (7) deutlich zu sehen, die Tibia (4) und der Talus (5) dünnen sich aus.

Schnittbild m Die Tibia tritt aus der Schnittebene, die medialen Anteile der Fibula (12) sind angeschnitten.

Schnittbilder n und o In den letzten beiden Schnittbildern dünnt sich der Calcaneus (7) weiter aus, die Fibula (12) tritt kräftiger hervor.

PRAXISTIPP

Eine sagittale Schnittserie durch die Sprunggelenke eignet sich in besonderer Weise dazu, den recht komplexen Aufbau des Fußes und der Sprunggelenke nachzuvollziehen. Man sollte hierfür im Wechsel die Schnittebenen und die anatomischen Abbildungen in ➤ Abb. 7.3 vergleichen.

7.3 Bildgebung: pathologischer Befund

Fallbeispiel: Diagnostik und Auflösung

➢ Abb. 7.11a und b zeigen die zunächst zum Frakturausschluss durchgeführten Projektionsradiografien von Herrn N. im a. p.- und seitlichem Strahlengang. Sicherlich ist Ihnen zu Beginn des Falls die schräg verlaufende Fraktur des distalen Fibulaschafts, etwa 5,5 cm kranial der Syndesmosis tibiofibularis mit seitlichem Versatz (lat. Dislocatio ad latus; Seitverschiebung) um etwa eine halbe Schaftbreite nach lateral, aufgefallen (Pfeil 1). Vor allem in der Seitansicht können kleine abgesprengte Fragmente abgegrenzt werden (Pfeil 2). Es handelt sich um eine sogenannte Weber-C-Fraktur (s. unten).

Erst bei genauerer Betrachtung, vor allem in der Seitansicht, kann eine weitere Fraktur erkannt werden, nämlich im Bereich der distalen Tibiahinterkante (Pfeil 3). Dieser keilförmige Abbruch der Tibiakante wird auch als hinteres Volkmann-Dreieck bezeichnet.

PRAXISTIPP

In der Seitenansicht wird schnell klar, dass sich das Volkmann-Dreieck an der Tibiahinterkante befindet. Schwerer wird die Zuordnung, ob der mediale oder laterale Aspekt der Tibia betroffen ist. In der Seitansicht ergeben sich zwei Kortikalislinien der Tibia: Eine ergibt sich durch den Malleolus medialis (rote Linie) und eine durch die lateralen Anteile der Tibia, die zur Fibula hin gerichtet sind (blaue Linie). Die Zuordnung kann nachvollzogen werden, wenn man sich bewusst macht, dass der Malleolus medialis der Tibia tiefer reicht als die laterale Begrenzung der Tibia, die in Richtung Fibula zeigt. Das Volkmann-Dreieck befindet sich demnach an der lateralen Tibiahinterkante. In der a. p.-Projektionsradiografie ist diese Fraktur von der distalen Fibula überdeckt und kann deswegen leicht übersehen werden (Pfeil 4).

Zur detaillierten Beurteilung des Frakturausmaßes ist eine CT indiziert. Diese ist für eine genaue operative Planung und die adäquate Wahl des Syntheseverfahrens essenziell. ➢ Abb. 7.12 zeigt eine sagittale CT-Schnittserie von Herrn N. von medial nach lateral. In Bild (a) ist der Talus noch nicht angeschnitten, zu erkennen sind die Tibia (1), das Os naviculare (2) und das Os cuneiforme mediale (3).

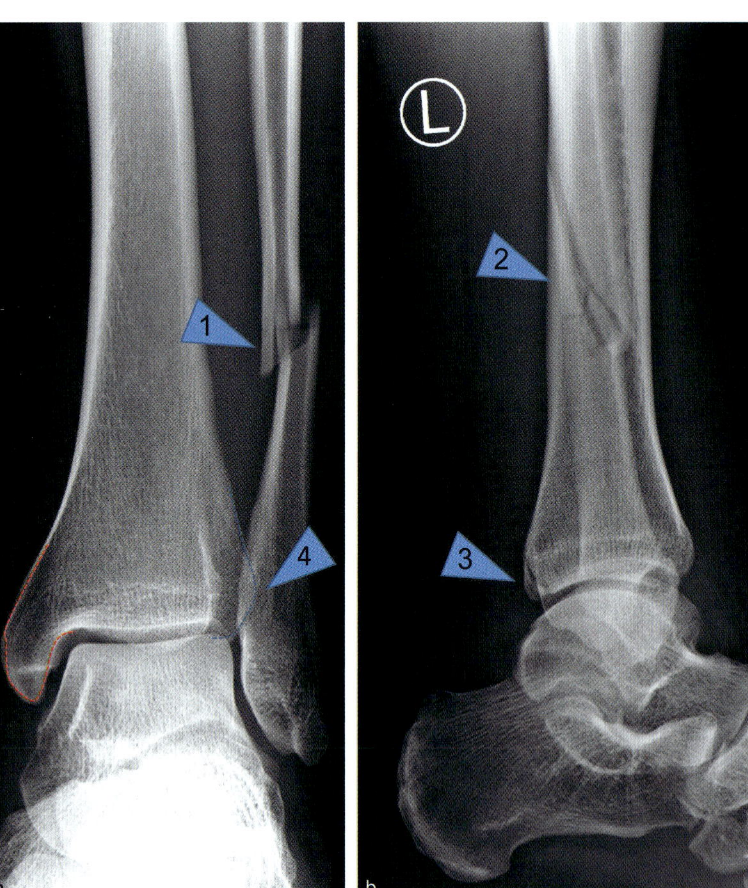

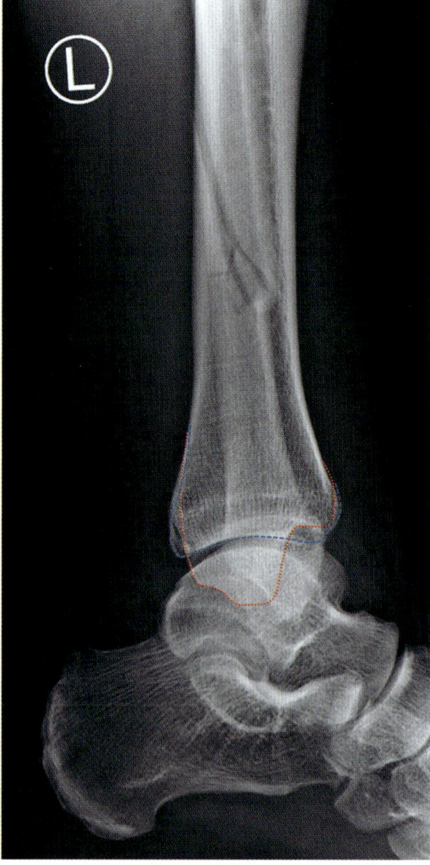

Abb. 7.11 Röntgen-Projektionsradiografie des oberen Sprunggelenks im a. p.- (a) und seitlichen (b) Strahlengang von unserem Patienten, Stefan N. mit Beschriftung. Siehe ➢ Abb. 7.1 für Projektionsradiografie ohne Beschriftung. Rote Linie: Begrenzung der medialen Seite der Tibia; blaue Linie: Begrenzung der lateralen Seite der Tibia. Fraktur des distalen Fibulaschafts (1, 2), Volkmann-Dreieck als Fraktur der hinteren, seitlichen Tibiakante (3, 4). [T1272-01]

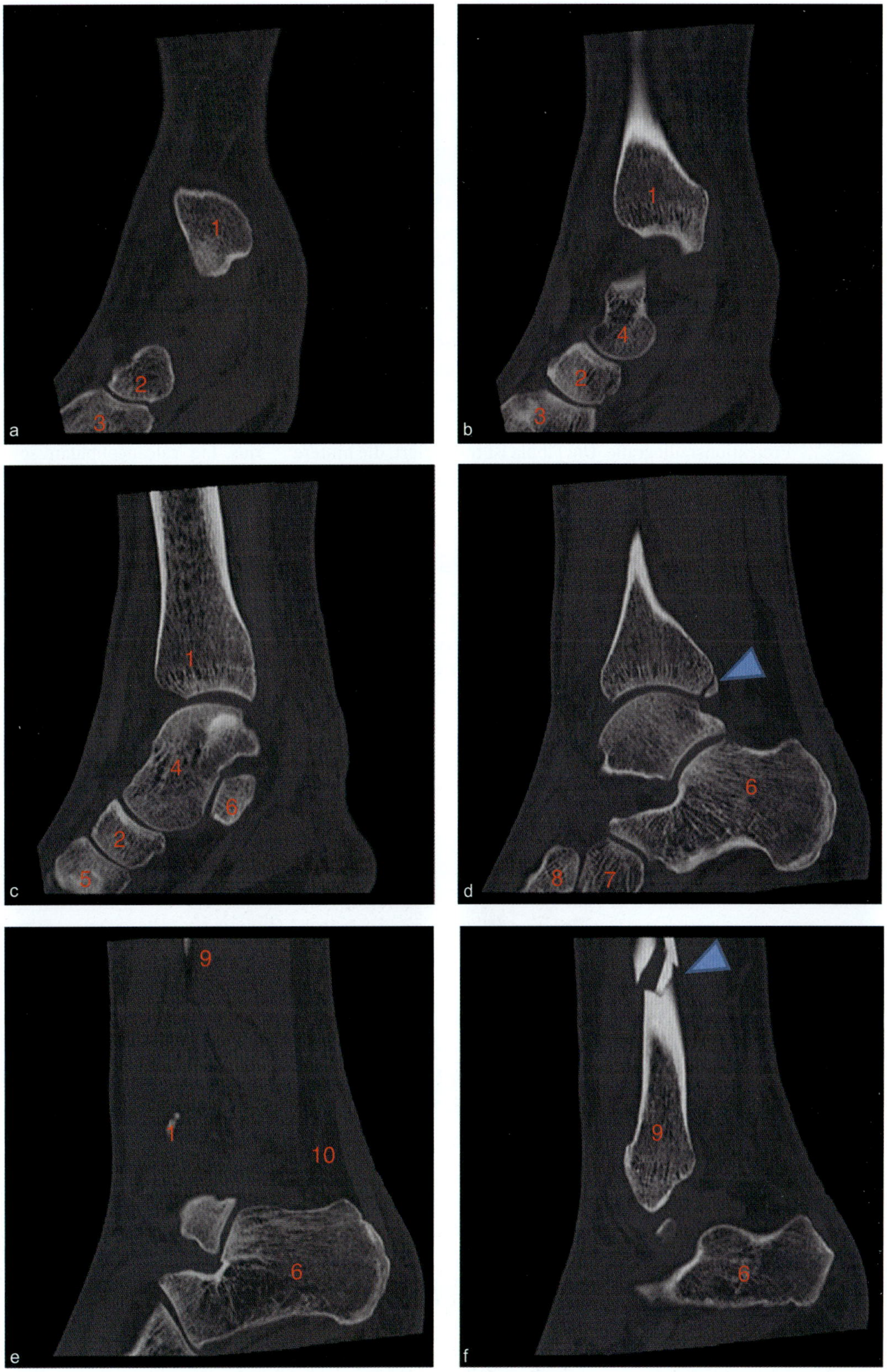

Abb. 7.12 (a–f) Sagittale Computertomografie (Schnittserie) des oberen und unteren Sprunggelenks (OSG und USG) von medial nach lateral. Tibia (1), Os naviculare (2), Os cuneiforme mediale (3), Talus (4), Os cuneiforme intermedium (5), Calcaneus (6), Os cuboideum (7), Os cuneiforme laterale (8), Fibula (9), M. triceps surae (10), Pfeil in d (Volkmann-Dreieck), Pfeil in f (Fraktur des distalen Fibulaschafts). [T1272-01]

https://else4.de/vwd

Erst in der folgenden Abbildung tritt der Talus (4) in die Schnittebene. In Bild (c) kommuniziert das Os naviculare (2) bereits mit dem Os cuneiforme intermedium (5), was allerdings nur in einer kompletten Schnittserie gut nachvollziehbar ist (s. Video). Unterhalb des Talus ist der Calcaneus (6) angeschnitten. In Bild (d) ist der Calcaneus (6) inzwischen gut entwickelt, vor ihm liegt das Os cuboideum (7), das mit dem Os cuneiforme laterale (8) kommuniziert. Im Bereich der hinteren, der Fibula zugewandten Tibiakante erkennt man einen keilförmigen Knochenabbruch (Pfeil), das bereits erwähnte **Volkmann-Dreieck**. Bild (e) zeigt den Übergang der Tibia (1) in die Fibula (9), dorsal zeichnet sich als hypodense Struktur im Weichteilgewebe der M. triceps surae (10) ab. In Bild (f) ist dann die ausgeprägte Fraktur der Fibula zu erkennen (Pfeil). Zusammengenommen bestätigt die CT-Bildgebung die wesentlichen Befunde der Projektionsradiografie. Die Fibula ist frakturiert, die hintere Tibiakante zeigt eine keilförmige Absprengung.

Pathogenese, Therapie und Prognose

Pathogenese Verletzungen des Sprunggelenks gehören zu den häufigsten muskuloskelettalen Verletzungen, von denen vor allem junge Sporttreibende betroffen sind. Sie ereignen sich beispielsweise beim Laufen auf unebenem Grund, bei einem abrupten Richtungswechsel oder einem falschen Aufkommen nach einem Sprung. Auch ein Sturz aus geringer Höhe kann zu einem Bruch des Sprunggelenks führen. In etwa einem Drittel der Fälle sind Alkohol und rutschige Flächen ursächlich beteiligt. Für eine optimale Versorgung sind die Kenntnis des prinzipiellen Verletzungsmechanismus und die Analyse der verletzten knöchernen und ligamentären Komponenten erforderlich.

Den mit Abstand häufigsten Unfallmechanismus der Sprunggelenkfraktur stellt das Supinationstrauma dar. Es handelt sich um eine Verletzung, bei der eine Hebung des inneren Fußrandes (Supination) zusammen mit einer Plantarflexion („Umknicken") zu einer Überlastung des seitlichen Knochen-Band-Kapsel-Apparats führt. Generell können alle drei Anteile des Lig. collaterale laterale (Lig. talofibulare anterius, Lig. calcaneofibulare sowie Lig. talofibulare posterius) gezerrt oder aber rupturiert sein. Knöcherne Begleitverletzungen können, wie in unserem Fall, auftreten.

Eine oft verwendete **Klassifikation** der Sprunggelenksfraktur unterscheidet nach Danis-Weber drei Typen (➤ Abb. 7.13). Hierbei wird vor allem unterschieden, ob die Syndesmosis tibiofibularis in Mitleidenschaft gezogen ist:

- Weber A: Außenknöchelfraktur unterhalb der Syndesmose (Syndesmose immer intakt)

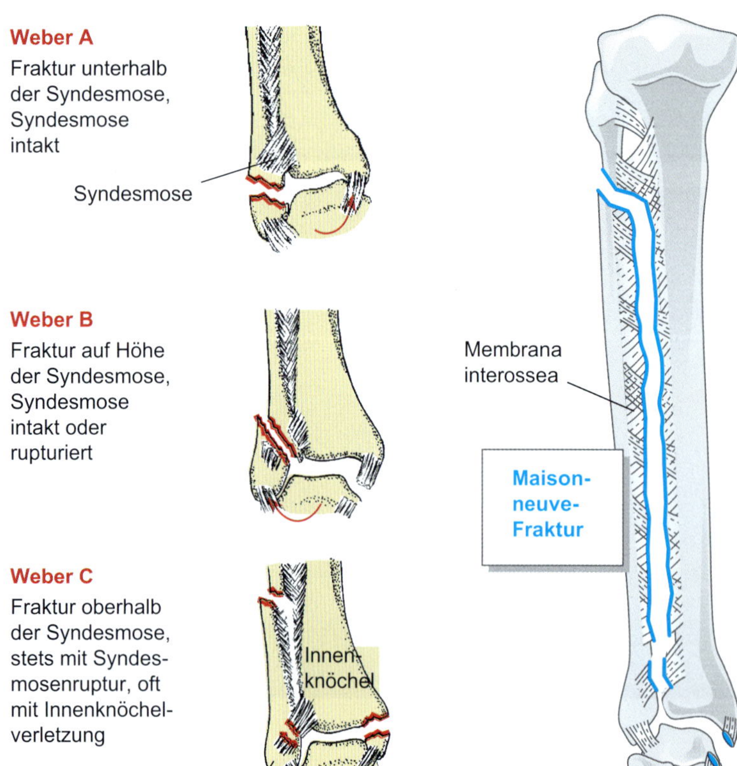

Abb. 7.13 Sprunggelenksfrakturen. Klassifikation der Außenknöchelfrakturen nach Danis-Weber. [L190, L106]

- Weber B: Außenknöchelfraktur auf Höhe der Syndesmose (Syndesmose möglicherweise verletzt)
- Weber C: Außenknöchelfraktur oberhalb der Syndesmose (Syndesmose immer verletzt)

Eine besondere Art der Fraktur ist die sogenannte **Maisonneuve-Fraktur.** Hierbei handelt es sich um eine Sonderform der Fibulafraktur vom Typ Weber C unterhalb des proximal gelegenen Fibulaköpfchens einhergehend mit einer Zerreißung der Syndesmosis tibiofibularis und der Membrana interossea cruris. Ursache der Maisonneuve-Fraktur ist meist ein Pronationstrauma des Sprunggelenks. Trotz der proximalen Lage in der Nähe des Knies wird sie den Weber-C-Frakturen zugerechnet.

MERKE

Bei jedem Pronationstrauma sollte eine klinische Untersuchung der Region des Fibulaköpfchens erfolgen. Bei Verdacht auf eine Maisonneuve-Fraktur sollte eine Projektionsradiografie des gesamten Unterschenkels erfolgen.

Diagnose

Bei der initialen Bildgebung kommt immer noch der Röntgenuntersuchung in zwei Ebenen große Bedeutung zu – diese kann bei komplexen Verletzungsmustern und der ggf. präoperativen Planung durch eine CT vervollständigt werden.

Bei klinisch dringendem Verdacht auf ligamentäre Verletzungen oder röntgenologisch eindeutigem Verdacht auf ossäre und/oder osteochondrale Läsionen ist eine MRT zur genaueren Beurteilung empfohlen.

Die sogenannten **Ottawa Ankle Rules** (s. Lehrbücher der Unfallchirurgie oder Orthopädie) sollen bei der Entscheidung helfen, ob einem Patienten mit Fuß- oder Knöchelschmerzen Röntgenaufnahmen angeboten werden sollen, um einen möglichen Knochenbruch zu diagnostizieren. Vor der Einführung der Regeln wurde bei den meisten Patienten mit Sprunggelenksverletzungen eine Röntgenaufnahme angefertigt. Die überwiegende Mehrheit der Patienten mit unklaren Knöchelverletzungen hat jedoch *keine Knochenbrüche.* Dadurch wurden viele unnötige Röntgenaufnahmen erstellt, was kostspielig und zeitaufwändig war und aufgrund der Strahlenbelastung ein gewisses Gesundheitsrisiko darstellte. Der ursprüngliche Algorithmus wurde für Knöchel- und Fußverletzungen entwickelt, ähnliche Richtlinien wurden inzwischen für andere Verletzungen, wie etwa des Kniegelenks, formuliert.

Bei den meisten Pathologien des OSG ist es ausreichend, eine a. p.- sowie eine laterale Projektionsradiografie des Gelenks anzufertigen. So lassen sich degenerative, traumatische oder tumoröse Prozesse aufdecken. In einer der beiden Standardebenen sollte allerdings darauf geachtet werden, dass proximale und distale Anteile der unteren Extremität mit abgebildet sind, um so mögliche Begleitverletzungen, z. B. Frakturen des Unterschenkels, erkennen zu können.

Therapie

Prinzipiell wird zwischen einer operativen und einer konservativen Versorgung unterschieden.

Grundsätzlich ist jede stabile Fraktur mit unverschobenen oder nur geringfügig verschobenen Bruchelementen konservativ behandelbar. Mitentscheidend für das Vorgehen ist die Compliance des Patienten. Typ-A-Frakturen können mit einer stabilisierenden Sprunggelenksorthese, bestehend aus Air/Gel- und Schaumstoffpolster zur Stabilisierung des Sprunggelenks, behandelt werden. Alle Nicht-Typ-A-Frakturmuster sollten in einem Walker- oder Vakuumschuh therapiert werden. Das Vakuumkissen stellt auch bei Schwellungen eine optimale und individuelle Anpassung an das Gelenk sicher. Durch die Möglichkeit einer definierten Bewegungsfreigabe bieten moderne Vakuumschuhe eine definierte Bewegungsfreiheit für das verletzte Gelenk, sobald der Heilungsprozess dies zulässt. Die Anlage eines Unterschenkelgipses bei konservativem Vorgehen ist als obsolet anzusehen.

Im Falle einer Operation werden, je nach Frakturart und -morphologie, unterschiedliche Verfahren zur Stabilisierung des Bruchs **(Osteosyntheseverfahren)** angewendet. Die Ziele jeder operativen Therapie sind immer die anatomische, stufenfreie Wiederherstellung der Gelenkfläche, die Protektion der verletzten Bandstrukturen und die Möglichkeit der frühfunktionellen postoperativen Therapie. Der Zeitpunkt der definitiven operativen Versorgung ist im Wesentlichen vom Weichteilbefund abhängig. Liegt eine ausgeprägte Schwellung vor, muss zwingend auf das Abschwellen des Gelenkes und Fälteln der Haut gewartet werden. Bei geriatrischen oder multimorbiden Patienten ist es durchaus vertretbar, eine Ausheilung in Fehlstellung zu akzeptieren.

Patientenkasuistik

Da basierend auf den Röntgen- und CT-Aufnahmen der Verdacht auf eine Bandläsion bestand, wurde bei Herrn N., auch in Anbetracht seines jungen Alters, eine ergänzende native MRT des Sprunggelenks durchgeführt. Anhand derer konnten folgende zusätzlichen Befunde erhoben werden:

- Ruptur des Lig. tibiofibulare anterius und der Membrana interossea bei intaktem Lig. tibiofibulare posterius
- Intakter Außenbandapparat
- Teilweise Ruptur des Lig. deltoideum (Ruptur der Pars tibiotalaris anterius et posterius)
- Subchondrales Ödem der lateralen Talusschulter
- Deutlicher Gelenkerguss im OSG und USG
- Ausgeprägte Einblutungen und diffuse ödematöse Schwellung um die Fibulafraktur sowie auch der übrigen Weichteile um das Sprunggelenk.

In Zusammenschau der klinischen und radiologischen Befunde wurde die Indikation zur operativen Versorgung gestellt, die komplikationslos durchgeführt werden konnte. Der postoperative Verlauf gestaltete sich unauffällig. Die initiale Ruhigstellung erfolgte mittels einer Unterschenkelgipsschiene, die im Verlauf durch einen Vakuumschuh ersetzt werden konnte. Die Wundverhältnisse zeigten sich nach anfänglichen Sekretionen im Verlauf reizlos und trocken. Motorik und Sensibilität waren jederzeit intakt. Die Mobilisation erfolgte physiotherapeutisch angeleitet unter Teilbelastung des Gelenks und wurde vom Patienten gut umgesetzt. Der Patient wurde bei subjektivem Wohlbefinden und reizlosen Wundverhältnissen entlassen.

Die Transferaufgabe zu diesem Fallbeispiel finden Sie in ➤ Kap. 11.7.

KAPITEL

8

Markus Kipp, Erik Volmer

Mein Bauch schmerzt und mir ist übel

Lernziele

Nach Bearbeitung dieses Kapitels sollten Sie dazu in der Lage sein,

- den anatomischen Aufbau des Oberbauchs, insbesondere parenchymatöser und vaskulärer Anteile, korrekt zu beschreiben und zu benennen,
- den Verlauf der intra- und extrahepatischen Gallenwege und des Ductus pancreaticus zu beschreiben,
- sich in zwei Raumebenen in der Schnittbilddiagnostik des Oberbauchs zu orientieren,
- ausgewählte pathologische Veränderungen – insbesondere akut-entzündliche Veränderungen – zu erkennen und auf allgemeinere Aspekte anzuwenden.

Fallbeschreibung

Die 44-jährige Luise L. stellte sich Anfang April über die Notaufnahme der Universitätsklinik mit seit dem Vortag bestehenden, krampfartigen und nahrungsunabhängigen Schmerzen im Oberbauch vor. Die Schmerzen hätten plötzlich eingesetzt, würden zunehmend intensiver und gingen mit Übelkeit und Erbrechen sowie Appetitlosigkeit einher. Stuhlgang habe die Patientin zuletzt am Vortag gehabt. Brennen beim Wasserlassen sei nicht aufgetreten. Sie klagte am Vortag über Schüttelfrost – Fieber sei jedoch nicht aufgetreten.

Bei der **körperlichen Untersuchung** zeigt sich ein weiches Abdomen mit leisen Darmgeräuschen ohne Peritonismus oder Abwehrspannung. Das rechte Epigastrium und der rechte Unterbauch sind druckschmerzhaft. Keine Flankenschmerzen links – fraglicher Flankenschmerz rechts.

Nach auffälliger Ultraschalluntersuchung führen Sie bei der Patientin eine kontrastmittelgestützte CT-Untersuchung des Oberbauchs durch (➤ Abb. 8.1).

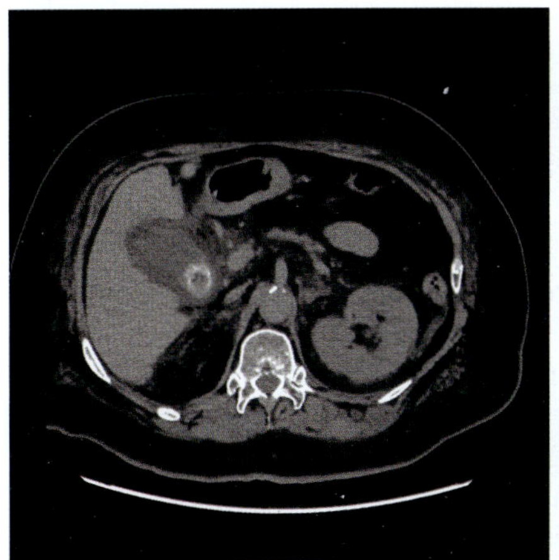
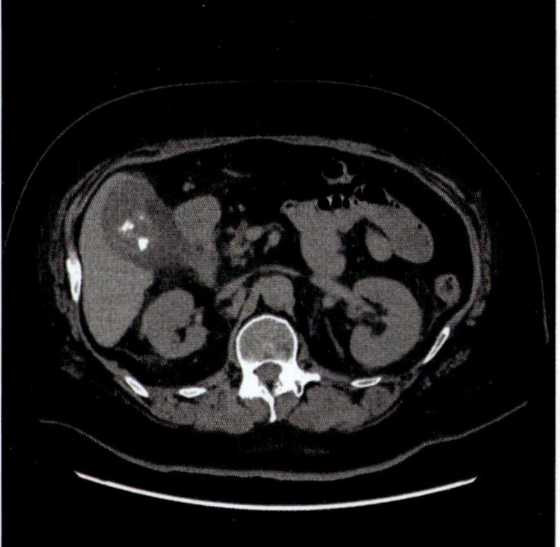
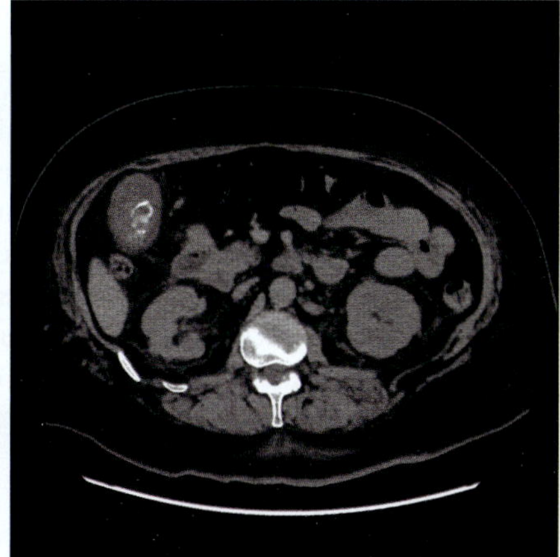

Abb. 8.1 Axiale kontrastmittelgestützte CT des Oberbauchs der Patientin Luise L. von kranial nach kaudal. [T1272-01]

8.1 Anatomische Grundlagen

8.1.1 Allgemeines

Als Abdomen wird der Bereich des Rumpfes zwischen Brustkorb und Becken bezeichnet. Das Zwerchfell grenzt das Abdomen kranial gegen den Thorax ab, der kaudale Übergang des Abdomens in das Becken ist weniger scharf definiert. Entwicklungsgeschichtlich können zwei Räume unterschieden werden. Die ventral liegenden Organe entwickeln sich in einer Art „Sack", dessen Wandung Peritoneum (Bauchfell) genannt wird. Dorsal liegende Organe, wie etwa die Nieren und Nebennieren, aber auch die großen Gefäßstämme wie die Aorta und V. cava inferior haben von Beginn der Entwicklung an keinen Bezug zum Peritonealsack und werden deswegen als **extraperitoneale** Organe zusammengefasst. Während des embryonalen Wachstums werden einige primär intraperitoneal angelegte Organe, wie etwa das Pankreas oder Teile des Duodenums und Kolons, an die hintere Leibeswand verlagert und verschmelzen mit dieser. Es kommt so zu einer **sekundär retroperitonealen** Lage.

Bauchschmerzen sind ein sehr allgemeines Symptom, das viele verschiedene Ursachen haben kann und mit dem Patienten oft vorstellig werden. Bei Kleinkindern sind Bauchschmerzen die häufigsten Schmerzen überhaupt und differenzialdiagnostisch oft schwierig einzuschätzen, denn anders als Erwachsene können Kleinkinder Schmerzen oft nicht gut beschreiben und projizieren deswegen vieles auf den Bauch. Sowohl beim Kind als auch beim Erwachsenen können hinter Bauchschmerzen **akut lebensbedrohliche** Krankheitsbilder stecken, die rasch diagnostiziert und adäquat behandelt werden müssen (z. B. der Ileus = Darmverschluss).

8

8.1.2 Unterteilung des Abdomens

Bedingt durch die Peritonealverhältnisse können innerhalb des Abdomens mehrere Räume unterschieden werden (➤ Abb. 8.2). Unter der Peritonealhöhle **(Cavitas peritonealis)** versteht man im engeren Sinne den zwischen **Peritoneum parietale** und **Peritoneum viscerale** befindlichen, mit seröser Flüssigkeit gefüllten Spaltraum. Im allgemeinen Sprachgebrauch schließt die Bezeichnung den Raum, der von den intraperitonealen Bauchorganen eingenommen wird, mit ein.

Intraperitoneal, also von Peritoneum viscerale allseits bedeckt, liegen:

- Magen
- Milz
- Leber (größtenteils)
- Gallenblase
- Pars superior des Duodenums
- Jejunum
- Ileum
- Teile des Caecums
- Colon transversum
- Colon sigmoideum
- Ovarien
- Tuba uterina
- Corpus uteri (die Cervix uteri liegt subperitoneal)

Dorsal der Peritonealhöhle befindet sich der Retroperitonealraum (Spatium retroperitoneale), kaudal der Subperitonealraum (Spatium subperitoneale). **Sekundär retroperitoneal** gelegene Organe sind nur noch auf ihrer ventralen Seite von Peritoneum (parietale) überzogen. Zu ihnen zählen:

- Pars descendens, Pars horizontalis und Pars ascendens des Duodenums
- Pankreas
- Colon ascendens und descendens
- Rektum

Von der extraperitoneal gelegenen Aorta ziehen die den Gastrointestinaltrakt versorgenden großen Gefäße (Truncus coeliacus, A. mesenterica superior et inferior) in den **Mesenterien** zu den jeweiligen intraperitonealen Bauchorganen. Bei den Mesenterien, die auch „Gekröse" oder einfach „Meso" genannt werden, handelt es sich um eine Duplikatur des Peritoneums. Das Gekröse des Magens wird auch Mesogastrium, das des Zwölffingerdarms Mesoduodenum genannt etc.

Durch das Gekröse des Colon transversum wird die Bauchhöhle in den **Ober- und Unterbauch** geteilt. Zu den Oberbauchorganen gehören Leber, Gallenblase, Magen, Duodenum, Bauchspeicheldrüse und Milz. Zu den Unterbauchorganen gehören Jejunum, Ileum und Kolon.

MERKE

Das Abdomen geht entwicklungsgeschichtlich aus drei primären Keimblättern hervor: dem Ektoderm, das die Epidermis und die Hautanhangsgebilde bildet, dem somatischen und splanchnischen Mesoderm, das u. a. die Skelettmuskulatur der Bauchdecke bzw. die glatte Muskulatur des Darms bildet, und dem Endoderm, das den Großteil des Verdauungskanals bildet. Embryologisch entwickelt sich das Magen-Darm-System als Vorder-, Mittel- und Hinterdarm. Dementsprechend gibt es drei große Arterienstämme (Truncus coeliacus, A. mesenterica superior et inferior).

8.1.3 Makroskopie der Abdominalorgane

Magen, Dünn- und Dickdarm

Subphrenisch geht der Ösophagus im Bereich der Incisura cardialis in den Magen mit seinen drei Anteilen Fundus gastricus, Corpus gastricum und Pylorus über (➤ Abb. 8.3). Die Curvatura minor zeigt zur Leberpforte, die Curvatura major in Richtung Milz. Den Abschluss des Magens bildet die Pförtneröffnung (Ostium pyloricum).

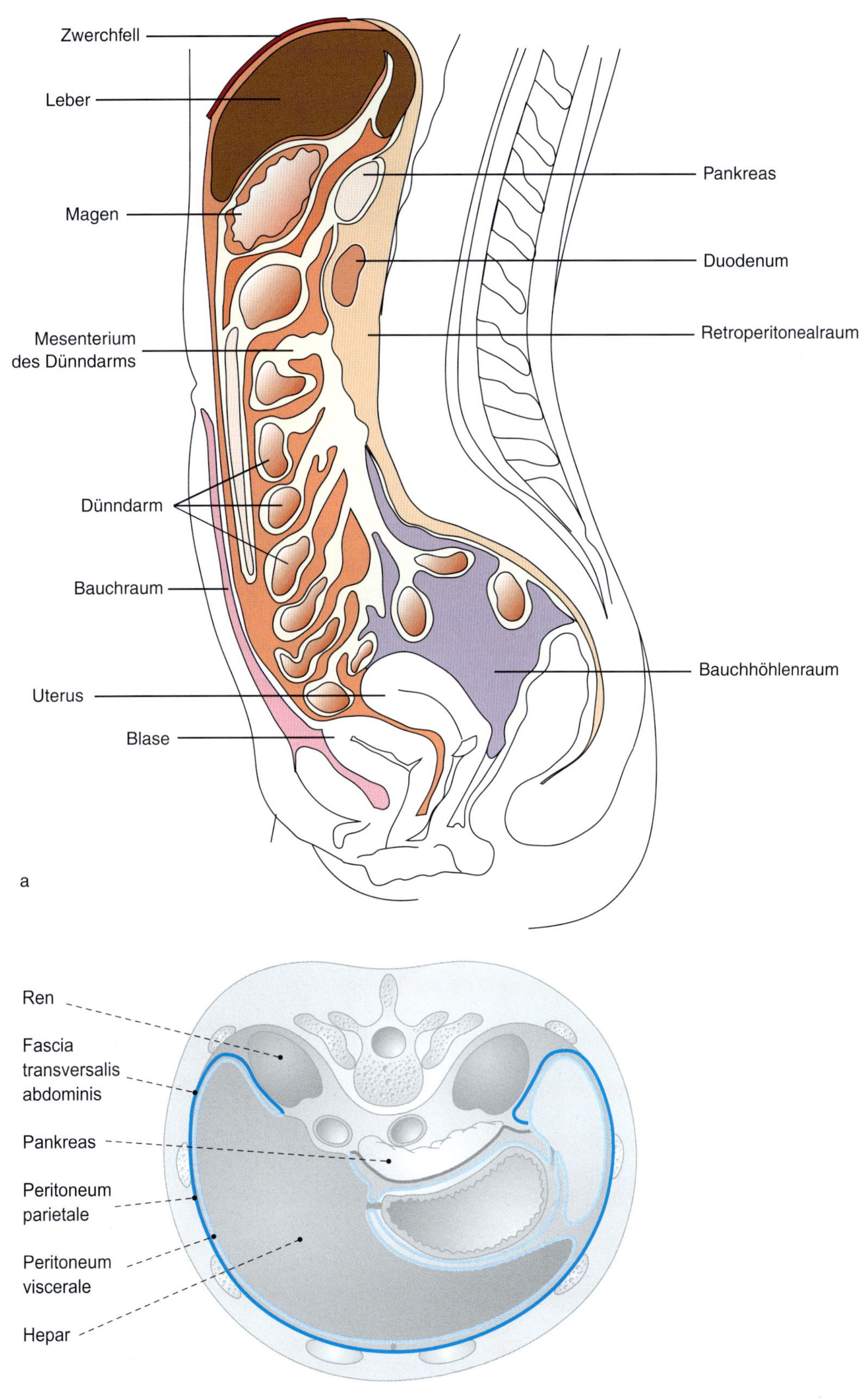

Abb. 8.2 Lagebeziehungen der Peritonealabschnitte zu den Bauchorganen und Begrenzungen der Bauchhöhle. (a) Sagittalschnitt [G1153]. (a: modified from Thibodeau GA. Anatomy and Physiology. St Louis: Mosby; 1993). (b) Transversalschnitt [L106].

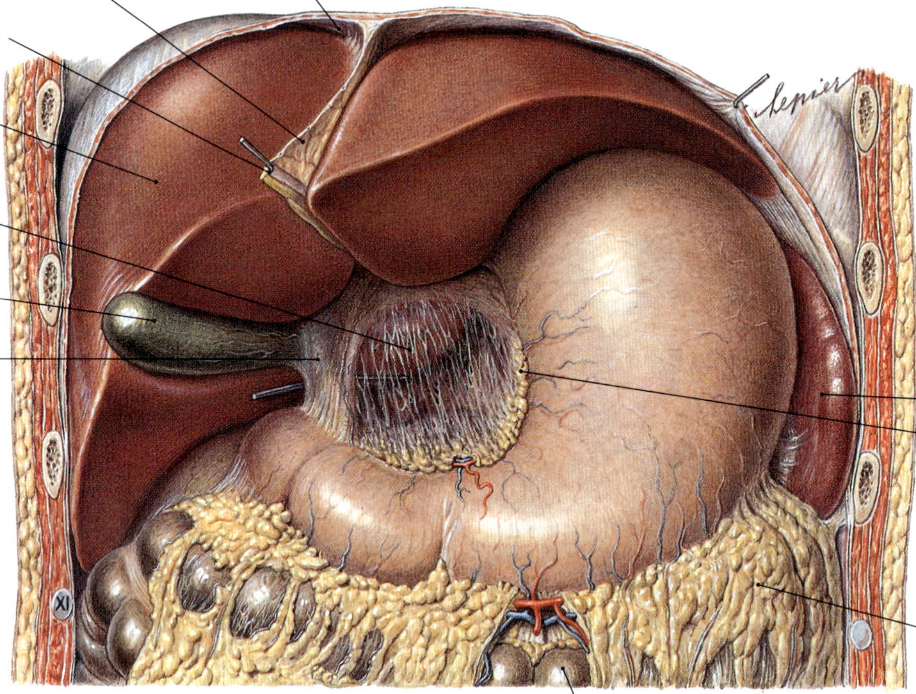

Lig. falciforme
Lig. coronarium
Lig. teres hepatis
Lobus hepatis dexter, Facies diaphragmatica
Omentum minus, Lig. hepatogastricum
Vesica biliaris
Omentum minus, Lig. hepatoduodenale
Splen [Lien]
Gaster, Curvatura minor
Omentum majus
Colon transversum
a

Fornix gastricus
Incisura cardialis
Fundus gastricus
Corpus gastricum
Curvatura minor
Curvatura major
Duodenum, Pars superior, Ampulla
Duodenum, Pars descendens
Pars pylorica, Canalis pyloricus, Antrum pyloricum
b

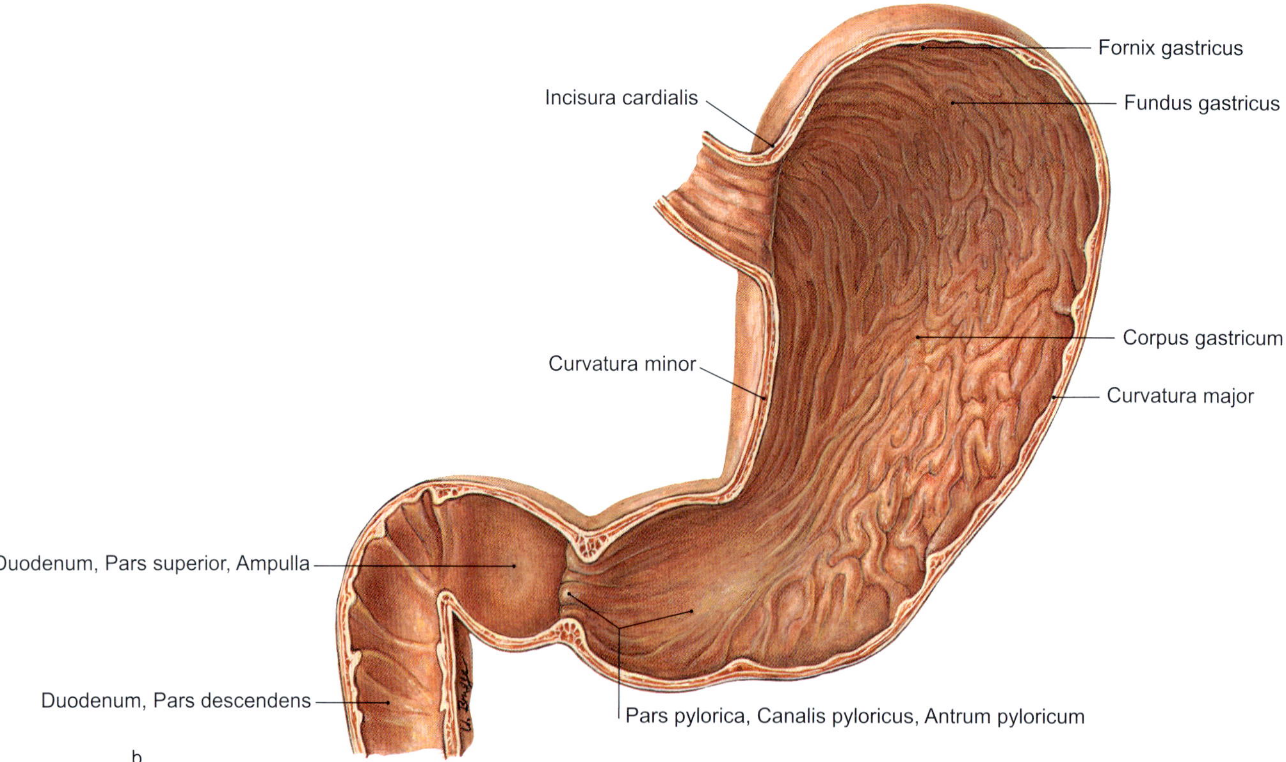

Abb. 8.3 (a) Lage der Eingeweide, Situs viscerum, im Oberbauch; Ansicht von ventral. (b) Magen, Gaster, und Zwölffingerdarm, Duodenum; Ansicht von ventral. [S700]

Das Duodenum ist der initiale, C-förmige Abschnitt des Dünndarms und eine Fortsetzung der Pars pylorica des Magens. Distal schließen sich das Jejunum und das Ileum an. Das Duodenum beginnt mit einer Pars superior, die beim Menschen zu einer Ampulla duodeni (klinisch: Bulbus duodeni) erweitert ist. Dieser Teil des Duodenums ist über das Lig. hepatoduodenale, das die Pfortader, die Leberarterie und den Hauptgallengang enthält, mit der Leberpforte verbunden (➤ Abb. 8.3a). Der zweite, absteigende Pars descendens befindet sich in enger topografischer Beziehung zur unteren Hohlvene und zur rechten Niere. Das dritte Segment, die Pars horizontalis, verläuft **ventral** der unteren Hohlvene sowie der Aorta von rechts nach links. **Ventral der Pars horizontalis befinden sich die oberen Mesenterialgefäße** (V./A. mesenterica superior; s. auch ➤ Abb. 8.9). An der Flexura duodenojejunalis geht der Zwölffingerdarm in das Jejunum über.

Die **Funktion des Duodenums** ist eine Fortsetzung der Verdauungsprozesse, die bereits in der Mundhöhle begonnen haben. Die hierfür notwendigen Verdauungssäfte werden über ein Gangsystem, das in der Leber und im Pankreas beginnt, dem Duodenum zugeleitet. Die zugrunde liegenden anatomischen Verhältnisse dieses Gangsystems sind klinisch sehr wichtig.

Im Bereich der Leberpforte vereinigen sich der Ductus hepaticus dexter und sinister zum Ductus hepaticus communis (➤ Abb. 8.4b und ➤ Abb. 8.5). Im Verlauf weiter distal vereinigen sich der Ductus hepaticus communis und der Ductus cysticus, ein 3–4 cm langer Gang, der eine Verbindung zur Gallenblase herstellt, zum Ductus choledochus. Der Ductus choledochus verläuft im Lig. hepatoduodenale an die **Hinterseite** des absteigenden Duodenums, nimmt den Ductus pancreaticus auf und tritt dann schräg durch die Wand des Duodenums hindurch. Die gemeinsame Mündungsstelle von Ductus choledochus und Ductus pancreaticus in das Duodenum wird als Papilla duodeni major (klinisch: Vater'sche Papille) bezeichnet, die mit einem ringförmigen, aus glatter Muskulatur bestehenden Schließmuskel (M. sphincter Oddi) ausgestattet ist. Hierbei handelt es sich um einen Schließmuskel, der die Abgabe von Pankreassekret und Gallenflüssigkeit in das Duodenum kontrolliert.

MERKE

Bedingt durch die Tatsache, dass sich die Bauchspeicheldrüse aus zwei embryologischen Anlagen entwickelt, kann ein **Ductus pancreaticus minor** bestehen bleiben. Dieser akzessorische Ausführungsgang der Bauchspeicheldrüse mündet i.d.R. über eine Papilla duodeni minor *proximal* der Mündungsstelle der Papilla duodeni major.

Die Flexura duodenojejunalis markiert den Übergang des sekundär retroperitoneal gelegenen Duodenums in das intraperitoneale Jejunum und Ileum. Über die Bauhin'sche Klappe (Valva ileocaecalis, Ileozökalklappe) mündet der Dünndarm in das Caecum. Die Ileozäkalklappe bildet einen funktionellen Verschluss zwischen Dünndarm und Dickdarm und lässt normalerweise nur einen Durchtritt des Speisebreis vom Ileum in das Caecum zu. So wird verhindert, dass Darminhalt – und mit diesem Bakterien – vom Dickdarm in das deutlich keimärmere terminale Ileum eindringen kann.

Zum **Dickdarm** gehören das Caecum mit Appendix vermiformis, Kolon und Rektum (➤ Abb. 8.6). Das Kolon teilt sich wiederum in ein Colon ascendens, Colon transversum, Colon descendens und Colon sigmoideum.

Durch folgende makroskopische Merkmale unterscheidet sich der Dickdarm vom Dünndarm:

- Dickdarm hat ein größeres Lumen
- Appendices epiploicae
- Haustren und Taenien
- Plicae semilunares coli

Das Colon transversum ist der beweglichste und längste Teil des Dickdarms. Es befindet sich zwischen der rechten und linken Kolonflexur. Die linke Kolonflexur ist aufgrund ihrer Verbindung mit dem Zwerchfell über das Lig. phrenocolicum weniger beweglich als die rechte. Das Gekröse, das Mesocolon transversum, verläuft entlang der unteren Grenze der Bauchspeicheldrüse (s. auch ➤ Abb. 8.4).

Das Colon sigmoideum verbindet den absteigenden Dickdarm mit dem Rektum. Der S-förmige Abschnitt des Dickdarms enthält Stuhl, aus dem die meisten Nährstoffe und Wasser bereits resorbiert worden sind. Seine Hauptaufgabe besteht darin, die endgültigen Bestandteile wie Wasser, Vitamine und Mineralien durch Reabsorption aus dem Darminhalt zu entfernen. Es schiebt dann den festen Stuhl durch einen funktionellen Rektosigmoidsphinkter mit starken peristaltischen Kontraktionen zur Vorbereitung der fäkalen Ausscheidung in das Rektum.

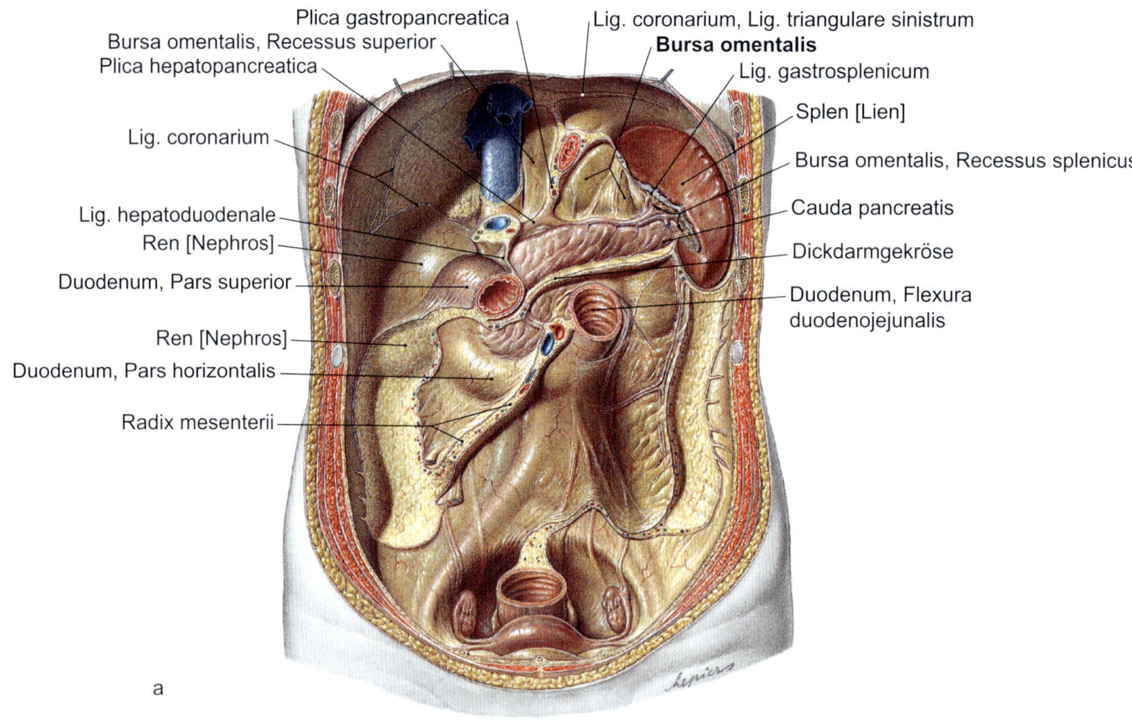

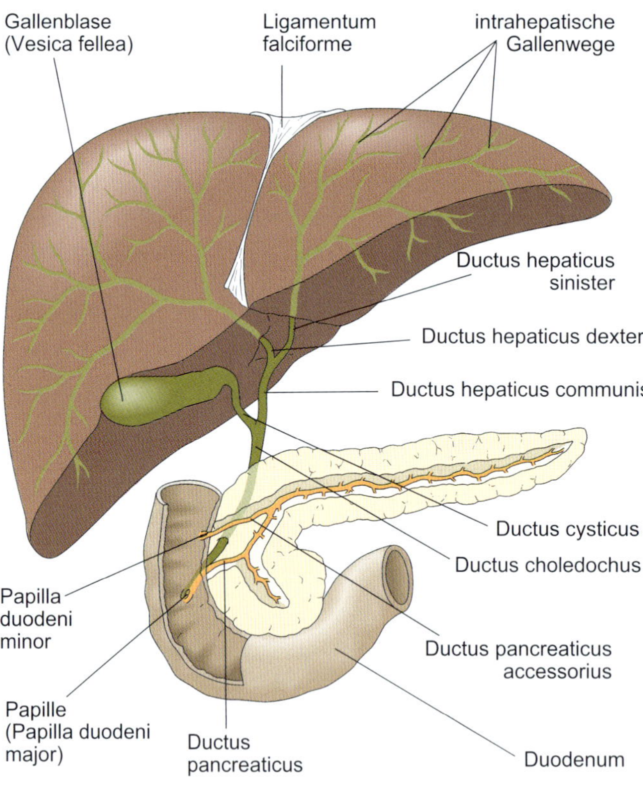

Abb. 8.4 (a) Dorsale Wand der Peritonealhöhle, Cavitas peritonealis, Ansicht von ventral [S700]. (b) Duodenum mit Verlauf von Gallenwegen und Pankreasgang. Meist mündet der Gallengang zusammen mit dem Ausführungsgang der Bauchspeicheldrüse in den Zwölffingerdarm. Manchmal existiert ein zweiter Ausführungsgang (Ductus pancreaticus accessorius) mit eigenem Abfluss ins Duodenum [L190].

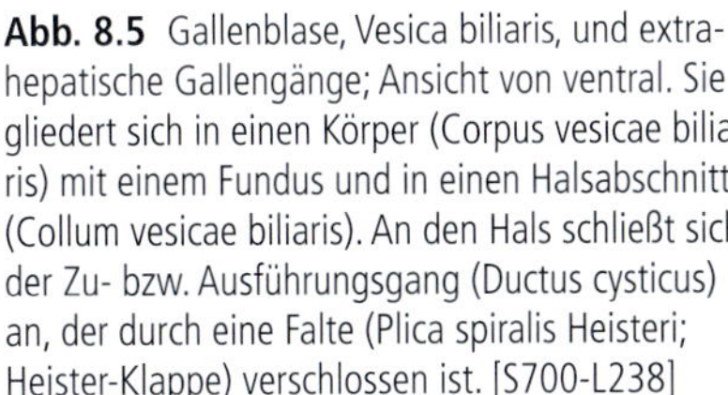

Abb. 8.5 Gallenblase, Vesica biliaris, und extrahepatische Gallengänge; Ansicht von ventral. Sie gliedert sich in einen Körper (Corpus vesicae biliaris) mit einem Fundus und in einen Halsabschnitt (Collum vesicae biliaris). An den Hals schließt sich der Zu- bzw. Ausführungsgang (Ductus cysticus) an, der durch eine Falte (Plica spiralis Heisteri; Heister-Klappe) verschlossen ist. [S700-L238]

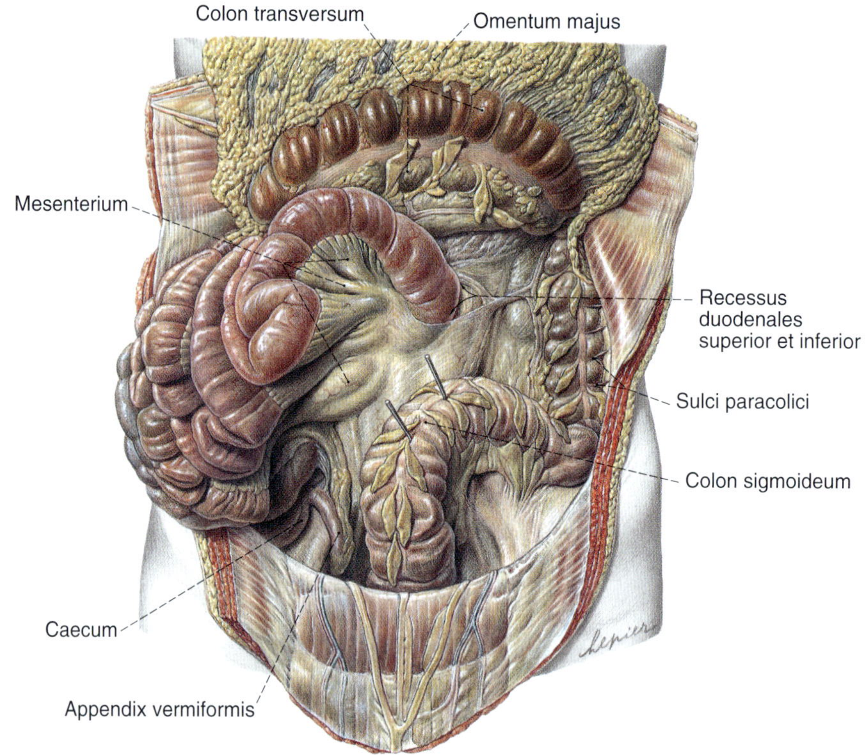

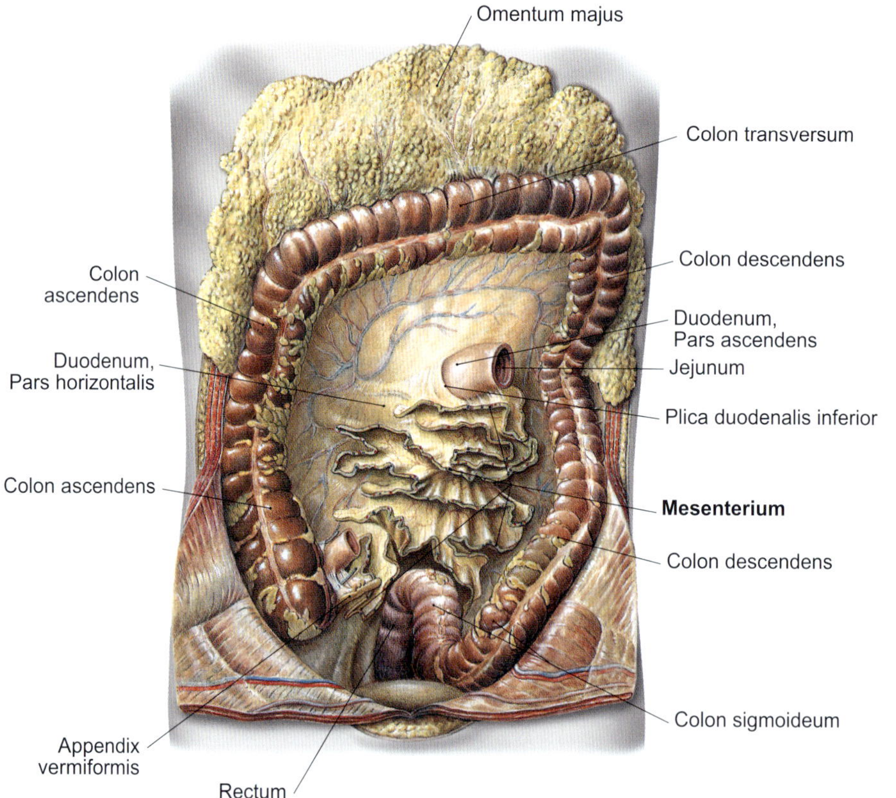

Abb. 8.6 (a) Unterbauchsitus mit hochgeschlagenem Omentum majus und nach rechts heraus verlagertem Dünndarmkonvolut. (b) Dünndarmgekröse, Mesenterium, und Dickdarm, Intestinum crassum; Ansicht von ventral. [S700]

Leber

Bei der Leber handelt es sich um die größte Drüse (exokrin und endokrin) des menschlichen Körpers. Sie nimmt Nährstoffe auf und baut Medikamente und andere schädliche Substanzen ab. Die exokrine Funktion der Leber liegt vor allem in der Synthese und Ausscheidung von Gallensalzen sowie der Konjugation von Bilirubin. Zu den endokrinen Funktionen gehört die Regulation des Blutzuckers. Außerdem speichert die Leber Vitamine und Mineralstoffe wie Vitamin A und Eisen.

Die Leber besteht aus **vier Lappen** (➤ Abb. 8.7). Im Bereich der Facies diaphragmatica trennt das Lig. falciforme den **Lobus hepatis sinister** vom **Lobus hepatis dexter.** Der kraniale Anteil der Leber ist mit dem Zwerchfell verwachsen (Area nuda). Im Bereich der Facies visceralis, die den Bauchorganen zugewandt ist, ergibt sich eine H-förmige Struktur, die den Lobus caudatus und den Lobus quadratus begrenzt (➤ Abb. 8.7b). Die V. cava inferior, das Lig. venosum und die Leberpforte begrenzen nach kranial den **Lobus caudatus.** Unterhalb der Leberpforte, begrenzt durch die Fissura ligamenti teretis und das Bett der Gallenblase, liegt der **Lobus quadratus.**

MERKE

Der Lobus caudatus verdankt seinen Namen seiner „schwanzförmigen" Gestalt, liegt aber **kranial** zum Lobus quadratus.

Entsprechend dem Versorgungsgebiet der portalen Gefäße kann die Leber in acht Segmente unterteilt werden. Es handelt sich um eine rein *funktionelle* Untergliederung, keine anatomisch-makroskopische. Der Lobus caudatus ist hierbei das Segment I, von ihm ausgehend werden die weiteren Segmente im Uhrzeigersinn nummeriert (➤ Abb. 8.7c).

Die Leber wird doppelt durchblutet, wobei in etwa ⅔ des Blutvolumens aus der Pfortader (Vasa publica) und ⅓ aus der A. hepatica propria (Vasa privata) stammen. Im Bereich der **Leberpforte** treten die großen Gefäße in die Leber ein, die Gallenwege aus. Nährstoffreiches, aber sauerstoffarmes Blut aus dem Darm (und der Milz) wird der Leber über die V. mesenterica superior und inferior sowie die V. lienalis zugeleitet (Vasa publica). Sauerstoffreiches Blut erhält die Leber über die A. hepatica propria, einen Ast des Truncus coeliacus (über die A. hepatica communis; Vasa privata). Die Gallenflüssigkeit wird über den Ductus hepaticus communis zum Duodenum bzw. zur Gallenblase geleitet. Diese sogenannte **portale Trias** verläuft im **Lig. hepatoduodenale,** einem Teil des Omentum minus.

Der venöse Abfluss der Leber ist wie folgt organisiert: Blut aus Sinusoiden → Zentralvenen → V. hepatica dextra/sinistra/intermedia → V. cava inferior.

MERKE

Die Pfortader tritt über das Lig. hepatoduodenale in die Leber ein und verläuft dort *dorsal* des Ductus hepaticus communis und der A. hepatica propria (➤ Abb. 8.8).

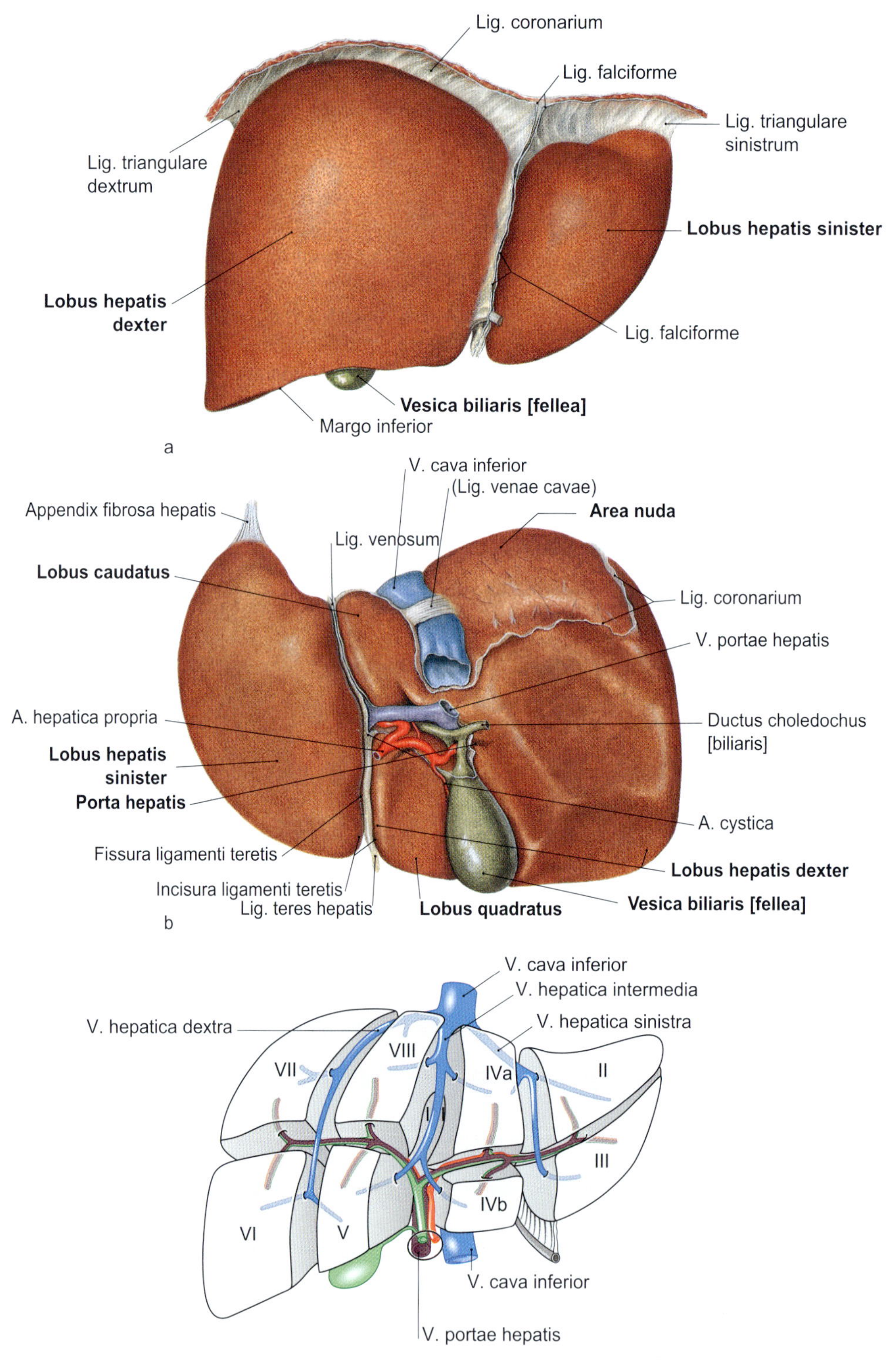

Abb. 8.7 (a) Leber, Hepar; Ansicht von ventral und (b) dorsal [S700]. (c) Schematische Darstellung der Lebersegmente und ihrer Beziehung zu den intrahepatischen Gefäßen und Gallengängen. Beachte die Begrenzung des Lobus quadratus und Lobus caudatus an der Facies visceralis der Leber [S700-L126]/[B500~M282/L132].

8

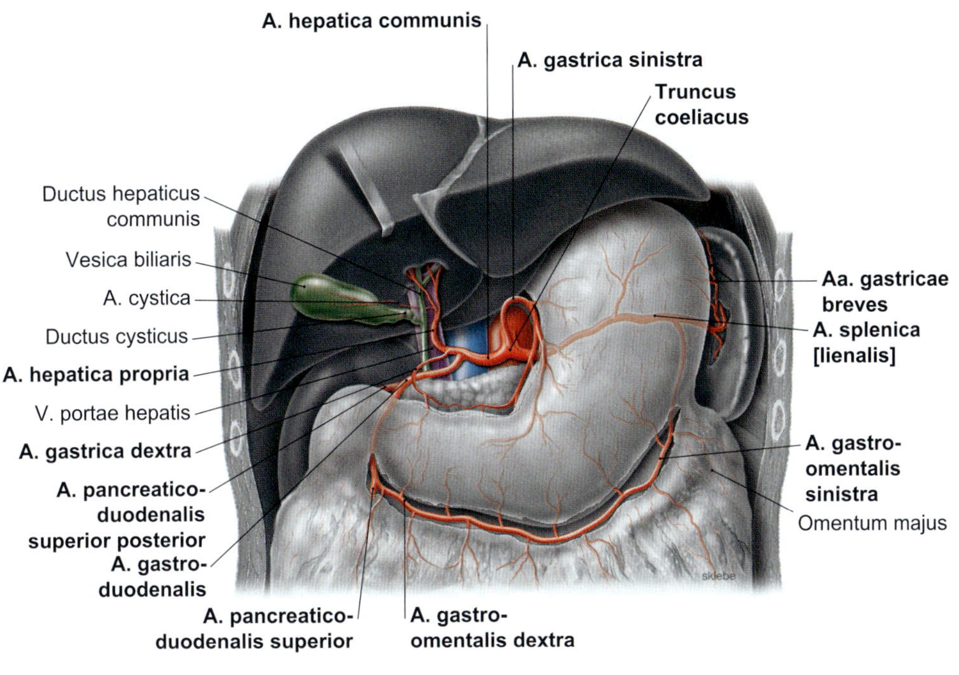

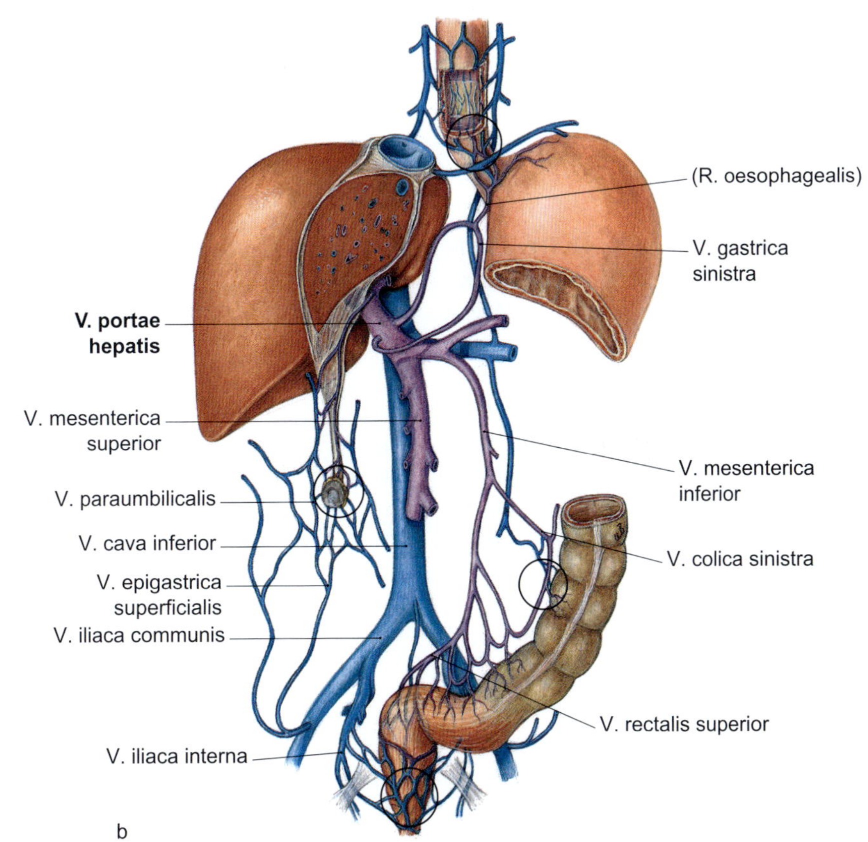

Abb. 8.8 (a) Oberbauch mit Leitungsbahnen des Lig. hepatoduodenale [S700-L238]/[B500]. (b) Pfortader, V. portae hepatis, und untere Hohlvene, V. cava inferior; halbschematische Darstellung; Zuflüsse zur V. cava inferior in blau; Zuflüsse zur V. portae hepatis in violett [S700].

Pankreas

Die Bauchspeicheldrüse (➤ Abb. 8.9) wird in vier Abschnitte unterteilt: Caput, Collum, Corpus und Cauda pancreatis. Der Pankreaskopf ist der vergrößerte Teil der Drüse, der von der C-förmigen Krümmung des Duodenums umgeben ist. Auf seinem Weg in den absteigenden Teil des Duodenums liegt der Ductus choledochus in einer Rinne an der dorsalen Wandung des Pankreaskopfs. Der Ductus choledochus kann auch zur Gänze in den Pankreaskopf eingebettet sein. Der Körper der Bauchspeicheldrüse *überkreuzt* in seinem Verlauf die oberen Mesenterialgefäße (➤ Abb. 8.9a). Der Pankreasschwanz liegt vor der linken Niere, mit enger topografischer Beziehung zum Milzhilus und der linken Kolonflexur. Die vordere Oberfläche des Pankreaskörpers ist mit Peritoneum bedeckt, er liegt somit **sekundär retroperitoneal.**

MERKE

Die A./V. mesenterica superior *unter*kreuzen das Pankreas und *über*kreuzen das distale Duodenum (➤ Abb. 8.9a).

8.1.4 Blutversorgung des Gastrointestinaltrakts

Von der Aorta gehen zur arteriellen Versorgung des Gastrointestinaltrakts drei Arterien ab (➤ Abb. 8.10):

- Truncus coeliacus
- A. mesenterica superior
- A. mesenterica inferior

Der Hauptstamm des **Truncus coeliacus** (auch Tripus Halleri oder Hallerscher Dreifuß) ist kurz und spaltet sich in drei Äste: A. gastrica sinistra (versorgt zusammen mit der A. gastrica dextra die Magenwand, den abdominellen Teil des Ösophagus und das Pankreas), A. splenica (versorgt Milz, Magen und Pankreas) und A. hepatica communis (versorgt Leber, Magen, Pankreas sowie Teile des Duodenums). Als Hauptast der abdominalen Aorta ohne ausgedehnte Anastomose mit den anderen Darmarterien ist der Truncus coeliacus eine lebenswichtige Arterie, eine Unterbindung führt zu einer schweren Vorderdarmnekrose.

Die **A. mesenterica superior** entspringt nur wenig unterhalb des Truncus coeliacus aus der Aorta und versorgt den Mitteldarm mit Blut (von der Papilla duodeni major ausgehend bis zu den proximalen zwei Dritteln des Colon transversum). Die A. pancreaticoduodenalis inferior als Ast der A. mesenterica superior versorgt den unteren Teil des Pankreaskopfes, den Proc. uncinatus und Teile des Duodenums. Über die A. pancreaticoduodenalis inferior bestehen Anastomosen zum Truncus coeliacus (über die A. pancreaticoduodenalis superior posterior et anterior). Die jejunalen und ilealen Arterien versorgen das Jejunum und das Ileum durch Anastomosenarkaden, die als Vasa recta bezeichnet werden.

Die **A. mesenterica inferior** entspringt in etwa auf Höhe des dritten Lendenwirbels und versorgt ab der linken Kolonflexur den Dickdarm sowie die oberen Teile des Rektums.

MERKE

An der arteriellen Versorgung des Rektums beteiligen sich drei Arterien: A. rectalis superior aus der A. mesenterica inferior, A. rectalis media aus der A. iliaca interna und A. rectalis inferior aus der A. pudenda interna.

Das zentrale venöse Gefäß des Gastrointestinaltrakts ist die **Pfortader** (V. portae; ➤ Abb. 8.8). Sie entsteht durch den Zusammenschluss von V. mesenterica superior und V. lienalis, Letztere nimmt die V. mesenterica inferior auf. In ihrem Verlauf zum Jejunum und Ileum überkreuzt die obere Mesenterialvene zusammen mit der A. mesenterica superior die Pars horizontalis des Duodenums (➤ Abb. 8.9a).

MERKE

Das venöse Blut des Rektums fließt über drei Venen ab: V. rectalis superior in die V. mesenterica inferior, V. rectalis media und V. rectalis inferior in die V. iliaca interna. Dies hat klinische Relevanz. Oral verabreichte Medikamente werden in der Leber einer ersten Verstoffwechselung unterworfen (First-Pass-Effekt), die Bioverfügbarkeit ist reduziert. Werden Medikamente hingegen als **Zäpfchen** verabreicht, wird dieser Effekt umgangen.

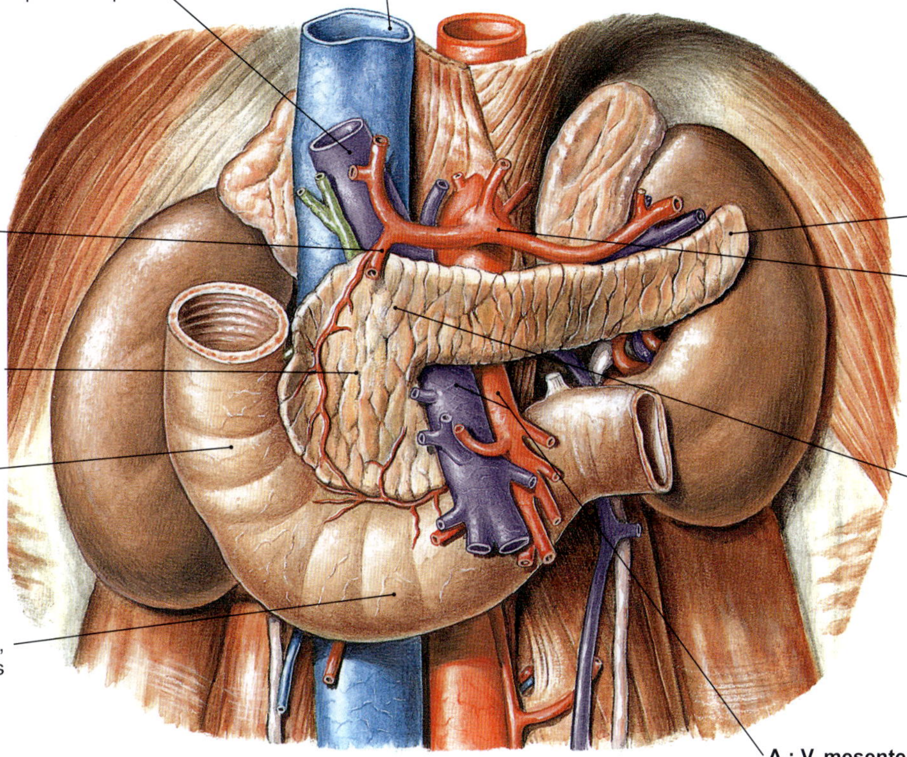

V. cava inferior
V. portae hepatis
A. gastroduodenalis
Cauda pancreatis
Truncus coeliacus
Caput pancreatis
Duodenum, Pars descendens
Corpus pancreatis
Duodenum, Pars horizontalis
A.; V. mesenterica superior

a

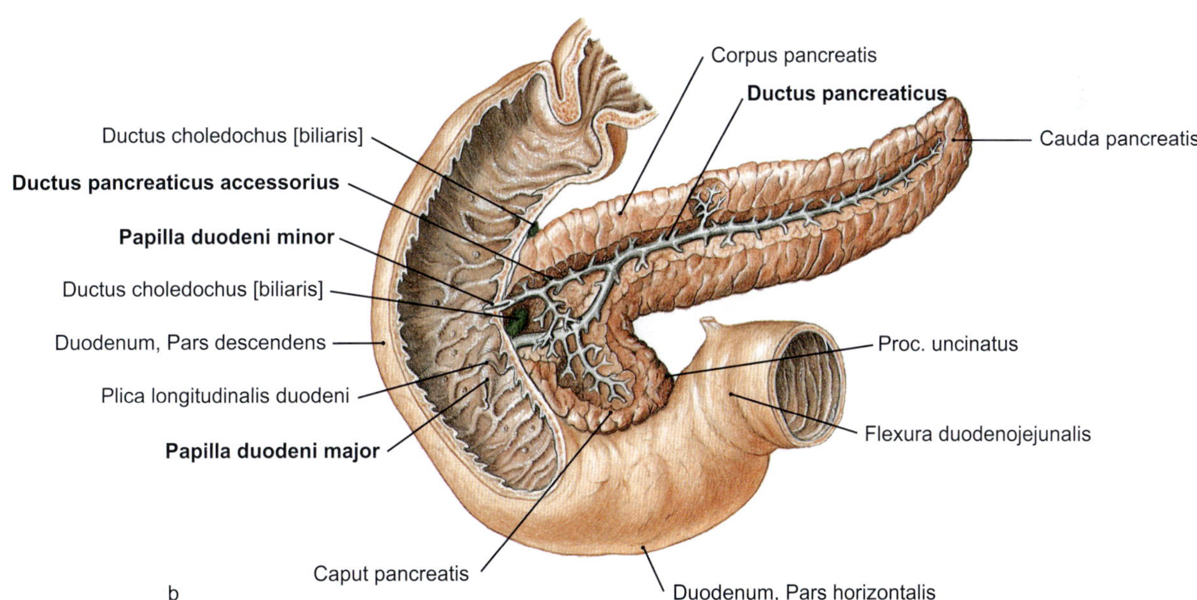

b

Abb. 8.9 (a) Retroperitoneale Organe des Oberbauchs: Bauchspeicheldrüse, Pankreas, Zwölffingerdarm, Duodenum, und beidseits Niere, Ren, und Nebenniere, Glandula suprarenalis; Ansicht von ventral. (b) Gliederung und Ausführungsgangsystem des Pankreas. Ansicht von ventral; Ductus pancreaticus nach Eröffnung von Pankreas und Duodenum. Beachte den unstet vorhandenen Ductus pancreaticus accessorius. [S700]

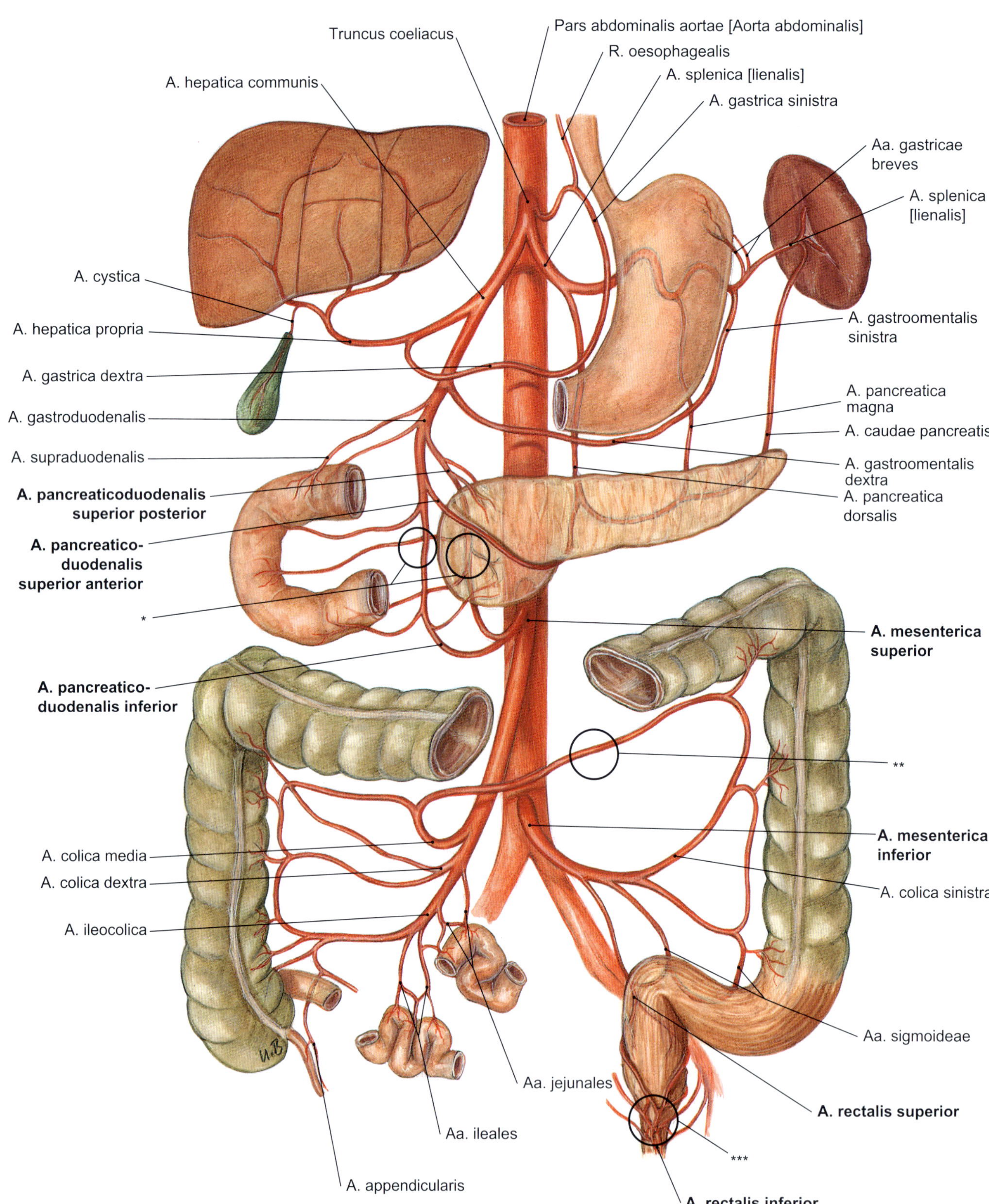

8

Abb. 8.10 Arterien der Baucheingeweide; halbschematische Darstellung; Ansicht von ventral. Die wichtigsten Anastomosen der einzelnen Versorgungsgebiete sind mit schwarzen Kreisen gekennzeichnet. Im Einzelnen sind dies: Verbindungen zwischen Truncus coeliacus und A. mesenterica superior über die Aa. pancreaticoduodenales (*); Riolan-Anastomose als Verbindung zwischen A. mesenterica superior und inferior; Plexus der Rektumarterien als Verbindung zwischen dem Stromgebiet der A. mesenterica inferior und der A. iliaca interna (***). [S700]

8.2 Bildgebung: Normalbefund

8.2.1 Allgemeines

Bei Fragestellungen hinsichtlich der Beurteilung parenchymatöser Bauchorgane – insbesondere des Oberbauchs, wie der Leber und der Gallenblase – wird zunächst eine Sonografie durchgeführt. Diese ist in den meisten Kliniken schnell verfügbar und sehr kosteneffektiv. Die Aussagekraft ist hinsichtlich akuter Pathologien, die eine schnelle Intervention erfordern, sehr gut. Vor allem der Nachweis echoarmer Flüssigkeit ist ebenso schnell und einfach möglich wie wichtig für die Beurteilung der meisten entzündlichen und auch posttraumatischen Pathologien. Jedoch ist sie ebenso stark abhängig vom Untersucher und lässt insbesondere bei Verlaufskontrollen eine große Befundvariabilität zu.

8.2.2 MRT des Oberbauchs

Die abdominellen Organe wie Leber oder Bauchspeicheldrüse können mittels einer MRT optimal bildgebend dargestellt werden. Sie wird meist bei Patienten mit fraglichen Leber- oder Pankreastumoren sowie bei Patienten mit Erkrankungen der Gallengänge eingesetzt. Bei Neoplasien kann anhand einer MRT-Untersuchung oft entschieden werden, ob es sich um einen gut- oder bösartigen Tumor handelt. Zudem eignet sich eine MRT zur Untersuchung von Schwangeren, bei denen eine CT aufgrund der Strahlenbelastung nicht möglich ist.

Axiale MRT des Oberbauchs

➢ Abb. 8.11 zeigt eine axiale MRT-Schnittserie von kranial nach kaudal.

Schnittebene a zeigt die V. cava inferior (1), rechts davon sind kraniale Anteile des Lobus hepatis dexter (2), links ist das Herz (3) angeschnitten. Ventral des Wirbelkörpers (4) verläuft auf der linken Seite die Aorta, Pars abdominalis (5), vor ihr der Ösophagus (6). Der Ventralseite der Leber liegt das Diaphragma (7) auf, das sich hypointens vom Leberparenchym abhebt.

Schnittebene b zeigt neben dem rechten nun den linken Leberlappen (8) sowie die kranialen Anteile des Magens, den Fundus gastricus (9) und die Milz (10). Dorsal des Wirbelkörpers sind Teile der autochthonen Rückenmuskulatur (11) angeschnitten. Die V. cava inferior (1) liegt in der Facies visceralis der Leber eingebettet. Der Ösophagus ist mit seinem Lumen in diesem Schnittbild deutlicher zu erkennen als davor.

Schnittebene c zeigt weiter distal liegende Magenabschnitte, das Corpus gastricum (12). Der luftgefüllte, dorsal gelegene Recessus costodiaphragmaticus (13) stellt sich hypointens dar. Der Lobus caudatus (14) befindet sich links der V. cava inferior (1), ventral davon ist der Lobus quadratus (15) angeschnitten.

Schnittebene d zeigt kraniale Abschnitte der linken Niere (16) in enger topografischer Beziehung zur Milz (10). Am Hilus der Milz tritt die kaliberstarke V. lienalis (17) aus und zieht in Richtung Leberpforte, wo sie in die V. portae (18) mündet. Auf ihrem Weg dorthin wird sie vom Pankreas (19) bedeckt. Ventral ist ein Stück des Kolons (20) angeschnitten.

MERKE

Die linke Niere liegt meist etwas höher als die rechte. Insofern erscheint die linke in einer von kranial nach kaudal ausgerichteten Schnittserie vor der rechten Niere.

Schnittebene e zeigt nun auch die rechte Niere (21) auf der Gegenseite, aus der linken Niere tritt die V. renalis sinistra (22) aus und mündet in die V. cava inferior (1). Auf der Ventralseite der Leber trennt das Lig. teres hepatis (23) anatomisch den Lobus quadratus (15) vom Lobus hepatis sinister (8). Im Bereich der Leberpforte ist die Vesica biliaris (24) auszumachen, außerdem ist der gastroduodenale (25) Übergang angeschnitten, links davon Dünndarmschlingen (26).

Schnittebene f zeigt die V. renalis sinistra (22) durchgängig, deutlich ist die Vesica biliaris (24) auszumachen. Der Wirbelkörper wird beidseits vom M. psoas major (27) flankiert.

Koronare MRT des Oberbauchs

➢ Abb. 8.12 zeigt eine koronare MRT-Schnittserie des Oberbauchs von ventral nach dorsal. Zur besseren Orientierung soll diese nicht Ebene für Ebene, sondern als Gesamtes betrachtet werden. Versuchen Sie, auch anhand des ➢ Videos, die einzelnen Abschnitte des Darmrohrs in seinem Verlauf nachzuverfolgen.

Mit (x) markiert ist der Verlauf des Darmrohrs bis zur Flexura duodenojejunalis. Der Magen (1) ist in allen Ebenen der Schnittserie angeschnitten. In Schnittebene e und f geht der Pylorus in die Pars superior des Duodenums über. In g–j sind dann die einzelnen Abschnitte des Duodenums, die Pars descendens, horizontalis und ascendens, angeschnitten. In den beiden Schnittebenen k und l geht das Duodenum an der Flexura duodenojejunalis in das Jejunum über. Die Gallenblase (2) ist ab c zu erkennen.

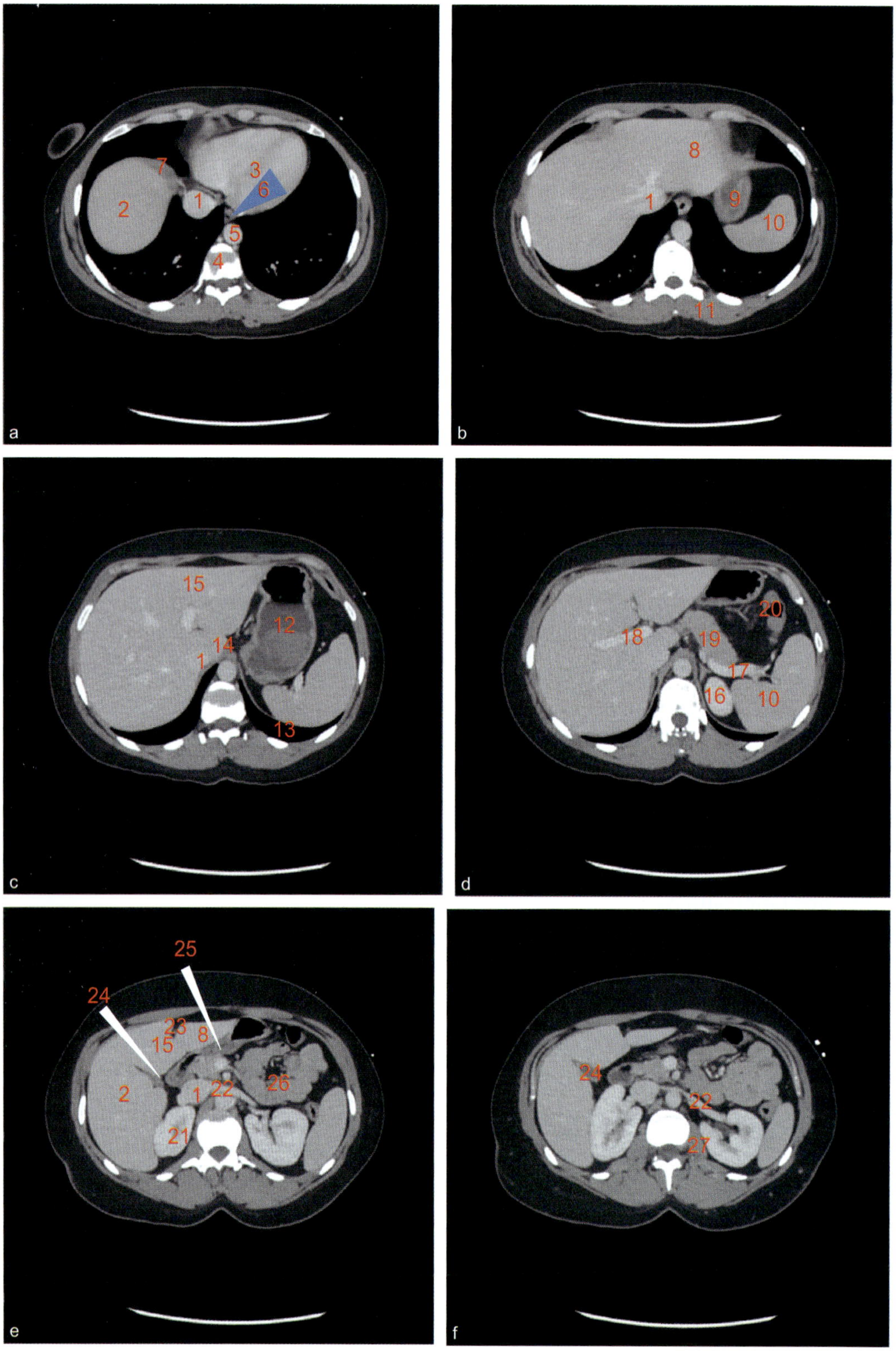

Abb. 8.11 Axiale kontrastmittelgestützte Computertomografie (in der venösen Phase) des Oberbauchs von kranial nach kaudal. V. cava inferior (1), Lobus hepatis dexter (2), Herz (3), Wirbelkörper (4), Aorta, Pars abdominalis (5), Ösophagus (6), Diaphragma (7), linker Leberlappen (8), Fundus gastricus (9), Milz (10), autochthone Rückenmuskulatur (11), Corpus gastricum (12), Recessus costodiaphragmaticus (13), Lobus caudatus (14), Lobus quadratus (15), linke Niere (16), V. lienalis (17), V. portae (18), Pankreas (19), Kolon (20), rechte Niere (21), V. renalis sinistra (22), Lig. teres hepatis (23), Vesica biliaris (24), gastroduodenaler Übergang (25), Dünndarmschlingen (26), M. psoas major (27). [T1272-01]

https://else4.de/q9z

➤ Abb. 8.4a und ➤ Abb. 8.9 verdeutlichen anatomisch den topografischen Bezug von Pankreas und Duodenum. Das Caput pancreatis und der Proc. uncinatus schmiegen sich dem duodenalen C von links an. Entsprechend erschließt sich dann auch die Lage des Pankreas in der Schnittserie (in ➤ Abb. 8.12 mit P markiert).

PRAXISTIPP

Die A. und V. mesenterica superior überkreuzen die Pars horizontalis duodeni (s. auch ➤ Abb. 8.9). Insofern erscheinen in der ventrodorsalen Schnittserie (➤ Abb. 8.12) zuerst die A. (3) und V. (4) mesenterica superior und dann das Duodenum.

8.2.3 Magnetresonanz-Cholangiopankreatikografie

Die Magnetresonanz-Cholangiopankreatikografie (MRCP) ist eine nichtinvasive Methode zur Darstellung des Gallengangsystems und der Hauptausführungsgänge des Pankreas mittels MRT. Idealerweise werden die Aufnahmen morgens erstellt, sodass der Patient bei der Untersuchung nüchtern ist. Bei der MRCP handelt es sich um eine zusätzliche Sequenz, die in der MRT gefahren wird, nicht etwa um eine zusätzliche Untersuchung. Hierbei erfolgt eine selektive Anregung des Wasser-Signals durch stark T2-gewichtete Sequenzen. Man erhält durch eine solche Aufnahme einen sehr guten Kontrast zwischen stationärem/sich langsam bewegendem Wasser (trifft auf die Gallenflüssigkeit zu) und den umgebenden Weichteilstrukturen. Werden dickschichtige Aufnahmen durchgeführt, lässt sich das Gangsystem in seiner Gesamtheit gut darstellen.

➤ Abb. 8.13a zeigt ein koronares, nicht fettunterdrücktes HASTE-Bild. Es gibt einen Überblick über das Abdomen durch Darstellung von Leber und Milz sowie der distalen Hälfte des Gallengangs (Pfeil) und des Pankreasgangs (Pfeilspitze) im Pankreaskopf. ➤ Abb. 8.13b zeigt eine koronare, fettunterdrückte, dicke (40 mm) MRCP. Es können in einem einzigen Bild die intrahepatischen Gallengänge, der extrahepatische Gallengang (Pfeil), der Pankreasgang (Pfeilspitzen) und die Gallenblase (g) dargestellt werden. ➤ Abb. 8.13c zeigt eine koronare schräge, fettunterdrückte, dünnwandige (5 mm) MRCP. Hier sind die feineren Details des extrahepatischen Gallengangs (Pfeil) im Vergleich zur dickwandigen MRCP gut abgebildet. Als Normvariante ist eine extrinsische Kompression (gebogener Pfeil) des proximalen extrahepatischen Gallengangs durch die kreuzende Leberarterie angeschnitten. ➤ Abb. 8.13d zeigt eine koronare schräge, fettunterdrückte, dünnwandige (5 mm) MRCP einer anderen Ebene. Es sind die Gallenblase (g), der Ductus cysticus (Doppelpfeil) und ein Teil des extrahepatischen Gallengangs (Pfeil) dargestellt.

MERKE

Bei der Magnetresonanz-Cholangiopankreatikografie, kurz MRCP, handelt es sich um eine Darstellung mit stark flüssigkeitssensitiven Sequenzen, die unter anderem die Beurteilung der Gallen- und Pankreasgangsysteme auf nicht-invasivem Wege ermöglicht. Die MRCP ist ein additives Verfahren zur endoskopisch-retrograden Cholangiopankreatikografie (ERCP). Ist die Wahrscheinlichkeit hoch, dass keine Steine im Gallengang lagern und somit keine Ableitung notwendig ist, stellt die MRCP eine effiziente und schonende Untersuchungsform dar.

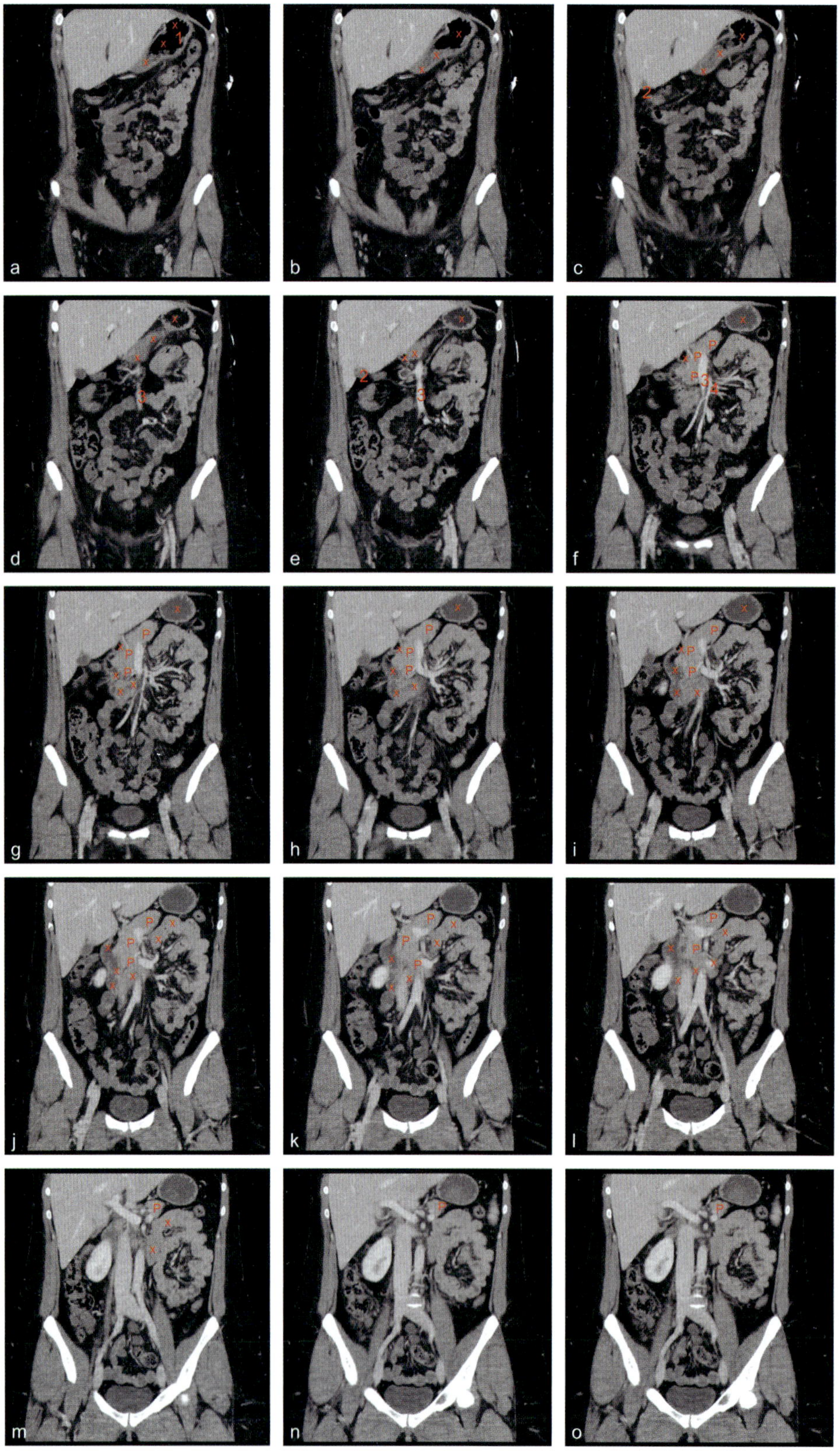

Abb. 8.12 Koronare kontrastmittelgestützte Computertomografie (in der venösen Phase) des Oberbauchs von ventral nach dorsal. Magen (1), Gallenblase (2), A. (3) und V. (4) mesenterica superior. Darmrohr (x), Pankreas (P). [T1272-01]

https://else4.de/lsp

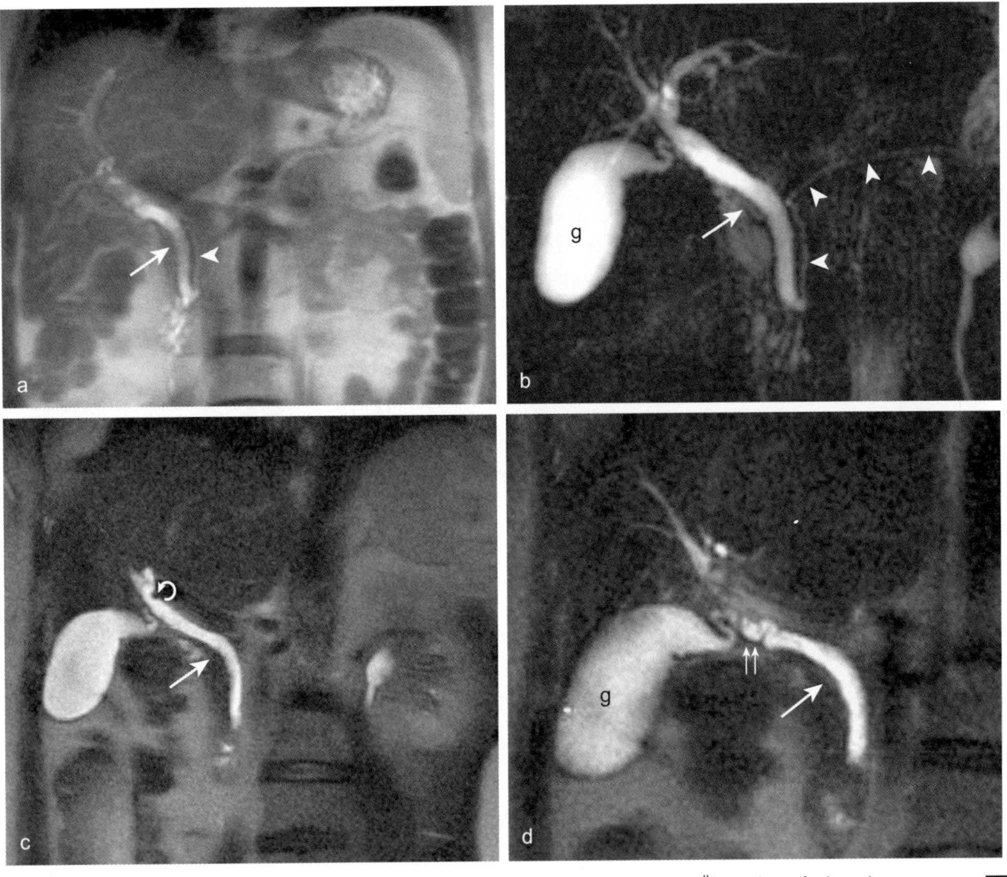

Abb. 8.13 Magnetresonanz-Cholangiopankreatikografie-Technik: normale Anatomie. (a) Koronare Übersichtsaufnahme (sogenannte „HASTE"-Sequenz ohne Fettunterdrückung). (b) Koronare, fettunterdrückte, dickschichtige (40 mm) Magnetresonanz-Cholangiopankreatikografie (MRCP). (c, d) Koronare schräge, fettunterdrückte, dünnschichtige (5 mm) MRCP. [G1199]

https://else4.de/tfb

8.3 Bildgebung: pathologischer Befund

Fallbeispiel: Diagnostik und Auflösung

Nach auffälliger Oberbauchsonografie (hydroptische Gallenblase mit durchgängig verdickter Wand; vorhandene Gallensteine) wurde zur weiteren Diagnostik eine kontrastmittelgestützte CT-Untersuchung angeordnet (➤ Abb. 8.14).

MERKE

Beim Gallenblasenhydrops handelt es sich um eine pathologische Vergrößerung der Gallenblase durch Behinderung des Galleabflusses (Cholestase). Ursache sind meist Verlegungen der ableitenden Gallengänge durch Gallensteine oder Tumoren.

➤ Abb. 8.14 und ➤ Abb. 8.15 zeigen eine kontrastmittelgestützte Abdomen-CT unserer Patientin. Es ist eine massiv wandverdickte Gallenblase (bis 1,2 cm Wanddicke, sehr unscharfe Wandung) mit hypodens-ödematös veränderter Wand (3) und angrenzenden Imbibierungen (Eindringen von Flüssigkeiten in Gewebe) des umgebenden Fettgewebes und des Gallenblasenbetts (1) zu erkennen. Die bereits aus der Ultraschall-Voruntersuchung bekannten multiplen, bis zu 1,5 cm großen Gallenblasenkonkremente (2) im Bereich des Corpus sowie des Isthmus können ebenfalls abgegrenzt werden. In ➤ Abb. 8.14a ist nur ein Gallenblasenkonkrement auszumachen, das sich randständig hyperdens und zentral flau hypodens darstellt. Ein paar Ebenen weiter (➤ Abb. 8.14b) sind weitere Konkremente sichtbar. Analog dazu kann man dies in ➤ Abb. 8.15 in den drei gezeigten Schnittebenen verfolgen.

Es kann somit die Diagnose einer akuten Cholezystitis und Pericholezystitis bei Cholezystolithiasis ohne Nachweis einer Perforation gestellt werden.

Pathogenese

Eine akute Cholezystitis ist fast immer Folge eines Verschlusses des Ductus cysticus durch Gallensteine (Cholelithiasis).

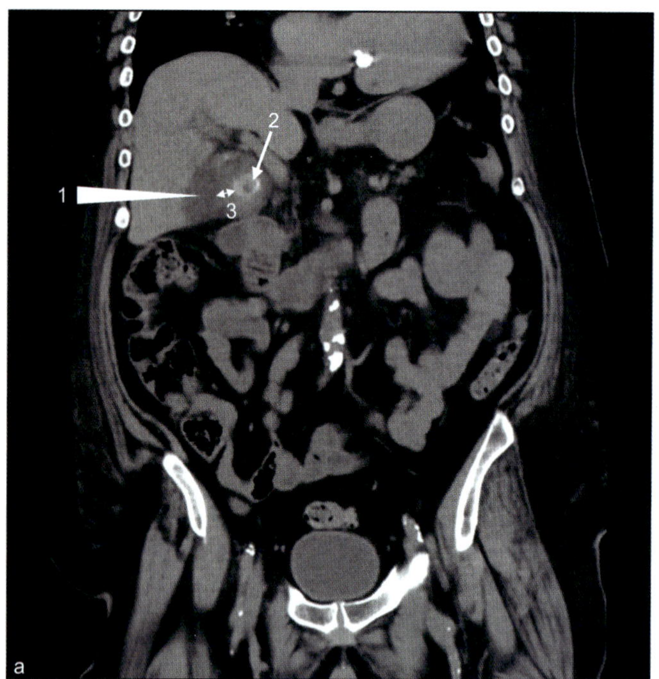

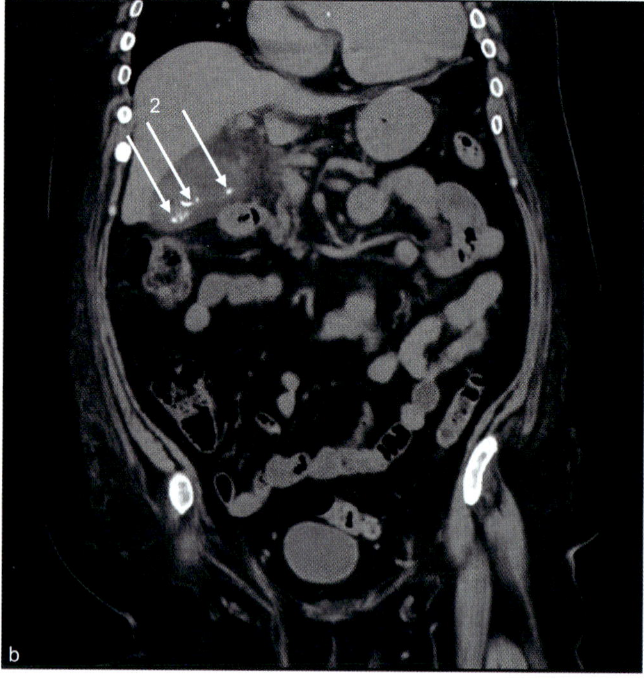

Abb. 8.14 Kontrastmittelgestützte, koronare Abdomen-CT in früher portalvenöser Phase, zwei Schnittebenen sind dargestellt. 1 Gallenblasenbett, 2 Gallensteine, 3 Wandung der Gallenblase (verdickt). [T1272-01]

https://else4.de/ipw

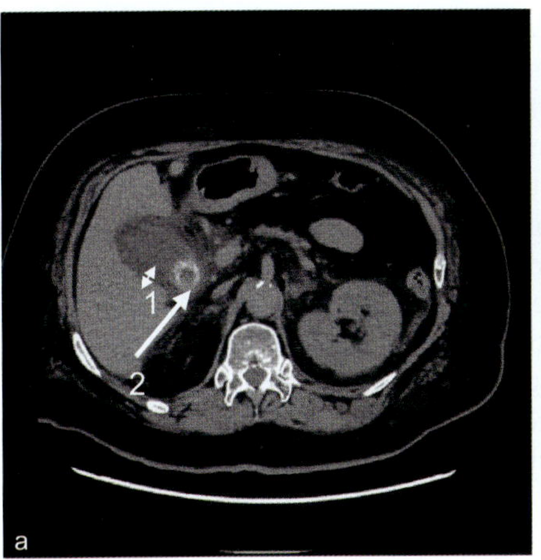

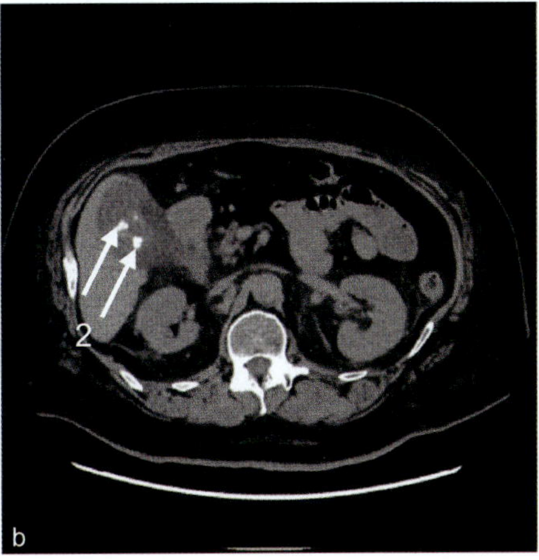

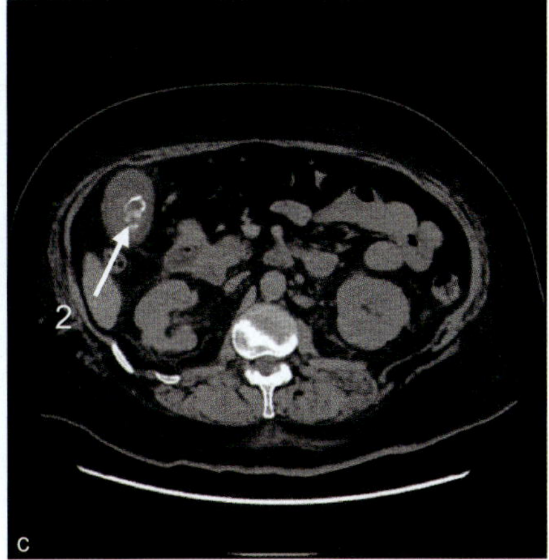

Abb. 8.15 Kontrastmittelgestützte, axiale Abdomen-CT in früher portalvenöser Phase. 1 Gallenblasenbett, 2 Gallensteine. [T1272-01]

https://else4.de/jae

MERKE

Cholelithiasis umfasst:
Cholezystolithiasis = Konkremente in der Gallenblase
Choledocholithiasis = Konkremente in den extra- oder intrahepatischen Gallenwegen

Die in der Leber gebildete Galle wird über die Gallengänge zur Gallenblase geleitet und dort gespeichert. Nach dem Verzehr insbesondere scharfer oder fettiger Speisen wird die Kontraktion der Gallenblase stimuliert, um die Galle durch den Ductus cysticus in das Duodenum zu transportieren. Dort unterstützt die Gallenflüssigkeit die Verdauung der Nahrung. Im Zuge der Speicherung der Gallenflüssigkeit in der Gallenblase kommt es zum Wasserentzug und somit zu einer Konzentration der Gallenflüssigkeit. Diese ist anfällig für Ausfällungen und somit Steinbildung. Drei Arten von Gallensteinen werden unterschieden:

- Cholesterinsteine: Auskristallisierung von Cholesterin um einen Nidationspunkt (z. B. Bakterien); sind nur zu 15 % röntgendicht, d. h. sie können schlecht radiologisch dargestellt werden.
- Pigmentstein: Bildung durch (bakteriell bedingte) Ausfällung von Bilirubin.
- Gemischte Steine.

Drei Prozesse führen im Zuge der Abflussstörung dann zu einer Entzündung der Gallenblase:

- Ischämie der Gallenwand auf Grund des steigenden intraluminalen Drucks
- Freisetzung von Entzündungsmediatoren aus der Gallenflüssigkeit
- Bakteriell getriebene Entzündung

MERKE

Das Ödem der Gallenblasenwand führt zu einer Wandischämie, die Wand wird gangränös. Die gangränöse Gallenblase kann durch gasbildende Organismen infiziert werden und eine akute emphysematöse Cholezystitis verursachen; alle diese Zustände können schnell lebensbedrohlich werden, eine Ruptur geht mit einer hohen Sterblichkeitsrate einher.

Diagnose

Folgende Punkte weisen auf eine **akute Cholezystitis** hin:

- Anamnestische Hinweise auf ein Gallensteinleiden (kolikartige Oberbauchbeschwerden, entfärbter Stuhl)
- Nach anfänglich lokalem Oberbauchschmerz diffuser, sich verschlimmernder Schmerz mit Ausstrahlung zwischen beide Schulterblätter
- Übelkeit und Erbrechen
- Druckempfindliche Gallenblase
- Leukozytose und erhöhtes C-reaktives Protein als Zeichen einer Entzündungsreaktion
- Erhöhung der GOT, GPT und manchmal des Bilirubins und auch der γ-GT und alkalischen Phosphatase bei Vorliegen einer Cholestase
- Fieber und Schüttelfrost

Die Abdomensonografie ist bei der Diagnosestellung der akuten Cholezystitis unerlässlich und kann gleichzeitig auch andere Ursachen eines akuten Abdomens ausschließen. Besonderer Fokus im Rahmen der Untersuchung sollte auf die intra- und extrahepatischen Gallenwege, die Gallenblase und etwaige Konkrementschatten gelegt werden. Die Zusammenschau von Klinik, Labor (Paraklinik) und Sonografie ermöglicht sehr oft die richtige Diagnosestellung.

Zur weiteren Beurteilung der Gallen- und Pankreaswege kann eine endoskopische retrograde Cholangiopankreatikografie (ERCP) indiziert sein. Mithilfe eines Endoskops, das über den Mund eingeführt und bis in das Duodenum zur Mündungsstelle des Ductus pancreaticus und choledochus an der Papilla duodeni major vorgeschoben wird, kann Kontrastmittel in das Gangsystem appliziert und anschließend bildgebend dargestellt werden. Im Rahmen einer ERCP können auch weitere diagnostische (z. B. Biopsie bei Verdacht auf einen Tumor) oder interventionelle Maßnahmen (z. B. Entfernung eines Gallensteins oder Einlage eines Stents) durchgeführt werden. Bei weiter proximal (zur Leber gerichtet) gelegenen Gallengangspathologien, die sich einer ERCP rein physikalisch entziehen, kann die MRT zusammen mit einer Magnetresonanz-Cholangiopankreatikografie (s. oben) eingesetzt werden.

MERKE

Die ERCP ist, da es sich um eine invasive Maßnahme handelt, nicht risikofrei. Es besteht das Risiko einer Post-ERCP-Pankreatitis. Bei der MRCP besteht dieses Risiko nicht, allerdings ist diese rein diagnostisch; oben aufgeführte Interventionen sind nicht möglich.

Therapie

Die Eckpfeiler der Therapie der akuten Cholezystitis sind:

- Nahrungskarenz
- Analgetische Behandlung mit nichtspasmogen wirkenden Opiaten
- Systemische Antibiose **nach der Abnahme von Blutkulturen**
- Cholezystektomie (eine frühe Cholezystektomie Stunden nach Symptombeginn verkürzt den Krankenhausaufenthalt deutlich)

Die chirurgische Behandlung der Wahl bei einer akuten Cholezystitis ist die laparoskopische Cholezystektomie. Diese chirurgische Intervention zeichnet sich durch niedrige Morbiditäts- und Mortalitätsraten sowie schnelle Genesung aus. Eine rein konservative Therapie wird nur in Ausnahmefällen erwogen. In Situationen, in denen der Patient akut krank ist und als ungeeigneter Kandidat für eine OP angesehen wird, kann eine akute Cholezystitis vorübergehend mit einer perkutanen Gallenblasendrainage behandelt werden.

Patientenkasuistik

Bei Frau L. wurde nach entsprechender Vorbereitung und ausführlicher Aufklärung eine laparoskopische Cholezystektomie in unkomplizierter Allgemeinnarkose durchgeführt. Intraoperativ zeigte sich ein Gallenblasenempyem. Die laparoskopische Cholezystektomie erfolgte lege artis. Die perioperativ begonnene Antibiose mit Unacid i. v. wurde für drei Tage fortgeführt und anschließend oralisiert. Der weitere postoperative Verlauf gestaltete sich unkompliziert. Die Wunde heilte reizlos. Die Schmerztherapie gestaltete sich per os suffizient. Kostaufbau und Mobilisation verliefen problemlos. Frau L. konnte bei subjektivem Wohlbefinden, reizlosen Wundverhältnissen und noch in situ befindlichem, aber selbstresorbierbarem Nahtmaterial in die Häuslichkeit entlassen werden.

Die Transferaufgabe zu diesem Fallbeispiel finden Sie in ➤ Kap. 11.8.

KAPITEL

9

Markus Kipp, Erik Volmer

Bei der Krebsfrüherkennung

Lernziele

Nach Bearbeitung dieses Kapitels sollten Sie dazu in der Lage sein,

- den allgemeinen anatomischen Aufbau des Beckens, insbesondere parenchymatöser und knöcherner Anteile, korrekt zu beschreiben und zu benennen,
- sich in zwei Raumebenen in der MRT des Beckens zu orientieren,
- die unterschiedliche Darstellung einer Pathologie durch verschiedene MRT-Sequenzen zu beurteilen,
- gängige ausgewählte pathologische Veränderungen, insbesondere im Rahmen onkologischer Fragestellungen, zu beschreiben.

Fallbeschreibung

Der 54-jährige Holger M. war Zeit seines Lebens ein passionierter Rennrad- und später auch Tourenradfahrer. Bei der jährlichen urologischen Routineuntersuchung fiel erstmals ein moderat erhöhter Wert des Prostata-spezifischen Antigens (PSA) auf. Diesen Befund führte der behandelnde Urologe zunächst auf eine Reizung der Prostata aufgrund der ausgedehnten Radtouren von Herrn M. zurück. Eventuell sollte ein bequemerer Sattel ausgewählt werden, so der Ratschlag.

Auch nach einem Sattelwechsel nahmen die PSA-Werte von Herrn M. weiter zu. Körperliche Beschwerden wurden **nicht angegeben.** In Zusammenschau mit der anschließend durchgeführten multiparametrischen MRT-Untersuchung der Prostata und der aus dem suspekten Bildbefund resultierenden Biopsie bestätigte sich ein pathohistologisch gesichertes Prostatakarzinom der peripheren Zone. Herr M. wurde einer radikalen Prostatovesikuloektomie unterzogen und war in den Follow-up-Untersuchungen immer tumorfrei.

In der letzten Zeit traten jedoch neue, nie da gewesene Unterleibschmerzen sowie Unregelmäßigkeiten beim Stuhlgang und der Miktion auf. Bei der Blutuntersuchung fiel abermals ein erhöhter PSA-Wert auf. Herr M. wurde elektiv einer erneuten Abdomen- und Becken-MRT zugeführt (➤ Abb. 9.1).

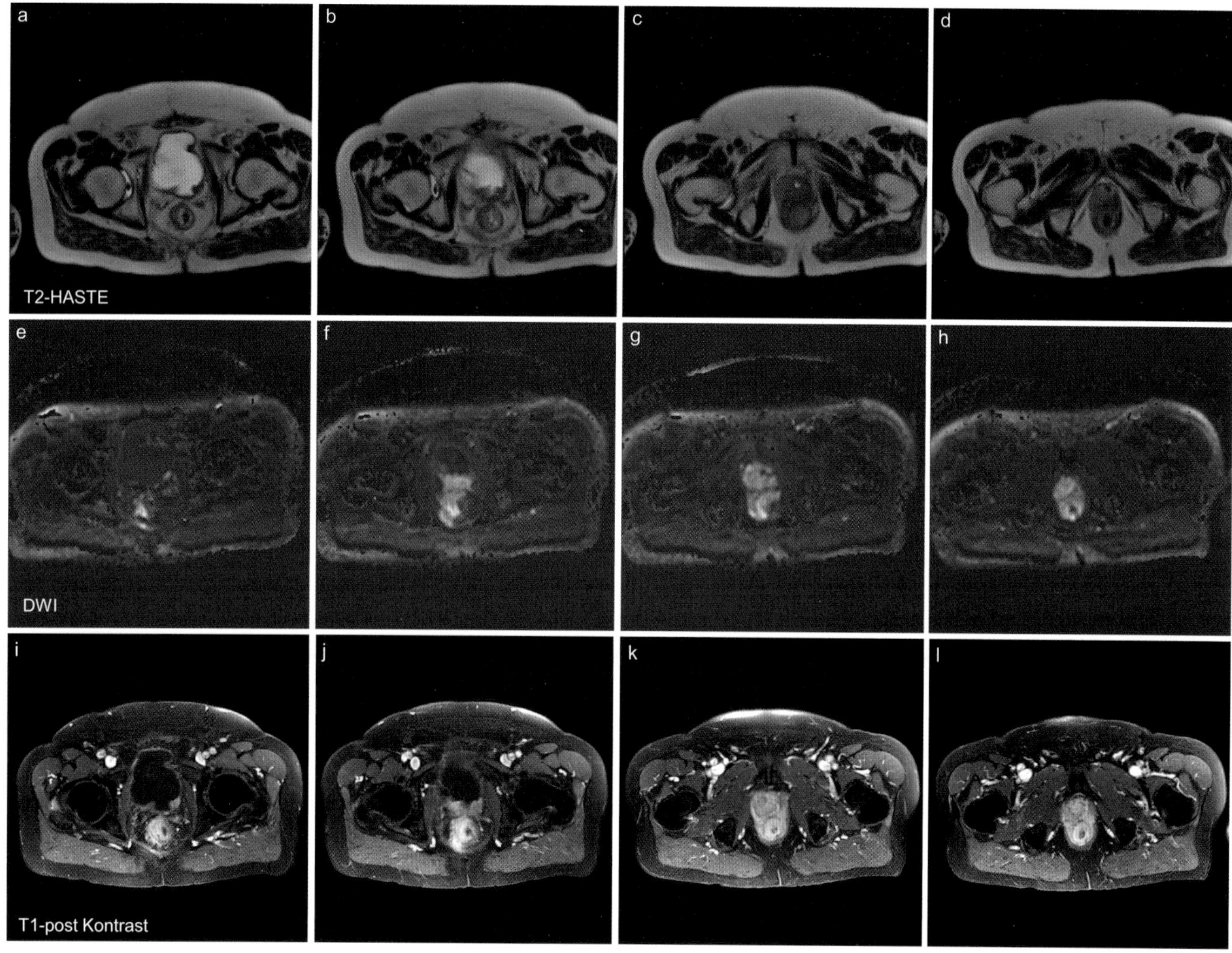

Abb. 9.1 Bildgebung des Patienten Holger M.: axiale MRT des Beckens in drei verschiedenen MRT-Sequenzen. a–d: T2-HASTE (Half-Fourier Acquisition Single-Shot Turbo Spin-Echo); e–h DWI (Diffusion-Weighted Imaging); i–l Fettsupprimierte T1 nach Kontrastmittelgabe. [T1272-01]

9.1 Anatomische Grundlagen

9.1.1 Allgemeines

Das menschliche Becken besteht aus den knöchernen Beckenknochen, der Beckenhöhle, dem Beckenboden und dem Damm. Das Becken trägt das Gewicht des Oberkörpers und überträgt es auf die unteren Gliedmaßen; darüber hinaus schützt es die Harn- und Fortpflanzungsorgane. Die Anatomie der Beckenregion, des Perineums und die entsprechenden Lageverhältnisse sind recht kompliziert und bei beiden Geschlechtern unterschiedlich. Im sogenannten **kleinen Becken** liegen das Rektum, die Harnblase, dazu beim Mann die Prostata bzw. bei der Frau die Ovarien, der Uterus und die Vagina. Darüber hinaus enthält das kleine Becken kleinere akzessorische Geschlechtsdrüsen (z. B. Bulbourethraldrüse beim Mann oder die bartholinische Drüse bei der Frau).

9.1.2 Aufbau und Begrenzungen des Beckens

Das knöcherne Becken (➤ Abb. 9.2) besteht aus den beiden Hüftbeinen **(Ossa coxae; Gesamtheit aus Os ilium, Os pubis und Os ischii)** und dem Kreuzbein **(Os sacrum),** die zusammen den Beckengürtel **(Cingulum pelvis)** bilden. Die Beckeneingangslinie (Linea terminalis) bildet hierbei die anatomische Grenze zwischen großem und kleinem Becken (Pelvis major et minor). Das **kleine Becken** beginnt mit dem Beckeneingang (Apertura pelvis superior) und endet mit dem Beckenausgang (Apertura pelvis inferior), dazwischen liegt die Beckenhöhle (Cavitas pelvis). Die knöchernen Begrenzungen des kleinen Beckens setzen sich wie folgt zusammen:

- Ventral: Beckensymphyse und Schambeinäste (Rr. superiores et inferiores ossis pubis)
- Dorsal: Innenseiten des Os sacrum und des Os coccygis
- Lateral: Innenseite des Os ischii und der Sitzbeinäste (Rr. ossis ischii)

Nach kaudal ist das kleine Becken durch den bindegewebig-muskulösen Beckenboden verschlossen **(Diaphragma pelvis).** Dieser setzt sich aus folgenden zwei Muskeln zusammen (➤ Abb. 9.3):

- M. levator ani mit seinen drei Anteilen M. pubococcygeus, M. iliococcygeus und M. puborectalis
- M. ischiococcygeus

In den ventralen Anteilen des M. puborectalis befindet sich eine muskuläre Lücke zum Durchtritt des Rektums, der Urethra und, bei der Frau, der Vagina: das Levatortor (Hiatus levatorius, ➤ Abb. 9.3).

Der Raum **kaudal des Beckenbodens** wird als **Dammregion** (Regio perinealis) bezeichnet. Es handelt sich hierbei um einen rautenförmigen Bereich, der sich zwischen der Symphysis pubica, den unteren Schambeinästen, den beiden Sitzbeinhöckern (Tubera ischiadica) und dem Os coccygis ausdehnt. Diese Raute ist durch eine gedachte Verbindungslinie zwischen den beiden Sitzbeinhöckern in einen ventralen und dorsalen Abschnitt gegliedert (➤ Abb. 9.3b):

- Regio urogenitalis (ventral)
- Regio analis (dorsal)

Im Bereich der Regio urogenitalis findet man im oberflächlichen Dammraum (Spatium superficiale perinei) als Leitstrukturen den M. ischiocavernosus, den M. bulbospongiosus sowie den M. transversus perinei superficialis (➤ Abb. 9.3b). Sie dienen unter anderem der Stabilisierung des Beckenbodens und, beim Mann, der Peniswurzel.

9.1.3 Männliche Beckenorgane

Die drei zentralen Organe des kleinen Beckens des Mannes sind dorsal das Rektum, ventral die Harnblase und die Prostata. Die Bläschendrüsen (Glandulae vesiculosae; Samenblasendrüsen) befinden sich an der Hinterwand der Harnblase nahe der Uretermündung (➤ Abb. 9.4 und ➤ Abb. 9.5).

Prostata und Bläschendrüsen stehen im Dienste der Fortpflanzung. Die Samenzellen (Spermien) werden in der Wandung der Samenkanälchen (Tubuli seminiferi) des Hodens gebildet (Spermatogenese) und über 8–12 Verbindungskanälchen (Ductuli efferentes) an den Nebenhoden (Epididymis) weitergegeben, wo die Reifung der Samenzellen (Spermiogenese) stattfindet. Dieser enthält einen in etwa 6 m langen aufgeknäuelten Gang (Ductus epididymidis), der sich in den Samenleiter (Ductus deferens) fortsetzt. Beim Orgasmus werden die Spermien über den Ductus deferens in die Harnröhre transportiert (Emission), wo sie sich mit den Sekreten von Prostata und Bläschendrüse zum Ejakulat vermischen. Die Sekrete der Prostata und der Bläschendrüse sind für die Ernährung und Stabilisierung der Spermien wichtig und unterstützen so die Befruchtung.

Harnblase

Die Harnblase (Vesica urinaria) liegt direkt **hinter der Symphysis pubica.** Dorsal grenzt sie bei Frauen an die vordere Wand der Vagina, bei Männern an das Rektum. Nach kaudal stützt die Muskulatur des Beckenbodens die Blase. Die Harnblase liegt subperitoneal, die obere und ein Teil ihrer hinteren Oberflächen sind jedoch von Peritoneum bedeckt. An der Harnblase können vier Anteile unterschieden werden (➤ Abb. 9.5):

- Apex vesicae, die von Peritoneum überzogene Spitze
- Corpus vesicae (Blasenkörper)
- Fundus vesicae (Blasengrund; nach dorsokaudal zeigend)
- Cervix vesicae (Blasenhals; mündet in die Urethra, ihr liegt dorsal die Prostata an)

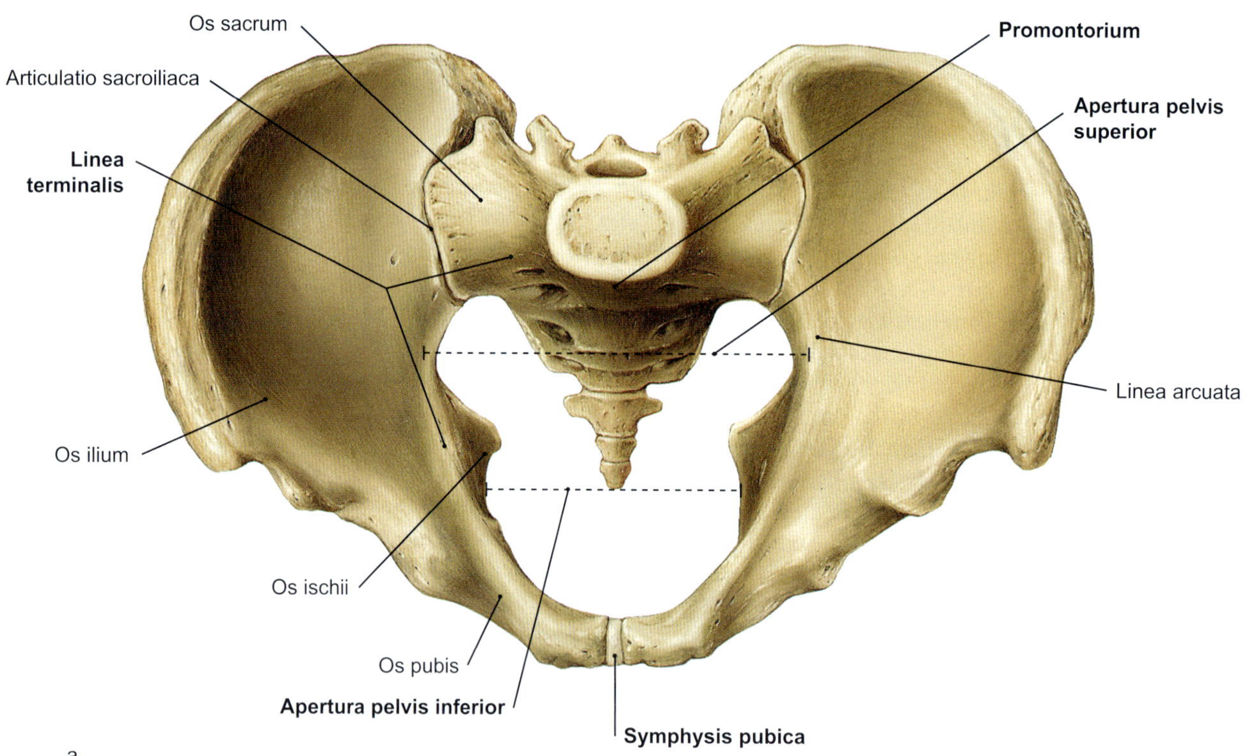

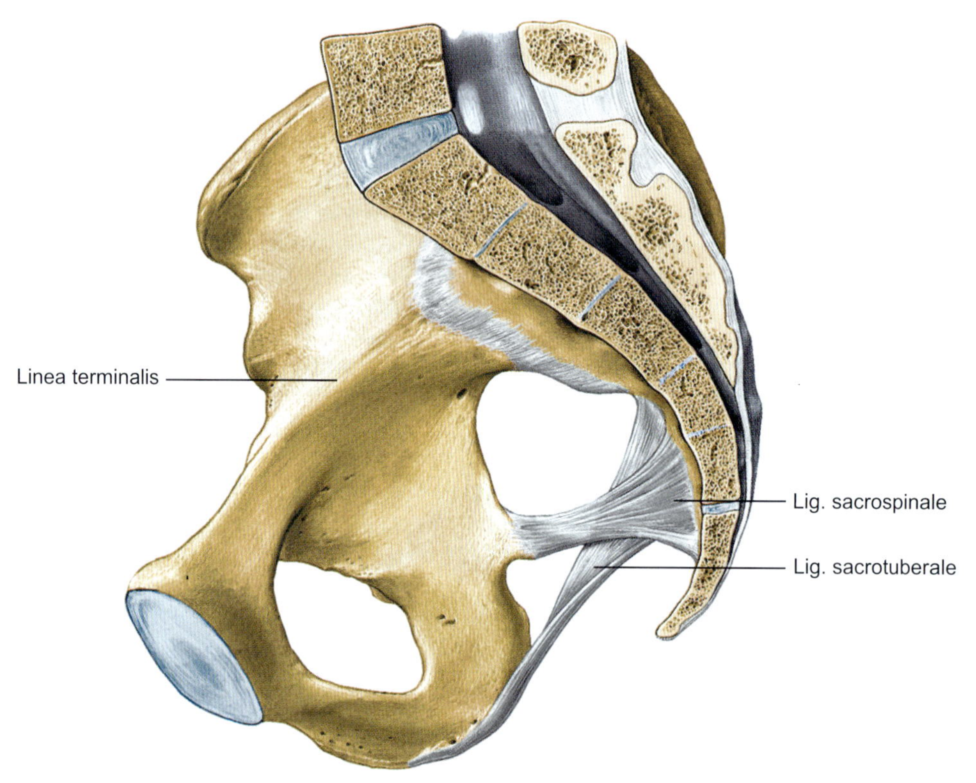

Abb. 9.2 Knöchernes Becken. (a) Ansicht von kranial. (b) Ansicht von medial. [S700]

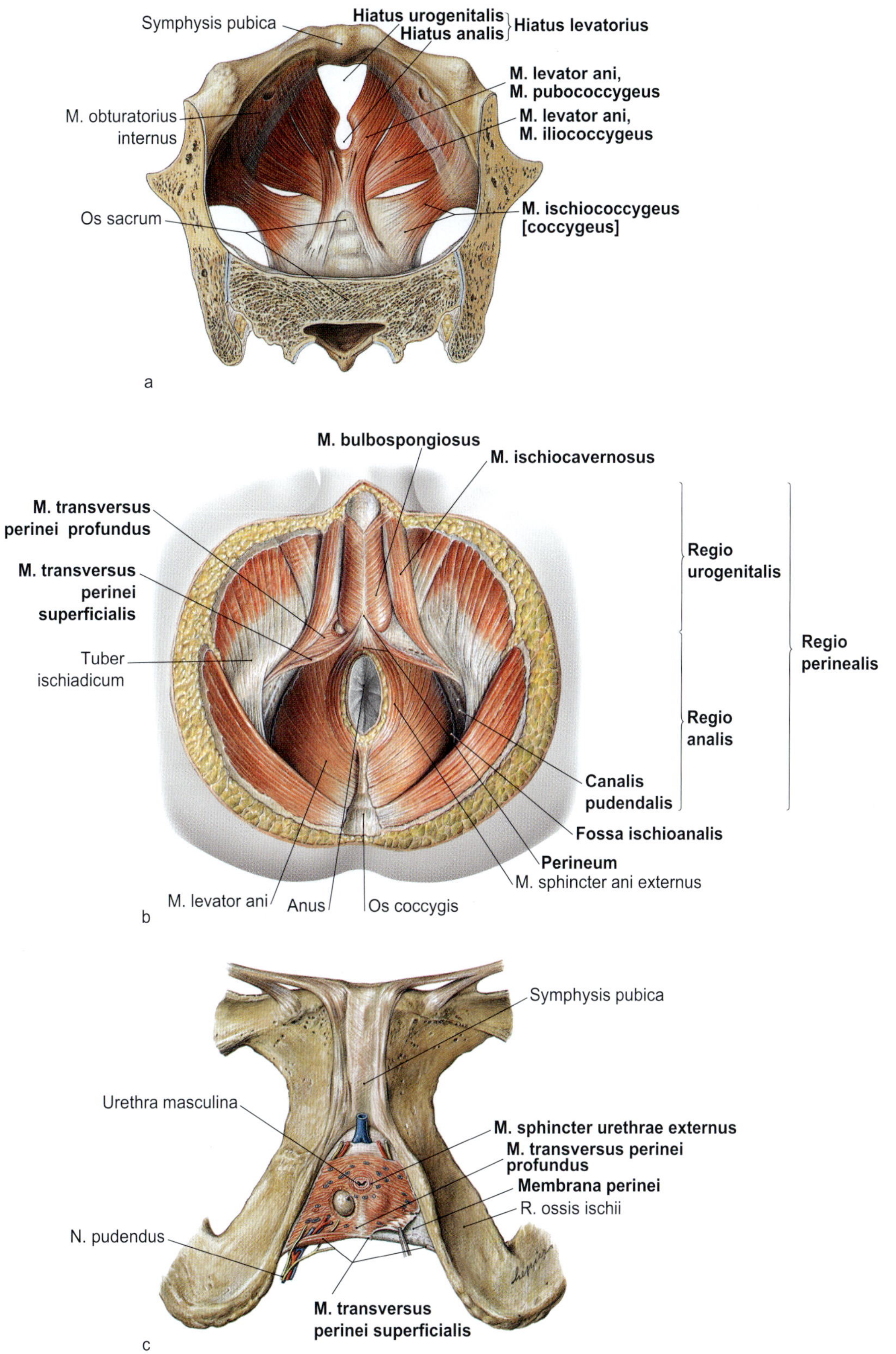

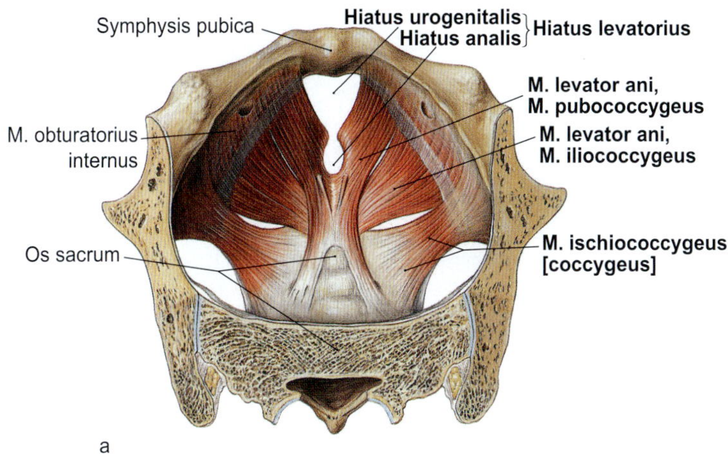

Abb. 9.3 Beckenboden. (a) Beckenboden, Diaphragma pelvis, bei der Frau. Ansicht von kranial. (b) Dammregion, Regio perinealis, beim Mann; Ansicht von kaudal; nach Entfernung sämtlicher Leitungsbahnen. (c) Dammmuskulatur beim Mann; Ansicht von kaudal; nach Entfernung aller übrigen Muskeln. [S700]

9

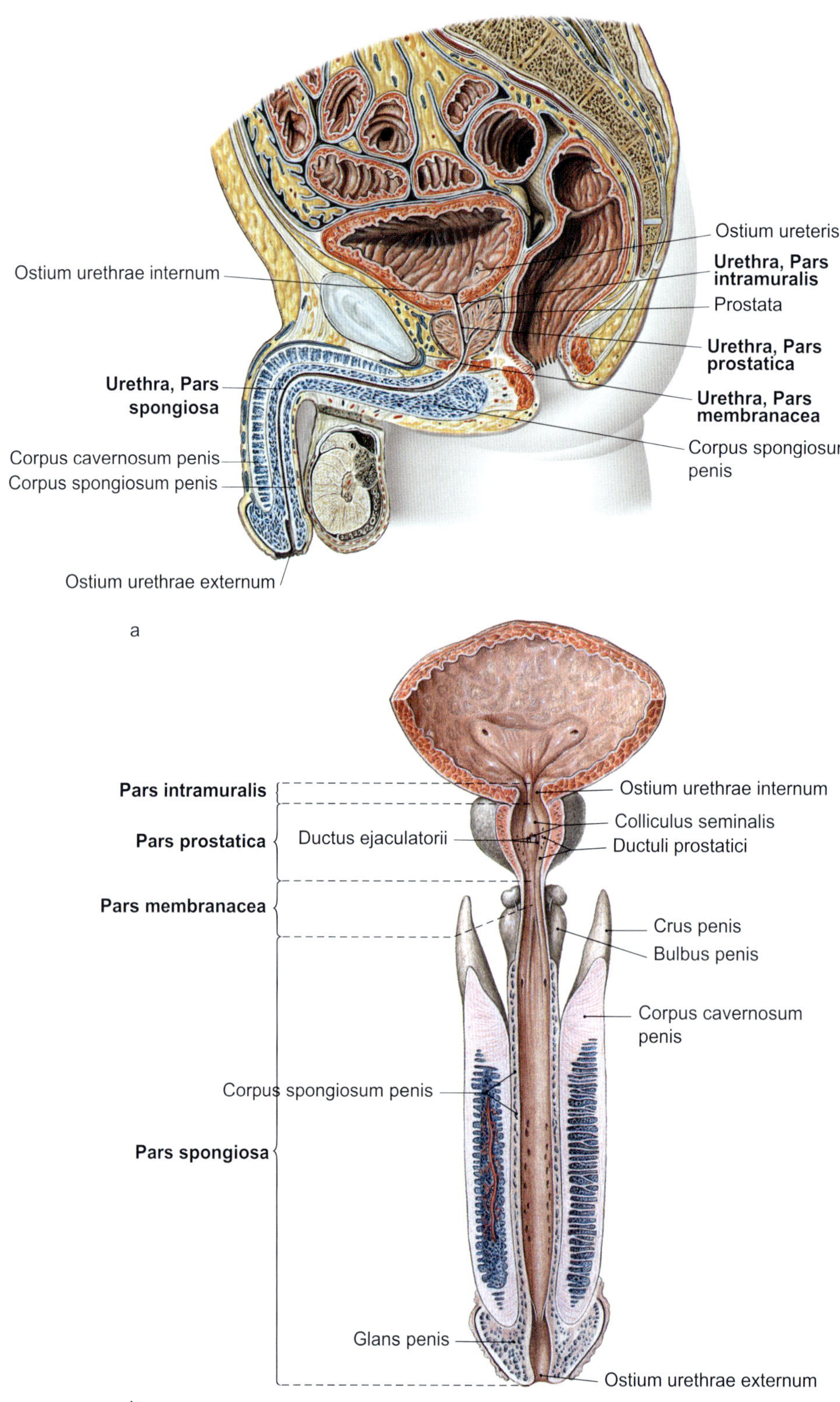

Abb. 9.4 (a) Becken, Pelvis, eines Mannes; Medianschnitt; Ansicht von links. (b) Harnblase, Vesica urinaria, und Harnröhre, Urethra masculina; Ansicht von ventral; Harnblase und Harnröhre sind von vorne eröffnet. [S700]

9

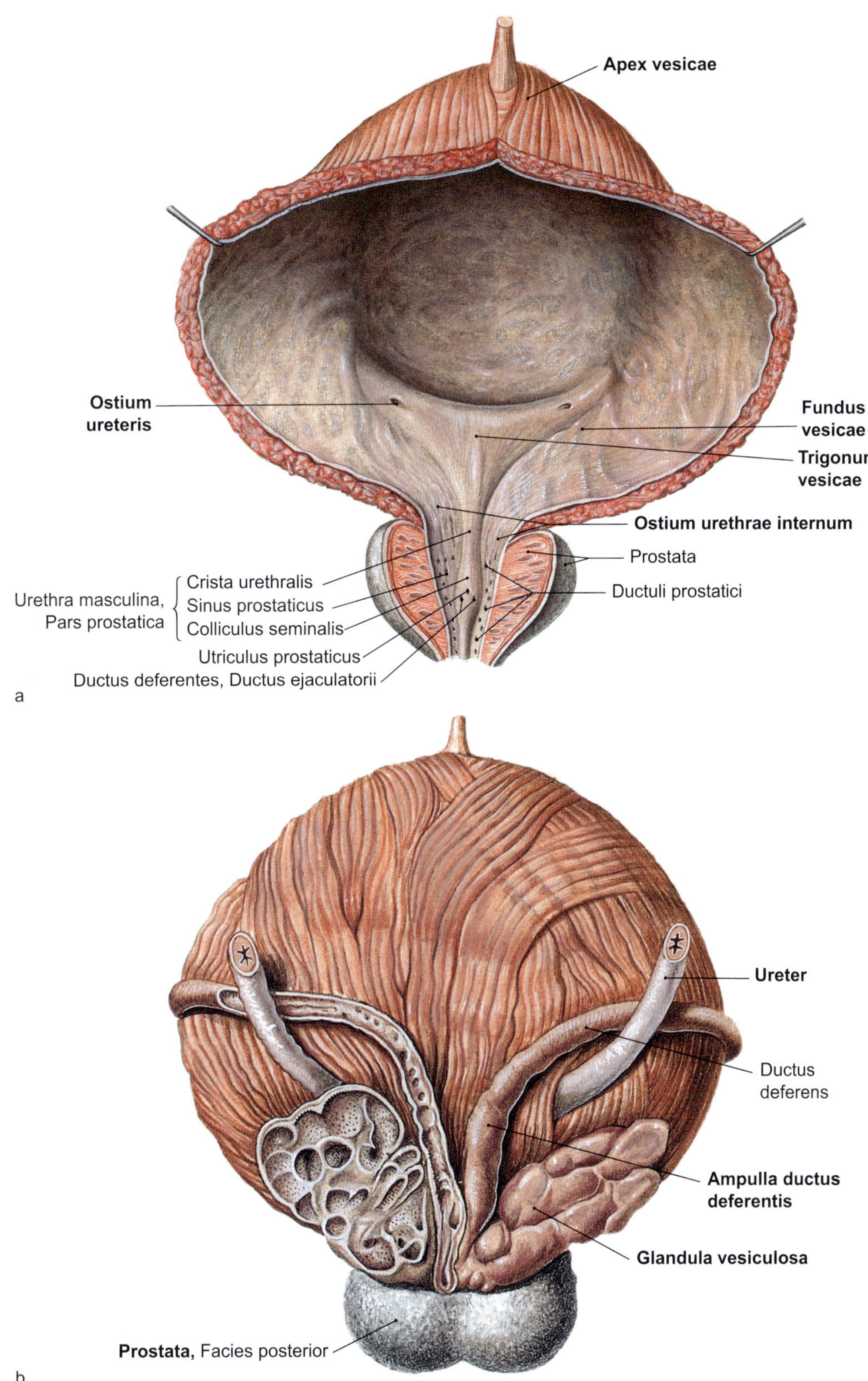

Abb. 9.5 Harnblase und umgebende Strukturen. (a) Harnblase, Vesica urinaria, und Abgang der Harnröhre, Urethra, beim Mann; Ansicht von ventral. (b) Harnblase, Vesica urinaria, Samenleiter, Ductus deferens, Bläschendrüsen, Glandulae vesiculosae, sowie Vorsteherdrüse, Prostata; Ansicht von dorsal. [S700]

Im Bereich des Blasenfundus bilden die beiden Einmündungen der Harnleiter (Ostia ureterum) und der Abgang der Harnröhre (Ostium urethrae internum) die Begrenzungen des **Trigonum vesicae.** Im Bereich des Harnblasendreiecks ist die Schleimhaut straff mit der Muskulatur verwachsen und somit, im Unterschied zur restlichen Schleimhaut der Harnblase, faltenfrei.

Dorsal der Harnblase ist die Peritonealhöhle zu einer Aussackung ausgezogen. Beim Mann befindet sich diese zwischen Harnblase und Rektum (Excavatio rectovesicalis; ➤ Abb. 9.6). Bei der Frau ergeben sich zwei Aussackungen, eine Excavatio rectouterina **(Douglas-Raum)** sowie eine Excavatio vesicouterina.

MERKE
Die Excavatio rectouterina ist bei der Frau der tiefste Punkt der Bauchhöhle im Stehen/Sitzen. Transvaginal können dort per Ultraschall Flüssigkeitsansammlungen (z. B. Blut, Aszites) dargestellt werden.

Prostata

Die Prostata (➤ Abb. 9.6) hat eine unterstützende Funktion im männlichen Fortpflanzungssystem. Ihre Hauptfunktion ist die Sekretion einer schwach sauren Lösung, die zusammen mit dem leicht alkalischen Sekret der Bläschendrüsen die Spermien vor dem aziden vaginalen Milieu schützt. Das Sekret der Prostata enthält außerdem z. B. Spermin, das die Motilität der Spermien unterstützt. Durch das Prostatasekret wird die Gesamtlebensdauer der Spermien verlängert und somit ein möglichst langer Zeitraum für eine erfolgreiche Befruchtung einer Eizelle ermöglicht.

Die Prostata ist eine dichte, fibromuskuläre Drüse mit der Form eines umgekehrten Kegels. Die **Basis** der Prostata umgibt den Hals der Harnblase, ihre **Spitze** sitzt der Dammmuskulatur auf und hat Kontakt zum M. sphincter urethrae externus. Topografisch grenzt die Prostata an folgende Strukturen (➤ Abb. 9.7c):

- Ventral liegt die Schambeinfuge, getrennt durch ein Fettpolster (retropubisches Fett) und einen venösen Plexus (prostatischer venöser Plexus).
- Dorsal steht die Prostata in enger Beziehung zum Rektum, dazwischen liegt die Denonvilliers-Faszie (Fascia rectoprostatica).
- Unterhalb der Prostata liegt der äußere Harnröhrenschließmuskel, der sich um die Harnröhre wickelt und die Ejakulation und den Harnfluss kontrolliert.
- Seitlich ist die Prostata mit dem M. levator ani des Beckenbodens verbunden. In diesem Bereich findet sich außerdem ein dichtes Geflecht parasympathischer Fasern (Plexus prostaticus), die von dort zu den Schwellkörpern des Penis ziehen und so bei der **Erektion** eine wichtige Rolle spielen.

Die Prostata wird von zwei „Röhrensystemen" durchzogen. Von dorsal treten die Ductus ejaculatorii ein, die jeweils aus dem Zusammenschluss von Ductus deferens und Ductus excretorius entstehen (Ausführungsgang der Glandula vesiculosa; ➤ Abb. 9.6b und c). Von der Basis zur Spitze der Prostata zieht die Urethra.

Die Urethra kann in vier Abschnitte untergliedert werden (➤ Abb. 9.6b):

- Pars intramuralis innerhalb der Blasenwand
- Pars prostatica innerhalb der Prostata
- Pars membranacea/intermedia auf Ebene des M. transversus perinei profundus
- Pars spongiosa zentral im Corpus spongiosum penis verlaufend

MERKE
Die dorsale Wand der Pars prostatica der Urethra erhebt sich zum Samenhügel (Colliculus seminalis). Dort befinden sich die Mündungsstelle des Ductus ejaculatorii und die Mehrzahl der Prostataausführungsgänge in die Harnröhre.

Bei der Prostata handelt es sich um eine exokrine Drüse, sie besteht aus ca. 40 tubuloalveolären Einzeldrüsen. Histologisch können fünf Zonen unterschieden werden (➤ Abb. 9.6c und d):

- Zentrale Zone oder Innenzone (blau)
- Transitions- oder Übergangszone (grün)
- Periphere oder Außenzone (gelb)
- Anteriore Zone; drüsenfreies Gebiet (braun)
- Periurethrale Mantelzone (orange)

MERKE
Die benigne Prostatahyperplasie (BPH) bezeichnet eine gutartige Vergrößerung der Prostata. Davon betroffen sind vor allem ältere Männer. Hierbei kommt es zu einer Vergrößerung der Transitionszone (in grün). Dies verursacht eine Kompression der Urethra und infolgedessen Miktionsprobleme. Benigne Prostatahyperplasie beschreibt die pathohistologischen Veränderungen, klinisch wird das damit verbundene Krankheitsbild als benignes Prostatasyndrom bezeichnet.

Rektum und Analkanal

Die distalsten Abschnitte des Darmrohrs bilden das Rektum (Mastdarm) und der Canalis analis (Analkanal).

Das Rektum ist beim Erwachsenen ca. 12 cm lang und geht auf Höhe des 2.–3. Sakralwirbels aus dem Colon sigmoideum hervor. In der Sagittalebene weist das Rektum zwei Biegungen auf: eine nach dorsal gerichtete Flexura sacralis, die passiv durch die Anlagerung an das Kreuzbein gebildet wird, und eine nach ventral gerichtete Flexura perinealis, die durch den aktiven Zug von Muskelschlingen des M. levator

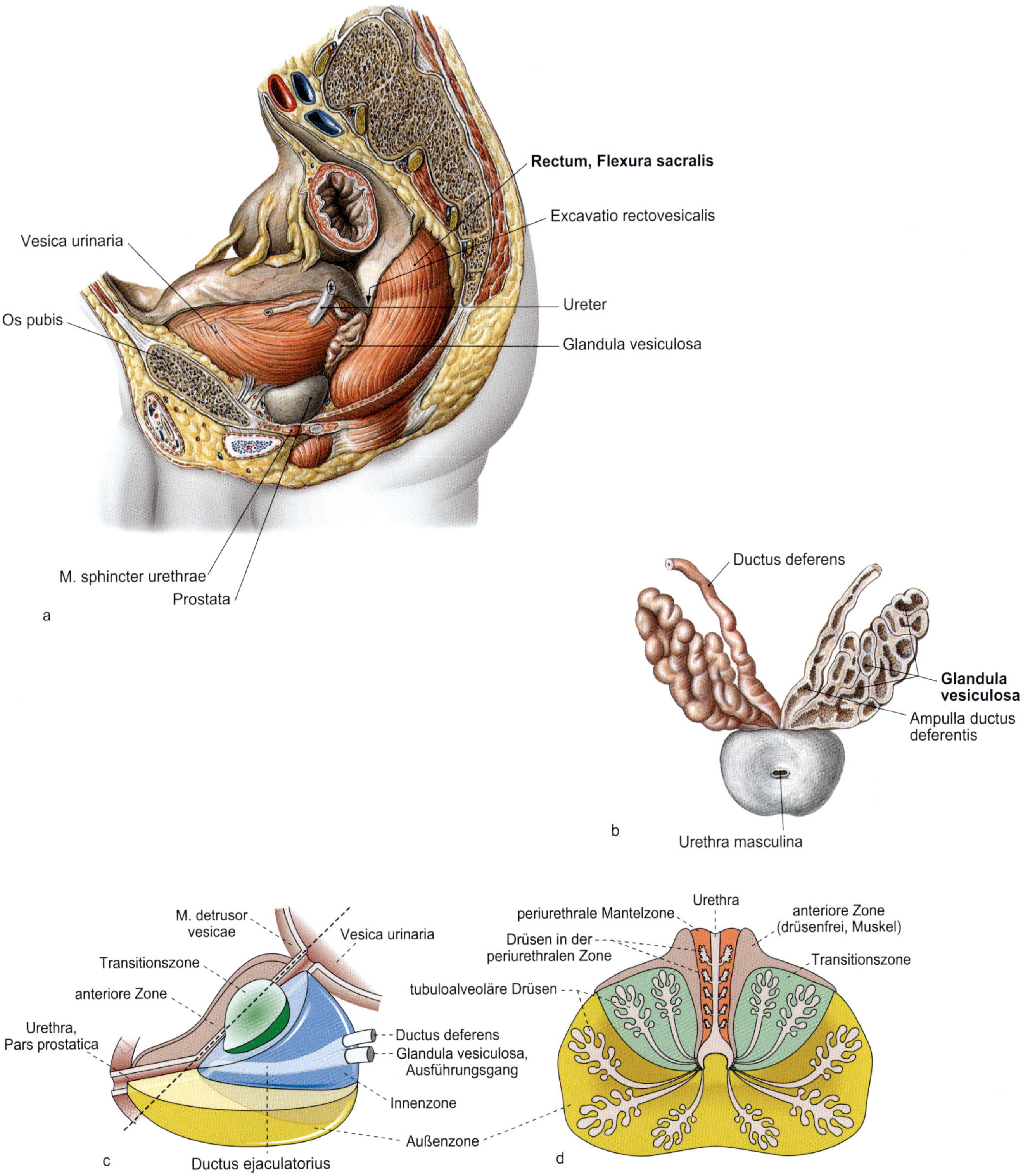

Rectum, Flexura sacralis
Excavatio rectovesicalis
Vesica urinaria
Os pubis
Ureter
Glandula vesiculosa
M. sphincter urethrae
Prostata
a

Ductus deferens
Glandula vesiculosa
Ampulla ductus deferentis
Urethra masculina
b

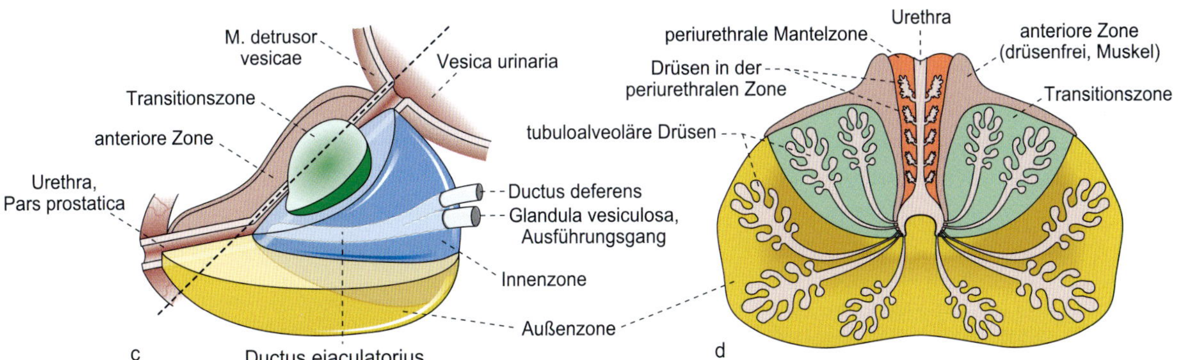

Abb. 9.6 Prostata und umgebende Strukturen. (a) Mastdarm, Rektum, und Analkanal, Canalis analis, im männlichen Becken; Ansicht von links. (b) Bläschendrüsen, Glandulae vesiculosae, und Vorsteherdrüse, Prostata; Ansicht von dorsal. a und b: [S700] (c) Gliederung der Prostata; Ansicht von lateral mit teilweiser Entfernung des Prostatagewebes (Schema). Die sehr schmale periurethrale Mantelzone ist der Übersichtlichkeit halber nicht dargestellt. Die gestrichelte Linie gibt den Verlauf der rechts dargestellten Schnittebene an. (d) Schräg verlaufende Schnittebene durch die Prostata entsprechend der gestrichelten Linie in (c). Die proximale Urethra ist längs getroffen, die distale hingegen durch den dann erfolgenden Knick nach ventral gar nicht. In dieser Ebene ist die Innenzone nicht dargestellt. c und d: [L141]/[B500]

ani (M. puborectalis) hervorgerufen wird (➤ Abb. 9.6a). In seinem Verlauf liegt das Rektum zum größten Teil extraperitoneal (Rectum fixum). Im Gegensatz zum Kolon fehlen dem Rektum die Haustren mit den Plicae semilunares, Tänien und die Appendices epiploicae.

Das Innenrelief des Rektums (➤ Abb. 9.7a) weist drei unregelmäßige Querfalten (Plicae transversae recti) auf, wovon die mittlere recht konstant ausgebildet und im Rahmen der rektalen Untersuchung tastbar ist **(Kohlrausch-Falte).** Auf Höhe dieser Falte endet der Peritonealüberzug des proximalen Rektums. Distal ist das Rektum zur Ampulla recti erweitert.

Die Linea anorectalis bildet den Übergangsbereich zum Analkanal (Canalis analis), mit nunmehr längsverlaufenden Schleimhautfalten (Columnae anales). Der Analkanal wird in drei Abschnitte untergliedert (➤ Abb. 9.7b):

- Zona columnaris: Von der Linea anorectalis bis zur Linea pectinata. Dort finden sich bis zu 10 Längsfalten (Columnae anales), die durch unterlagerte Schwellkörper („Corpus cavernosum ani“) aufgeworfen werden.
- Zona alba/Pecten analis: Sie ist in etwa 1 cm lang und reicht von der Linea pectinata bis zur Linea anocutanea.
- Zona cutanea (Perianalhaut): distal der Linea anocutanea, bildet die Übergangszone zur Außenhaut.

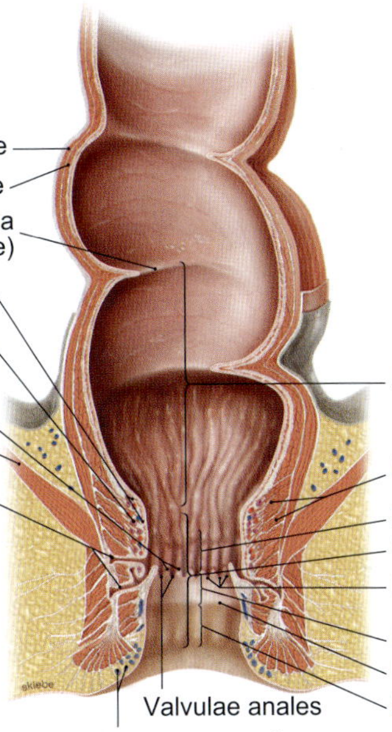

Stratum longitudinale
Stratum circulare
Plica transversa recti media (KOHLRAUSCH-Falte)
M. canalis analis
Corpus cavernosum ani
Columnae anales
M. levator ani, Pars puborectalis
Glandulae anales
Ampulla recti
M. sphincter ani internus
Zona columnalis
Canalis analis
Linea pectinata (dentata)
Pecten analis
Linea anocutanea
Zona cutanea
Valvulae anales
Plexus venosus subcutaneus (= subanodermales Venengeflecht)
a

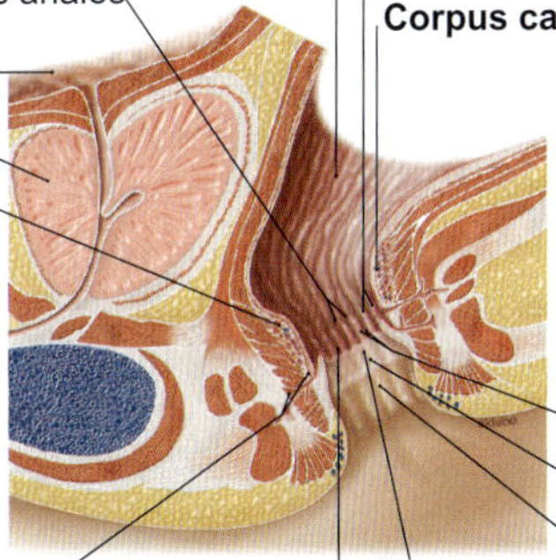

Sinus anales
Rectum
Columnae anales (Zona columnaris)
Corpus cavernosum recti
Vesica urinaria
Prostata
Corpus cavernosum ani
Linea pectinata
Linea anocutanea
Zona cutanea
Pecten analis
Valvulae anales
Glandula analis*
b

Rectum
Vesica urinaria
Fascia rectoprostatica (DENONVILLIER-Faszie)
Prostata
Plexus prostaticus
Nodi lymphoidei pararectales
Ductus deferens
Glandula vesiculosa
Fascia pelvis visceralis (mesorektale Faszie)
„Mesorectum“
Plexus hypogastricus inferior
Fascia pelvis parietalis
Fascia presacralis (WALDEYER-Faszie)
c

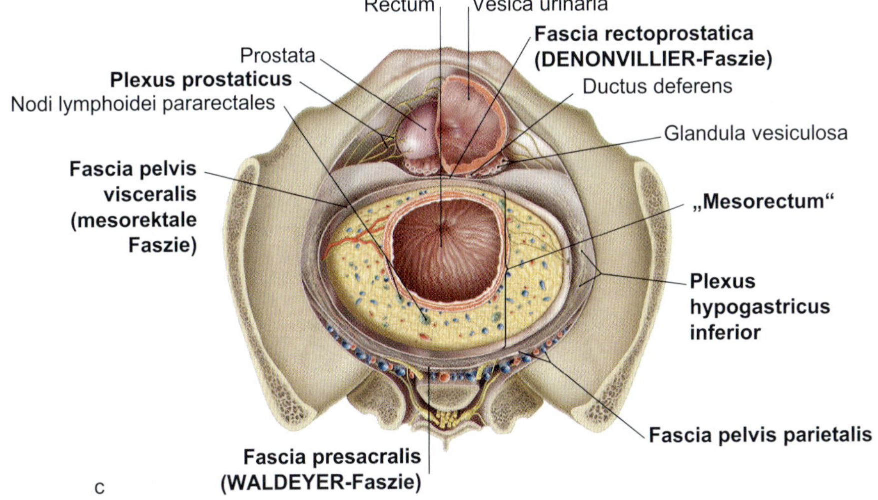

Abb. 9.7 (a) Mastdarm, Rektum, und Analkanal, Canalis analis, mit Kontinenzorgan; Frontalschnitt; Ansicht von ventral [S700-L238]/[G1060-002]. (b) Rektum und Analkanal beim Mann mit Darstellung des Kontinenzorgans; Medianschnitt; Ansicht von links [S702-L238]/[B500/G1078]. (c) Mesorektum; schematische Darstellung eines Transversalschnitts, Ansicht von kranial [S700-L238]/[G1060-002].

9.2 Bildgebung: Normalbefund

9.2.1 Allgemeines

Für eine dezidierte Beurteilung der Beckenorgane, insbesondere im Rahmen onkologischer Fragestellungen, ist die **MRT die Methode der Wahl.** Andere Modalitäten, wie etwa der Ultraschall erlauben aufgrund von häufigen **Luftüberlagerungen** keine ausreichend genauen Aussagen. Die Computertomografie bietet ebenfalls keinen dezidierten Aussagewert hinsichtlich der Parenchymbeurteilung der Prostata, wird jedoch zur Ausbreitungsdiagnostik (Staging), insbesondere zur Detektion von Knochenmetastasen, genutzt.

9.2.2 Magnetresonanztomografie des kleinen Beckens

Um die Prostata und das umgebende Gewebe möglichst genau beurteilen zu können, sollte eine sogenannte multiparametrische MRT (mpMRT) durchgeführt werden. Hierbei handelt es sich um die Kombination verschiedener MR-basierter Bildgebungsverfahren. Die Frage, ob ein Prostatakarzinom vorliegt oder nicht, lässt sich so mit hoher Sicherheit beantworten.

Die mpMRT setzt sich aus drei unterschiedlichen MR-Sequenzen und damit Untersuchungsteilen zusammen:

1. T2-gewichtete MR-Sequenzen (T2w) zur Beurteilung der Morphologie: Die gesamte Anatomie der Prostata und deren Umgebungsstrukturen sowie eventuell vorhandene Tumoren können dargestellt werden. Ein Prostatakarzinom erscheint im Vergleich zum normalen Drüsengewebe als dunkler (hypointenser) Herd. Man kann zudem erkennen, ob das Karzinom bereits die Kapsel durchbrochen und die angrenzenden Samenblasen infiltriert hat.
2. Diffusionsgewichtete MR-Sequenzen (DWI) zur Beurteilung der Gewebekomposition: Die DWI ermöglicht eine Aussage über die Bewegung von Wassermolekülen, was Rückschlüsse auf die Gewebszusammensetzung erlaubt. Bei einem Prostatakarzinom ist aufgrund der Proliferation der Tumorzellen die Zelldichte erhöht, was wiederum die freie Beweglichkeit der Wassermoleküle einschränkt. Diese MR-Sequenz ist entscheidend für die Detektion und Charakterisierung eines Prostatakarzinoms.
3. Dynamische kontrastmittelangehobene MR-Sequenzen (Dynamic Contrast-Enhanced MRI, CDE-MRI) zur Visualisierung von Regionen mit vermehrter Gewebedurchblutung/Tumorneovaskularisation: Durch ein Kontrastmittel, das intravasal im Rahmen der Messung verabreicht wird, kann der Blutfluss im untersuchten Gewebe bestimmt werden. Tumorgewebe ist stärker durchblutet als gesundes Gewebe (Krebszellen benötigen mehr Sauerstoff und Nährstoffe für ihre Versorgung), sodass sich der Tumor abzeichnet.

Die gesamte Untersuchung dauert ungefähr 30 Minuten.

MERKE

Um MRT-Bilddaten einheitlich und vor allem nach einem festgelegten Schema zu beurteilen, wurde das „Prostate Imaging Reporting and Data System" (PI-RADS, aktuelle Version seit 2019: 2.1) eingeführt. Ziel der PI-RADS-Klassifikation ist es, die Qualität der Untersuchung zu sichern und zu standardisieren. Als Voraussetzung muss eine Multiparameter-MRT (MP-MRT) mittels eines 3,0- bzw. 1,5-Tesla(Feldstärke)-MRT erfolgen. Eine 3-Tesla-MRT ermöglicht dabei *kürzere und genauere* Messungen.

Axiale T1-VIBE-gewichtete MRT des Beckens

➤ Abb. 9.8 zeigt eine MRT-Schnittserie des kleinen Beckens eines Mannes von kranial nach kaudal. Die T1-VIBE-Wichtung (Volumetric Interpolated Breath-Hold Examination) stellt eine dünnschichtige, hochauflösende Morphologiesequenz dar, die insbesondere zur Beurteilung von Konstrastmitteldynamiken herangezogen wird. Strukturen, die mit viel Kontrastmittel aufnehmen, z. B. Gefäße, stellen sich in dieser Wichtung hyperintens dar.

Schnittbild a befindet sich auf der Höhe der Übergangsstelle des Colon sigmoideum (1) in das Rektum (2). Ventral können Dünndarmschlingen (3), der M. rectus abdominis (4) sowie subkutanes Fettgewebe (5) abgegrenzt werden. Laterodorsal liegen das Os ileum (6), der M. iliopsoas (7) und die Glutealmuskeln (8). (9) zeigt die hyperintensen Iliakalgefäße.

Schnittbild b Der kranialste Anteil des Femurs, das Caput femoris (10), flankiert vom Acetabulum (11) ist angeschnitten. Die A. und V. iliaca externa (12) ziehen durch die Lacuna vasorum in Richtung Oberschenkelvorderseite. Ventral des M. rectus abdominis (4) lassen sich epigastrische Gefäße (Pfeil) ausmachen.

Schnittbild c zeigt die zentralen Anteile des Caput femoris (10), mittig ist der Korpus der Harnblase (13) angeschnitten. An die Hinterwand der Harnblase grenzen die Glandulae vesiculosae, in der Excavatio rectovesicalis (14) gelegen. Hinter dem Rektum (2) liegt das Os sacrum (15).

Schnittbild d zeigt dorsal der Harnblase (13) die Prostata (16), lateral davon die Fossa ischioanalis (17). Das Lumen des Rektums (2) ist auf dieser Schnittebene schwerer auszumachen. Lateral geht das Caput femoris (10) in das Collum femoris (18) des Oberschenkelknochens über. Der M. obturatorius internus (19) zieht um die Incisura ischiadica minor (Stern) in Richtung Trochanter major.

PRAXISTIPP

Der M. obturatorius internus entspringt an der Membrana obturatoria und setzt am Trochanter major des Femurs an. Betrachtet man das Schnittbild, wird seine Hauptfunktion schnell klar: **Außenrotation** des Oberschenkels.

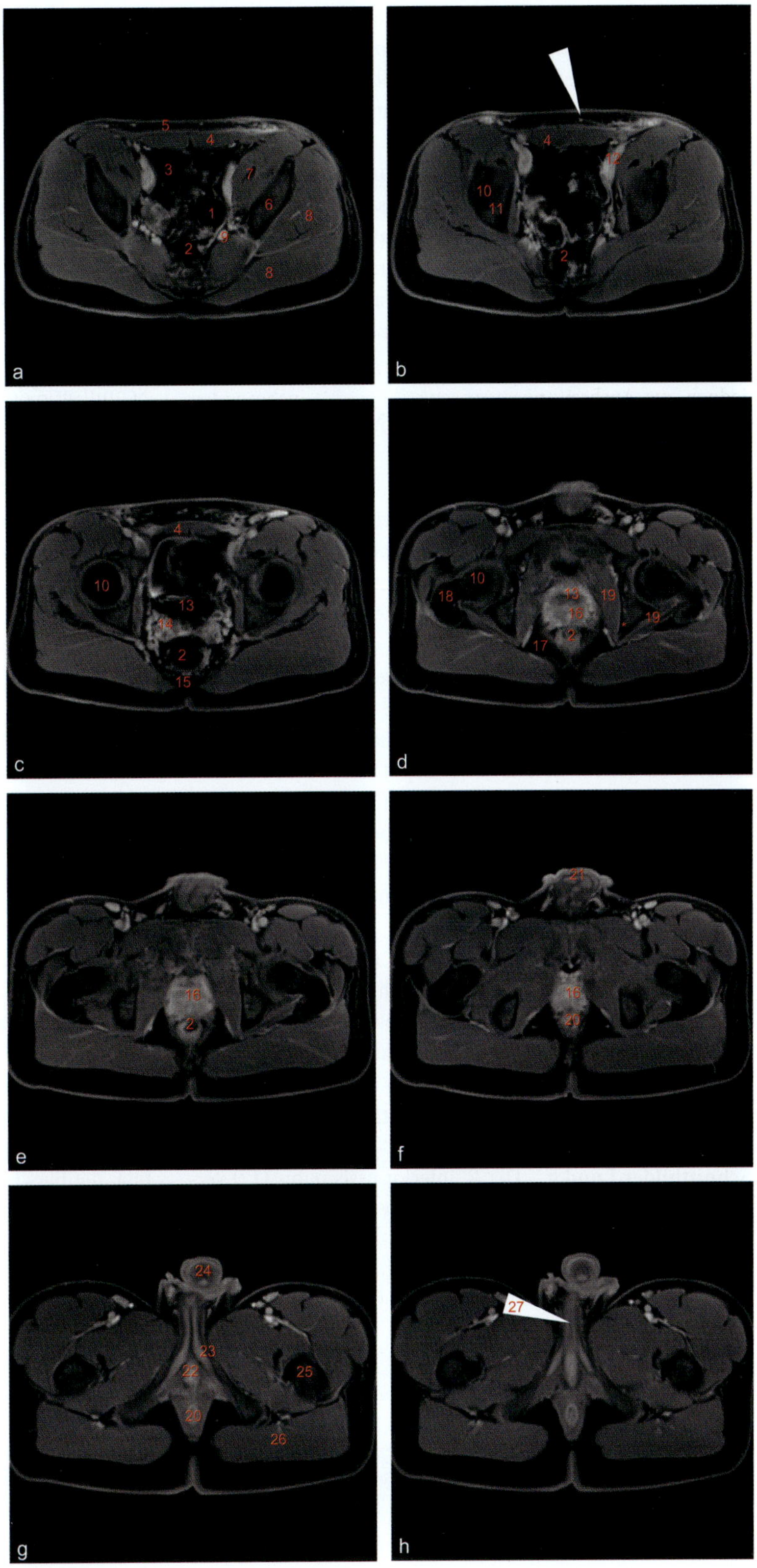

Abb. 9.8 Axiale MRT-Schnittserie des Beckens von kranial nach kaudal. 1 Colon sigmoideum, 2 Rektum, 3 Dünndarmschlingen, 4 M. rectus abdominis , 5 subkutanes Fettgewebe, 6 Os ileum, 7 M. iliopsoas, 8 Glutealmuskeln, 9 Iliakalgefäße, 10 Caput femoris, 11 Acetabulum, 12 A. und V. iliaca externa, 13 Harnblase, 14 Excavatio rectovesicalis, 15 Os sacrum, 16 Prostata, 17 Fossa ischioanalis, 18 Collum femoris, 19 M. obturatorius internus, 20 Analkanal, 21 Penis, 22 Bulbus penis, 23 Crus penis, 24 Penisschaft, 25 Femurdiaphyse, 26 M. gluteus maximus, 27 Pars spongiosa der Urethra. [T1272-01]

https://else4.de/dyj

Schnittbild e Prostata (16) und Rektum (2) sind in dieser Schnittebene deutlicher voneinander abzugrenzen.
Schnittbild f Die kaudalen Anteile der Prostata (16) sind angeschnitten, dorsal davon der Analkanal (20). Ventral stellen sich Anteile des Penis (21) dar.
Schnittbild g zeigt dorsal den Analkanal (20), ventral verschiedene Anteile des Penis, den Bulbus penis (22), die Crus penis (23) sowie den Penisschaft (24). Lateral liegt die Femurdiaphyse (25) mit der umgebenden Oberschenkelmuskulatur. Dorsal ist der M. gluteus maximus (26) angeschnitten.
Schnittbild h zeigt die Pars spongiosa der Urethra (27).

Axiale, T2-HASTE-gewichtete MRT des Beckens

➢ Abb. 9.9 zeigt eine T2-HASTE-gewichtete (Half-Fourier Acquisition Single-Shot Turbo Spin-Echo) MRT-Schnittserie des Beckens von kranial nach kaudal. In der T2-HASTE-Wichtung stellen sich Flüssigkeiten, wie etwa Fettgewebe oder auch Urin, hyperintens dar.
Schnittbild a zeigt ventral den M. rectus abdominis (1), dorsal das Rektum (2), dazwischen die Harnblase (3). Zwischen Harnblase und Rektum sind die Glandulae vesiculosae (4) dargestellt. Lateral ist das Caput femoris (5) zu sehen.
Schnittbild b Zwischen Harnblase (3) und Rektum (2) liegt die Prostata (6), die **scharf** gegenüber dem umliegenden Gewebe **abgegrenzt** ist. Gegenüber der Harnblase stellt sich in dieser Schnittserie die Prostata hypointens, gegenüber dem Lumen des Rektums hyperintens dar.
Schnittbilder c und d Die Prostata (6) ist ebenfalls gut gegenüber dem umliegenden Gewebe abgrenzbar.
Schnittbild e zeigt die kaudalsten Anteile der Prostata (6), dorsal ist das Rektum in den Canalis analis (7) übergegangen. Als knöcherne Strukturen sind das Os pubis (8), das Os ischii (9) und der Femur (10) angeschnitten. Mittig ventral ist die Symphyse (11) angeschnitten.
Schnittbilder f und g Der R. inferior ossis pubis (12) vereinigt sich mit dem Os ischii (9). Im Bereich des Penis können die lateral gelegenen Corpora cavernosa (13) vom zentral gelegenen Corpus spongiosum (14) abgegrenzt werden.
Schnittbild h Die einzelnen Abschnitte des Penis lassen sich gut voneinander abgrenzen. Proximal liegt der Bulbus penis (15) als Teil des Corpus spongiosum, lateral davon die Crura penis (16) als Teil der Corpora cavernosa. Im Zentrum des Corpus spongiosum verläuft die Urethra (17).

Koronare MRT des Beckens

➢ Abb. 9.10 zeigt eine T2-HASTE-gewichtete MRT-Schnittserie des Beckens von ventral nach dorsal, in der die Anatomie oft einfacher nachvollzogen werden kann als in der axialen Aufnahme. Wichtige Strukturen, wie die Leber (1), die Nieren (2), die Milz (3) oder die linke Kolonflexur (4), sollen an dieser Stelle nicht behandelt werden. Vielmehr möchten wir uns auf das kleine Becken sowie die angrenzenden Strukturen konzentrieren.
Schnittbilder a und b zeigen mittig die Harnblase (5), kaudal davon sind die Symphyse (6) und der R. superior ossis pubis (7) zu erkennen. Kranial der Harnblase ist das Colon sigmoideum (8) im Verlauf angeschnitten. Der M. iliacus (9) und der M. psoas major (10) vereinigen sich zum M. iliopsoas (11).
Schnittbild c Die Harnblase ist dreieckig angeschnitten. Kaudal liegt der Blasenhals (Cervix vesicae; 12) mit dem Übergang in die Urethra. Auf der entgegengesetzten Seite liegt das Corpus vesicae (13). Der M. obturatoris internus (14) zieht um die Incisura ischiadica minor, wird dort beinahe rechtwinklig umgelenkt, um dann zum Trochanter major (15) weiterzuziehen.
Schnittbilder e und f Gezeigt ist die Prostata (16), die sich der Blase von kaudal anlagert. In diesen Schnittebenen wird die pyramidale Form der Prostata mit einer der Blase zugewandten Basis und einer zum Perineum gerichteten Spitze recht deutlich.
Schnittbilder g und h lassen dann, dorsokranial der Prostata, die Bläschendrüsen (17) erkennen. Dorsal der Prostata liegt das Rektum (18), flankiert vom Diaphragma pelvis (19).

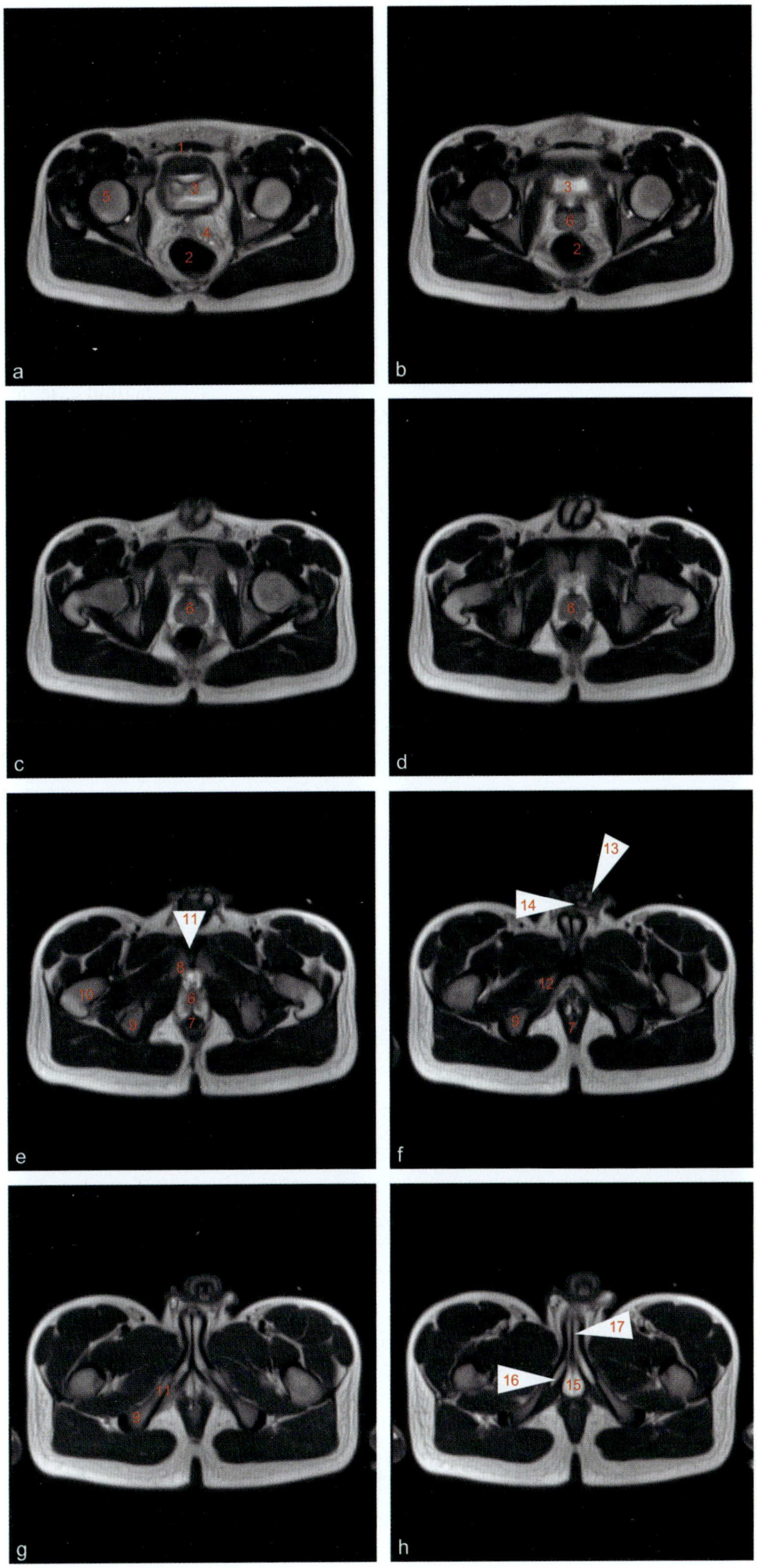

Abb. 9.9 T2-gewichtete transversale MRT-Schnittserie des Beckens von kranial nach kaudal. Gezeigt ist eine sogenannte HASTE-Sequenz. 1 M. rectus abdominis, 2 Rektum, 3 Harnblase, 4 Glandulae vesiculosae, 5 Caput femoris, 6 Prostata, 7 Canalis analis, 8 Os pubis, 9 Os ischii, 10 Femur, 11 Symphyse, 12 R. inferior ossis pubis, 13 Corpora cavernosa, 14 Corpus spongiosum, 15 Bulbus penis, 16 Crura penis, 17 Urethra. [T1272-01]

https://else4.de/gw2

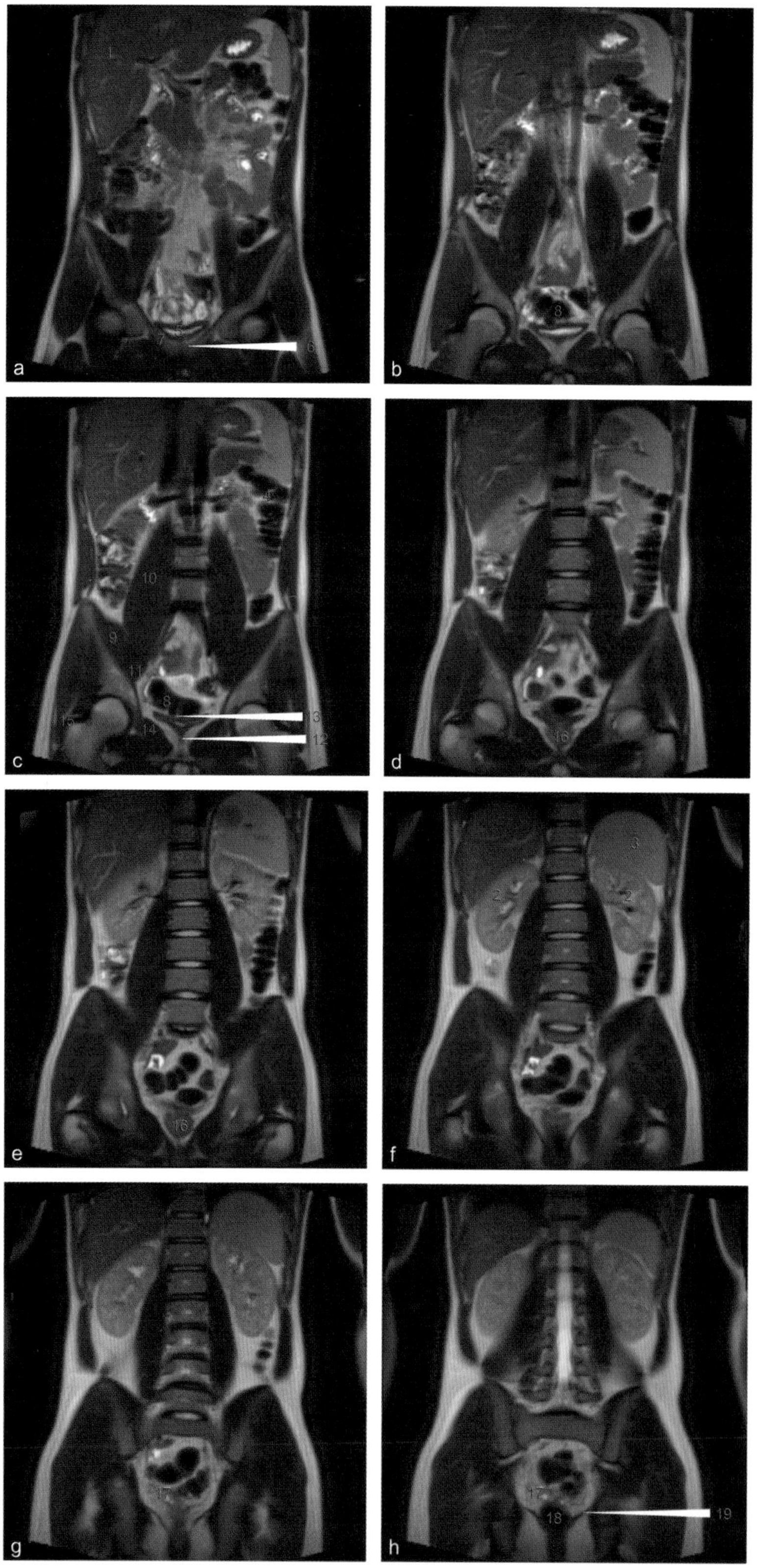

Abb. 9.10 T2-gewichtete koronare MRT-Schnittserie des Beckens von ventral nach dorsal. Gezeigt ist eine sogenannte HASTE-Sequenz. 1 Leber, 2 Nieren, 3 Milz, 4 linke Kolonflexur, 5 Harnblase, 6 Symphyse, 7 R. superior ossis pubis, 8 Colon sigmoideum, 9 M. iliacus, 10 M. psoas major, 11 M. iliopsoas, 12 Cervix vesicae, 13 Corpus vesicae, 14 M. obturatorius internus, 15 Trochanter major, 16 Prostata, 17 Glandulae vesiculosae, 18 Rektum, 19 Diaphragma pelvis. [T1272-01]

https://else4.de/mkw

9.3 Bildgebung: pathologischer Befund

Fallbeispiel: Diagnostik und Auflösung

➤ Abb. 9.11 zeigt axiale MRT-Aufnahmen der Prostataloge in drei verschiedenen Wichtungen (T2-HASTE, DWI und T1-post-Kontrast; d. h. multiparametrische MRT der Prostata).

In den T2-gewichteten Aufnahmen lassen sich ventral die Harnblase (1), dorsal das Rektum (2) abgrenzen. In den Schnittebenen (c–d) stellt sich die Rektumwand semizirkulär von 6 bis 2 Uhr suspekt verdickt dar (Sterne). Da bei dem Patienten in der Vorgeschichte die Prostata entfernt worden ist, ist diese nicht abzugrenzen.

Die DWI- und die T1-gewichtete Post-Kontrast-Aufnahme verdeutlichen die Ausbreitung der Pathologie bis zur Hinterwand der Harnblase (3) und Vorderwand des Rektums (4). Insgesamt zeigt sich eine große, irregulär konfigurierte, diffus kontrastmittelaffine und diffusionsgestörte Raumforderung der Prostataloge mit Infiltration der Harnblasenwand und der ventralen Rektumwand. In der T1-gewichteten Aufnahme sieht man rechts dorsolateral eine diffuse perirektale Kontrastmittelanreicherung.

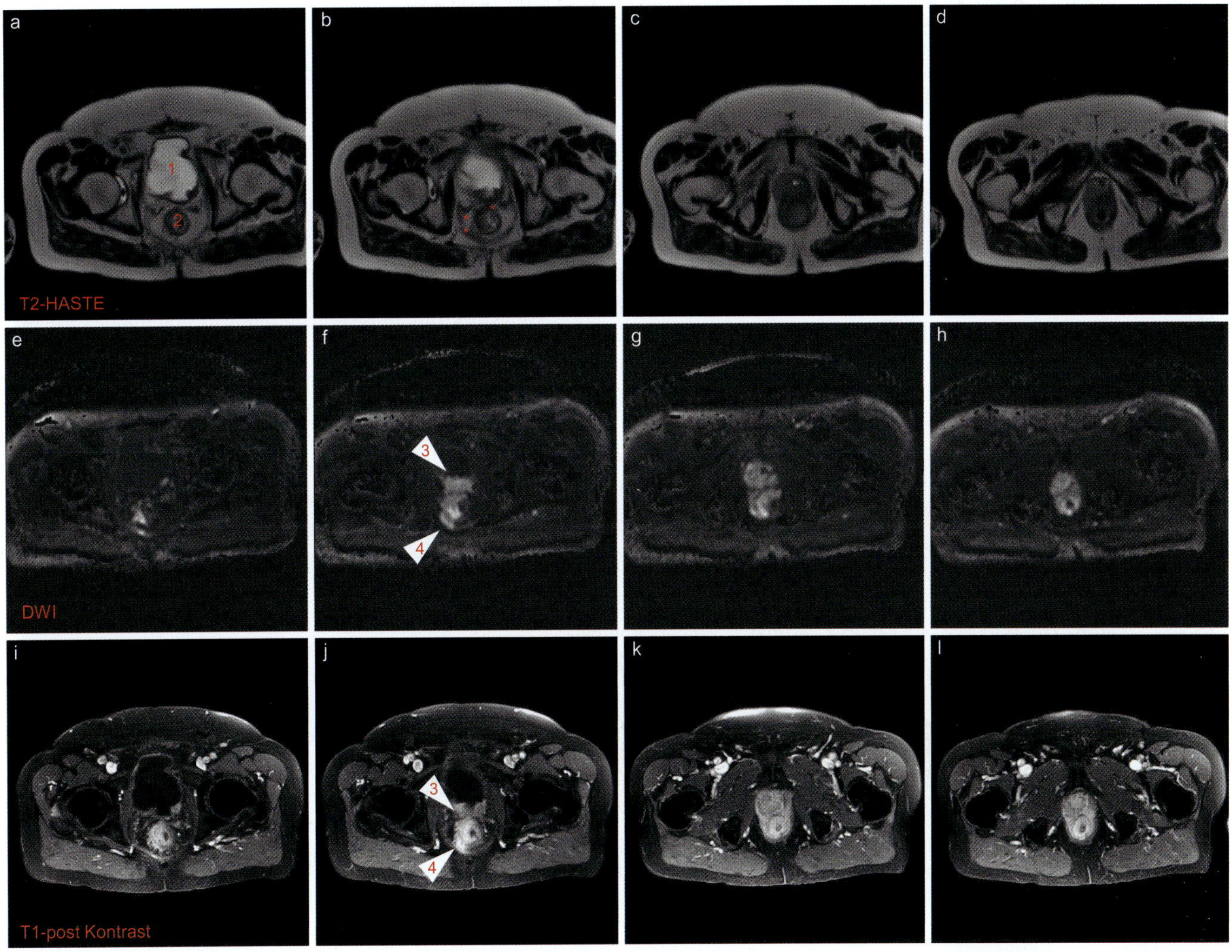

Abb. 9.11 Bildgebung des Patienten Holger M.: axiale MRT des Beckens in drei verschiedenen MRT-Sequenzen. (a–d) T2-HASTE (Half-Fourier Acquisition Single-Shot Turbo Spin-Echo); (e–h) DWI (Diffusion Weighted Imaging); (i–l) Fettsupprimierte T1 nach Kontrastmittelgabe. [T1272-01]

https://else4.de/azg

https://else4.de/42s

Pathogenese

In Deutschland ist das Prostatakarzinom der häufigste bösartige Tumor beim Mann. Im Mittel lag im Jahr 2016 das Erkrankungsalter bei 72 Jahren, das Prostatakarzinom ist somit eine typische Alterserkrankung. Vor dem 50. Lebensjahr ist das Prostatakarzinom selten. Aufgrund der demografischen Entwicklung unserer Gesellschaft muss davon ausgegangen werden, dass sowohl Inzidenz als auch Prävalenz künftig zunehmen werden.

Über die Pathogenese des Prostatakarzinoms ist bisher wenig bekannt, entzündliche Prozesse, Geschlechtserkrankungen und Hormone scheinen eine Rolle zu spielen.

Diagnose

Das gesetzliche Früherkennungsangebot beinhaltet derzeit in Deutschland ab dem Alter von 45 Jahren einmal jährlich die Frage nach Beschwerden oder anderen gesundheitlichen Veränderungen, die Untersuchung der äußeren Geschlechtsorgane sowie die Tastuntersuchung der Prostata und der Lymphknoten. Da sich das Prostatakarzinom vor allem in der peripheren Zone/Außenzone der Prostata entwickelt, kann es vom erfahrenen Arzt im Rahmen einer rektalen Untersuchung ertastet werden (➤ Abb. 9.12).

Das Prostatakarzinom hat unbehandelt meist einen langsamen „natürlichen" Verlauf mit der Folge, dass vor allem Männer mit einer Lebenserwartung von mehr als 10–15 Jahren von einer kurativen Therapie profitieren. Die Suche nach noch heilbaren Prostatakarzinomen führt somit eventuell auch zu einer unnötigen Diagnostik und Therapie mit den damit verbundenen Nebenwirkungen.

Beim Prostata-spezifischen Antigen (PSA) handelt es sich um ein Protein, das ausschließlich von Prostatazellen gebildet wird. Zur Wirksamkeit der PSA-gestützten Früherkennung liegen keine verlässlichen Informationen vor bzw. es besteht kein breiter Konsens. Der Patient sollte demnach durch eine umfassende Aufklärung befähigt werden, selbst zu entscheiden, ob er eine Früherkennung wünscht oder nicht.

Bei Verdacht auf ein Prostatakarzinom sollte eine digital-rektale Untersuchung durchgeführt werden. Zusätzlich kann eine transrektale Ultraschalluntersuchung als ergänzende bildgebende Diagnostik erfolgen. Besteht nach auffälliger digitaler rektaler Untersuchung und transrektalem Ultraschall (oder erhöhten PSA-Werten) der Verdacht auf ein Prostatakarzinom, wird zur Diagnosesicherung eine Prostatabiopsie durchgeführt, die histopathologisch untersucht und bewertet wird.

Einen wichtigen Stellenwert im Rahmen der Diagnostik hat ebenfalls die multiparametrische MRT. Mit ihr kann die Visualisierung und Lokalisation karzinomsuspekter Herde erhöht und somit eine gezielte Biopsie ermöglicht werden, die wiederum zu einer präziseren pathologischen Diagnose führt.

MERKE
Für die Früherkennung eines Prostatakarzinoms sind bildgebende Verfahren als primäre Untersuchungsmethode nicht geeignet.

Therapie

Nach positivem pathologischen Biopsiebefund kann, in Abhängigkeit vom Stadium des Prostatakarzinoms, d.h. TNM-Klassifikation), eine radikale **Prostatektomie** erwogen werden. Hierbei werden die gesamte Prostata sowie die Samenblasen chirurgisch entfernt. Aufgrund der enormen Weiterentwicklung der angewandten OP-Methoden (laparoskopisch-roboterassistiert) konnte das Nebenwirkungsspektrum hinsichtlich Kontinenz und Impotenz in den letzten Jahren deutlich reduziert werden.

Nuklearmedizinisch stehen außerdem sowohl eine Bestrahlung von außen als auch die **Brachytherapie** zur Verfügung. Bei dieser Therapieform erfolgt nach operativer Implantation von radioaktiven Metallteilchen (sog. Seeds) eine Bestrahlung von innen. Ein wichtiges Ziel der Strahlentherapie beim Prostatakarzinom ist es, das umliegende, gesunde Gewebe so weit wie möglich zu schonen. Das gelingt mit der Brachytherapie besonders gut, da die Strahlen direkt, ohne Umwege, auf die Tumorzellen einwirken können.

Bei fortgeschrittenem sowie beim metastasierten Prostatakarzinom kann eine **Hormontherapie** durchgeführt werden. Tumorzellen des Prostatakarzinoms wachsen unter dem Einfluss von Testosteron, Androgenentzug durch z.B. Hodenentfernung (findet immer seltener Anwendung) oder Androgenrezeptorblockern drosseln das Wachstum. Zur Therapie des hormonrefraktären metastasierten Prostatakarzinoms stehen auch verschiedene Chemotherapeutika zur Verfügung.

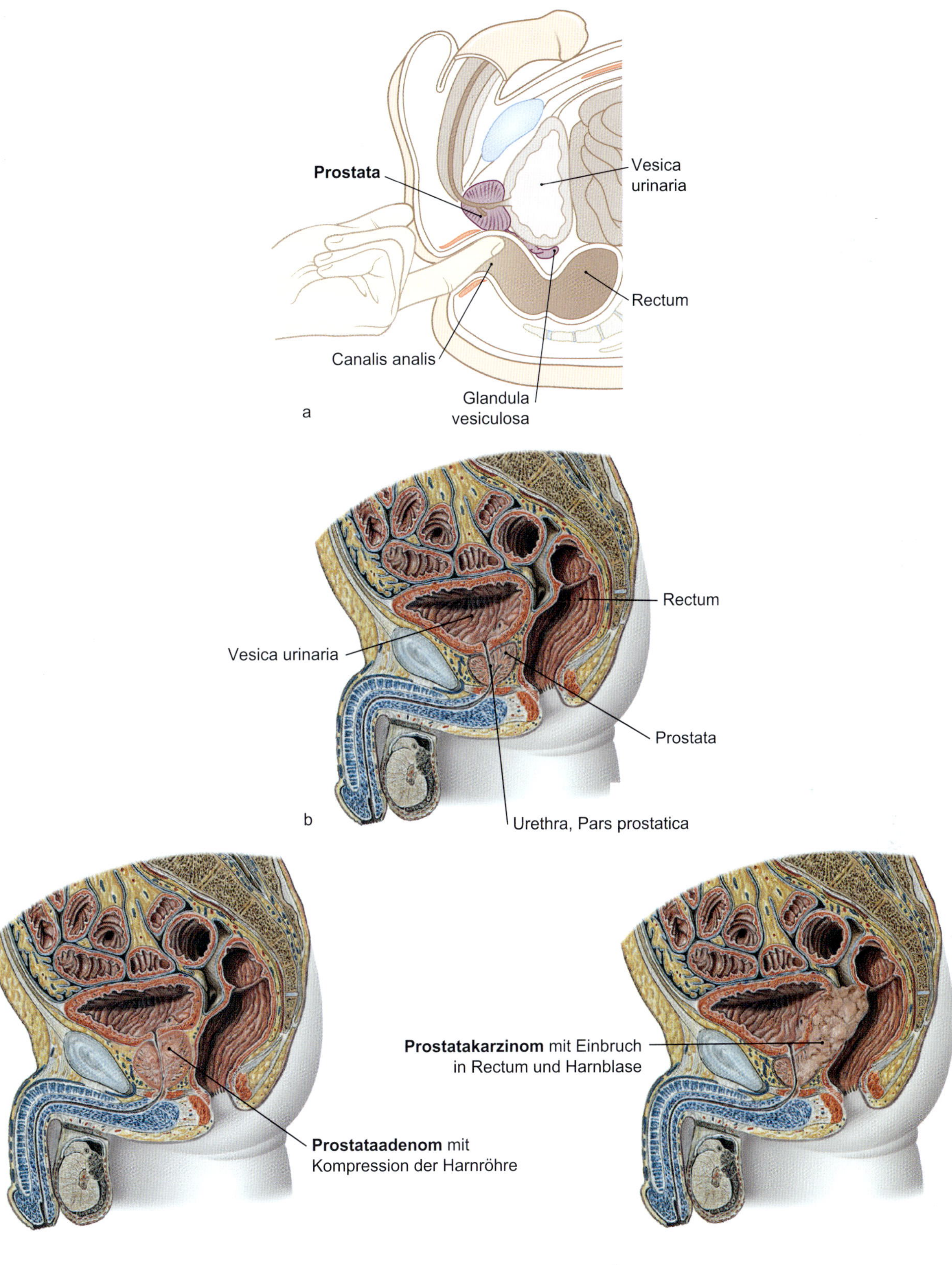

Abb. 9.12 (a) Vorgehen bei der klinischen Palpation der Prostata [S702-L126]. (b, c, d) Sagittalschnitt durch ein männliches Becken: b Reguläre Prostata. c Prostataadenom (benigne Prostatahyperplasie). Das Adenom geht von der **Transitionszone** im Inneren der Drüse aus und komprimiert die Harnröhre, sodass die Miktion frühzeitig beeinträchtigt wird. Die Vergrößerung der Prostata ist bei der rektalen Untersuchung tastbar. d Prostatakarzinom. Da es im Unterschied zum Adenom von der Außenzone der Drüse ausgeht, sind in der Frühphase Beschwerden beim Wasserlassen selten. Der rektale Tastbefund einer harten knotigen Raumforderung kann daher die erste klinische Auffälligkeit sein [S702-266].

9

Patientenkasuistik

In Zusammenschau der Bildgebung muss bei unserem Patienten von einer hochgradig malignomsuspekten Raumforderung der Prostataloge mit Infiltration der dorsalen Harnblasenwand und des angrenzenden Rektums sowie Infiltration perirektaler Venen rechtsdorsal ausgegangen werden. Diese ist in Anbetracht der vorher geschilderten Anamnese von Herrn M. hochgradig suspekt auf ein lokales Rezidiv des bekannten Prostatakarzinoms.

Differenzialdiagnostisch kommt auch ein Rektumkarzinom in Betracht.

In der weiterführenden Diagnostik wurden bei Herrn M. neben den lokalen, infiltrativen Metastasen der Harnblase und des Rektums mittels Computertomografie und Skelettszintigrafie Knochenmetastasen festgestellt. Herr M. verweigerte eine weiterführende Therapie und wurde auf eigenen Wunsch in die häusliche Umgebung entlassen. Über den weiteren Verlauf der Erkrankung ist uns nichts bekannt.

Die Transferaufgabe zu diesem Fallbeispiel finden Sie in ➤ Kap. 11.9.

KAPITEL

10 Ich hör wohl nicht richtig!

Omid Nikoubashman, Markus Kipp

Lernziele

Nach Bearbeitung dieses Kapitels sollten Sie dazu in der Lage sein,

- den allgemeinen Aufbau des Hirnstamms wiederzugeben,
- den allgemeinen Aufbau der Schädelbasis, insbesondere des Felsenbeins, wiederzugeben,
- sich in zwei Raumebenen in der cCT zu orientieren,
- pathologische Veränderungen des Gehirnparenchyms zu erkennen und zu bewerten.

Fallbeschreibung

Frau T. (47 Jahre alt) kommt zu Ihnen in die Praxis, da sie seit einigen Wochen den Eindruck hat, dass sie nicht mehr richtig hört. Vor allem wenn sie beim Telefonieren den Telefonhörer an das linke Ohr hält, kann sie dem Gespräch nur schwer folgen. Sie gibt zudem an, störende Ohrgeräusche zu haben. Bei der **körperlichen Untersuchung** fällt Ihnen außerdem auf, dass Frau T. die linke Gesichtshälfte nicht mehr richtig bewegen kann, beim Aufplustern der Backen entweicht Luft. Sie überweisen Frau T. in die Neurologie, dort wird nach weiteren Untersuchungen eine MRT-Aufnahme angeordnet (➤ Abb. 10.1).

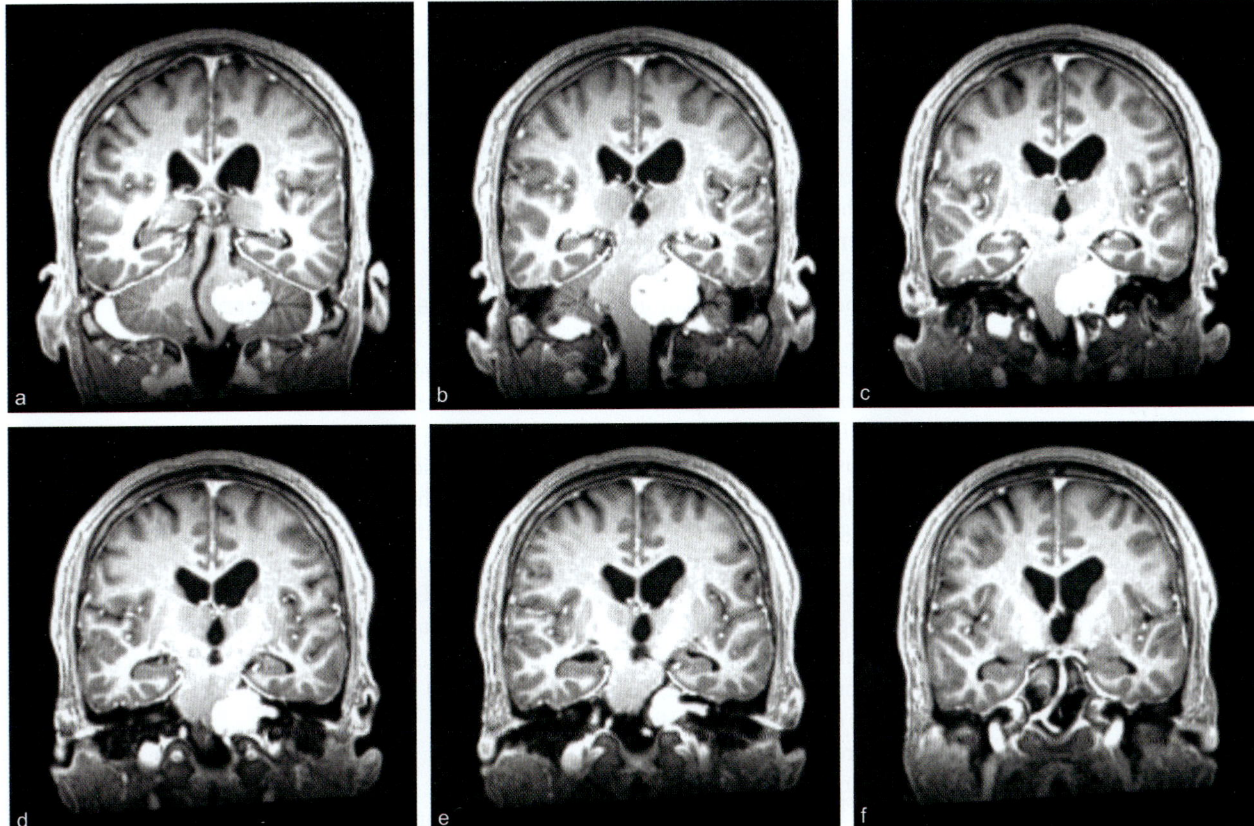

Abb. 10.1 Koronare T1-gewichtete MRT-Schnittserie mit Kontrastmittelgabe von dorsal nach rostral. [T1166-02]

10.1 Anatomische Grundlagen

10.1.1 Allgemeines

Der allgemeine Aufbau des Zentralnervensystems (ZNS) wurde bereits in ➤ Kapitel 3 erläutert. In diesem abschließenden Kapitel werden wir uns auf einen Teil des Hirnstamms konzentrieren, das Rhombencephalon (Rautenhirn). Mit diesem Begriff werden die drei ZNS-Abschnitte Medulla oblongata, Pons und Zerebellum zusammengefasst. Blickt man, nach Entfernen des Kleinhirns, auf die inneren Liquorräume des Rhombencephalons, auf den Boden des vierten Ventrikels, hat dieser die Form einer **Raute** (namensgebend).

10.1.2 Aufbau des Rhombencephalons

Wie alle Anteile des Hirnstamms besitzt das Rhombencephalon eine Basis, eine Haube (Tegmentum rhombencephali) und ein Dach (Tectum rhombencephali). Vergleichbar dem Rückenmark sind die verschiedenen Kerngebiete bzw. Nervenzellpopulationen in ventrodorsaler Abfolge angeordnet: Ventral liegen vor allem die motorischen, dorsal vor allem die sensiblen Kerngebiete.

➤ Abb. 10.2a zeigt den Hirnstamm von ventrobasal. In der Mittellinie der Medulla oblongata erheben sich die beiden Pyramiden zu zwei Wülsten. Am kaudalen Ende dieser Wülste wird die mittige Trennlinie, die Fissura mediana anterior, von den kreuzenden Fasern (Pyramidenkreuzung/Decussatio pyramidum) des Tractus corticospinalis unterbrochen.

Laterodorsal der Pyramide, getrennt durch den Sulcus anterolateralis, liegt die Olive. Hierbei handelt es sich um eine heterogene Ansammlung von Kerngebieten. Die unteren Olivenkerne (Ncll. olivares inferiores) spielen, durch enge Interaktionen mit dem Kleinhirn, eine wichtige Rolle für die **Bewegungskoordination.** Der obere Olivenkern (Ncl. olivaris superior) ist in die Hörbahn eingeschaltet und spielt eine wichtige Rolle beim **Richtungshören.** Zwischen Pyramide und Olive tritt der N. hypoglossus (XII) aus dem Hirnstamm aus. Die Olive wird dorsal vom Sulcus posterolateralis (auch Sulcus retroolivaris) begrenzt. Dort liegen von kranial nach kaudal die Austrittsstellen des N. glossopharyngeus (IX), N. vagus (X) sowie des N. accessorius (XI) mit seiner Radix cranialis und Radix spinalis.

Am Übergang von Medulla oblongata und Pons tritt der N. abducens (VI) aus dem Hirnstamm aus. Die Brücke stellt sich von ventral (➤ Abb. 10.2c) als mächtiger Wulst dar, das Oberflächenrelief wird durch Fasern, die beidseits den Hirnstamm mit den Kleinhirnhemisphären verbinden, geprägt. Seitlich läuft der Pons in den Kleinhirnschenkeln (Pedunculi cerebellares) aus.

MERKE

Der untere Rand des Pons wird durch eine quer verlaufende Furche markiert (Sulcus bulbopontinus), die lateral in einer Einsenkung zwischen Kleinhirn und Hirnstamm endet, dem **Kleinhirnbrückenwinkel (Angulus pontocerebellaris).** Im Kleinhirnbrückenwinkel treten der N. facialis (VII) und der N. vestibulocochlearis (VIII) aus dem Hirnstamm aus (bzw. ein) (➤ Abb. 10.3b).

An seinem kranialen Rand geht der Pons in das Mittelhirn über. Das Mittelhirn bildet dort zwei vertikal stehende Wülste aus, die Hirnschenkel (Crura cerebri). Zwischen beiden Schenkeln sinkt das Oberflächenrelief des ventralen Mittelhirns in eine Grube, die Fossa interpeduncularis, in deren Tiefe der N. oculomotorius (III) das Mittelhirn verlässt. Weiter kranial bilden Tractus opticus und die Corpora mamillaria eine neuroanatomische Begrenzung des Diencephalons.

Das dorsal gelegene Oberflächenrelief des Hirnstamms wird von Strukturen geprägt, die im Dienste der Sensorik bzw. der Sensibilität stehen. Der Hirnstamm wird dorsal vom Kleinhirn bedeckt, dieses wurde in ➤ Abb. 10.2c entfernt, man erkennt nun das Oberflächenrelief und den Boden der Fossa rhomboidea.

Die kaudale Verengung der Rautengrube wird Obex (Riegel) bezeichnet. Lateral des Obex wölben sich zwei Höcker, das Tuberculum nuclei gracilis und das Tuberculum nuclei cuneati vor. In den beiden Kerngebieten werden die Informationen der **epikritischen** Sensibilität auf das zweite sensible Neuron verschaltet und kreuzen dann zur Gegenseite. Am kranialen Ende der Rautengrube liegt die Vierhügelplatte **(Lamina quadrigemina, auch Lamina tecti).** Die oberen Hügel (Colliculi superiores) steuern reflektorische Bewegungen der Augenmuskeln, die unteren Hügel (Colliculi inferiores) sind Schaltstellen der Hörbahn. Kranial der Lamina quadrigemina befindet sich das Corpus pineale, das bereits dem Zwischenhirn zugeordnet wird.

10.1.3 Aufbau des Kleinhirns

Das Kleinhirn oder Cerebellum ist das wichtigste Integrationszentrum für das Erlernen, die Koordination und die Feinabstimmung von Bewegungen. Makroskopisch ähnelt es in vielerlei Hinsicht seinem großen Bruder, dem Großhirn: Auch das Kleinhirn besteht aus zwei Hemisphären, seine Oberfläche ist durch Fissuren und Folia vergrößert. Anders als die Windungen des Großhirns verlaufen die relativ schmalen zerebellären Folia des Kleinhirns annähernd parallel. Der Aufbau des Kleinhirns ist recht komplex und lässt sich am besten am Präparat bzw. am Gehirnmodell nachvollziehen. Anatomisch und funktionell besteht das Kleinhirn aus drei Anteilen:

- Hemisphären
- Vermis
- Lobus flocculonodularis

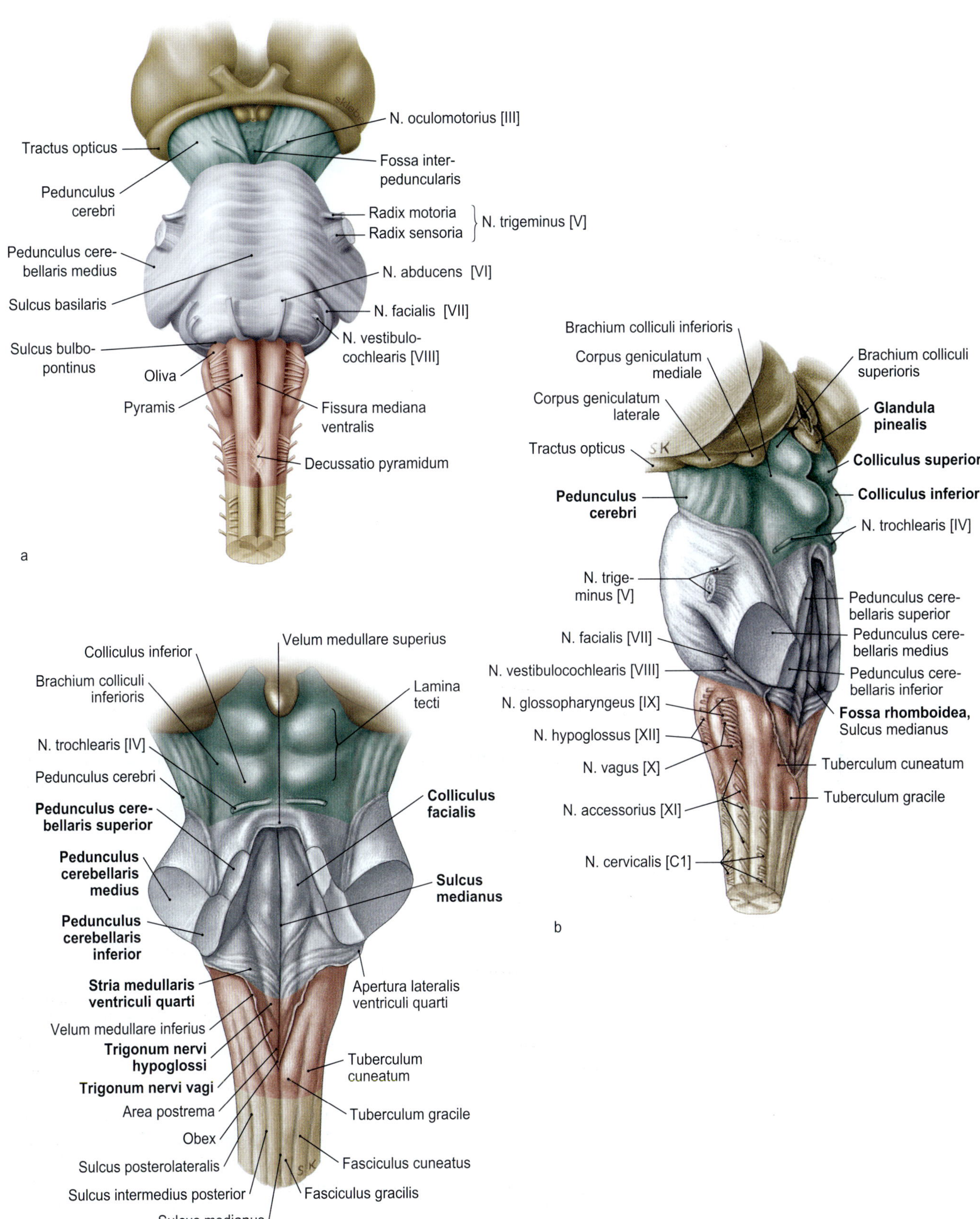

Abb. 10.2 Hirnstamm, Truncus encephali. (a) Ansicht von ventral, (b) lateral und (c) von dorsal nach Entfernung des Kleinhirns. Medulla oblongata (rot), Pons (blau), Mesencephalon (grün), Diencephalon (braun). [S702-L238]

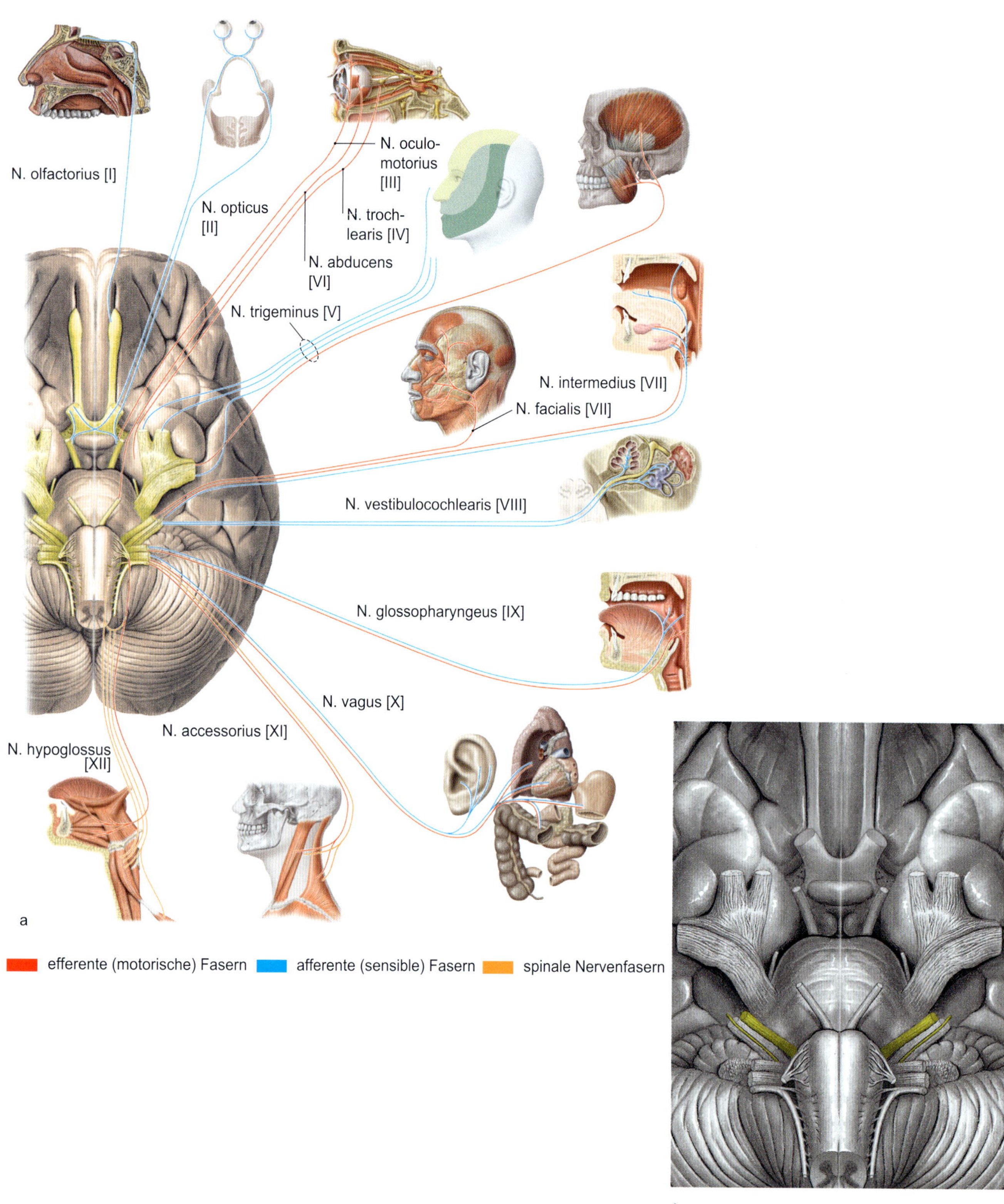

Abb. 10.3 (a) Hirnnerven, Nn. craniales; funktionelle Übersicht über Großhirn, Cerebrum, Hirnstamm, Truncus encephali, und Kleinhirn, Cerebellum; Ansicht von basal [S702-L127]. (b) Detailansicht mit Austrittsstellen der Hirnnerven. Die Nn. intermediofaciales und vestibulochochleares sind gelb hervorgehoben [S700].

➢ Abb. 10.4 zeigt den Hirnstamm und das Kleinhirn von seitlich, der Hirnstamm wurde auf Höhe des Mittelhirns vom Vorderhirn abgetrennt. Die Kleinhirnhemisphären lassen eine nach oben gerichtete **Facies superior** und eine nach unten gerichtete **Facies inferior** erkennen. Die Facies superior ist im intakten Präparat von den Endhirnhemisphären verdeckt und vom Tentorium cerebelli überspannt. Unabhängig von den genannten beiden Flächen werden die Kleinhirnhemisphären und der Vermis (s. unten) in einen schmächtigen **Lobus anterior** und einen mächtigeren **Lobus posterior cerebelli** unterteilt.

Blickt man von hinten oben auf das Kleinhirn (➢ Abb. 10.5a), ist mittig der Kleinhirnwurm (Vermis cerebelli; gestrichelte Linie in ➢ Abb. 10.5a) zu erkennen, beidseits flankiert von den Kleinhirnhemisphären. Die Fissura prima (3) trennt den Lobus anterior vom Lobus posterior. Die Fissura horizontalis (6) bildet die ungefähre Grenze zwischen Facies superior und Facies inferior des Kleinhirns.

Beim Blick von ventral (➢ Abb. 10.5b) setzt sich der Kleinhirnwurm deutlicher von den beiden Hemisphären ab. Am kaudalen Ende der Hemisphären befinden sich zwei in etwa kirschkerngroße Auftreibungen, die Kleinhirntonsillen (Tonsillae cerebelli). Sie befinden sich direkt über dem Foramen magnum und können so bei raumfordernden Prozessen innerhalb des Schädels (z. B. Schädel-Hirn-Traumata) in das Foramen magnum hinein verlagert werden. Dabei wird der Hirnstamm im Bereich der Medulla oblongata gequetscht und lebenswichtige Zentren werden beeinträchtigt. Bei dieser sogenannten **unteren Einklemmung** (auch transforaminale Einklemmung) handelt es sich um einen lebensbedrohlichen Notfall, der rasch entsprechend der Ursache behandelt werden muss.

MERKE

Obere Einklemmung = Einklemmung des Temporallappens in den Tentoriumschlitz mit Kompression des Mesencephalons.
Untere Einklemmung = Einklemmung der Kleinhirntonsillen im Foramen magnum und Kompression der Medulla oblongata.
In der Klinik wird abweichend davon auch eine uncale, tentorielle und falzine Herniation unterschieden (siehe entsprechende Lehrbücher der Neurologie und Neurochirurgie).

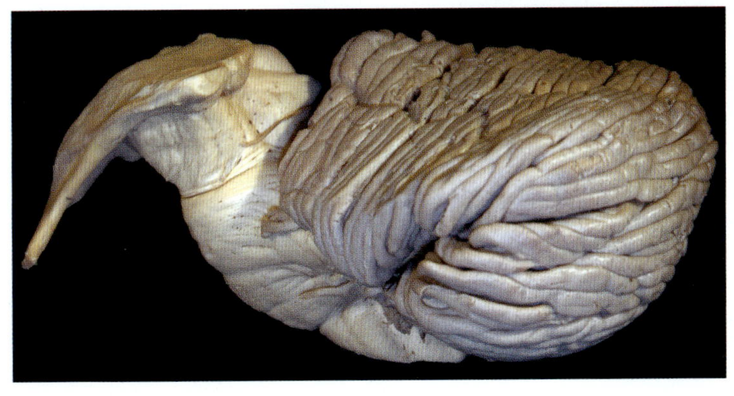

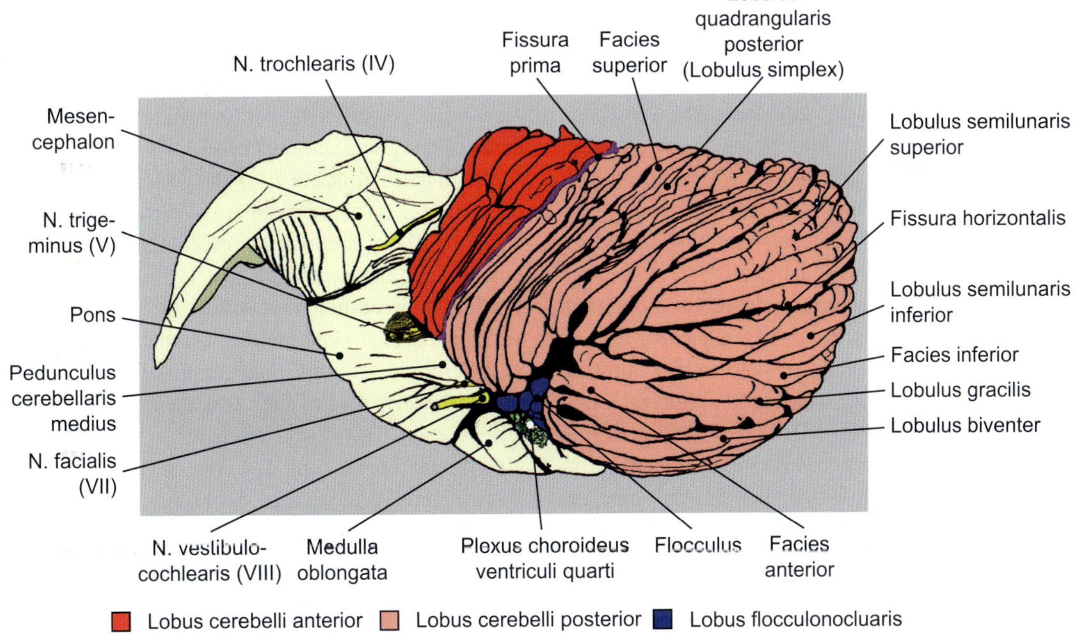

Abb. 10.4 Rhombencephalon, Ansicht von lateral. [R247]

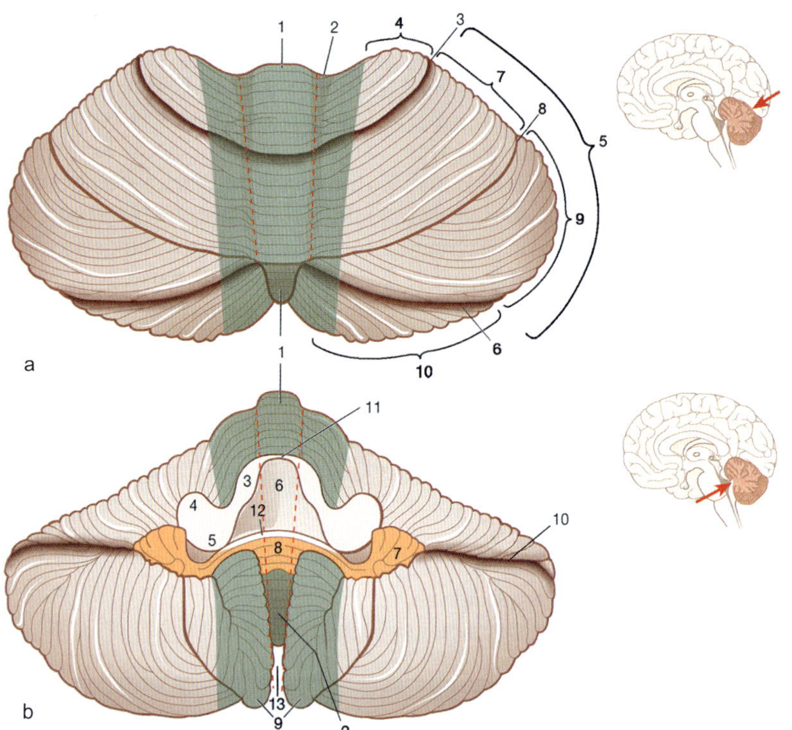

Abb. 10.5 Aufbau des Kleinhirns. Leicht vereinfachend ist das Vestibulocerebellum (orange), das Spinocerebellum (grün) und das Pontocerebellum (braun) dargestellt. Die Blickrichtung auf das Präparat ist jeweils rechts nebenstehend veranschaulicht. (a) Ansicht von oben und hinten. 1 Vermis (Wurm). Er ist von den Hemisphären durch 2 eine kleine Furche getrennt. 3 Fissura prima, die 4 Lobus anterior (hier ist davon nur der Lobulus quadrangularis anterior zu sehen) und 5 Lobus posterior des Kleinhirns voneinander trennt. 6 Fissura horizontalis. Über das Basiswissen hinausgehendes Detailwissen: 7 Lobulus simplex (= Lobulus quadrangularis posterior), 8 Fissura posterior superior, 9 Lobulus semilunaris superior, 10 Lobulus semilunaris inferior. (b) Ansicht von vorne (ventral). 1 Culmen (Teil des Wurms), 2 Tuber (Teil des Wurms), 3–5 Kleinhirnstiele: 3 Pedunculus cerebellaris superior, 4 Pedunculus cerebellaris medius und 5 Pedunculus cerebellaris inferior. 6 Dach des IV. Ventrikels, 7 Flocculus, 8 Nodulus, 9 Tonsillae cerebelli (Kleinhirntonsillen), 10 Fissura horizontalis, 11 Velum medullare superius, 12 Velum medullare inferius. 13 Vallecula cerebelli (Furche oder „Tal" zwischen den Hemisphären); gestrichelte Linien: Abgrenzung des Vermis. [T873, L126]

Bewegt man sich entlang der Fissura horizontalis nach ventral in Richtung des Hirnstamms, trifft man auf den Flocculus (7) und weiter medial auf den Nodulus (8). Dieser wichtige topografische Bezug wird vor allem dann deutlich, wenn man das Kleinhirn von ventral, nach Entfernung des Hirnstamms (➤ Abb. 10.5b) betrachtet. Der Flocculus liegt in direkter Nachbarschaft zum Pedunculus cerebellaris medius, dem mittleren Kleinhirnschenkel. Flocculus und Nodulus bilden zusammen den Lobus flocculonodularis.

Teilt man das Kleinhirn exakt mediosagittal (➤ Abb. 10.6), sieht man bereits makroskopisch, dass es vergleichbar mit den anderen Anteilen des ZNS aus grauer und weißer Substanz aufgebaut ist. Die Substantia grisea bedeckt als ein ca. 1 mm dicker Streifen die gesamte Oberfläche des Kleinhirns und wird als Kleinhirnrinde (Cortex cerebelli) bezeichnet. Die Rinde umhüllt ähnlich wie im Großhirn die weiße Substanz, die wiederum ebenfalls als Mark bzw. Marklager bezeichnet wird. Bei genauerer Betrachtung fällt auf, dass sich die oberflächlichen Furchen in der Tiefe des Kleinhirns weiter verästeln. Durch die quer getroffenen Windungen entsteht der Eindruck einer baumartigen Formation, des sog. Lebensbaums **(Arbor vitae).** Im Inneren bildet die weiße Substanz eine zusammenhängende Masse. In sie sind die Kleinhirnkerne eingelagert; sie können, entsprechend der Nomenklatur des Großhirns, als subkortikale graue Substanz bezeichnet werden.

Das Mark setzt sich in Form der Kleinhirnstiele (Pedunculi cerebellares) in die benachbarten Hirnteile fort. Der obere Kleinhirnstiel **(Pedunculus cerebellaris superior)** stellt eine Verbindung zum Mittelhirn, der mittlere Kleinhirnstiel **(Pedunculus cerebellaris medius)** zur Brücke und der untere Kleinhirnstiel (**Pedunculus cerebellaris inferior**) stellt eine Verbindung zum verlängerten Mark her. Der Pedunculus cerebellaris medius liegt von allen drei Kleinhirnstielen am weitesten lateral und erscheint in der Basalansicht als eine direkte Fortsetzung des Pons in das Kleinhirn hinein. Zwei weitere Verbindungen des Kleinhirns zum Hirnstamm ziehen nach kranial und kaudal, diese Verbindungen werden Marksegel (Velum medullare) genannt. Das Velum medullare superius bildet zusammen mit dem Velum medullare inferius das zeltartige Dach des vierten Ventrikels.

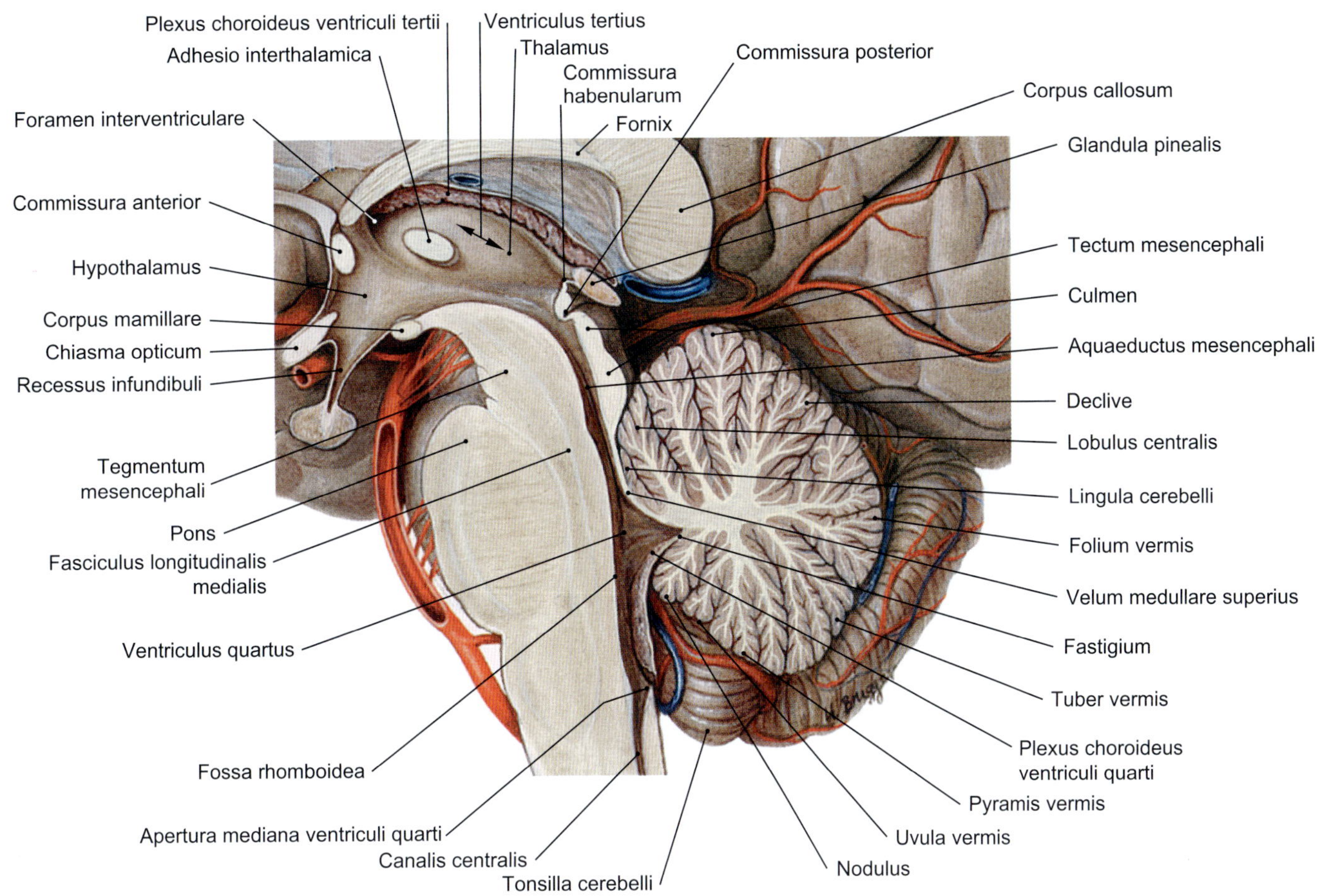

Abb. 10.6 Medianschnitt durch das Kleinhirn. Durch die Gliederung in graue und weiße Substanz mitsamt ihrer engen Fältelung entsteht das Bild des Arbor vitae („Lebensbaum"). [S700]

10.1.4 Aufbau der Schädelbasis

Der menschliche Schädel besteht aus mehreren, miteinander über Knochennähte verbundene Knochen (➤ Abb. 10.7a). Anatomisch werden der Hirnschädel (Neurocranium), der eine stabile Hülle um das Gehirn bildet, und der Gesichtsschädel (Viscerocranium) unterschieden. Das Neurocranium wird weiter in das Schädeldach (auch Schädelkalotte oder Calvaria) und die Schädelbasis unterteilt. Folgende Einzelknochen sind am Aufbau des Neurocraniums beteiligt:

- Hinterhauptbein (Os occipitale)
- Scheitelbein (Os parietale)
- Schläfenbein (Os temporale)
- Keilbein (Os sphenoidale)
- Stirnbein (Os frontale)
- Siebbein (Os ethmoidale).

Das Gehirn ruht, unterpolstert durch den liquorgefüllten Subarachnoidalraum, auf der inneren Schädelbasis, die in eine vordere, mittlere und hintere Schädelgrube (Fossa cranii anterior, media und posterior) unterteilt werden kann (➤ Abb. 10.7c).

Einer der detailreichsten Knochen des menschlichen Schädels ist das **Os temporale.** Es beherbergt das Mittel- und das Innenohr und ist am Aufbau des Kiefergelenks beteiligt, dessen Gelenkpfanne es bildet. Es besteht aus folgenden drei Anteilen (➤ Abb. 10.7b):

- Pars petrosa ossis temporalis (**Felsenbein,** beherbergt das Mittel- und das Innenohr)
- Pars squamosa ossis temporalis (Schläfenbeinschuppe, beteiligt sich am Aufbau des Jochbogens)
- Pars tympanica ossis temporalis (Paukenteil mit äußerem Gehörgang und Mittelohr)

Die drei Abschnitte des Os temporale „treffen" sich am äußeren Gehörgang (Meatus acusticus externus), die Pars squamosa von oben, die Pars tympanica von unten-vorne, und die Pars petrosa von medial-unten.

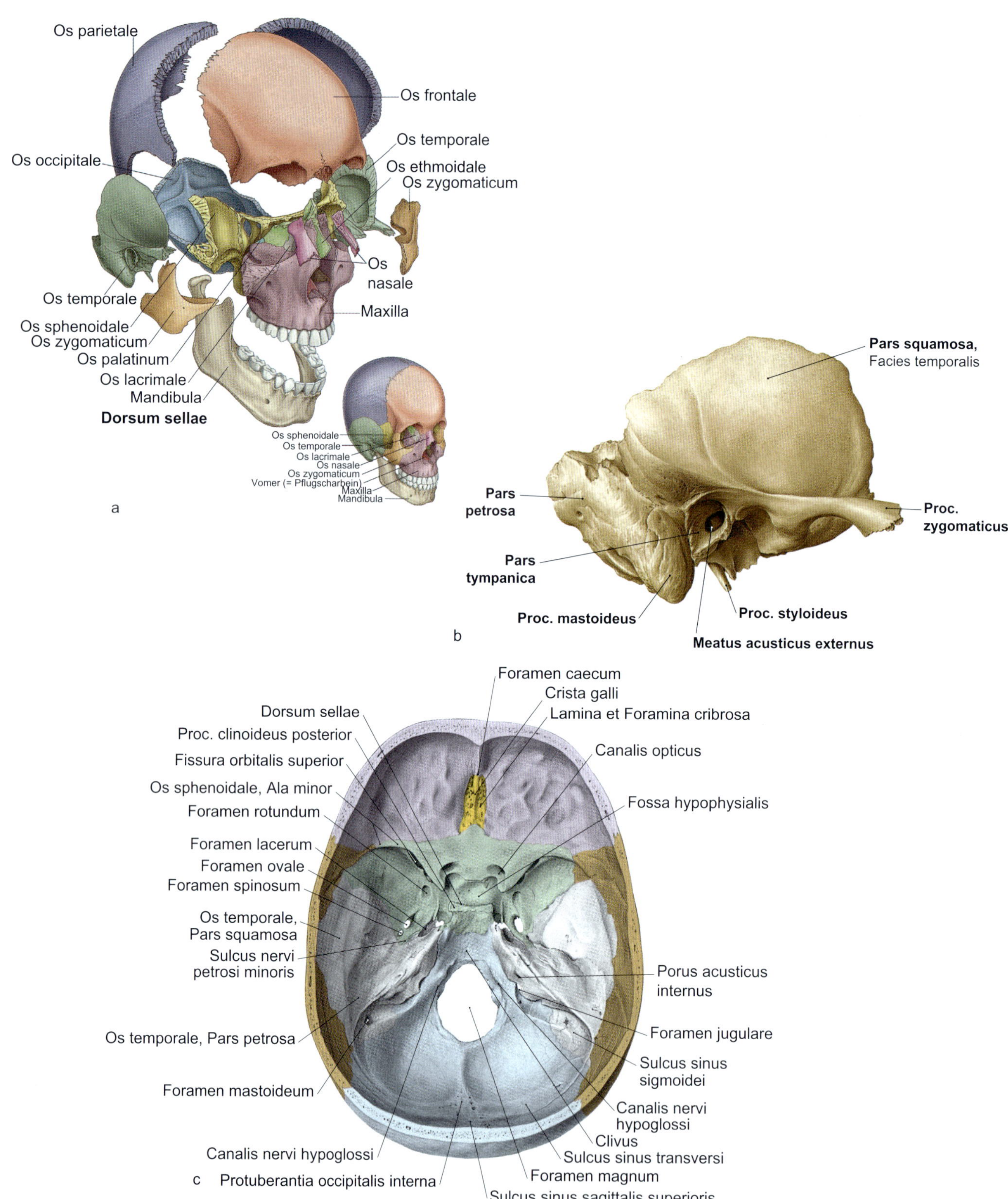

Abb. 10.7 Schädelknochen. (a) Darstellung der einzelnen Knochen des Neurocraniums und des Viscerocraniums [G098]. (b) Schläfenbein, Os temporale, rechts; Ansicht von lateral. (c) Innere Schädelbasis, Basis cranii interna. Ansicht von oben. b und c: [S700]

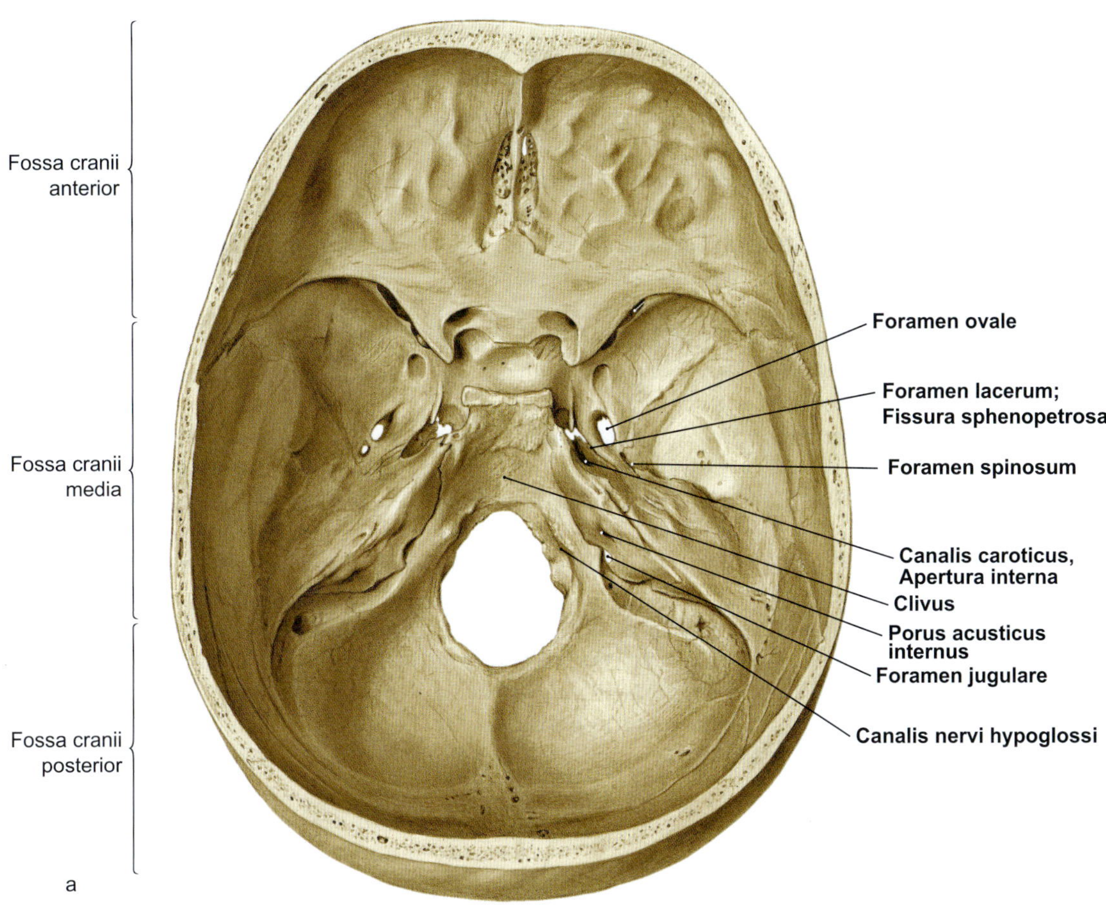

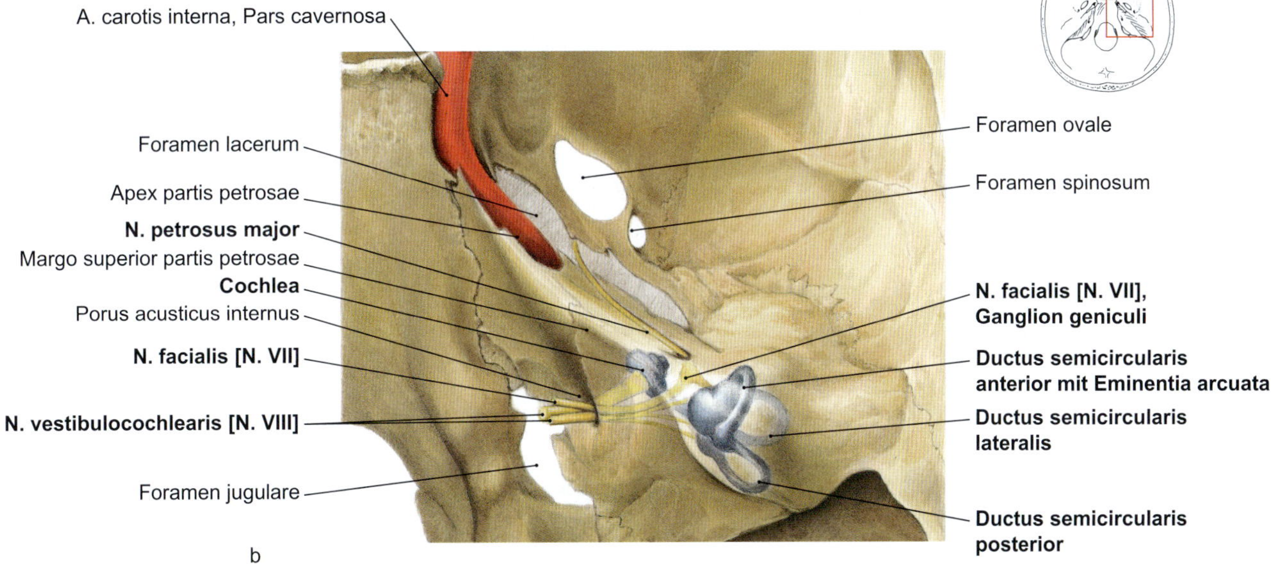

Abb. 10.8 (a) Innere Schädelbasis, Basis cranii interna; Ansicht von oben. Die topografischen Gegebenheiten des Meatus acusticus internus sowie die umgebenden Strukturen sind unten in (b) vergrößert dargestellt. [S700]

10

Das **Felsenbein** hat in etwa die Form einer Pyramide. Die Spitze der Pyramide zeigt nach vorne in Richtung Foramen lacerum. Man unterscheidet vier Flächen: zwei in der Schädelhöhle gelegene, eine untere an der äußeren Schädelbasis und eine laterale. Die beiden Flächen der inneren Schädelbasis werden durch den **Margo superior partis petrosae** getrennt (➤ Abb. 10.8). Er stellt somit auch eine Grenze zwischen mittlerer und hinterer Schädelgrube dar.

Bewegt man sich von der Spitze des Felsenbeins (Apex partis petrosae) entlang des Margo superior, liegt etwa auf halber Strecke in Richtung mittlerer Schädelgrube die Eminentia arcuata, eine Vorwölbung des **vorderen Bogengangs** des Gleichgewichtsorgans, und in Richtung hinterer Schädelgrube der Eingang zum inneren Gehörgang, der Porus acusticus internus.

Die Unterfläche der Felsenbeinpyramide trägt zwei prominente Fortsätze, den Proc. styloideus und den Proc. mastoideus (➤ Abb. 10.9). Letzterer enthält die Celluleae mastoideae die über das Antrum mastoideum mit dem Mittelohr (Paukenhöhle, Cavum tympani) in Verbindung stehen.

Der innere Gehörgang (Meatus acusticus internus) stellt eine Verbindung zwischen hinterer Schädelgrube und dem Innenohr her. Er nimmt am **Porus acusticus internus** in der hinteren Schädelgrube seinen Ursprung und beinhaltet folgende wichtigen Strukturen:

- N. intermediofacialis (VII)
- N. vestibulocochlearis (VIII)
- A. und V. labyrinthi

Der N. intermediofacialis beschreibt ca. 1 cm nach Eintritt in den Meatus acusticus internus eine scharfe Biegung, das äußere Fazialisknie (im Bereich des Ganglion geniculi; ➤ Abb. 10.9), und verläuft dann in einem eigenen Kanal, dem Canalis facialis, zur äußeren Schädelbasis, die er über das Foramen stylomastoideum erreicht.

Der N. intermediofacialis hat mit seinen einzelnen Anteilen einen recht komplizierten Verlauf. Er enthält sensible, sensorische, motorische und parasympathische Fasern. Motorisch innerviert er die Gesichtsmuskulatur (dieser Teil wird als N. facialis im engeren Sinne bezeichnet), führt aber zudem präganglionäre Fasern zur parasympathischen Innervation der Tränendrüse, der Nasenschleimhaut mit den Glandulae nasales, der beiden Speicheldrüsen Glandula sublingualis und submandibularis sowie motorische Fasern zur Innervation des M. stapedius. Außerdem führt er die Geschmacksfasern aus den vorderen ⅔ der Zunge (all diese Teile werden dem N. facialis als N. intermedius gegenübergestellt). Den sensiblen/sensorischen und parasympathischen Anteil nennt man demnach N. intermedius, den gesamten siebten Hirnnerven dann N. intermediofacialis.

Der N. vestibulocochlearis (VIII) ist der Sinnesnerv für die beiden im Innenohr lokalisierten Sinnesorgane: das Vestibularorgan (Gleichgewichtsorgan) und das Hörorgan. Folglich setzt sich der VIII. Hirnnerv eigentlich aus zwei verschiedenen Nerven zusammen, dem N. vestibularis (Gleichgewichtsnerv) und dem N. cochlearis (Hörnerv).

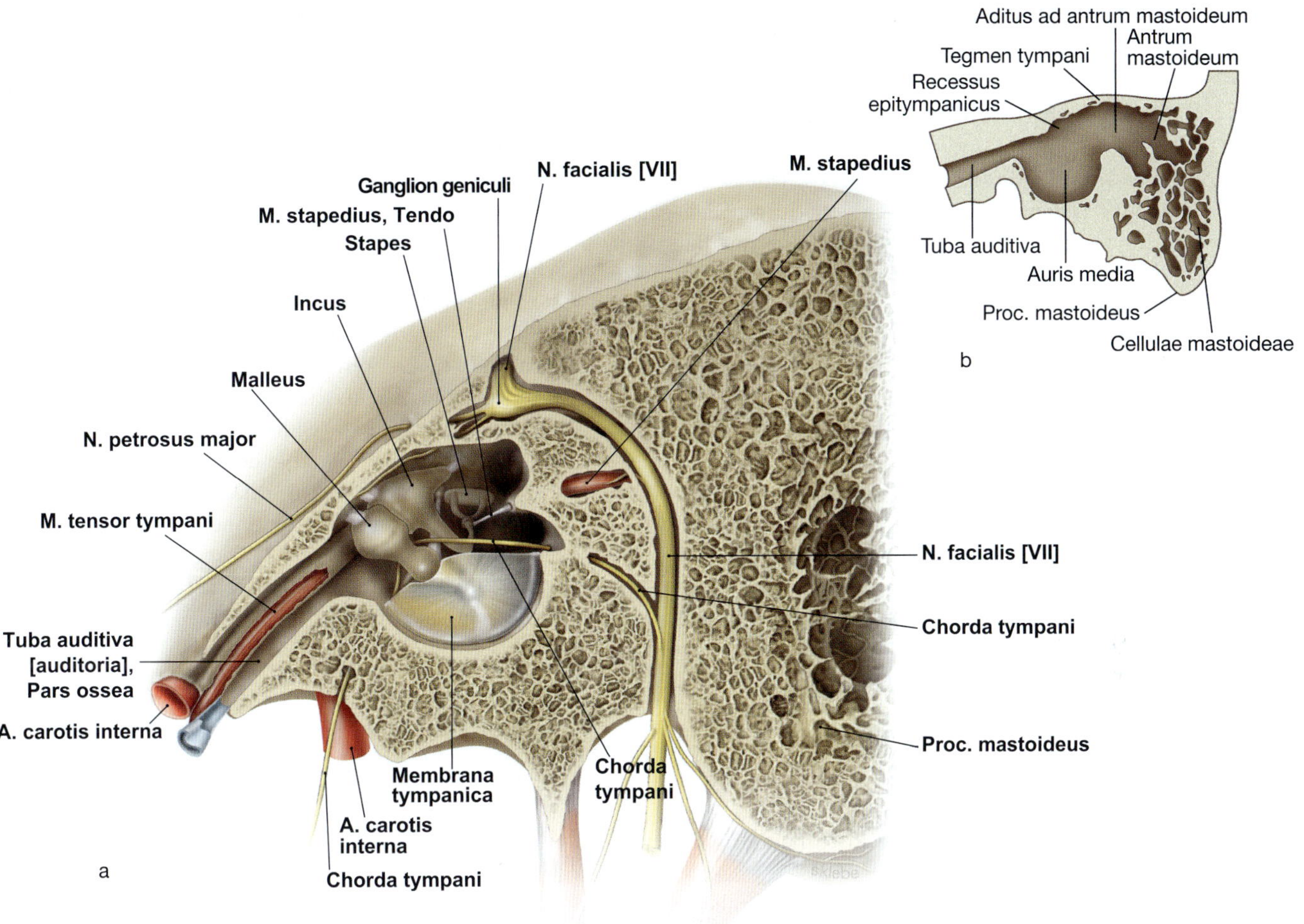

Abb. 10.9 (a) Verlauf des N. facialis (VII) im Felsenbein. Vertikaler Schnitt durch den Canalis facialis, Ansicht von links [S700-L238]. (b) Pneumatisierte Räume im Bereich des Felsenbeins. Die Cellulae mastoideae stehen über das Antrum mastoideum mit dem Mittelohr in Verbindung [G1202].

10.2 Bildgebung: Normalbefund

10.2.1 Allgemeines

In ➤ Kapitel 3 wurde die cCT bereits als Methode zur Darstellung von Blutungen im Rahmen der Schlaganfalldiagnostik erläutert. Sie erlaubt eine schnelle, nicht-invasive Bildgebung von Gehirn und Schädel und ist der MRT hinsichtlich **Verfügbarkeit, Schnelligkeit** und bei der Darstellung der **Knochenfeinstruktur** überlegen. Eine Nativ-CT wird eingesetzt, um akute Blutungen und grobstrukturelle Veränderungen zu diagnostizieren. Wird ein Kontrastmittel appliziert, lassen sich Gehirntumoren und Abszesse, aber auch die Blutgefäße darstellen (CT-Angiografie).

Die Untersuchung findet in einer Röntgenröhre, der sogenannten Gantry, statt. Der Patient liegt mit fixiertem Schädel auf dem Rücken auf einem Untersuchungstisch, umgeben von einer Röntgenröhre. Diese rotiert um den Patienten und emittiert Röntgenstrahlen. Gegenüber der Röhre befinden sich Detektoren, welche die Röntgenstrahlung registrieren. Digital wird anschließend ein Bild zusammengesetzt.

10.2.2 cCT

➤ Abb. 10.11 zeigt eine axiale cCT-Schnittserie von kaudal nach kranial bzw. apikal.

Schnittbild a Der untere Teil der Kleinhirnhemisphären (Lobus posterior, 1) und die Cellulae mastoideae (2) sind angeschnitten. Ventral erkennt man das Lumen des Pharynx (3) sowie, weiter lateral, den R. mandibulae (4).

Schnittbild b zeigt den Verlauf der V. jugularis durch das Foramen jugulare (5). Lateral ist der Eingang zum äußeren Gehörgang, der Porus acusticus externus (6), angeschnitten, auch die Ohren (7) sind zu erkennen. Weiter ventral liegen unter anderem der Clivus (8), das Caput mandibulae (9), der Sinus maxillaris (10) und das knöcherne Nasenseptum (11).

Schnittbilder c und d Der Meatus acusticus externus (12) ist kräftig entwickelt und geht ins Mittelohr (Cavum tympani) (13) über.

Schnittbild e Die Verbindung des Mittelohrs mit dem Epipharynx, der Canalis musculotubarius (14), welcher die Tuba auditiva (Eustachi-Röhre) enthält, ist zu erkennen. Innerhalb des Mittelohrs kann man Teile der Gehörknöchelchen (15) abgrenzen, von der hinteren Schädelgrube zieht der Meatus acusticus internus (16) zum Innenohr. Weiter rostral ist außerdem der Temporallappen (17) angeschnitten.

Schnittbild h Rostral sind die Orbita (18) und der M. temporalis (19) angeschnitten.

PRAXISTIPP

➤ Abb. 10.10 zeigt zwei koronare Schnittbilder des Felsenbeins. Zu erkennen ist, dass der Meatus acusticus externus (1) kaudal vom Meatus acusticus internus (2) verläuft (s. gestrichelte Linie). Insofern ist es nachvollziehbar, dass in der gezeigten axialen Schnittserie (➤ Abb. 10.11) mit Schnittrichtung von kaudal nach kranial zuerst der Meatus acusticus externus angeschnitten ist.

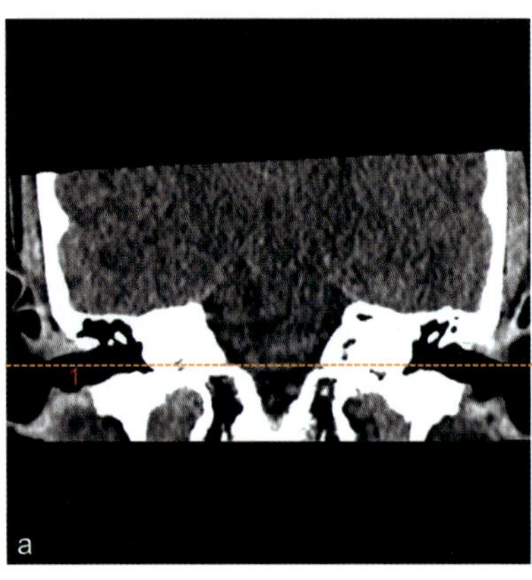

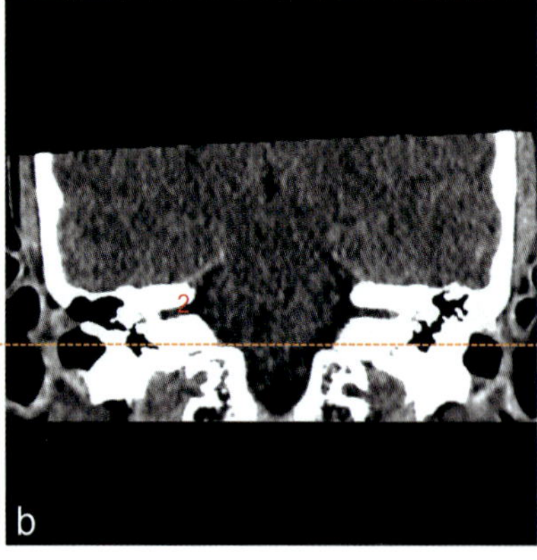

Abb. 10.10 Zwei ausgewählte koronare CT-Schnittbilder im Bereich des Felsenbeins. 1 Meatus acusticus externus, 2 Meatus acusticus internus. [T1166-02]

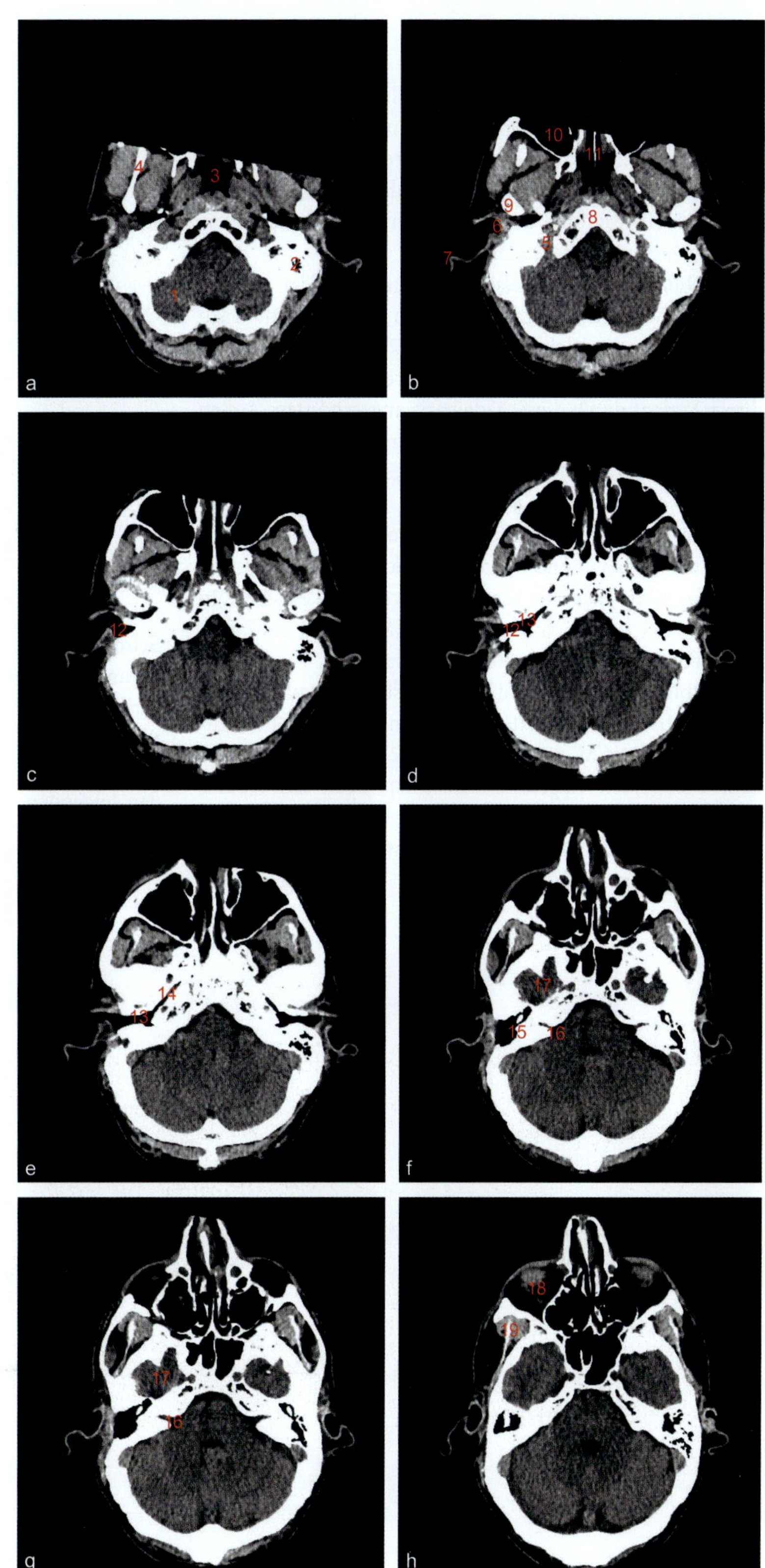

Abb. 10.11 Axiale cCT-Schnittserie im Bereich des Felsenbeins. Schnittrichtung ist von kaudal nach kranial. 1 Lobus posterior cerebelli, 2 Cellulae mastoideae, 3 Pharynx, 4 R. mandibulae, 5 Foramen jugulare, 6 Porus acusticus externus, 7 Ohr, 8 Clivus, 9 Caput mandibulae, 10 Sinus maxillaris, 11 Nasenseptum, 12 Meatus acusticus externus, 13 Cavum tympani, 14 Canalis musculotubarius, 15 Gehörknöchelchen, 16 Meatus acusticus internus, 17 Anteile des Temporallappens, 18 Orbita, 19 M. temporalis. [T1166-02]

10.2.3 MRT

➤ Abb. 10.12 zeigt eine axiale MRT-Schnittserie von kaudal nach kranial/apikal. Wir konzentrieren uns in dieser Schnittbildserie auf nicht-knöcherne Strukturen. Im Vergleich zu ➤ Abb. 10.11 sollte deutlich werden, dass sich in der MRT die Weichteilstrukturen besser, knöcherne Strukturen allerdings schlechter darstellen lassen.

Schnittbild a Das kaudalste Schnittbild befindet sich auf Ebene der Medulla oblongata (1), in unmittelbarer Nähe dazu befinden sich die Kleinhirntonsillen (2), lateral die Kleinhirnhemisphären (3). Ventral ist die A. carotis interna (4) in ihrem Verlauf durch die Schädelbasis angeschnitten. Außen ist der Meatus acusticus externus (5) dargestellt.

Schnittbild e Die Medulla oblongata geht am Sulcus bulbopontinus (6) in den Pons über.

Schnittbild g Nur wenig kranial davon gehen der N. vestibulocochlearis (7) und dann, weiter kranial, der N. intermediofacialis (9) aus dem Kleinhirnbrückenwinkel hervor. In diesem Bereich ist auch der Flocculus (8) als Teil des Lobus flocculonodularis angeschnitten.

Schnittbild i Im Bereich der Orbita ist der N. opticus (10), beidseits flankiert von externen Augenmuskeln (M. rectus lateralis (11) und M. rectus medialis (12), deutlich zu erkennen. Die beiden Augenmuskeln entspringen am Anulus tendineus communis und setzen am Augenbulbus an. Im Bereich des Temporallappens (13) kann die graue von der weißen Substanz abgegrenzt werden.

Schnittbild l Der vierte Ventrikel (14) sowie der Eintritt des N. trigeminus (15) in den lateralen Aspekt des Pons sind angeschnitten.

PRAXISTIPP

➤ Abb. 10.13 zeigt eine MRT-Aufnahme des Gehirns in allen drei Ebenen (axial, koronar und sagittal). Da der Hirnstamm nicht genau vertikal ausgerichtet, sondern etwas nach vorne geneigt ist (verdeutlicht durch die orange Linie), sind in ➤ Abb. 10.12d und e die Medulla oblongata und ventrokaudale Anteile des Pons (Stern) auf derselben axialen Schnittebene getroffen.

➤ Abb. 10.14 zeigt eine koronare MRT-Schnittserie von dorsal nach ventral. Bei dieser Schnittserie wollen wir uns auf den Kleinhirnbrückenwinkel konzentrieren.

In den ersten Schnittbildern sind die ventralen Anteile des Kleinhirns mit seinem Lobus anterior (1) und Lobus posterior (2) angeschnitten, mittig steht der vierte Ventrikel (3).

Schnittbild b Die Vierhügelplatte (4) des Mesencephalons ist angeschnitten. Der Pedunculus cerebellaris medius (5) verbindet den Pons mit dem Kleinhirn.

Schnittbild c Mit (6) ist der Kleinhirnbrückenwinkel mit den dort ein-/austretenden Nerven (7) markiert, die dann in den folgenden Schnittbildern in ihrem Verlauf in Richtung Porus acusticus internus nachverfolgt werden können.

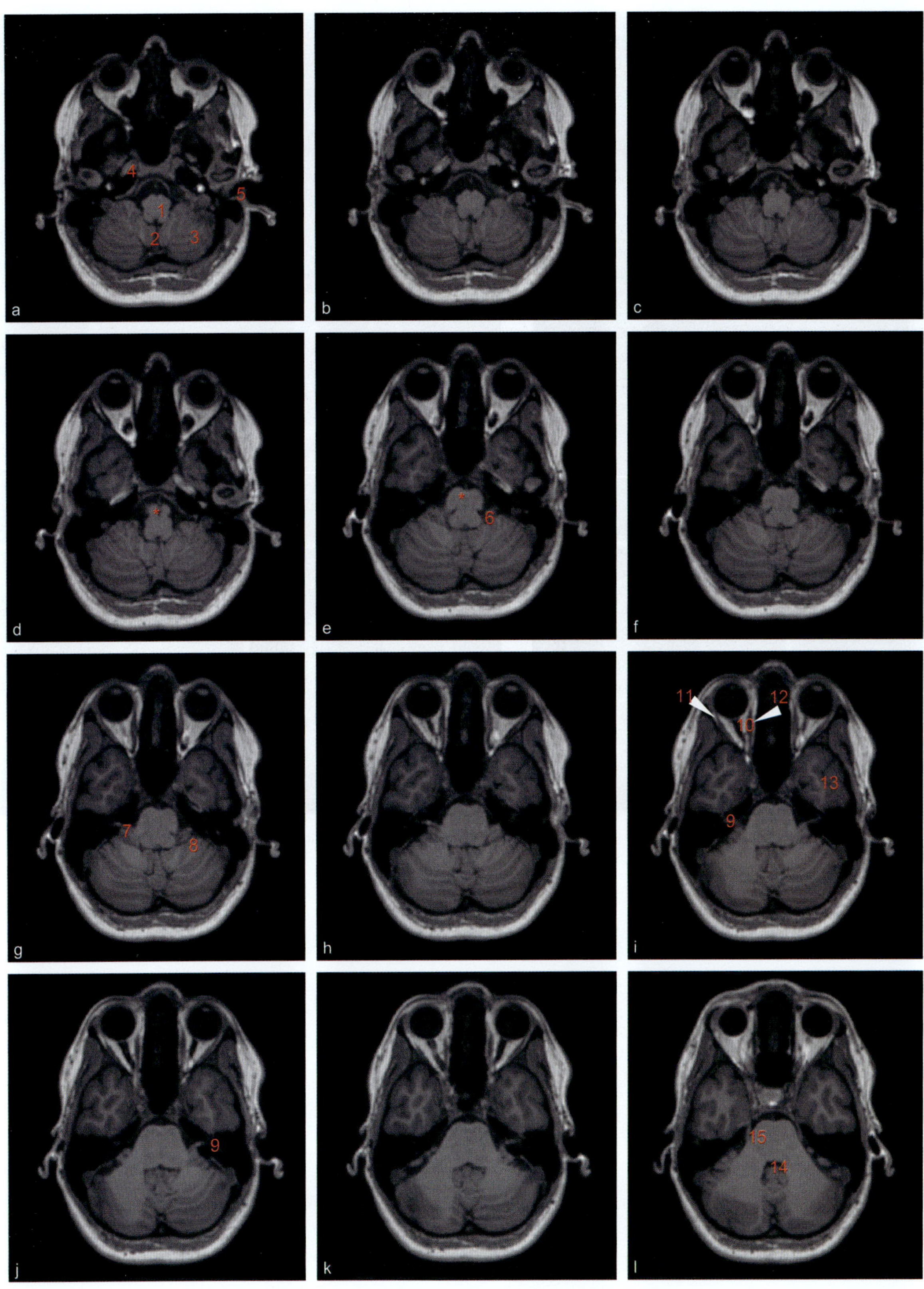

Abb. 10.12 Axiale MRT-Schnittserie auf Ebene des Kleinhirnbrückenwinkels von kaudal nach kranial. 1 Medulla oblongata, 2 Kleinhirntonsillen, 3 Kleinhirnhemisphären, 4 A. carotis interna, 5 Meatus acusticus externus, 6 Sulcus bulbopontinus, 7 N. vestibulocochlearis, 8 Flocculus, 9 N. intermediofacialis, 10 N. opticus, 11 M. rectus lateralis, 12 M. rectus medialis, 13 Temporallappen, 14 vierter Ventrikel, 15 N. trigeminus. [T1166-02]

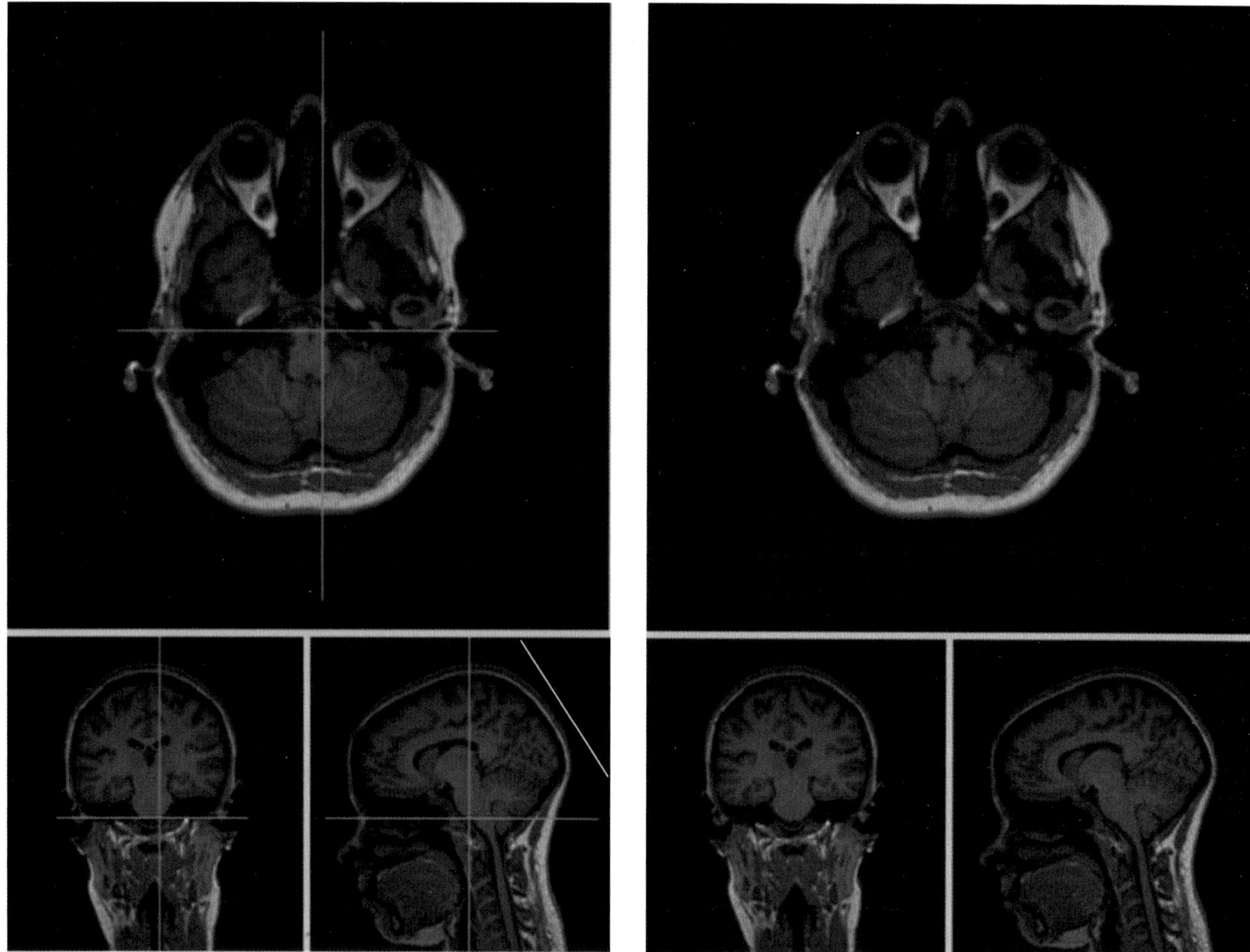

Abb. 10.13 T1-gewichtete MRT-Aufnahmen des Gehirns in allen drei Ebenen (axial, koronar und sagittal). Links sind Fadenkreuze in blau eingeblendet. Das Zentrum zeigt auf ventrokaudale Anteile des Pons. [T1166-02]

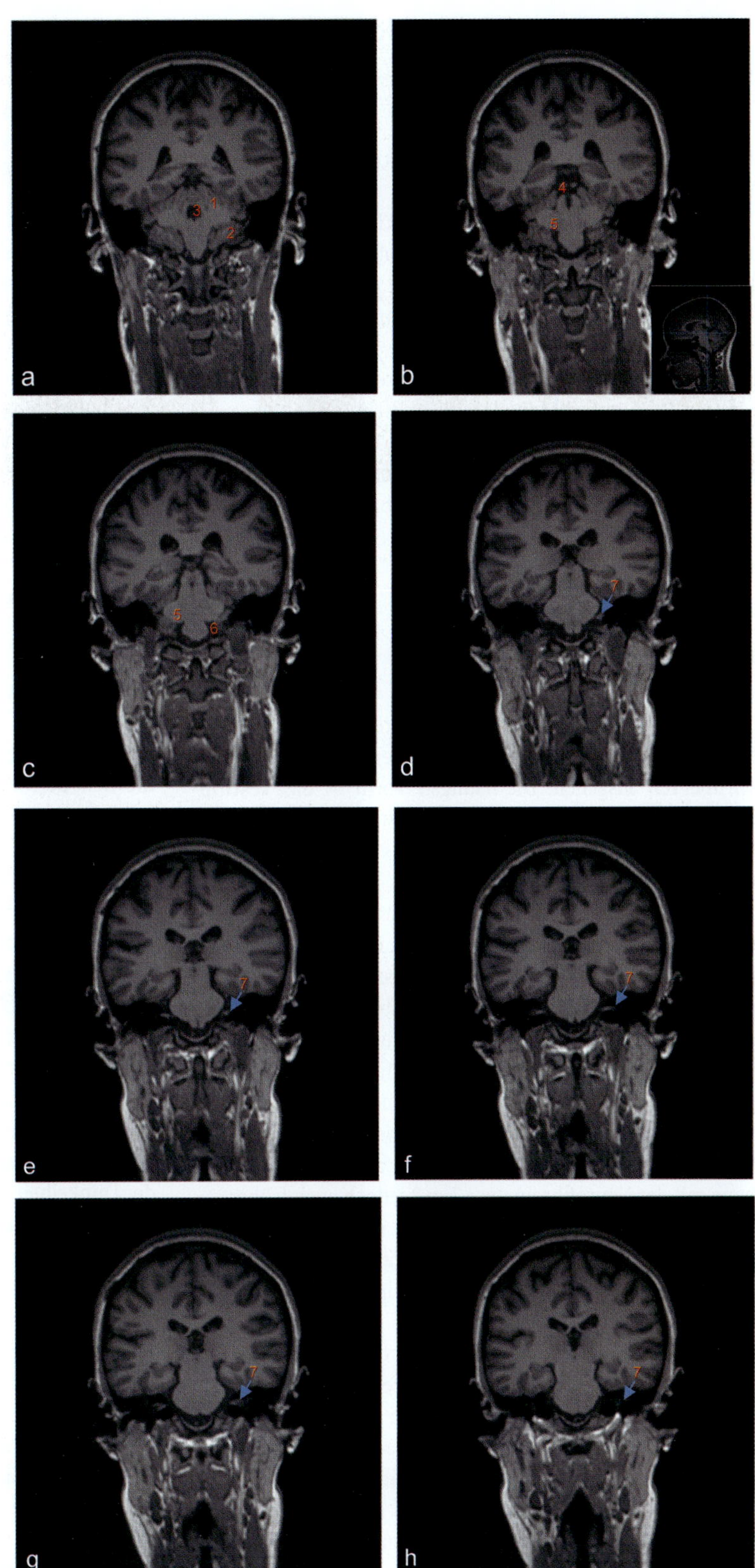

Abb. 10.14 Koronare T1-gewichtete MRT-Schnittserie auf Ebene des Kleinhirnbrückenwinkels von dorsal nach ventral. Insert in (b) verdeutlicht die Schnittebene im sagittalen Bild. 1 Lobus anterior cerebelli, 2 Lobus posterior cerebelli, 3 vierter Ventrikel, 4 Vierhügelplatte, 5 Pedunculus cerebellaris medius, 6 Kleinhirnbrückenwinkel, 7 N. vestibulochochlearis/N. intermediofacialis. [T1166-02]

10.3 Bildgebung: pathologischer Befund

Fallbeispiel: Diagnostik und Auflösung

➤ Abb. 10.15 zeigt eine axiale MRT-Schnittserie unserer Patientin auf Ebene des Kleinhirnbrückenwinkels von kaudal nach kranial, ➤ Abb. 10.16 zeigt eine koronare MRT-Schnittserie auf Ebene des Kleinhirnbrückenwinkels von dorsal nach ventral.

Im Bereich des linken Kleinhirnbrückenwinkels findet sich eine große Raumforderung (1), die in Richtung Meatus acusticus externus (2) eine Ausziehung zeigt. Das Lumen des vierten Ventrikels (3) ist aufgrund der Raumforderung ipsilateral komprimiert. Außerdem sind die vertebrobasillären Gefäße, die Aa. vertebrales (4) und die A. basilaris (5), zur Gegenseite verlagert.

Pathogenese

Schwannome sind gutartige Tumoren, die von den Schwann-Zellen im Bereich der spinalen Wurzeln bzw. der Hirnnerven ausgehen. Die häufigste Form ist das **Vestibularisschwannom** (ausgehend vom vestibulären Anteil des N. vestibulocochlearis), das jedoch aus historischen Gründen immer noch fälschlicherweise als Akustikusneurinom bezeichnet wird. Der Tumor kapselt sich meistens mit Bindegewebe von den umliegenden Strukturen ab und bildet **keine Metastasen.** Die meisten Vestibularisschwannome treten einseitig und sporadisch auf. Treten sie bilateral auf, muss an eine Neurofibromatose Typ 2 als zugrunde liegende Störung gedacht werden. Schwannome sind häufig: Bei etwa 8 % aller klinisch manifesten intrakraniellen Tumoren handelt es sich um Schwannome. Sie treten im Allgemeinen zwischen dem vierten und sechsten Lebensjahrzehnt auf, im Zusammenhang mit der Neurofibromatose Typ 2 jedoch auch früher.

Vestibularisschwannome entwickeln sich nahe des Porus acusticus internus, also an der **Übergangszone** der Myelinisierung durch Schwann-Zellen (peripheres Myelin) und Oligodendrozyten (zentrales Myelin). Die Blutversorgung des Tumors erfolgt hauptsächlich über die A. labyrinthi, die die Oberfläche des Tumors mit mehreren winzigen Ästen überzieht. Bei größeren Tumoren kann eine Blutversorgung zusätzlich durch kleine Äste der benachbarten Kleinhirn- und Pontinarterien erfolgen. Das Wachstum des Tumors erfolgt vom Meatus acusticus internus aus in Richtung des Hirnstamms (also von peripher nach zentral) und kann dann im Kleinhirnbrückenwinkel durch lokale Kompression zu verschiedenen Symptomen führen.

MERKE
Aufgrund der räumlich beengten Topografie im Kleinhirnbrückenwinkel kann es bei Wachstum des Tumors durch Kompression benachbarter Areale zusätzlich zu zerebellären Symptomen sowie einer Funktionsstörung benachbarter Hirnnerven (N. facialis, N. trigeminus) kommen.

Ein Vestibularisschwannom verursacht typischerweise Hörstörungen und ansonsten meist erst dann weitere Beschwerden, wenn es größer wird und andere Strukturen in seiner Nähe verdrängt bzw. beschädigt. Folgende **pathologischen Prozesse** können zu einer klinischen Manifestation eines Vestibularisschwannoms führen:

- Direkte destruktive Prozesse am N. vestibulocochlearis
- Kompression der umliegenden Hirnnerven im Kleinhirnbrückenwinkel oder im Meatus acusticus internus
- Kompression des Kleinhirns im Kleinhirnbrückenwinkel
- Erhöhter intrakranieller Druck
- Abflussstörungen des Liquor cerebrospinalis

Symptome und Diagnose

Oft ist das erste Anzeichen des Tumors eine Hörminderung, die den Betroffenen regelmäßig nur zufällig, beispielsweise wenn sie ein Telefongespräch mit dem betroffenen Ohr verfolgen, auffällt. Auch ein routinemäßig durchgeführter Hörtest kann auf die Erkrankung hinweisen. Typischerweise verschlechtert sich besonders das Hören im **Hochtonbereich,** sodass beispielsweise Vogelgezwitscher verändert oder nicht mehr wahrgenommen werden kann. Oft treten zusätzlich Ohrgeräusche (Tinnitus) auf. Diese liegen meistens im Hochtonbereich und werden als sehr belastend empfunden.

Komprimiert der Tumor den Vestibularisanteil, kann das Vestibularisschwannom Symptome wie Schwindel und Übelkeit sowie einen Nystagmus hervorrufen. Derartige Symptome treten vor allem bei schnellen Kopfbewegungen und in der Dunkelheit auf, wenn das Gleichgewicht weniger gut über die Augen koordiniert werden kann.

Eine Beeinträchtigung des N. intermediofacialis ist in der Regel klinisch nicht führend und erst spät im Verlauf zu sehen. Eine Schwäche der Gesichtsmuskulatur, Zuckungen und vermehrter Tränenfluss können die Folge sein (i. e.; periphere Fazialisparese).

Mögliche Symptome bei einer Beteiligung des N. trigeminus sind Parästhesien im Trigeminusgebiet, Kribbeln der Zunge, Beeinträchtigung des Hornhautreflexes und seltener Schmerzen, die eine typische Trigeminusneuralgie imitieren können.

Aus der Kompression des Kleinhirns können eine Ataxie und Koordinationsprobleme resultieren, seltener auch

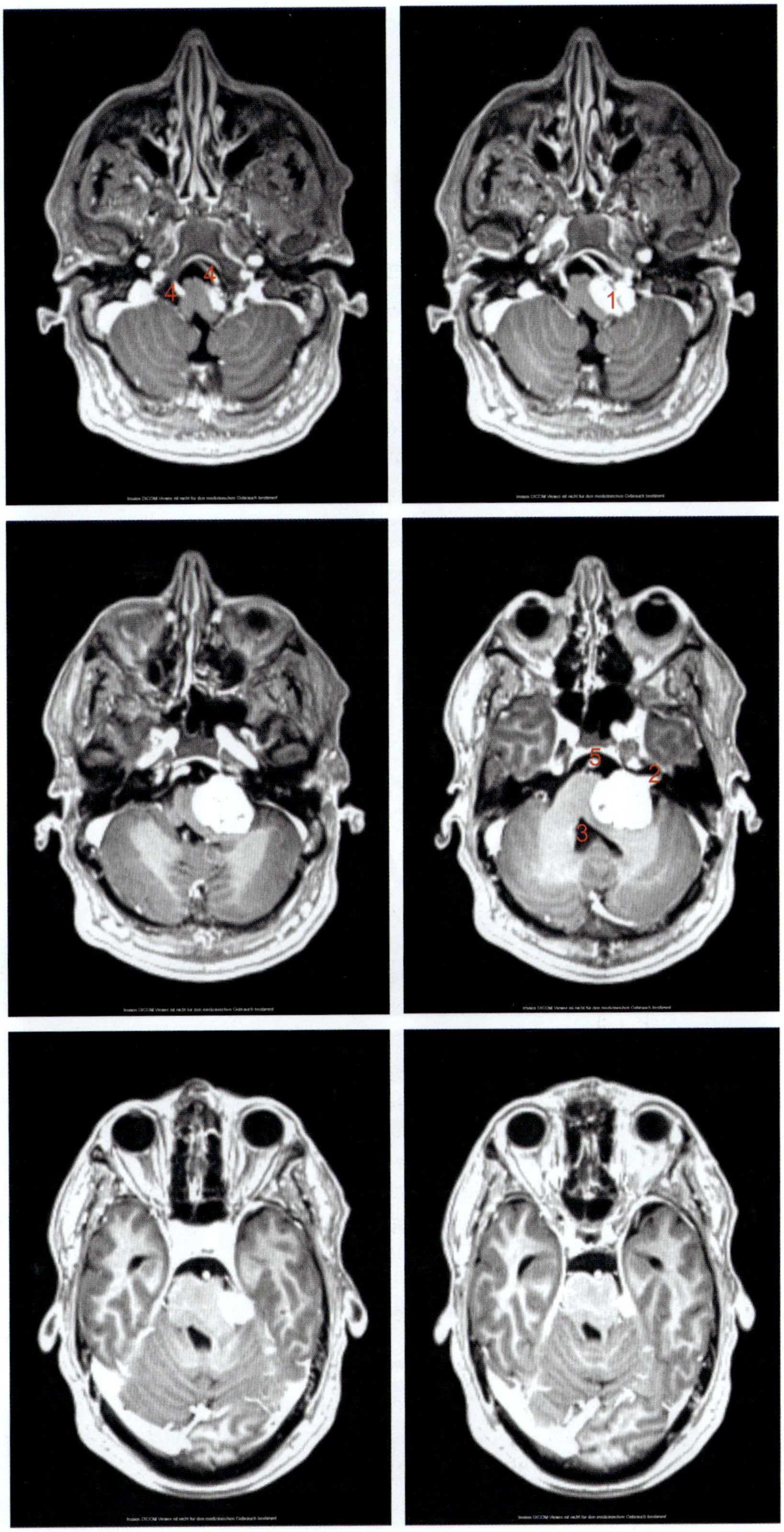

Abb. 10.15 Axiale T1-gewichtete MRT-Schnittserie mit Kontrastmittelgabe auf Ebene des Kleinhirnbrückenwinkels von kaudal nach kranial. 1 Raumforderung, 2 Ausziehung der Raumforderung in den Meatus acusticus externus, 3 vierter Ventrikel, 4 Aa. vertebrales, 5 A. basilaris. [T1166-02]

https://else4.de/73s

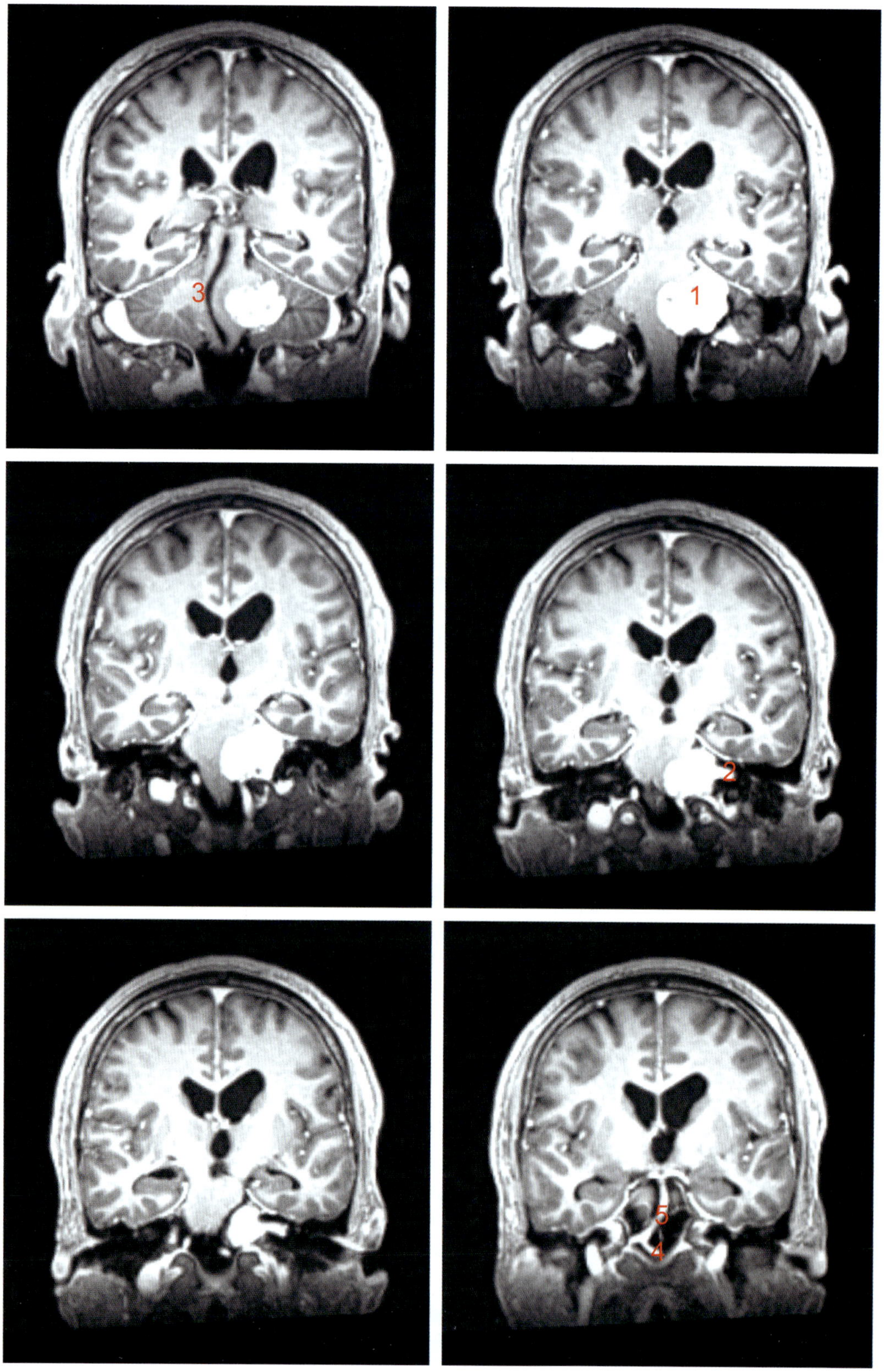

Abb. 10.16 Koronare T1-gewichtete MRT-Schnittserie mit Kontrastmittelgabe auf Ebene des Kleinhirnbrückenwinkels von dorsal nach ventral. 1 Raumforderung, 2 Meatus acusticus externus, 3 vierter Ventrikel, 4 Aa. vertebrales, 5 A. basilaris. [T1166-02]

https://else4.de/w7e

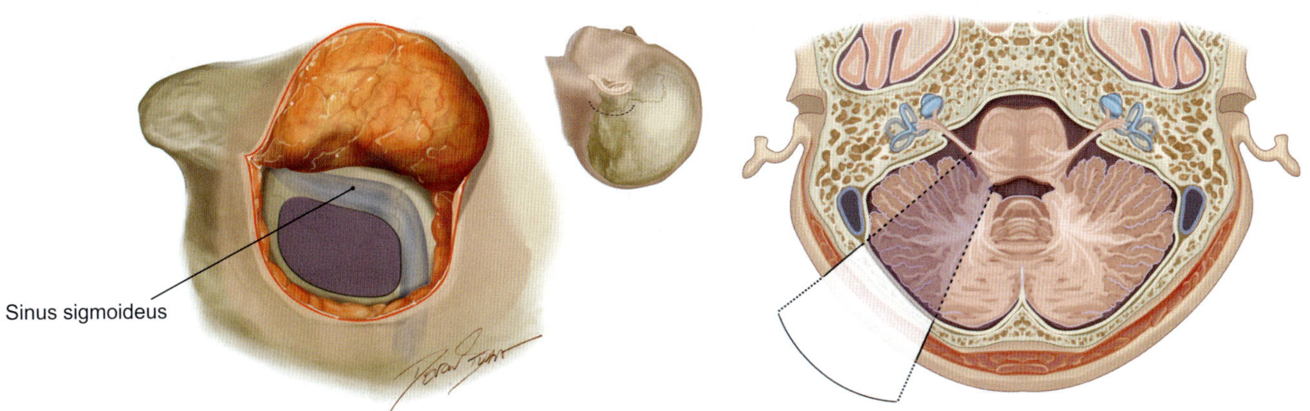

Abb. 10.17 Retrosigmoidaler Zugang im Rahmen der operativen Entfernung eines Vestibularisschwannoms. [E1132]

eine Dysarthrie. Kopfschmerzen, Übelkeit, Erbrechen und Entgleisungen des Blutdrucks können Anzeichen für einen erhöhten intrakraniellen Druck sein.

Therapie

Das Vestibularisschwannom kann auf drei verschiedene Arten behandelt werden:

- Kontrollierte Beobachtung, vor allem bei kleinen Tumoren und/oder bei älteren Patienten mit Begleiterkrankungen
- Offene chirurgische Resektion
- Stereotaktische Strahlentherapie

Beim kontrollierten Abwarten werden in regelmäßigen Abständen MRT-Untersuchungen durchgeführt, um zu überwachen, ob der Tumor wächst. Vor allem bei **älteren Patienten** wächst der Tumor nicht mehr oder schrumpft sogar.

Größere und progrediente Vestibularisschwannome sollten operiert werden. Durch die Operation wird der Tumor entfernt und die Kompression auf das Hirngewebe beseitigt. Abhängig von der Lage und Größe des Tumors wählt der Operateur den Zugang entweder über den Schläfenbereich (retrosigmoidal), über das Innenohr (translabyrinthär) oder über die hintere Schädelgrube. Beim retrosigmoidalen Zugang (➤ Abb. 10.17) wird der Schädel hinter dem Ohr kraniotomiert, nach Eröffnung der Dura mater gelangt man entlang des natürlichen Wegs hinter dem Sinus sigmoideus (namensgebend für das operative Verfahren) zwischen Felsenbein und Kleinhirn bis zum Tumor im Kleinhirnbrückenwinkel. Der innere Gehörgang wird mit Hochgeschwindigkeitsfräsen eröffnet und der Tumor entfernt. Die Operation erfolgt unter einer kontinuierlichen elektrophysiologischen Überwachung der Hörnerven- und Gesichtsnervenfunktion.

Als Alternative zu einer Operation oder auch als zusätzliche Therapie nach unvollständiger Resektion können Vestibularisschwannome auch bestrahlt werden. Hierbei wird der Tumor nicht chirurgisch entfernt, sondern mittels Bestrahlung zerstört bzw. abgetötet. Im Gegensatz zur Operation muss bei dieser radiochirurgischen Behandlung der Schädel nicht eröffnet werden. Hierbei wird zunehmend das sogenannte Gamma- oder Cyber-Knife verwendet. Durch die Bestrahlung kann mittelfristig eine Größenabnahme erreicht oder zumindest das weitere Größenwachstum aufgehalten werden. Für ältere Patienten mit kleinen Tumoren, Resttumoren oder Patienten, die Kontraindikationen für eine Operation aufweisen, stellt dieses Verfahren eine sinnvolle Behandlungsoption dar.

Patientenkasuistik

Die von Frau T. geschilderten Beschwerden (einseitiger Hörverlust links, Tinnitus, Zeichen einer linksseitigen, peripheren Fazialisparese) und die daran angeschlossene Bildgebung ergaben ein großes linksseitiges Vestibularisschwannom, das in den Kleinhirnbrückenwinkel vorgewachsen war. Aufgrund des ausgeprägten Befundes und des jungen Alters der Patientin wurde Frau T. in eine neurochirurgische Klinik, die sich auf die Behandlung von linksseitigen Vestibularisschwannomen spezialisiert hat, überwiesen. Dort wurde der Tumor in einer offenen Operation entfernt. Im Anschluss an die Operation klagte Frau T. über Gleichgewichtsstörungen, die als Folge des operativen Eingriffs interpretiert wurden und nach etwa drei Monaten wieder abgeklungen sind.

Die Transferaufgabe zu diesem Fallbeispiel finden Sie in ➤ Kap. 11.10.

KAPITEL

11 Transferaufgaben

Markus Kipp, Erik Volmer, Omid Nikoubashman

In den vorangegangenen 10 Kapiteln dieses Buchs haben Sie sich ein grundlegendes Verständnis für die Darstellung komplexer dreidimensionaler anatomischer Strukturen in der Projektionsradiografie und/oder Schnittbildgebung erarbeitet. In diesem abschließenden Kapitel sollen Sie nun versuchen, das Gelernte auf andere Fragestellungen bzw. anatomische Gebiete zu übertragen. Zu jedem Kapitel folgt daher jeweils eine **Transferaufgabe**. Diese sind unterschiedlich gestaltet: Mal geht es darum, anatomische Strukturen zu erkennen, die in den vorherigen Kapiteln nicht explizit angesprochen wurden (z. B. Gefäße des Abdomens oder die verschiedenen muskulären Anteile der Rotatorenmanschette). In anderen Transferaufgaben sollten Sie auf die Suche nach verschiedenen Pathologien gehen. Wir wünschen Ihnen bei der Bearbeitung der Transferaufgaben viel Erfolg!

11.1 Transferaufgabe zu Kapitel 1

11.1.1 Aufgabenstellung

➤ Abb. 11.1 zeigt eine p. a.- und eine seitliche Projektionsradiografie des Thorax. Der Patient wurde mit Luftnot und Fieber (39,4 °C) in die Klinik eingeliefert. Anamnestisch gibt er seit Tagen bestehende Grippe-ähnliche Symptome an. Laborchemisch zeigen sich eine Leukozytose im Blutbild sowie ein erhöhtes C-reaktives Protein (CRP). Beantworten Sie zu diesem Fall folgende Fragen:

- Welche Veränderungen können Sie in der gezeigten Projektionsradiografie des Thorax erkennen?
- Wo genau befindet sich anatomisch die Veränderung?
- Inwiefern benötigen Sie die seitliche Projektionsradiografie, um die Veränderung genau verorten zu können?

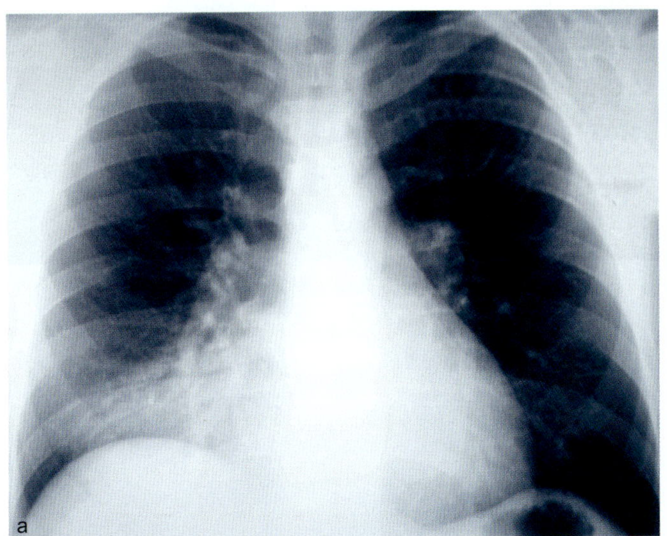

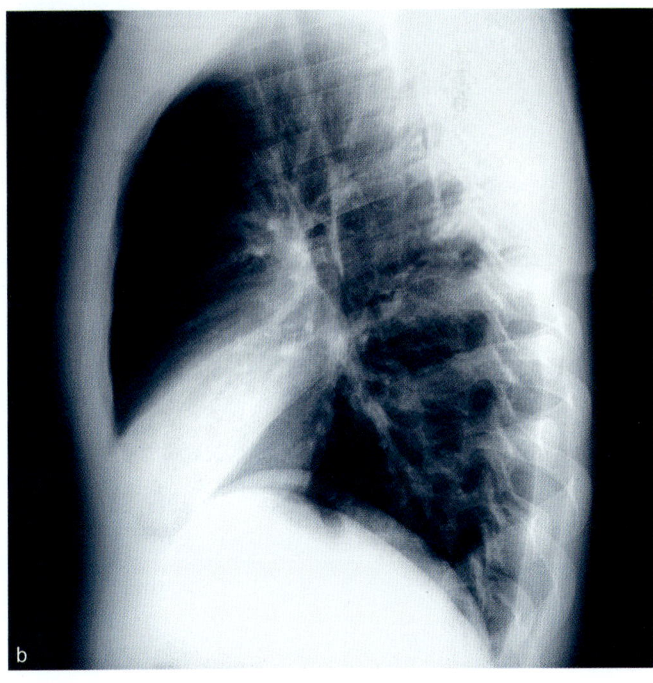

Abb. 11.1 (a) p. a.- und (b) seitliche Projektionsradiografie des Thorax. [T197]

11.1.2 Auflösung

Die p. a.-Aufnahme (➤ Abb. 11.2) zeigt eine Verschattung der unteren Lungenanteile (rötlich schraffiert). Da sowohl der rechte Mittel- als auch Unterlappen dem Zwerchfell aufliegen (vgl. auch ➤ Abb. 1.5), kann man in der gezeigten p. a.-Aufnahme nicht sicher zuordnen, welcher der beiden Lungenlappen betroffen ist. In der Zusammenschau mit der seitlichen Aufnahme lässt sich die Verschattung dann aber eindeutig dem **Mittellappen** zuordnen.

Der Befund wird als Verschattung bezeichnet, erscheint aber im Röntgenbild als helle Fläche, da es sich um einen Röntgennegativfilm handelt. Die gezeigte Verschattung entspricht einer Lobärpneumonie. Eine Pneumonie wird meist durch Bakterien, seltener durch Viren und Pilze ausgelöst. Bei einer „typisch verlaufenden" Pneumonie zeigt der Patient einen plötzlichen Beginn mit Schüttelfrost, hohem Fieber, Luftnot und Tachykardie. Produktiver Husten mit Auswurf ist eher selten. Bei atemabhängigem Schmerz im Bereich des Brustkorbs muss an eine begleitende Pleuritis gedacht werden.

Bildgebend kann, je nach Lokalisation und Abgrenzbarkeit, eine Pneumonie folgendermaßen eingeteilt werden:

- **Lobärpneumonie:** scharf begrenzte, typischerweise auf einen Lappen beschränkte Verschattung
- **Bronchopneumonie:** eher diffuse, lappenübergreifende Veränderungen mit konfluierenden Fleckschatten
- **Interstitielle Pneumonie:** streifige, netzartige Zeichnung, oft beidseitig symmetrisch ausgebildet

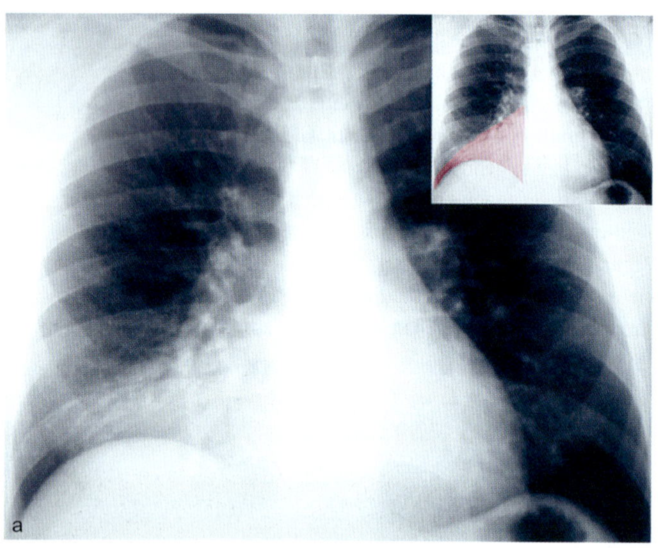

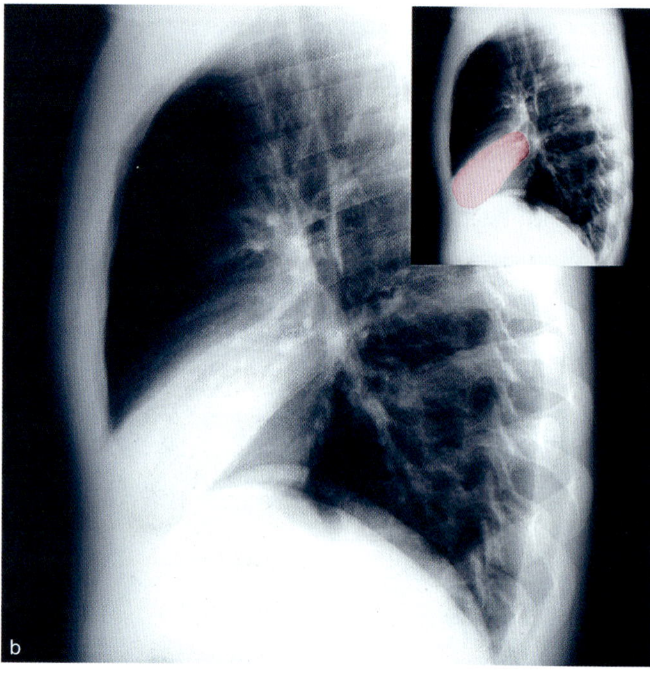

Abb. 11.2 p. a.- und seitliche Projektionsradiografie des Thorax. (a) Lobärpneumonie in der p. a.-Aufnahme. (b) Lobärpneumonie in der Seitaufnahme. [T1166-02]

11.2 Transferaufgabe zu Kapitel 2

11.2.1 Aufgabenstellung

➤ Abb. 11.3 zeigt eine axiale CT-Schnittserie der Wirbelsäule von kranial nach kaudal. Beantworten Sie hierzu folgende Fragen:

1. Welcher Teil der Wirbelsäule ist in der Schnittserie dargestellt?
2. Der Patient ist in häuslicher Umgebung auf den Rücken gefallen und gibt starke Schmerzen im Bereich der Wirbelsäule an. Welche pathologische(n) Veränderung(en) können Sie erkennen?

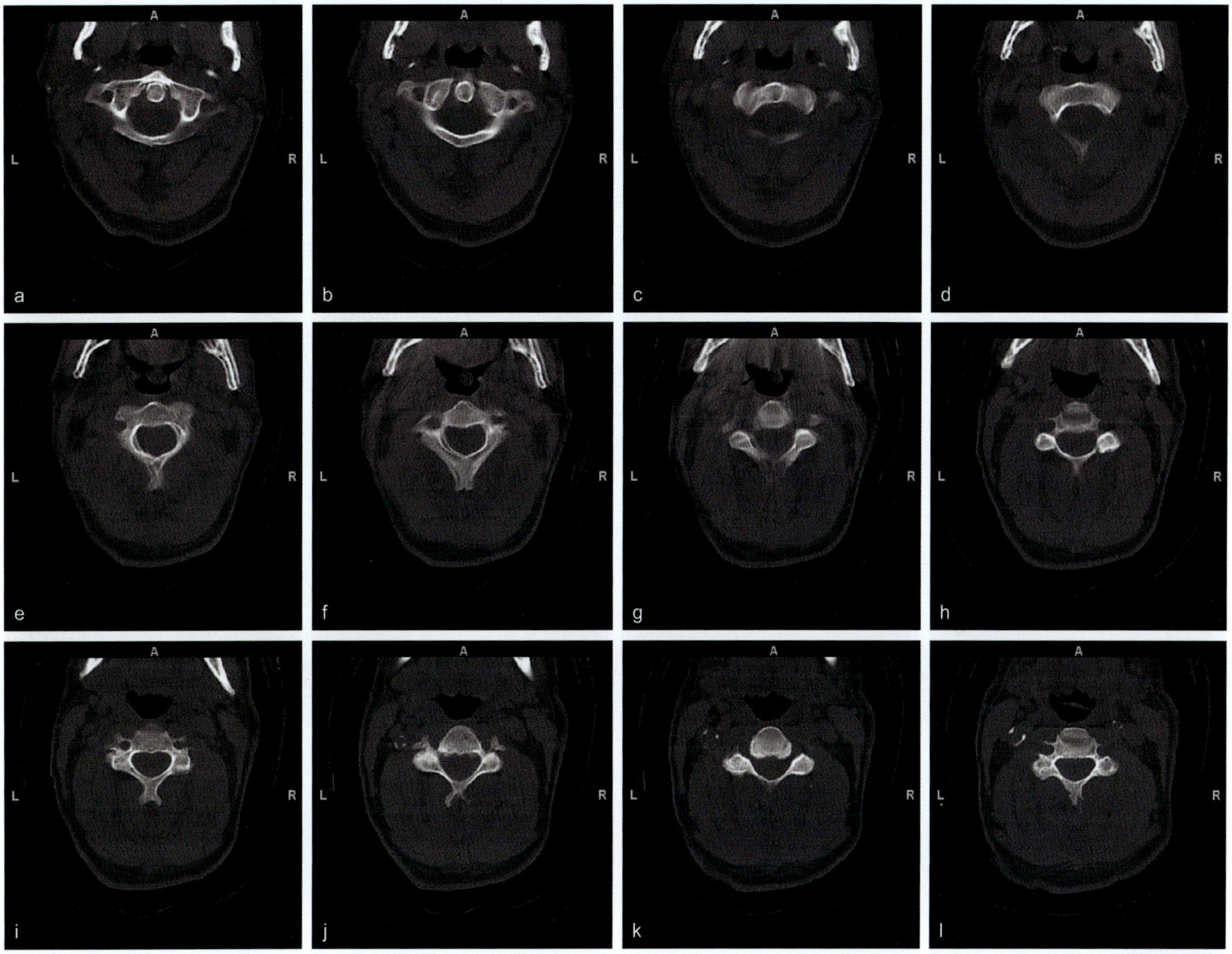

Abb. 11.3 Axiale CT-Schnittserie der Wirbelsäule von kranial nach kaudal. [T1166-02] ▸

https://else4.de/bc9

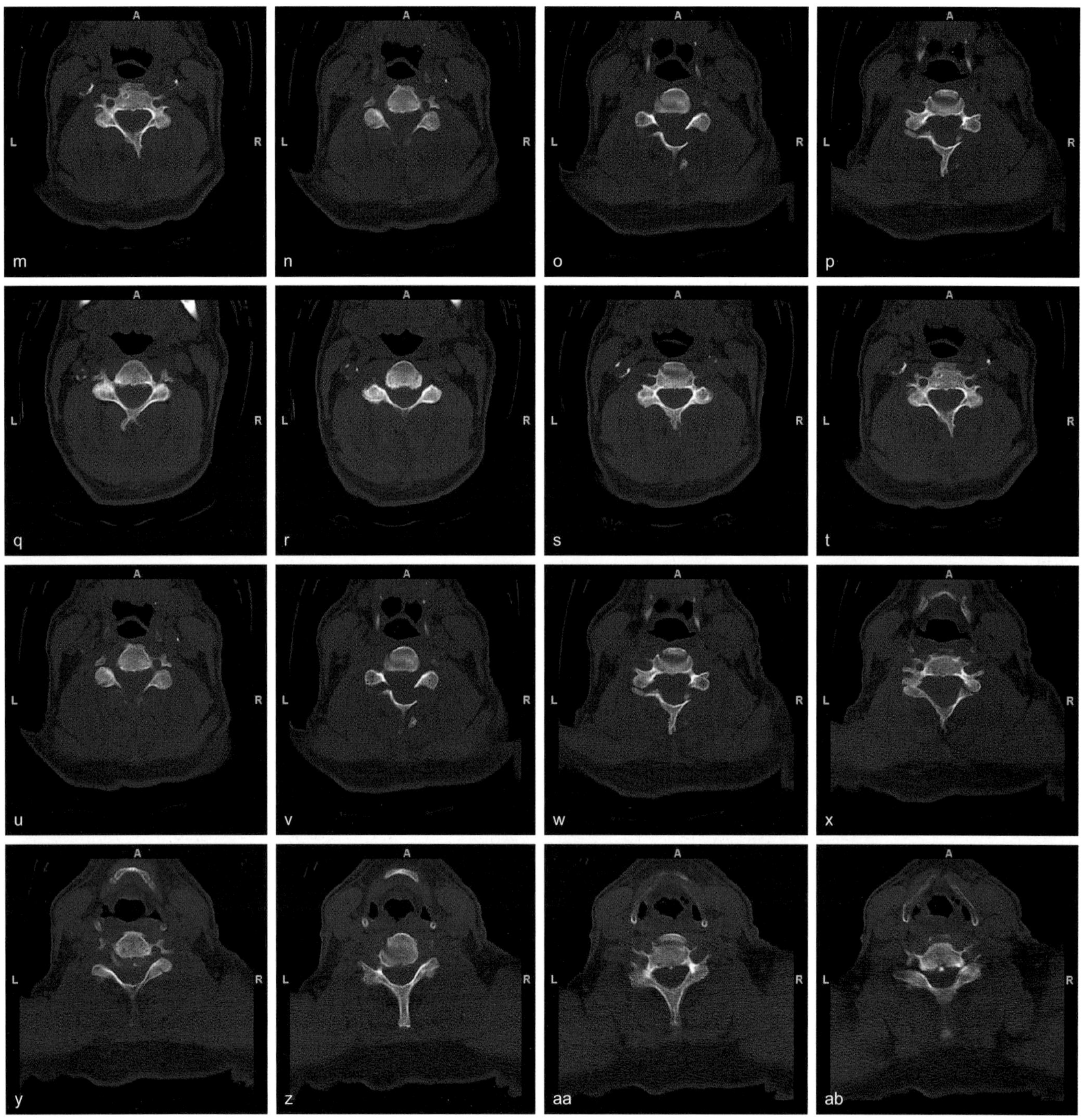

Abb. 11.3 (*Forts.*)

11.2.2 Auflösung

In ➤ Abb. 11.4a ist mittig der Dens axis (1), rechts und links davon sind verschiedene Anteile des Atlas mit seinen Foramina vertebralia (2) angeschnitten. In (e) ist der Körper des zweiten Halswirbels (Axis) angeschnitten, sein Proc. spinosus (3) ist zweigeteilt. (i) zeigt dann den C3-Wirbelkörper, (m) den von C4, (t) den von C5 und (x) den von C6. Die hinteren Anteile der Wirbelbögen der beiden Wirbel C5 und C6 mit ihren Procc. spinosi sind seitlich verschoben (siehe Pfeile). Es liegt demnach eine Fraktur des fünften und sechsten Halswirbels vor.

Die besondere Problematik der Wirbelsäulenverletzungen liegt in der Gefahr einer irreversiblen Schädigung des Rückenmarks und der Nervenwurzeln bzw. der Spinalnerven sowie im Bereich der Halswirbelsäule auch von Dissektionen der Aa. vertebrales. Außerdem kann, trotz Wiederherstellung der Stabilität, eine veränderte Biomechanik und/oder Statik zu langfristigen Problemen führen.

Verletzungen der Wirbelsäule entstehen gewöhnlich durch indirekte Gewalteinwirkung in Form einer ausgeprägten Hyperflexion, Hyperextension oder Längsstauchung. Maßgeblich für den Schweregrad der Verletzung ist zum einen eine Beteiligung von Nervengewebe, zum anderen die Unterscheidung zwischen stabilen und instabilen Frakturen. Im klinischen Alltag wird das Drei-Säulen-Modell nach Denis zur Einteilung von Wirbelsäulenverletzungen weit verbreitet angewendet. Hierbei wird die Wirbelsäule in drei Längssäulen unterteilt (➤ Abb. 11.5a):

Zur vorderen Säule gehören:

- Lig. longitudinale anterius
- Vordere ⅔ des Wirbelkörpers inkl. der Wirbelkörpervorderkante und Bandscheibe

Zur mittleren Säule gehören:

- Lig. longitudinale posterius
- Hinteres ⅓ des Wirbelkörpers inkl. der Wirbelkörperhinterkante und Bandscheibe (Anulus fibrosus)

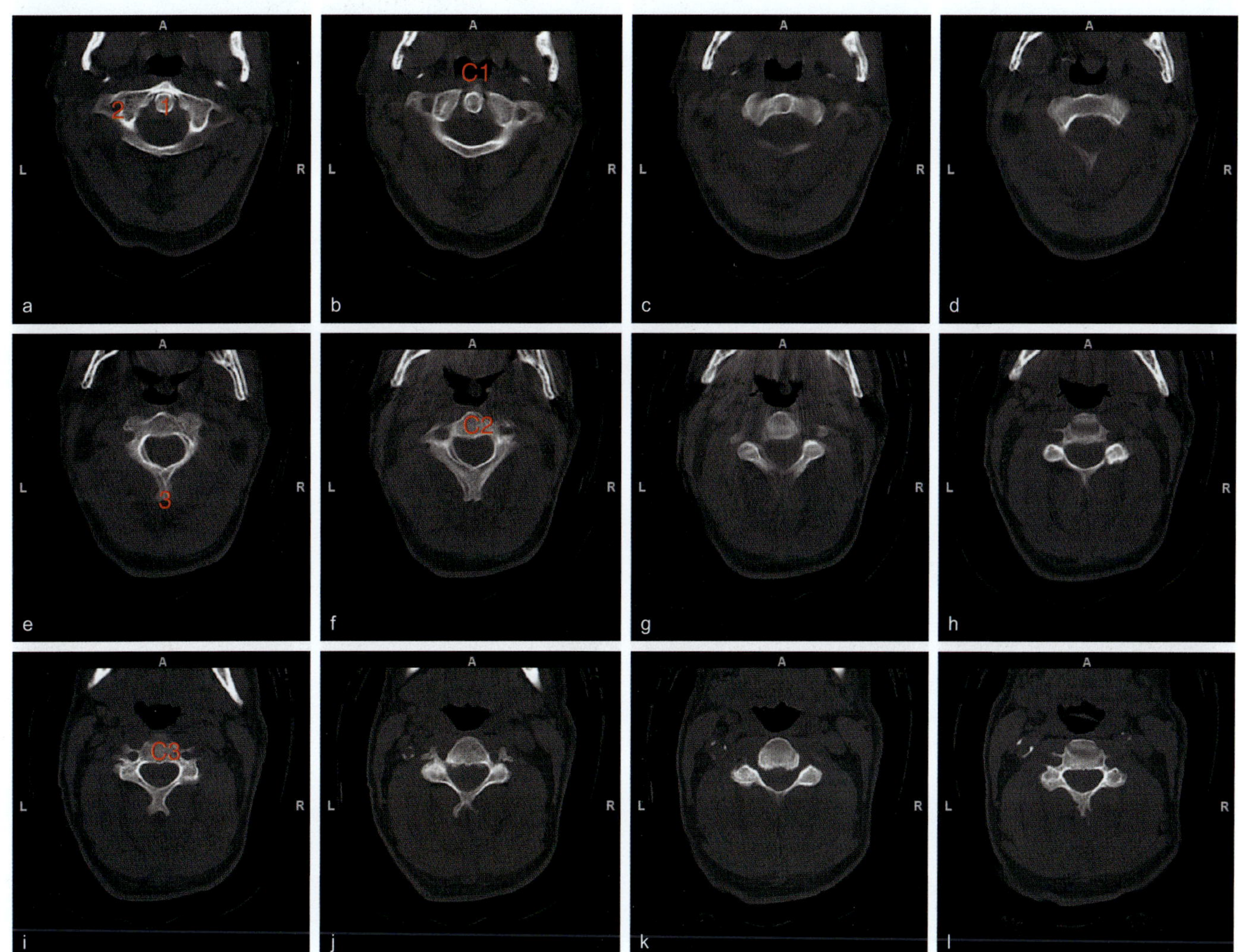

Abb. 11.4 Axiale CT-Schnittserie der Halswirbelsäule von kranial nach kaudal. Die Wirbelkörper sind jeweils in der Schnittebene markiert, in der die zugehörigen Foramina vertebralia zu sehen sind. Dens axis (1); Foramina vertebralia (2); Proc. spinosus (3); Orange Pfeile in o und v zeigen auf verschobene Bruchstücke der Wirbelbögen. Der Stern markiert einen deformierten Wirbelkörper. [T1166-02] ►

11

Zur hinteren Säule gehören:

- Wirbelbögen und -fortsätze
- Facettengelenke
- Posteriore Bänder (Lig. supraspinale, Lig. interspinale, Lig. flavum, Facettenkapsel)

In der Regel sind Ein-Säulen-Frakturen stabil, Drei-Säulen-Frakturen immer instabil. Zwei-Säulen-Frakturen können, je nach Ausmaß der Verletzungen, prinzipiell stabil sein, meist sind sie jedoch instabil. Im gezeigten Fall liegt eine Fraktur des C5-Wirbelkörpers bei gleichzeitigem Dorsalversatz der hinteren Wirbelanteile vor. Somit handelt es sich um eine **instabile Fraktur** der Halswirbelsäule.

Der Bruch wurde operativ versorgt (➤ Abb. 11.5b), der weitere stationäre Verlauf gestaltete sich unter regelmäßigen Wund- und Laborkontrollen komplikationslos. Vor allem in der sagittalen Schnittserie (➤ Abb. 11.5c) wird ein Versatz zwischen dem 5. und 6. Halswirbelkörper deutlich, ein eindeutiges Zeichen der Instabilität. Die periphere Durchblutung, Motorik

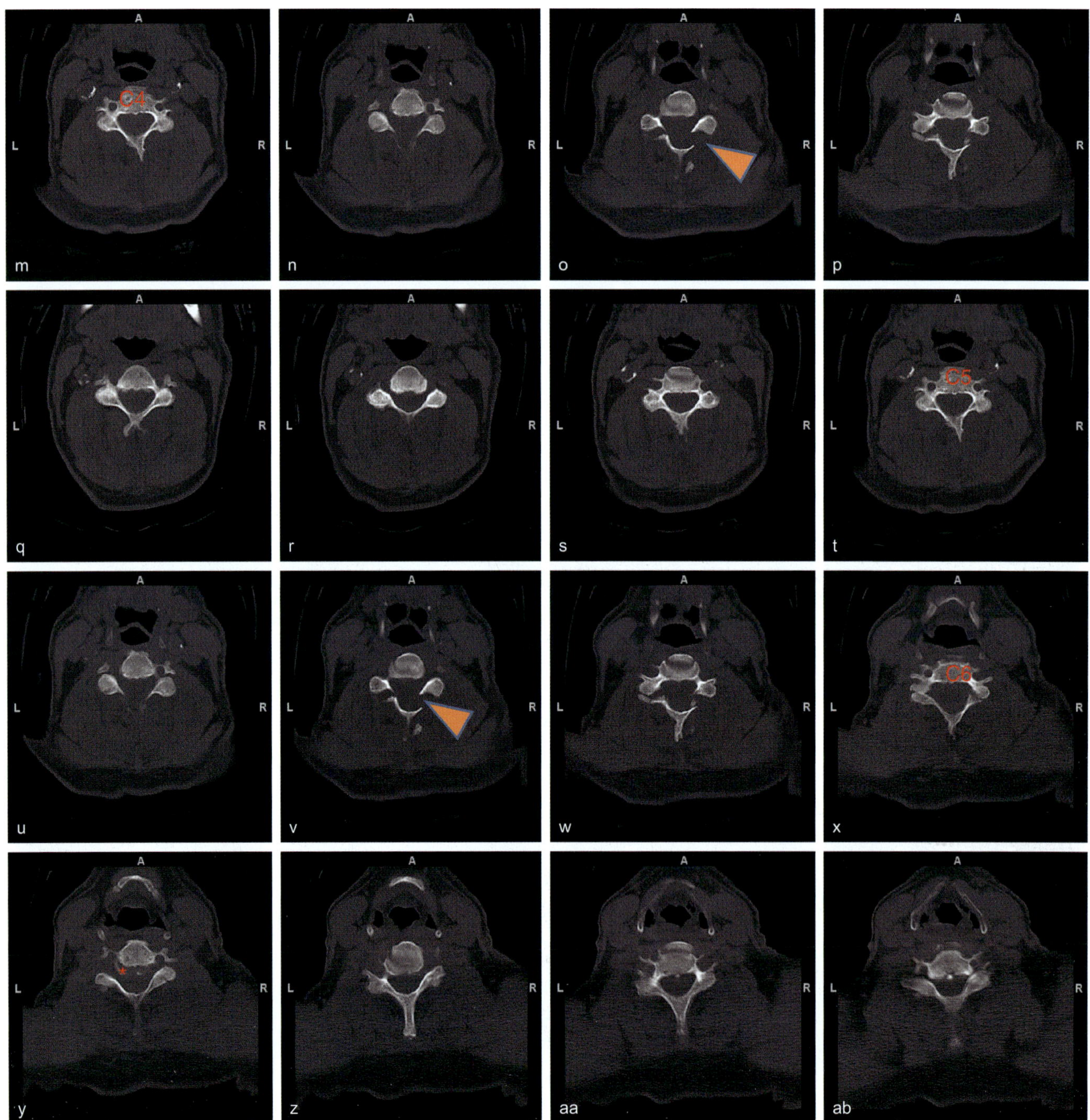

Abb. 11.4 *(Forts.)*

11

und Sensibilität waren stets intakt. Die Wunden zeigten einen regelrechten Heilungsverlauf. Die postoperative Röntgenkontrolle zeigte einen regelrechten Befund. Der Patient konnte physiotherapeutisch auf Flur- und Treppenebene an Unterarmgehstützen unter schmerzadaptierter Vollbelastung mobilisiert und abschließend in die Häuslichkeit entlassen werden.

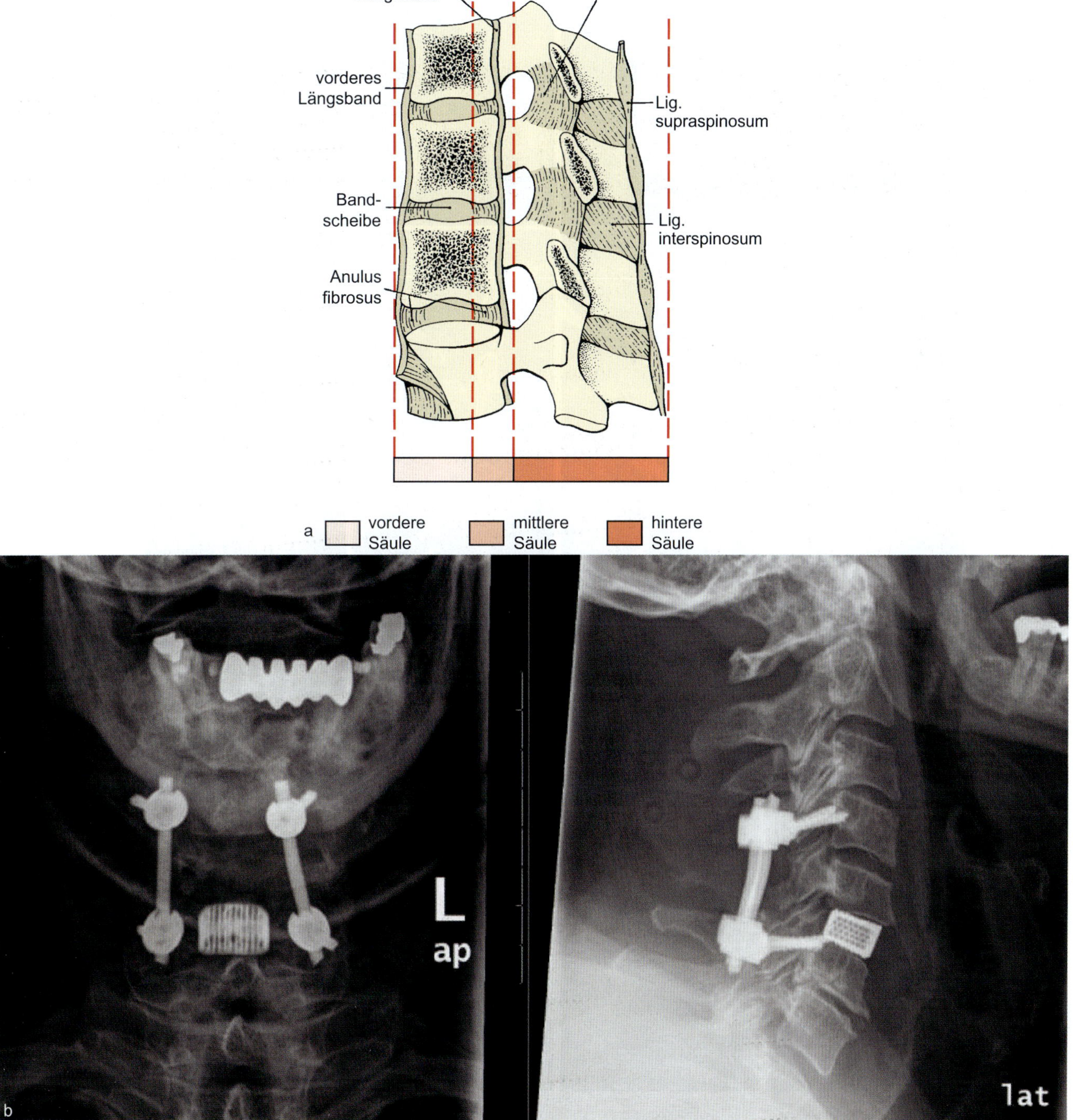

Abb. 11.5 (a) Drei-Säulen-Modell zur Klassifizierung von Wirbelfrakturen [L190, G768] (modifiziert nach Denis F. Three column spine and its significance in the classification of acute thoracolumbar spinal injuries. Spine 1983; 8:817–831). (b) Postoperative Projektionsradiografie der Halswirbelsäule [T1272-01]. (c) Sagittale Schnittserie der Halswirbelsäule. Die orangen Pfeile in h, i und l zeigen auf einen Versatz zwischen dem 5. und 6. Halswirbel [T1272-01]. ▸

11

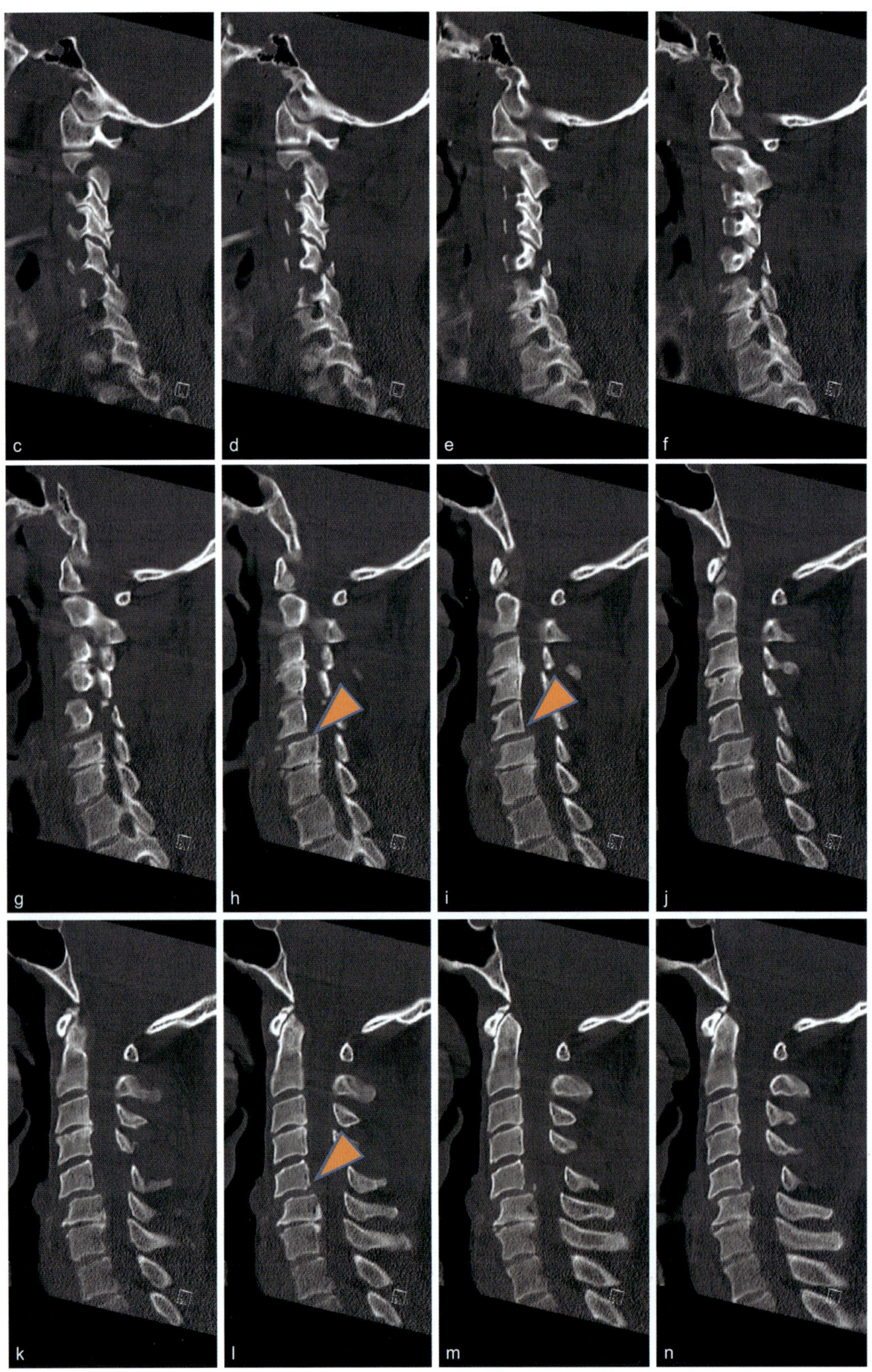

Abb. 11.5 (*Forts.*)

11.3 Transferaufgabe zu Kapitel 3

11.3.1 Aufgabenstellung

➤ Abb. 11.6 zeigt eine axiale MRT-Schnittserie des Kopfes. Beantworten Sie hierzu folgende Fragen:

- Handelt es sich um eine Schnittserie von kranial nach kaudal oder umgekehrt?
- Auf welcher Höhe, bezogen auf den Hirnstamm, ist die erste Abbildung der Schnittserie angeschnitten?
- Bei der gezeigten Schnittserie handelt es sich um eine **postoperative** Aufnahme. Welche Veränderungen des Gehirnparenchyms können Sie erkennen und welcher Eingriff wurde vermutlich vorgenommen?

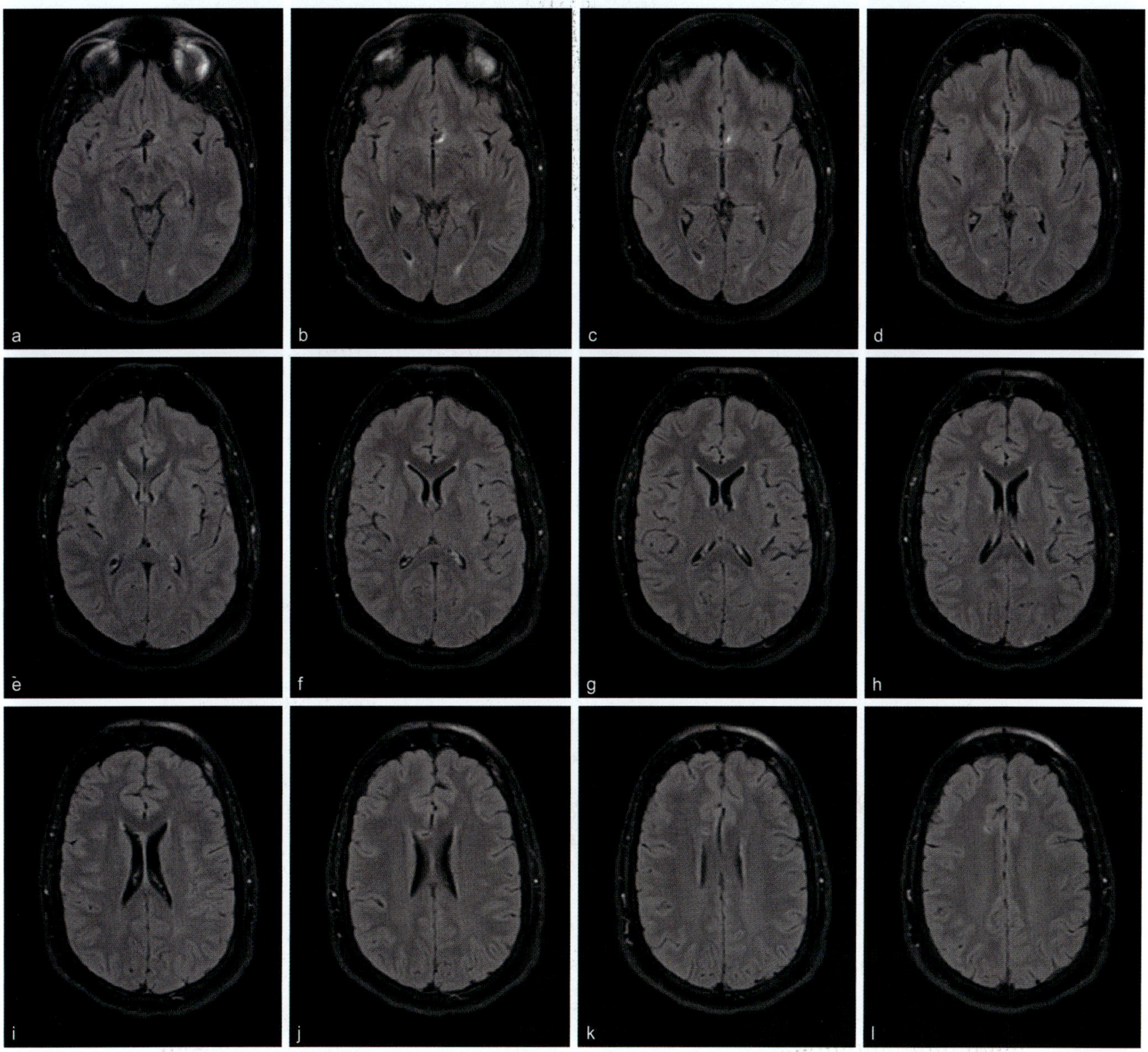

Abb. 11.6 Axiale MRT-Schnittserie des Kopfes. [T1166-02]. ▸

https://else4.de/4fd

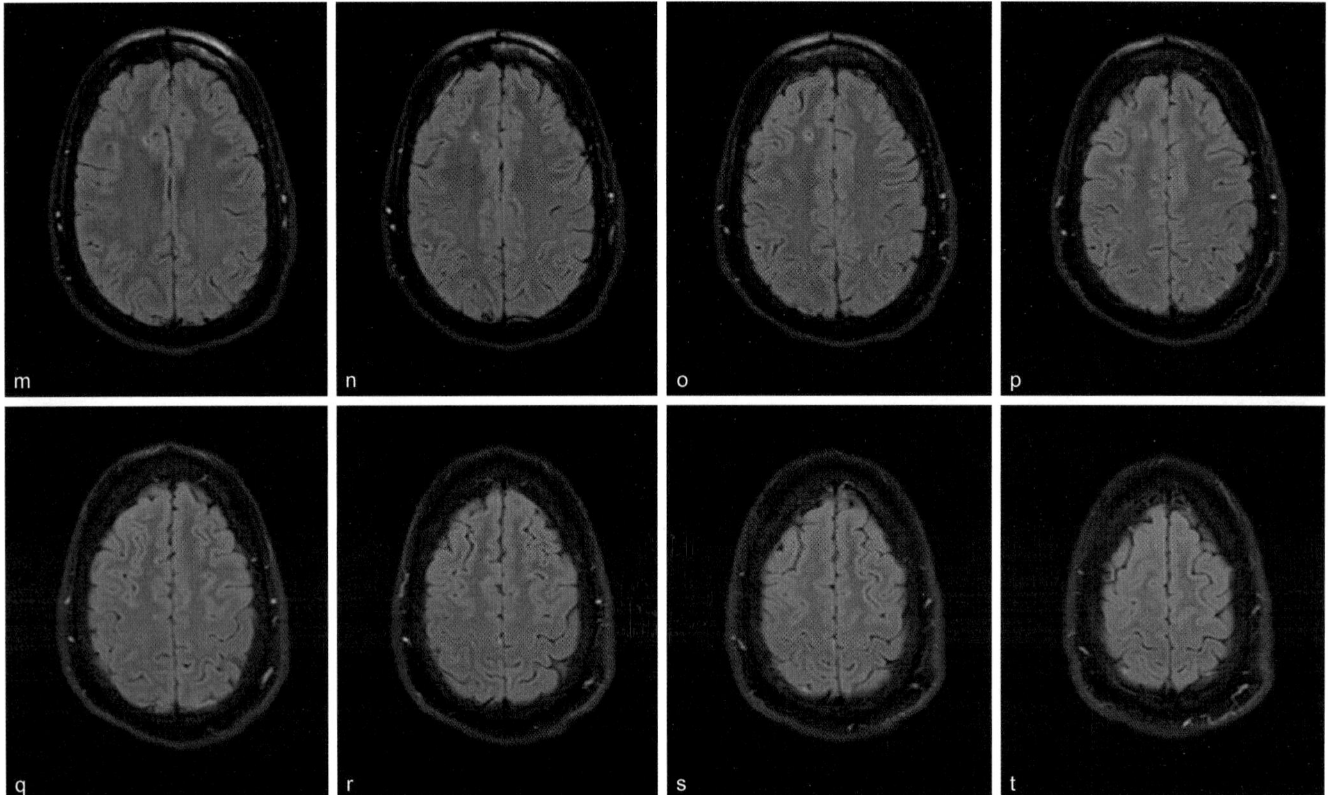

Abb. 11.6 (*Forts.*)

11.3.2 Auflösung

Das erste Schnittbild der kaudokranialen MRT-Schnittserie (➤ Abb. 11.7) befindet sich auf Ebene des Mittelhirns. Die Substantia nigra (1), der Ncl. ruber (2) und der Aquaeductus mesencephali (3) heben sich hypointens ab. Ab dem Schnittbild (i) ist ein Substanzdefekt an der rostralen Grenze des rechten Seitenventrikels auszumachen (4), der sich in den folgenden Schnittbildern bis zur kortikalen Oberfläche des rechten Frontallappens zieht.

Die gezeigte Schnittserie stammt von einem Patienten, bei dem ein Aneurysma im Bereich der A. cerebri anterior endovaskulär behandelt wurde. Das Aneurysma selbst ist in der gezeigten digitalen Subtraktionsangiografie (DSA) deutlich zu sehen (➤ Abb. 11.8a–c Pfeile), wobei (a) den Befund vor Behandlung und (b) und (c) das Aneurysma nach endovaskulärem Coiling zeigen. Im Zuge der Behandlung der Subarachnoidalblutung wurde eine externe Ventrikeldrainage in den rechten Seitenventrikel platziert, die sich in ➤ Abb. 11.8 b und c abzeichnet (Pfeilköpfe). Die Anlage einer externen

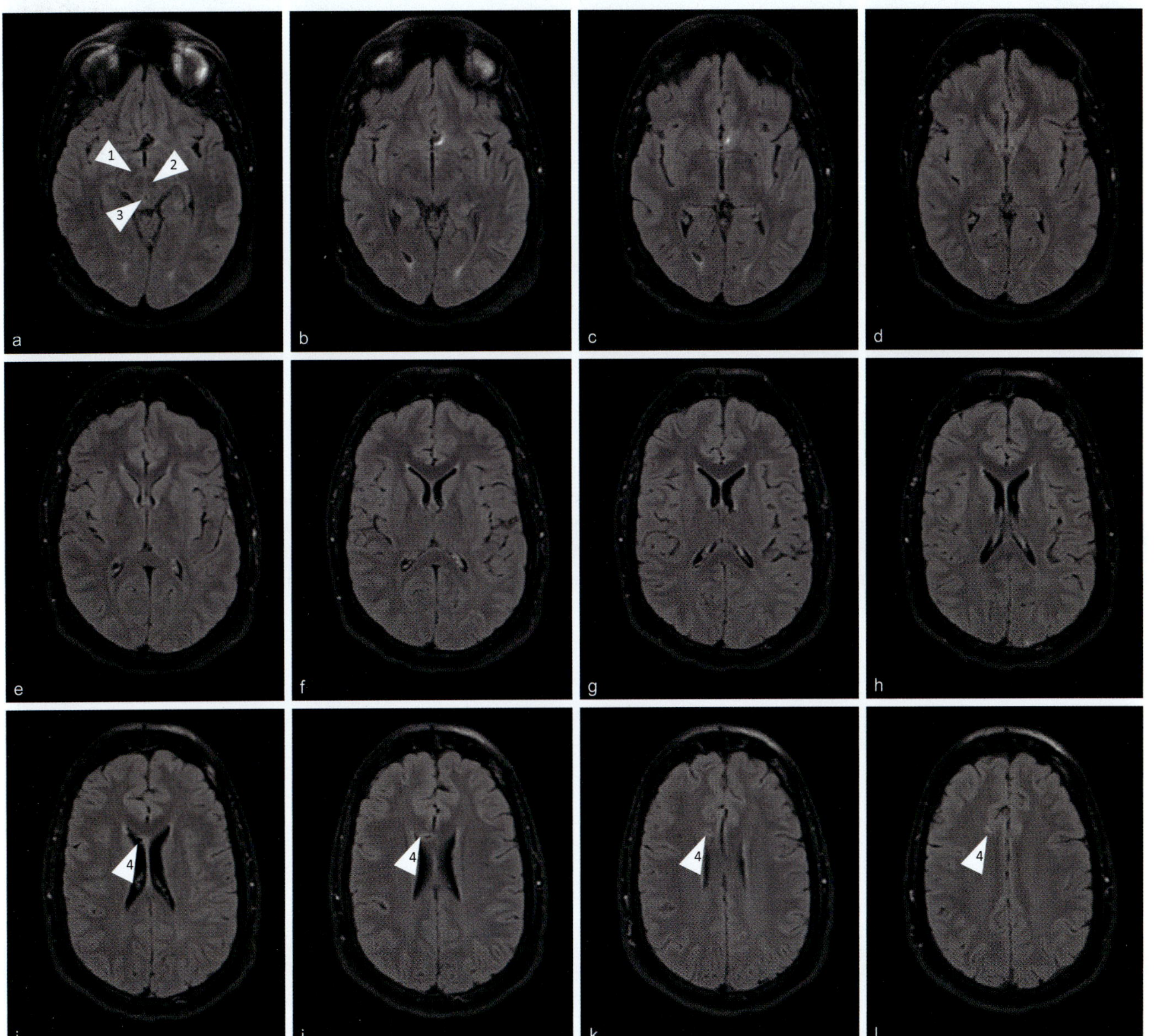

Abb. 11.7 Axiale MRT-Schnittserie des Kopfes. Substantia nigra (1), Ncl. ruber (2) Aquaeductus mesencephali (3), Substanzdefekt beginnend an der rostralen Grenze des rechten Seitenventrikels (4). [T1166-02] ▸

11

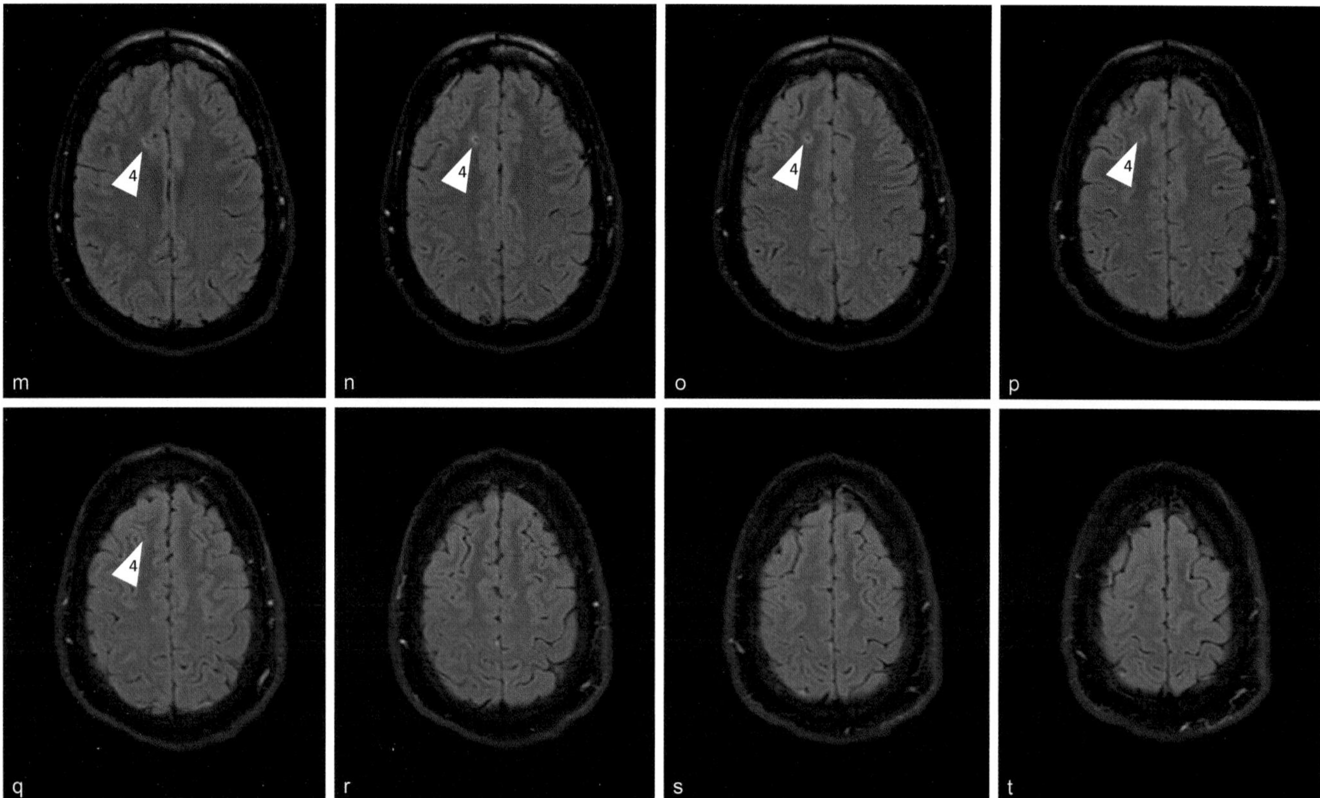

Abb. 11.7 *(Forts.)*

Ventrikeldrainage erfolgt durch die Neurochirurgie mittels Bohrlochtrepanation und anschließendem Vorschieben eines Katheters in einen der beiden Seitenventrikel. Obwohl bei der Anlage der Drainage Gehirngewebe zerstört wird, kommt es auch dadurch, dass man die meist nicht-dominante rechte Hemisphäre als Zugangsweg wählt, nur selten zu neurologisch fassbaren Defiziten. Möglich ist z. B. eine Hemiparese, wenn durch eine Fehllage des Drainagekatheters die Basalganglien oder die Capsula interna affektiert werden oder wenn es als Folge der Anlage zu einer intrazerebralen Blutung kommt.

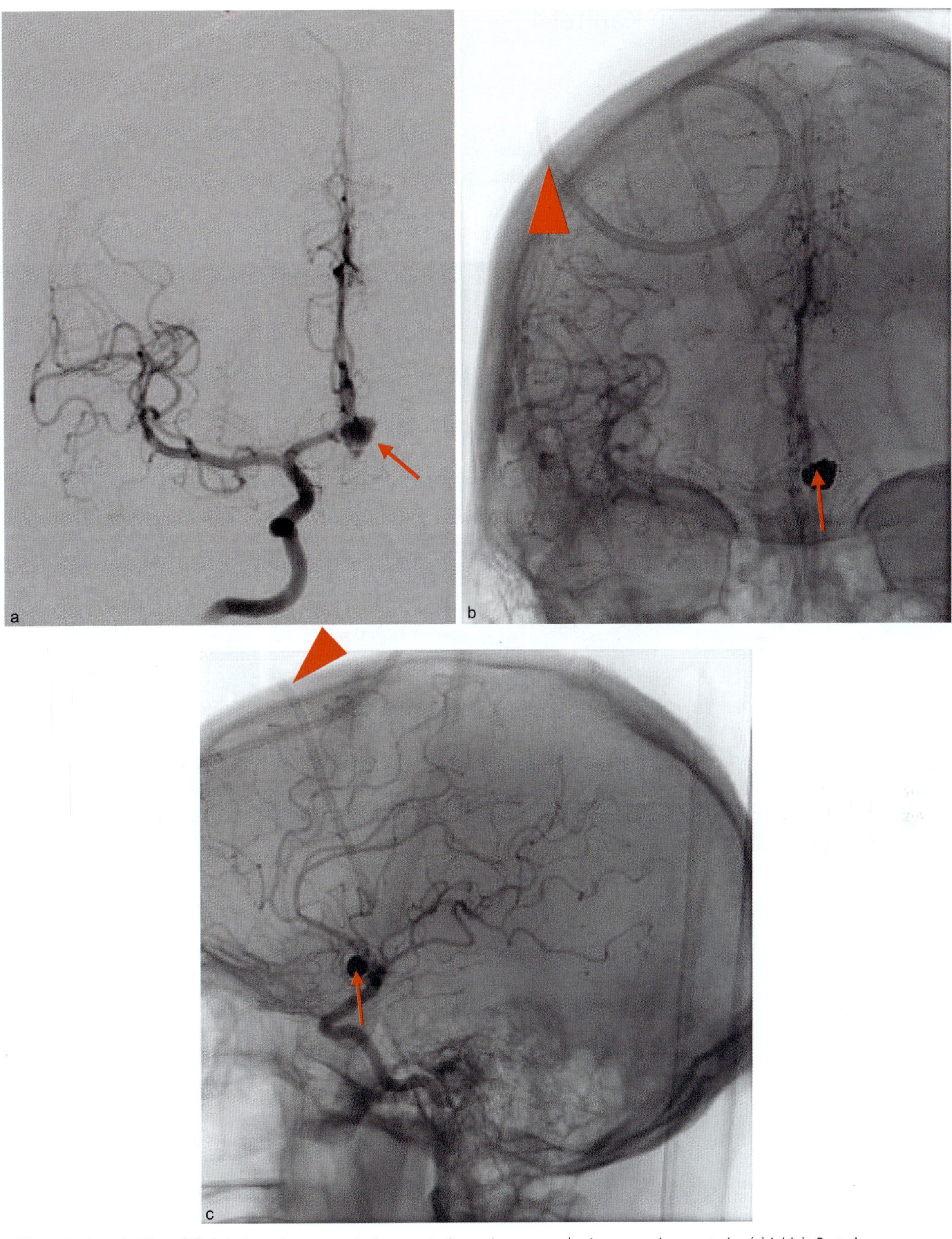

Abb. 11.8 DSA der Hirngefäße bei einem Patienten mit einem rupturierten Aneurysma der A. communicans anterior. (a) Initiale Posterior-anterior-Ansicht. (b) Posterior-anterior-Ansicht nach Behandlung ohne Subtraktion, folglich mit Darstellung des Schädels und des im Rahmen der Behandlung endovaskukär eingesetzten Coil-Pakets. (c) Ansicht von lateral, ebenfalls ohne Subtraktion und mit Darstellung des Schädels und des Coil-Pakets. Pfeilköpfe zeigen auf den Ventrikeldrainagekatheter; Pfeile zeigen auf das Aneurysma (Gefäßwand-Aussackung) im Bereich der A. cerebri anterior. Die Pfeilköpfe zeigen auf den extrakraniellen Anteil des Ventrikeldrainagekatheters. [T1166-02]

11.4 Transferaufgabe zu Kapitel 4

11.4.1 Aufgabenstellung

Wie wir uns in ➢ Kapitel 4 erarbeitet haben, können verschiedene Versorgungstypen des Herzens unterschieden werden (Normal-, Rechts- und Linksversorgungstyp). ➢ Abb. 11.9 zeigt eine axiale CT-Koronarangiografie von kranial nach kaudal. Um welchen Versorgungstypen handelt es sich? Achten Sie vor allem darauf, aus welchem Gefäßstamm der R. interventricularis posterior entspringt!

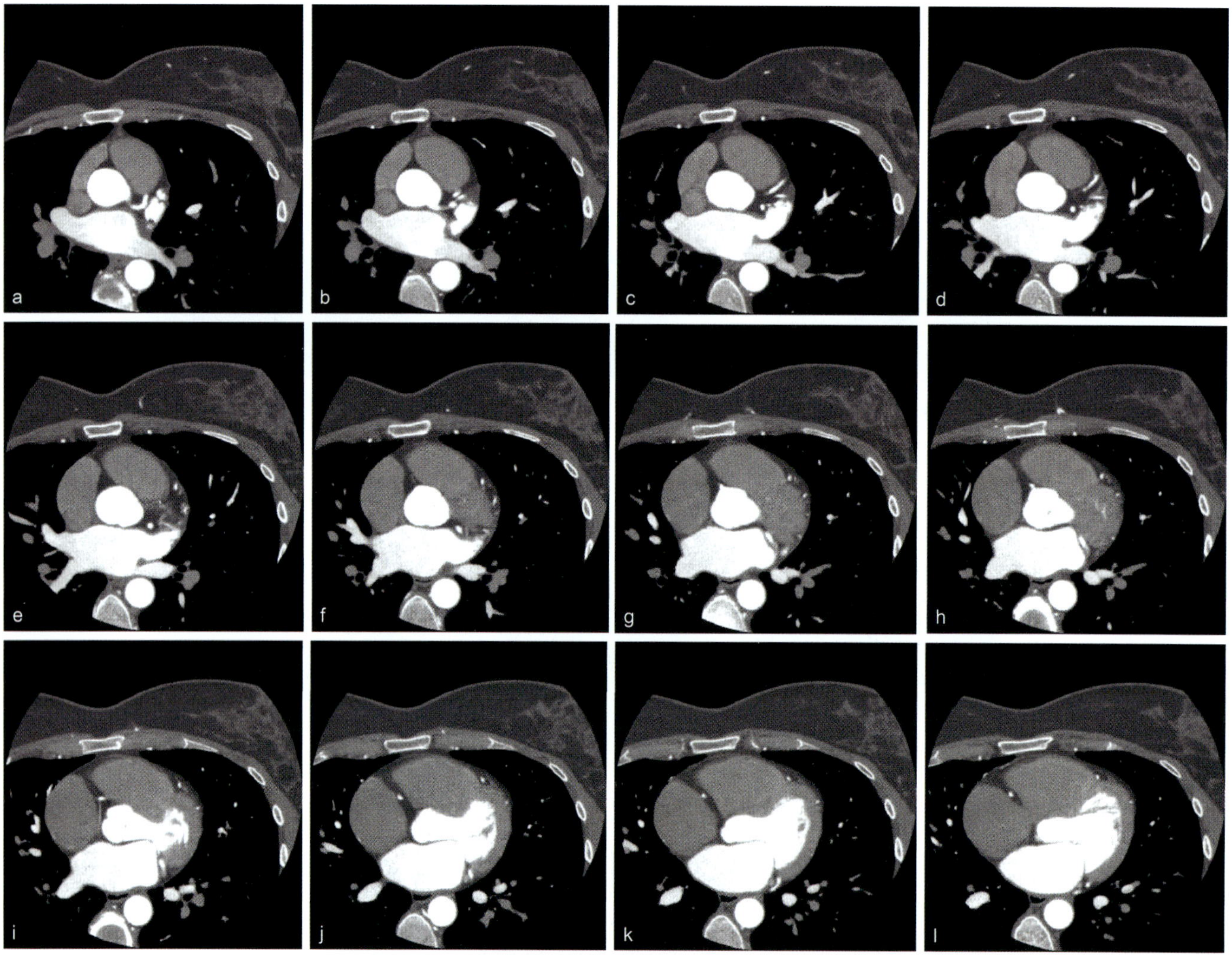

Abb. 11.9 Axiale CT-Koronarangiografie des Herzens mit Kontrastmittelgabe. [T1272-01] ▸

https://else4.de/0c2

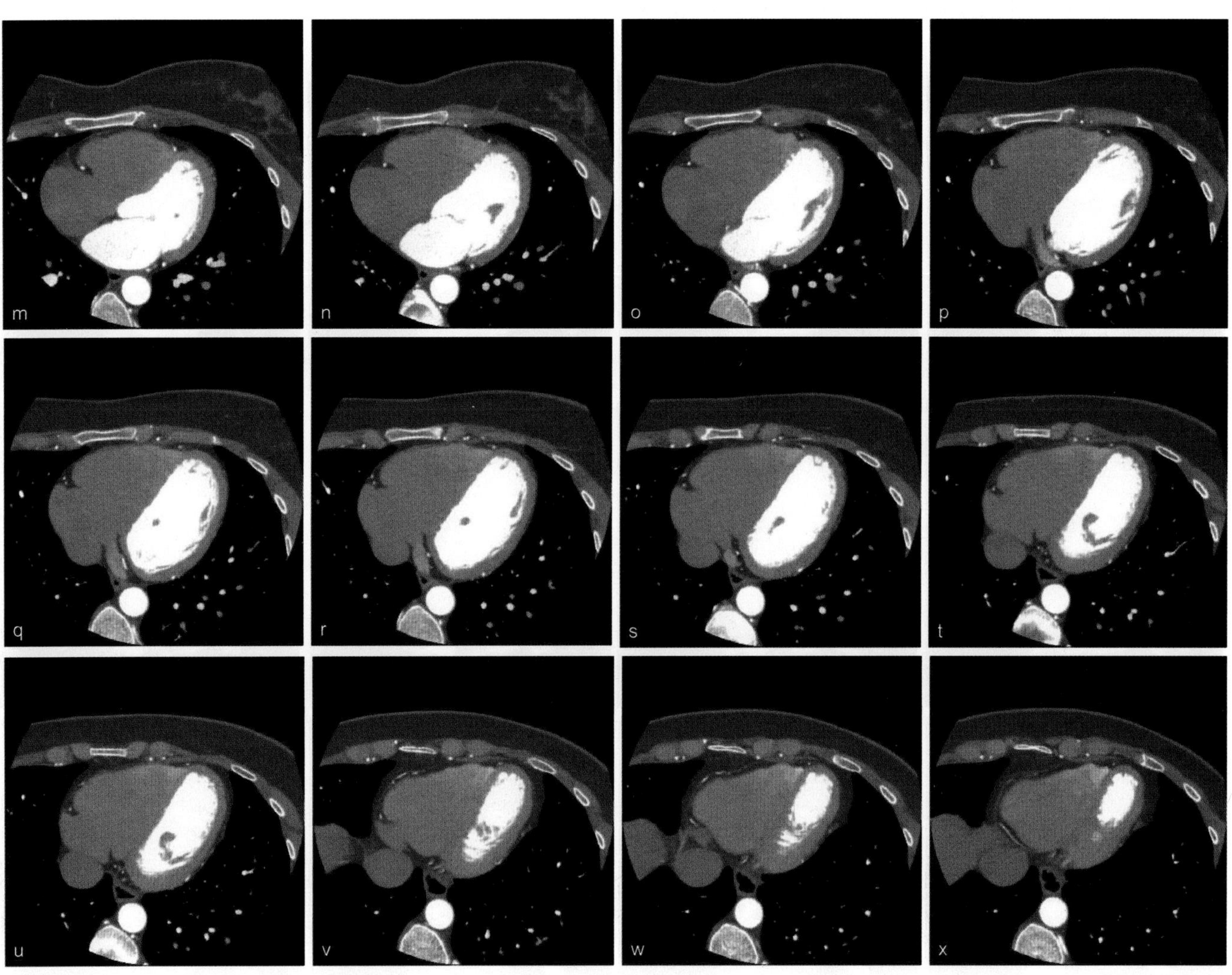

Abb. 11.9 (*Forts.*)

11.4.2 Auflösung

➢ Abb. 11.10 zeigt eine axiale CT-Koronarangiografie von kranial nach kaudal. Markiert sind, zur Orientierung, die untere rechte (1) und untere linke (2) Pulmonalvene, die gemeinsam in den linken Vorhof (3) münden. Dorsal ist, paravertebral, die Pars descendens der Aorta (4) angeschnitten. Aus der Pars ascendens der Aorta (5) entspringt die linke Herzkranzarterie, die sich rasch in einen R. interventricularis anterior (blauer Pfeil) und den R. circumflexus (roter Pfeil) teilt. Verfolgt man den R. circumflexus in der Schnittserie, zieht dieser nach dorsal in enger topografischer Beziehung zum linken Herzohr (6). Der R. circumflexus verläuft dann, eingebettet im Sulcus coronarius (gelb gestrichelte Linie in q), weiter zur Herzrückseite und geht im Sulcus interventricularis posterior (rot gestrichelte Linie in w) in den R. interventricularis posterior über. Der R. interventricularis posterior wird demnach aus der **linken Herzkranzarterie** gespeist, es handelt sich um einen **Linksversorgungstyp.**

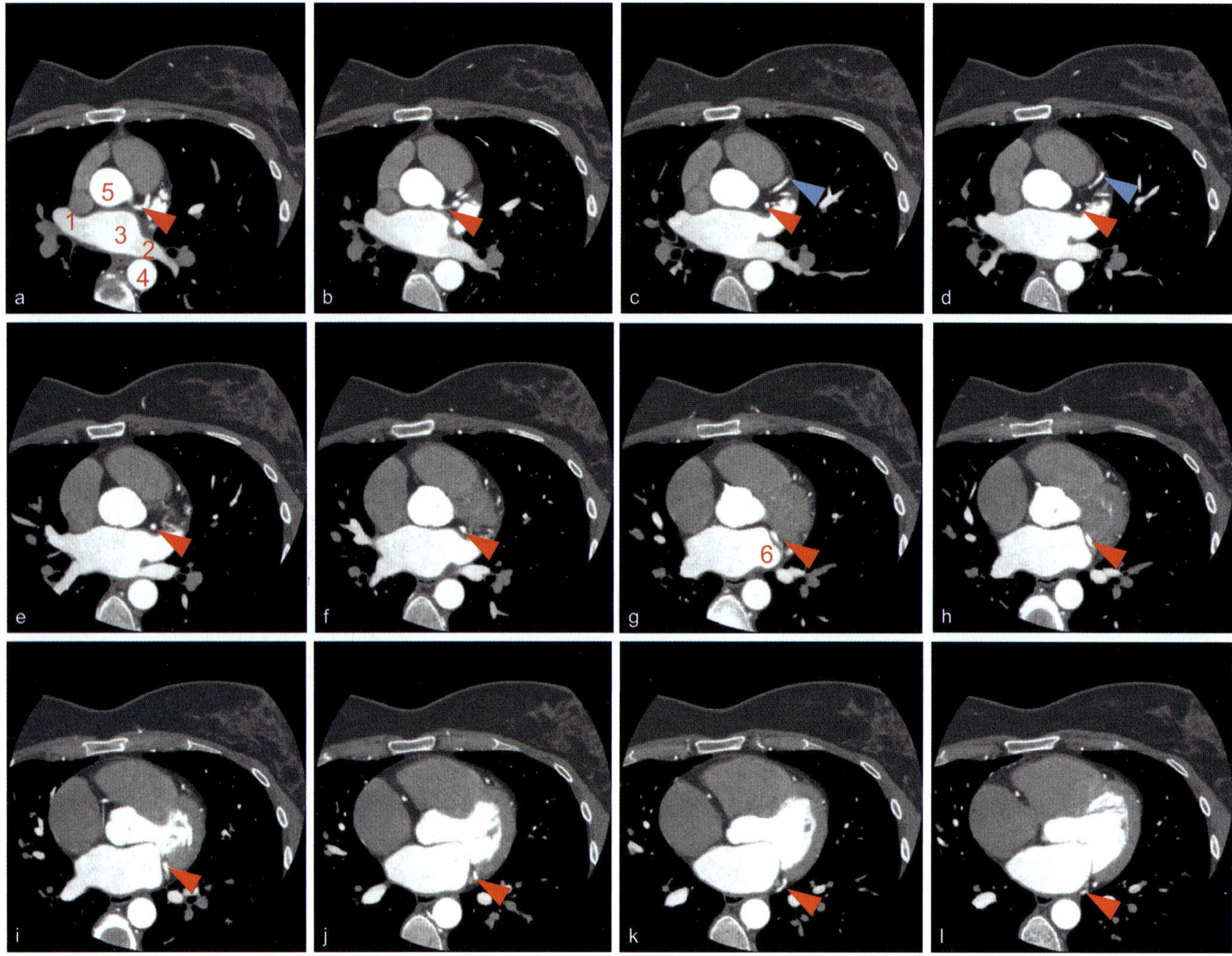

Abb. 11.10 Axiale CT-Koronarangiografie des Herzens mit Kontrastmittelgabe. (1) Rechte Pulmonalvene; (2) linke Pulmonalvene; (3) linker Vorhof; (4) Pars descendens der Aorta; (5) Pars ascendens der Aorta; (6) linkes Herzohr; (gelbe Linie in q) Sulcus coronarius im Bereich der Herzhinterwand; (rote Linie in w) Sulcus interventricularis posterior. (Roter Pfeilkopf) Hauptstamm des R. circumflexus; (blauer Pfeilkopf) Hauptstamm des R. interventricularis anterior/RIVA. Da es sich bei der CT-Untersuchung mit Kontrastmittel um eine früharterielle Aufnahme handelt, stellen sich die Aorta, die Koronargefäße sowie der linke Vorhof und der linke Ventrikel hyperintens dar. [T1272-01] ▸

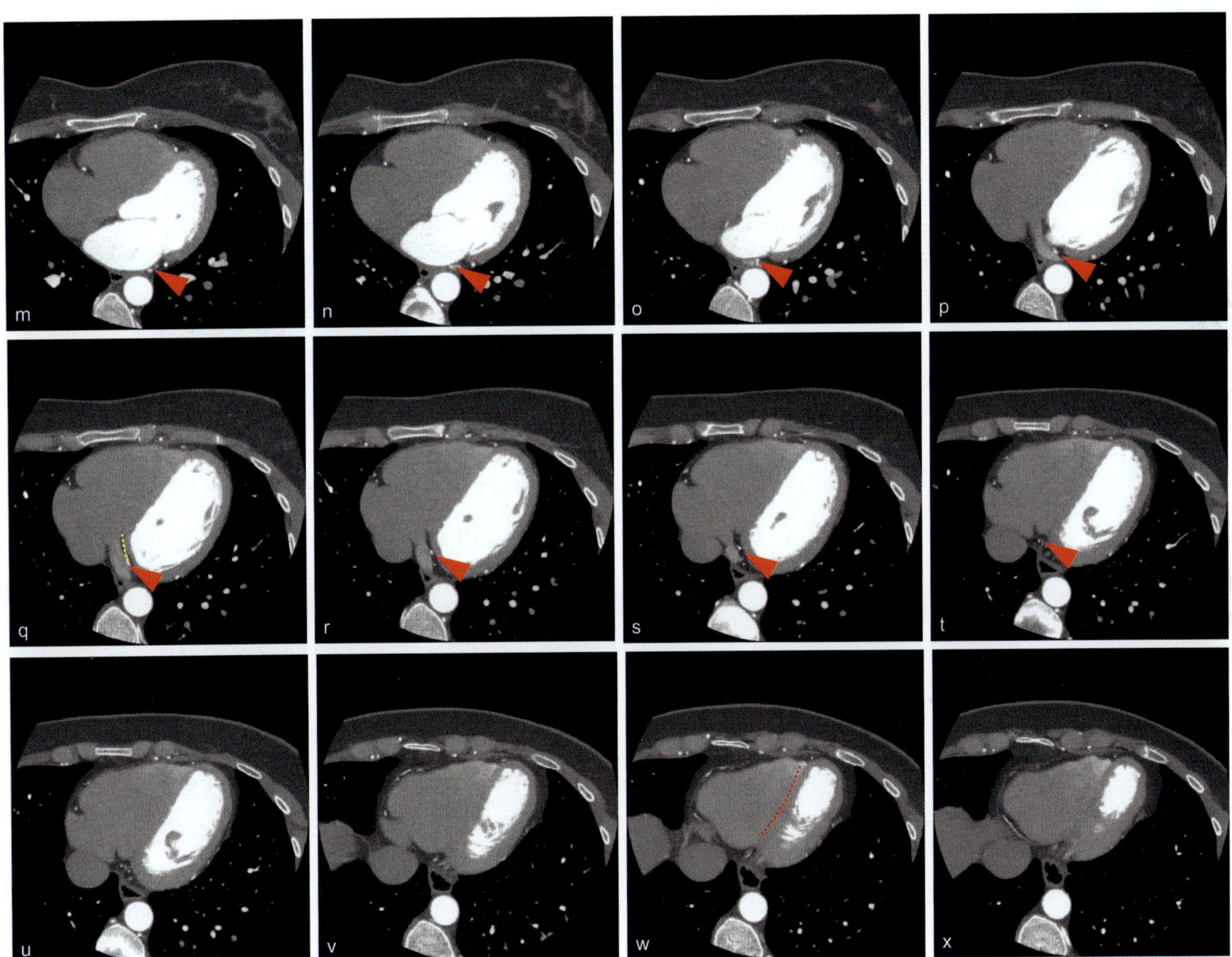

Abb. 11.10 (*Forts.*)

11.5 Transferaufgabe zu Kapitel 5

11.5.1 Aufgabenstellung

➤ Abb. 11.11 zeigt eine T2-gewichtete, axiale MRT-Schnittserie des Handgelenks. Verdeutlichen Sie sich noch einmal, dass man gemäß Konvention bei der Schnittbildgebung von unten (für die Extremitäten bedeutet das von distal) auf den Patienten schaut. Es handelt sich um die linke Hand. Beantworten Sie hierzu folgende Fragen:

1. Auf welcher Seite befindet sich der Radius, auf welcher Seite die Ulna?
2. Wo ist dorsal, wo ist palmar?
3. Identifizieren Sie die einzelnen Handwurzelknochen.
4. Wo befindet sich der N. medianus?
5. In welchem Schnittbild ist das proximale Handgelenk angeschnitten?
6. In welchem Schnittbild ist das distale Handgelenk angeschnitten?

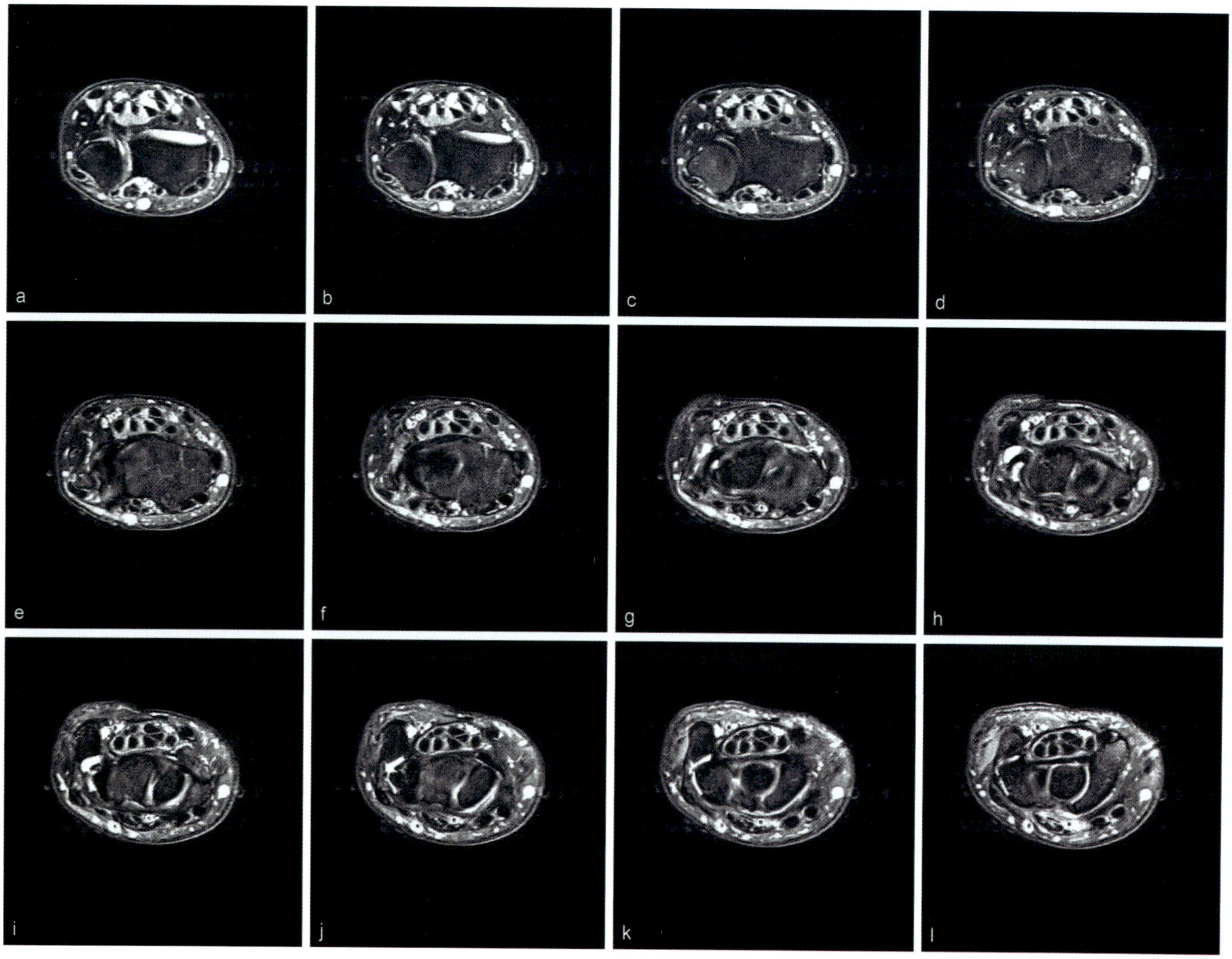

Abb. 11.11 Axiale MRT-Schnittserie des Handgelenks auf Höhe des Karpaltunnels. [T1272-01]. ▸

https://else4.de/9w6

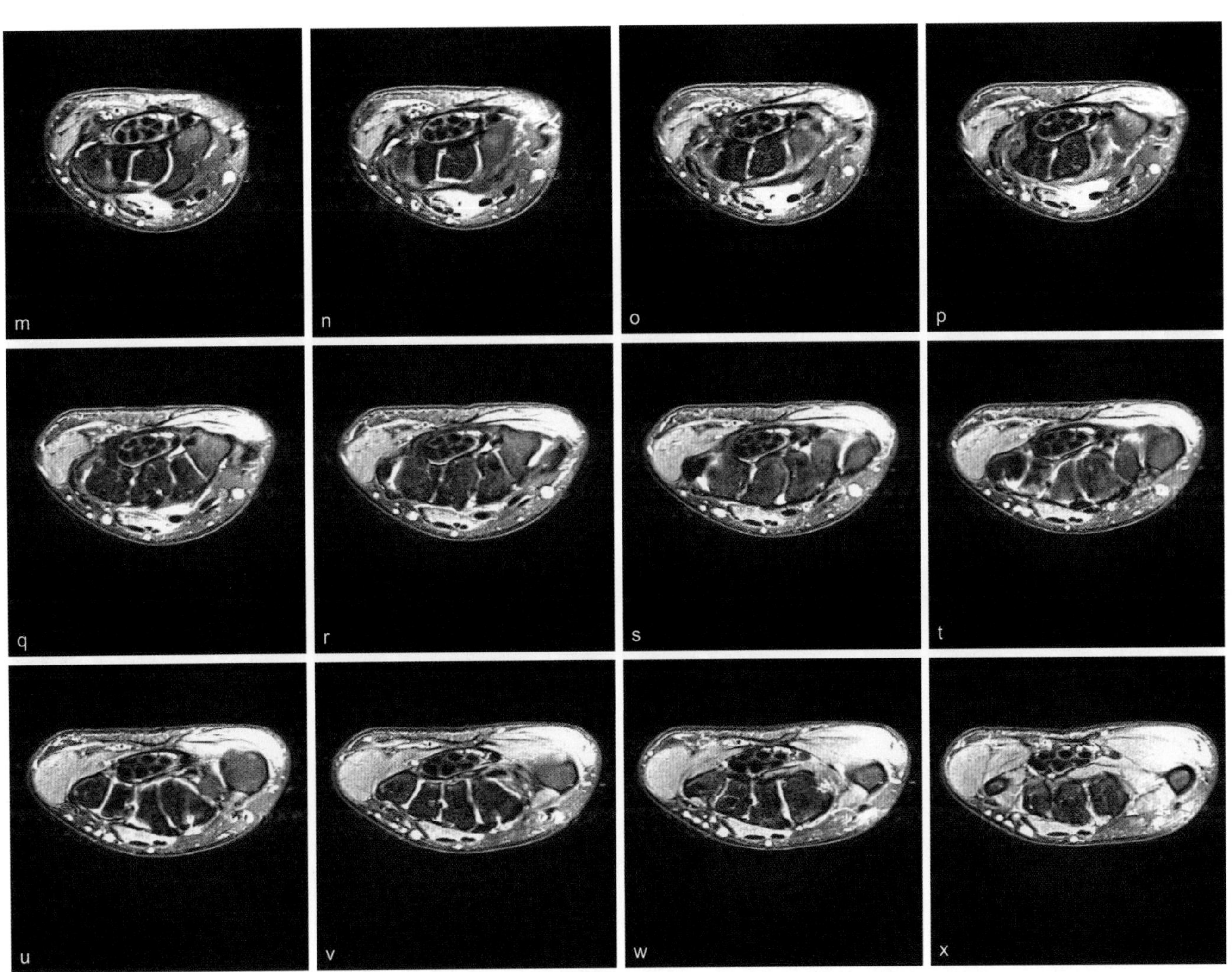

Abb. 11.11 (*Forts.*)

11.5.2 Auflösung

In der gezeigten Schnittserie (➤ Abb. 11.12) befindet sich der mächtigere Radius auf der rechten Seite des Bildes (1), die kleinere Ulna mit ihrem Caput ulnae auf der linken Seite des Bildes (2). Die Konturen beider Knochen verlieren sich in Schnittbild (e) und gehen dort in die proximale Handwurzelknochenreihe über (Art. radiocarpalis). Die palmare Seite kann recht gut anhand der Sehnen der Fingerbeugemuskulatur sowie dem N. medianus (blauer Pfeil in k), der ebenfalls durch den Karpaltunnel verläuft, abgegrenzt werden (exemplarisch umfasst in k mit blau-gestrichelter Linie). Das Os lunatum (3, Mondbein) liegt am weitesten proximal und ist deswegen in der von proximal nach distal verlaufenden Schnittserie als erstes angeschnitten, es folgt radialseitig das Os scaphoideum (4, Kahnbein), ulnarseitig das Os pisiforme (6, Erbsenbein), das palmarseitig auf dem Os triquetrum (5, Dreiecksbein) liegt. Von den distalen Elementen der Handwurzelknochen liegt das Os capitatum (9, Kopfbein), der größte der acht Handwurzelknochen, am weitesten proximal. Die Art. mediocarpalis, der s-förmige Gelenkspalt zwischen der proximalen und der distalen Reihe der Handwurzelknochen, ist auf gleich mehreren Schnittebenen angeschnitten (z. B. in k, rot gestrichelte Linie zwischen den distalen Anteilen des Os lunatums (3), des Os scaphoideums (4) und des Os capitatums (9)). Das Os scaphoideum greift weit nach distal, radialseitig folgen weiter distal das Os trapezium (großes Vieleckbein (7)) und das Os trapezoideum (kleines Vieleckbein (8)). Ulnarseitig folgt distal des Os pisiforme das Os hamatum (Hakenbein (10)). In den weiteren Schnittbildern sind dann die proximalen Anteile der proximalen Phalangen (11–15) zu erkennen.

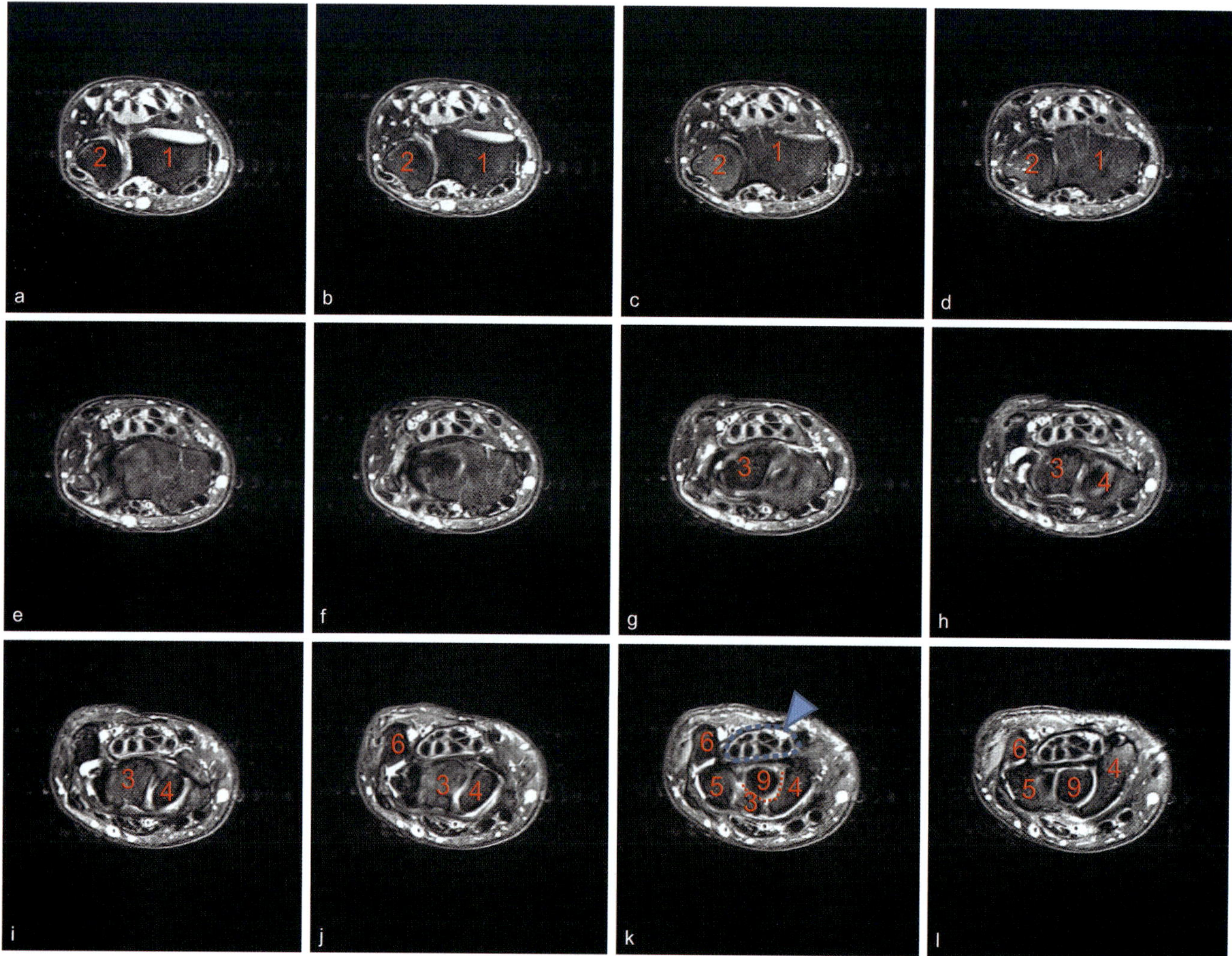

Abb. 11.12 Axiale MRT-Schnittserie des Handgelenks auf Höhe des Karpaltunnels. Radius (1), Ulna (2), Os lunatum (3), Os scaphoideum (4), Os triquetrum (5), Os pisiforme (6), Os trapezium (7), Os trapezoideum (8), Os capitatum (9), Os hamatum mit Hamulus ossis hamati (10), Phalanx proximalis I (11), Phalanx proximalis II (12), Phalanx proximalis III (13), Phalanx proximalis IV (14), Phalanx proximalis V (15). N. medianus (blauer Pfeil in k und n); Lage des Karpaltunnels (blaue Linie in k); Anteile des distalen Handgelenks (rote Linie in k). [T1272-01]. ▸

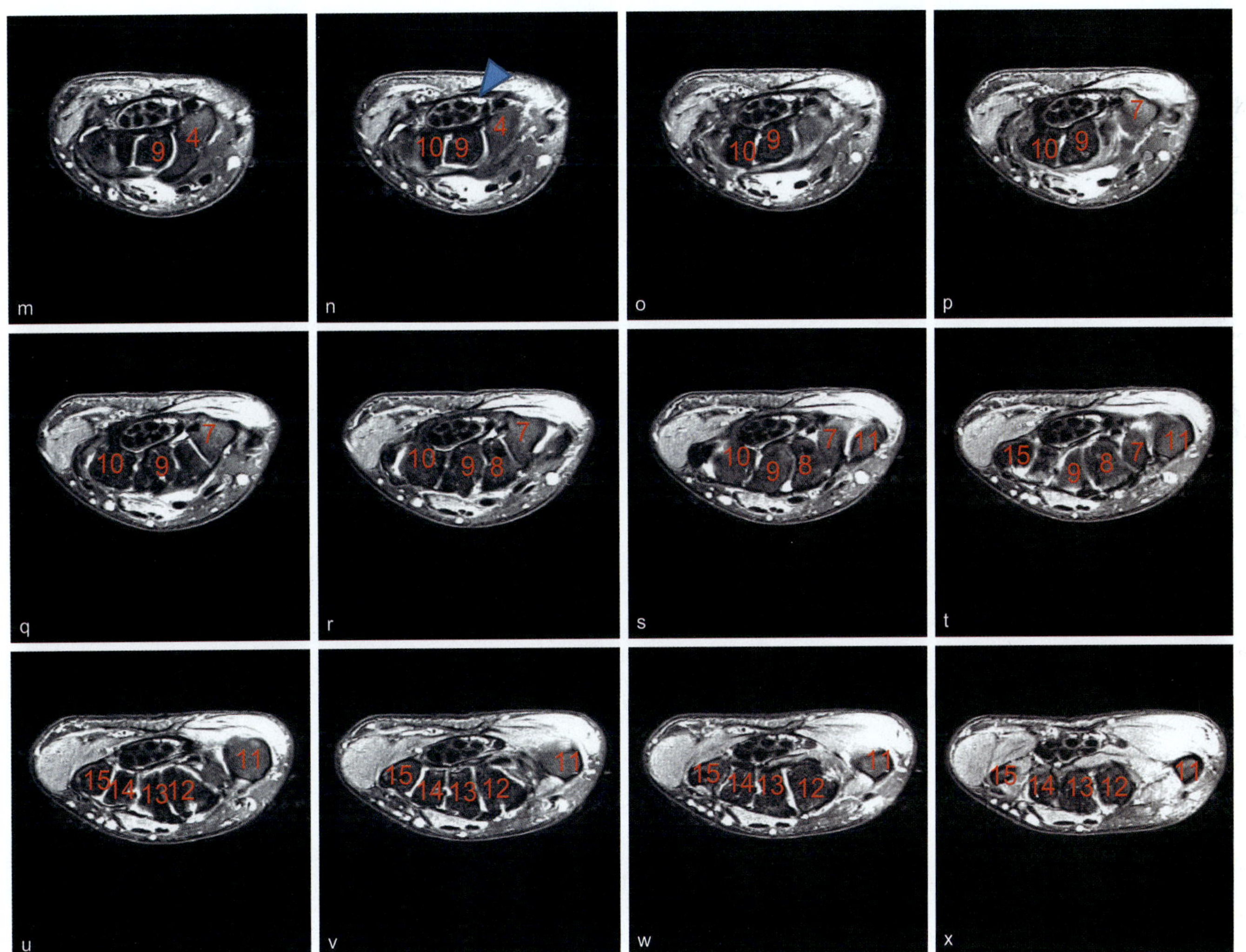

Abb. 11.12 (*Forts.*)

11.6 Transferaufgabe zu Kapitel 6

11.6.1 Aufgabenstellung

In ➤ Kapitel 6 haben Sie die Anatomie der Schulter anhand von Projektionsradiografien und CT-Schnittserien kennengelernt. ➤ Abb. 11.13 zeigt nun eine koronare MRT-Schnittserie des Schultergelenks. Beantworten Sie hierzu folgende Fragen:

1. Ist die Schnittserie von ventral nach dorsal oder umgekehrt?
2. Welcher Muskel ist in ➤ Abb. 11.13a mit einem Stern markiert?
3. Welche knöcherne Struktur ist in ➤ Abb. 11.13a mit einem Pfeilkopf markiert?
4. Benennen Sie noch einmal die vier Muskeln der Rotatorenmanschette und versuchen Sie, diese in der MRT-Schnittserie zu identifizieren.
5. Einer der vier Muskeln hat eine Pathologie im Bereich seiner Ansatzstelle. Um welchen Muskel handelt es sich und wo befindet sich die Pathologie? Beachten Sie hierbei, dass sich in der gezeigten T2-gewichteten MRT-Schnittserie Flüssigkeiten, und damit Entzündungen, hyperintens darstellen.

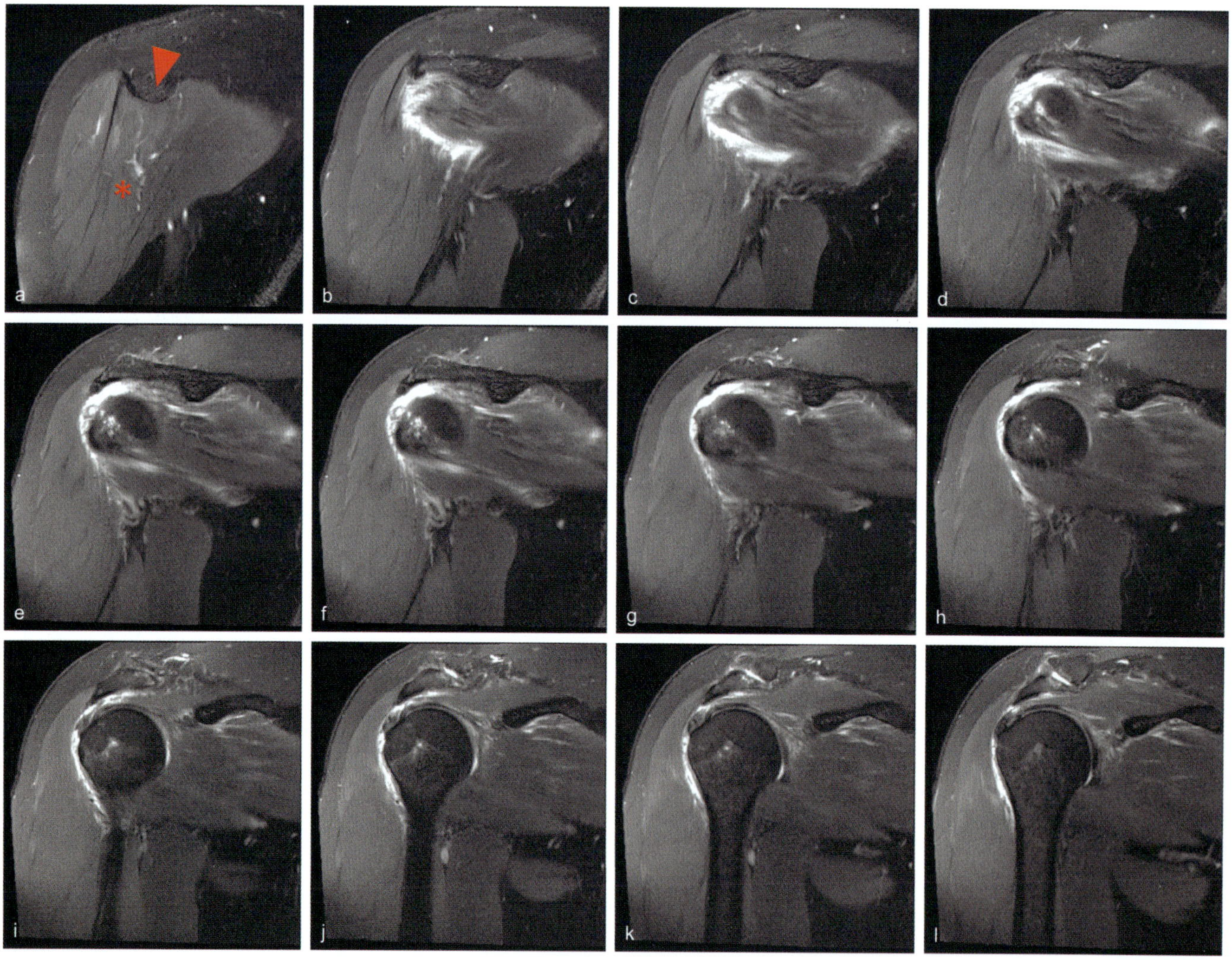

Abb. 11.13 Koronare MRT-Schnittserie des Schultergelenks. Der Stern und der Pfeilkopf zeigen auf zwei Strukturen, die benannt werden sollen (s. Fragestellungen). [T1272-01]. ▸

https://else4.de/c4h

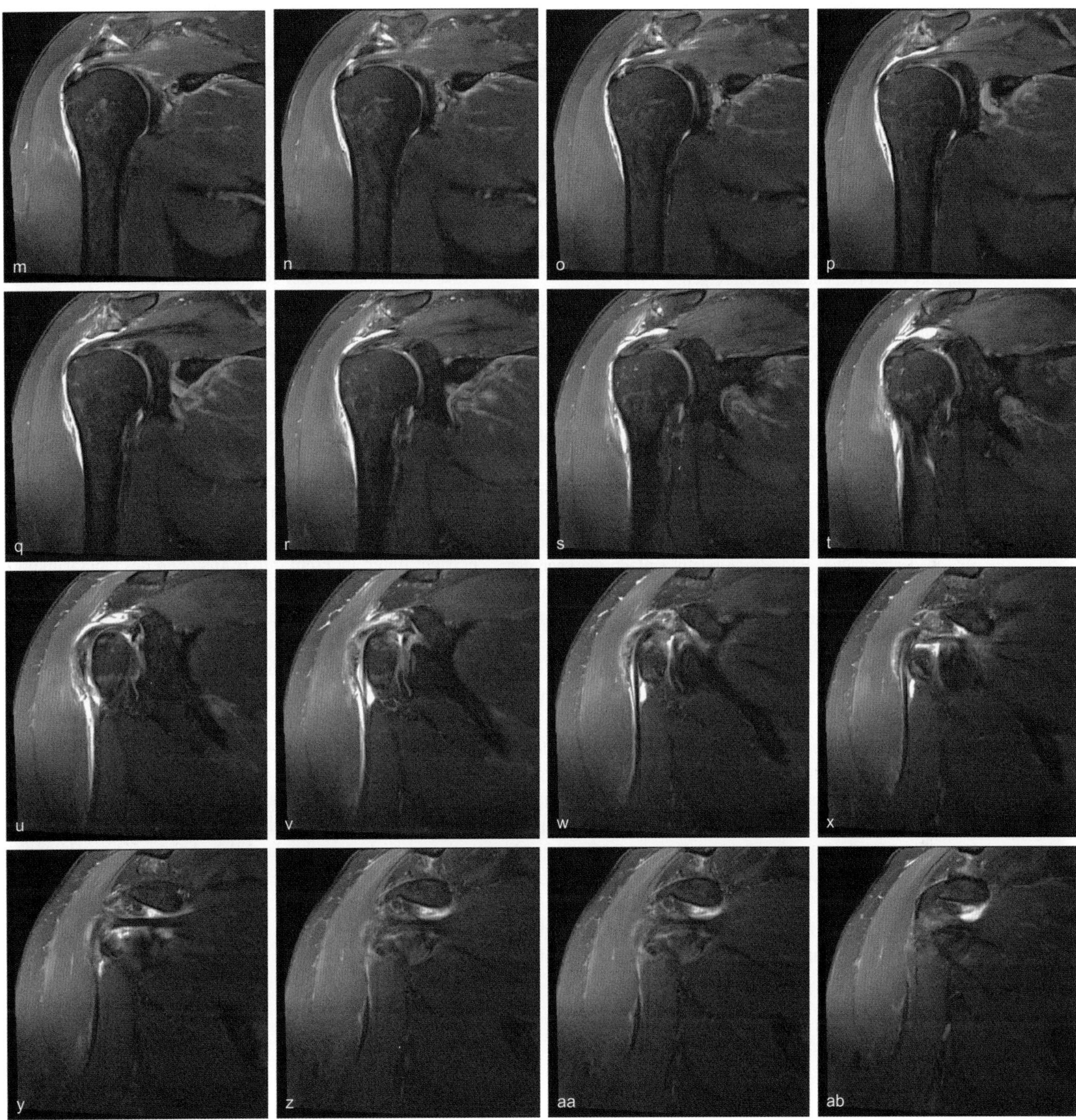

Abb. 11.13 (*Forts.*)

11.6.2 Auflösung

Anders als in einer CT-Schnittserie können in einer MRT-Schnittserie die Weichteilgewebe, z. B. die Muskulatur, gut abgegrenzt werden. Das erste Schnittbild zeigt den M. deltoideus (Stern), darüber liegt das Akromion (Pfeilkopf), das in die Spina scapulae (1) übergeht. Es handelt sich demnach um eine Schnittserie von dorsal nach ventral. Würde es sich um eine Schnittserie von ventral nach dorsal handeln, müssten die ersten Schnittbilder ventrale Strukturen, z. B. den Proc. coracoideus, zeigen.

Zur Verdeutlichung der topografischen Verhältnisse der Muskulatur betrachten Sie noch einmal die entsprechenden Abbildungen in ➢ Kapitel 6. Blickt man von dorsal auf die Skapula, trennt die Spina scapulae den M. supraspinatus vom M. infraspinatus. Es folgen weiter kaudal der M. teres minor, der gemeinsam mit dem M. infraspinatus zum Tuberculum majus zieht, und der M. teres major, der gemeinsam mit dem M. latissimus dorsi an der Crista tuberculi minoris des Humerus inseriert.

Orientiert man sich also an der Spina scapulae (1), lassen sich in der gezeigten Bildgebung relativ einfach die Lage des M. supraspinatus (2) und M. infraspinatus (3) bestimmen. Unterhalb des M. infraspinatus ist der M. teres minor (4) zu erkennen, beide Muskelbäuche sind gut voneinander abzugrenzen. In ➢ Abb. 11.14e ist gut zu erkennen, wie beide Muskeln gemeinsam am Tuberculum majus (5) des Humerus ansetzen.

➢ Abb. 11.14s zeigt das Glenoid (6), das in den Margo lateralis (7; dem Humerus zugewandt) der Skapula übergeht. Der Margo lateralis ist eine gute Orientierungshilfe, um den M. teres major (liegt direkt lateral davon, 8) und den M. latissimus dorsi (9) abzugrenzen. Beide ziehen zur Crista tuberculi minoris des Humerus (10). Weiter ventral liegt der Proc. coracoideus (11), unmittelbar darunter der M. subscapularis (12). Auch hier lohnt sich zum besseren Verständnis ein Vergleich mit den gezeigten anatomischen Abbildungen in ➢ Kapitel 6.

In der gezeigten Schnittserie lassen sich somit **alle vier** muskulären Anteile der **Rotatorenmanschette,** der M. supraspinatus, M. infraspinatus, M. teres minor und der M. subscapularis, eindeutig identifizieren.

Ansatzsehnen von Muskeln sind in der Regel wasserarm, da es sich um ein straffes, kollagenes Bindegewebe handelt. Bei genauer Betrachtung der Ansatzsehne des M. supraspinatus stellt sich diese jedoch fokal begrenzt hyperintens dar (Pfeile in ➢ Abb. 11.14m–p).

Kommt es zu einem Riss oder Teilriss einer Sehne oder eines Muskelbauchs der Rotatorenmanschette, spricht man von einem Rotatorenmanschettensyndrom (Synonym: Cuff-Rupturen). Häufig tritt die Ruptur der Rotatorenmanschette auf der Seite der Arbeitshand auf, also zumeist rechts. Die MRT-Untersuchung ermöglicht derzeit die beste Darstellung auch kleinerer Partialrupturen.

Die Sehne des M. supraspinatus umfasst das Caput humeri flächig (➢ Abb. 11.15a). Der Raum zwischen Akromion und Caput humeri (subakromialer Raum) ist anatomisch beengt. Daher ist die Sehne des M. suprapinatus besonders anfällig für degenerative Veränderungen. Der Verschleiß entsteht unter anderem durch Anstoßen des Oberarmkopfs am Schulterdach beim Heben des Arms und entwickelt sich schleichend. Eine Degeneration der Supraspinatussehne über viele Jahre kann eine Ruptur bzw. einen Riss begünstigen. Die Wahrscheinlichkeit für einen Riss oder Teilriss der Supraspinatussehne steigt somit mit dem Alter. Bildgebend können partielle und komplette Sehnenrupturen unterschieden werden (➢ Abb. 11.15b). Bei kompletten Sehnenrupturen entsteht eine Verbindung zwischen Bursa subacromialis und Gelenkkavum. Bei vollständiger Ruptur der Sehnenplatte (hier rechts) ist die aktive Abduktion nicht mehr möglich. Um das Funktionsdefizit zu kompensieren, wird vom Patienten der gesamte Schultergürtel hochgezogen (➢ Abb. 11.15c).

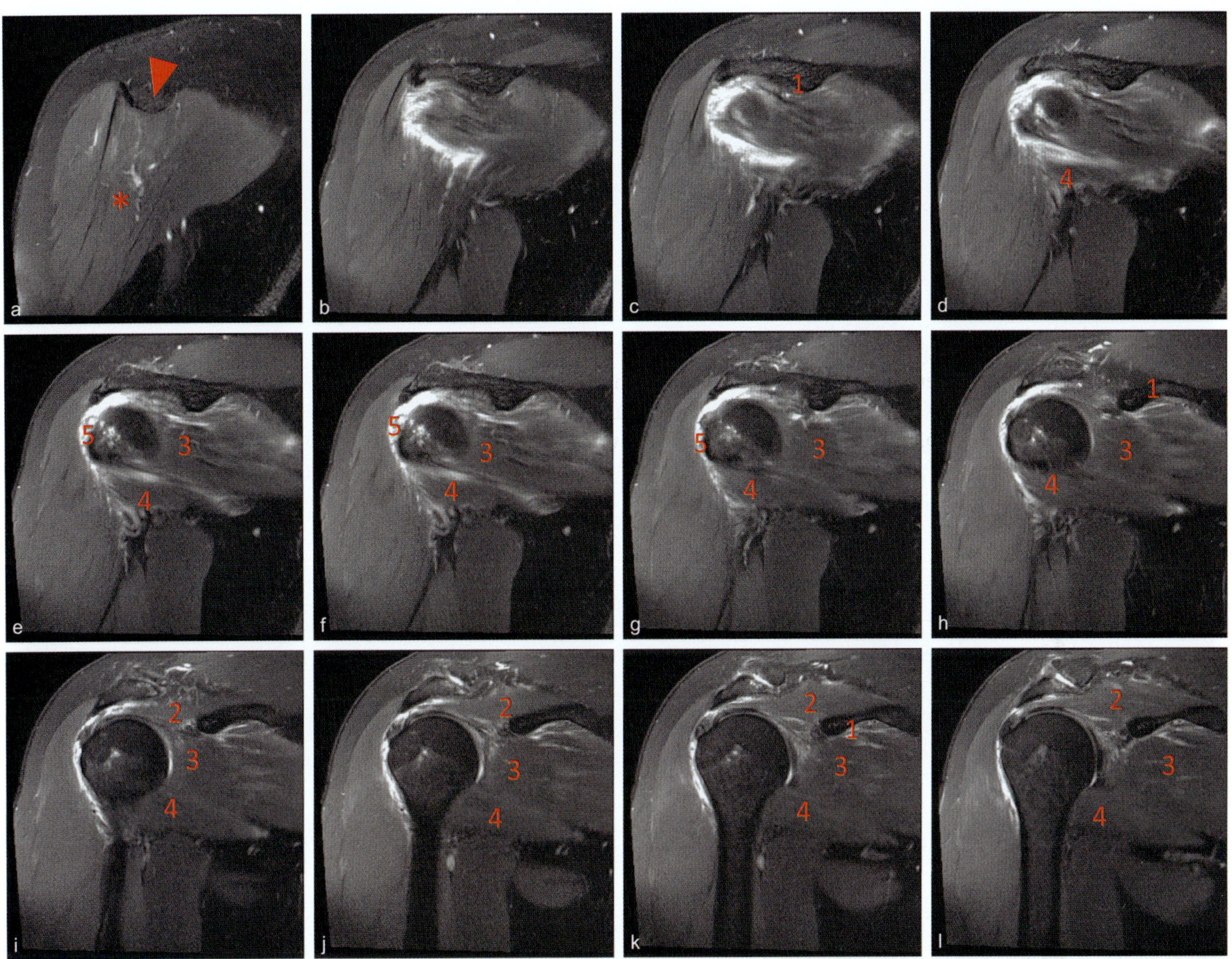

Abb. 11.14 Koronare MRT-Schnittserie des Schultergelenks. Spina scapulae (1); M. supraspinatus (2); M. infraspinatus (3); M. teres minor (4); Tuberculum majus (5); Glenoid (6); Margo lateralis (7); M. teres major (8); M. latissimus dorsi (9); Crista tuberculi minoris des Humerus (10); Proc. coracoideus (11), M. subscapularis (12). Akromion (Pfeilkopf in a). M. deltoideus (Stern in a). Hyperintense Läsion der Sehne des M. supraspinatus Pfeile in m-p). [T1272-01]. ▸

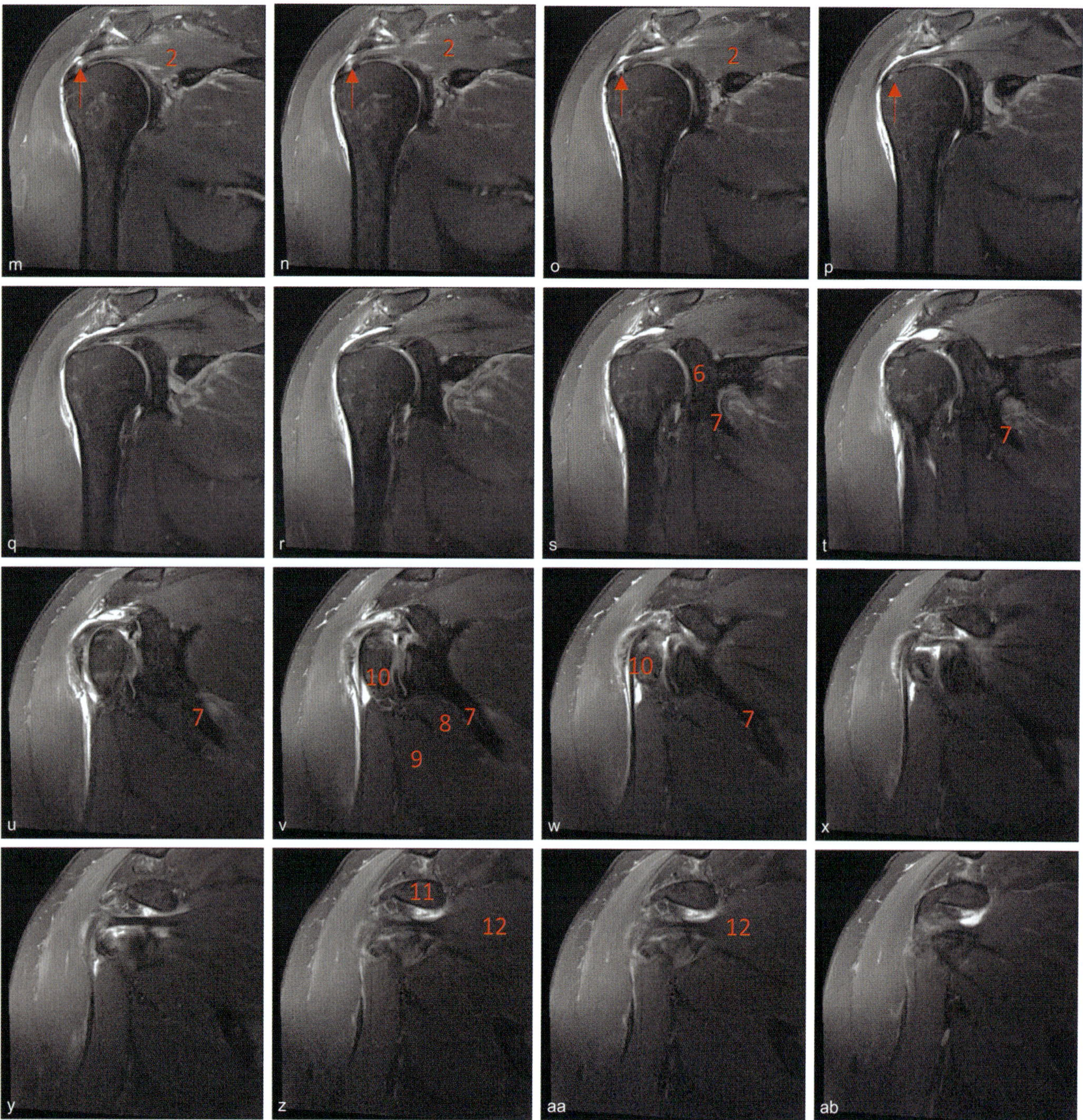

Abb. 11.14 *(Forts.)*

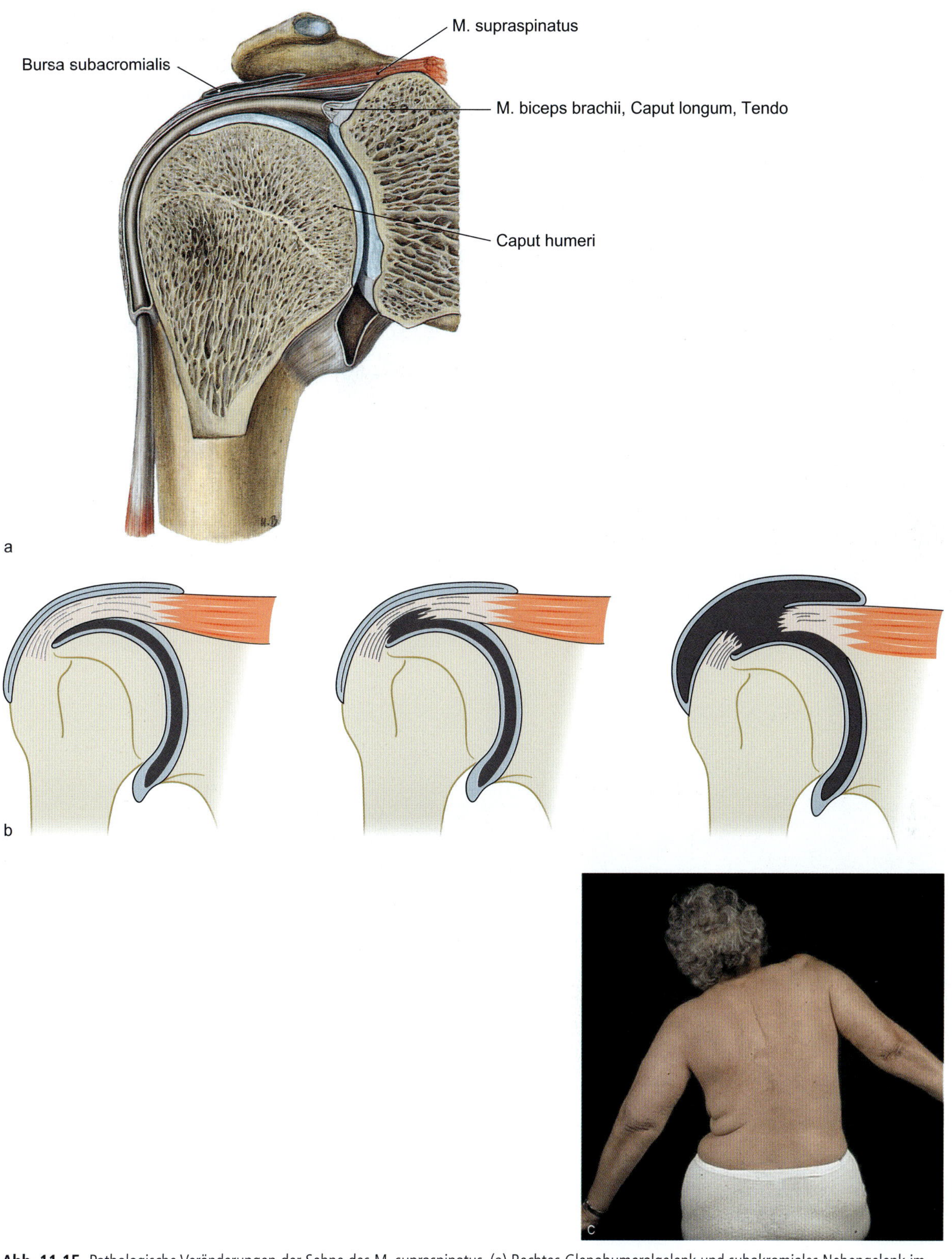

Abb. 11.15 Pathologische Veränderungen der Sehne des M. supraspinatus. (a) Rechtes Glenohumeralgelenk und subakromiales Nebengelenk im Frontalschnitt, Ansicht von ventral, physiologische Anatomie [S700]. (b) Partielle und komplette Ruptur der Supraspinatussehne. Links: gesunde Supraspinatussehne. Mitte: partielle Ruptur, hier mit ansatznahem Sehnendefekt vom Gelenkraum her. Bursa subacromialis und Gelenkkavum sind getrennt. Rechts: komplette Sehnenruptur, Bursa subacromialis und Gelenkkavum stehen in Verbindung [L231]. (c) Eingeschränkte Abduktion mit kompensatorischem Anheben des ipsilateralen Schultergürtels [M614].

11.7 Transferaufgabe zu Kapitel 7

11.7.1 Aufgabenstellung

➢ Abb. 11.16 zeigt eine seitliche Projektionsradiografie eines 42-jährigen Patienten, der seit mehreren Wochen über Schmerzen im Bereich der rechten Ferse klagt. Nach eigenen Angaben hat er vor einigen Wochen mit einem Diätprogramm begonnen, in dessen Rahmen er mehrmals pro Woche Sport treibt, vor allem Jogging. Bei der klinischen Untersuchung stellen Sie einen deutlichen **plantaren Druckschmerz** am rechten Fersenbein fest. Ansonsten ist die Fußsohle palpatorisch unauffällig.

Welche Diagnose stellen Sie anhand der gezeigten Projektionsradiografie?

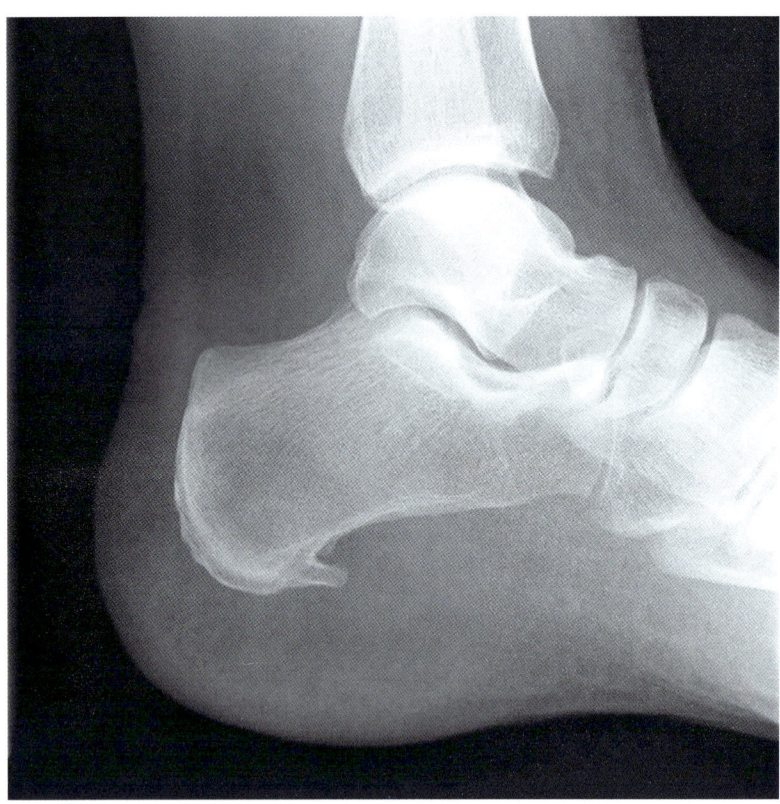

Abb. 11.16 Seitliche Projektionsradiografie des Fußes. [M851]

11.7.2 Auflösung

Der Fuß ist vor allem während sportlicher Betätigung enormen Stoßkräften ausgesetzt. Um diese abfedern zu können, ist er in zwei Ebenen gewölbt (➤ Abb. 11.18a):

- Fußlängsgewölbe: Wölbung in der Sagittalebene
- Fußquergewölbe: Wölbung in der Frontalebene

Bei jedem Schritt biegen sich die Gewölbe etwas durch und federn so die einwirkenden Druckkräfte des Körpergewichts ab. An der Aufrechterhaltung der Fußgewölbe sind aktive (Muskeln) und passive (Bänder) Strukturen beteiligt. So treten z. B. die Sehnen des M. tibialis posterior von medial, die des M. fibularis longus von lateral in das Fußgewölbe ein und ziehen durch Kontraktion an den Ansatzstellen das Quergewölbe nach kranial. An der Verspannung des Längsgewölbes sind neben verschiedenen Muskeln folgende drei Bänder von großer Bedeutung, die in drei Etagen angeordnet sind (➤ Abb. 11.18c):

- Unterste Etage: Plantaraponeurose
- Mittlere Etage: Lig. plantare longum
- Oberste Etage: Lig. calcaneonaviculare plantare

Im Zuge einer Überlastung vor allem der Plantaraponeurose kann an deren Ansatzstelle am Calcaneus eine entzündliche Reaktion entstehen (Fasciitis plantaris). Hierbei scheint folgende Mechanik von Bedeutung zu sein: Beim Abrollen über den Vorfuß kommt es zu einer Dorsalextension der Zehen. Diese führt zu einer Anspannung der Plantaraponeurose, verbunden mit starken Zugkräften am kalkanearen Ansatz der Plantaraponeurose. Insbesondere bei starker mechanischer Belastung, wie regelmäßiges Joggen bei Übergewicht, besteht ein erhöhtes Risiko, durch die mechanische Überlastung eine Fasciitis plantaris zu entwickeln. Als Folge der entzündlichen Reaktion kann es zu einer Ossifikation des Sehnenansatzes kommen, was als sogenannter Fersensporn in der gezeigten Projektionsradiografie zu erkennen ist (➤ Abb. 11.17).

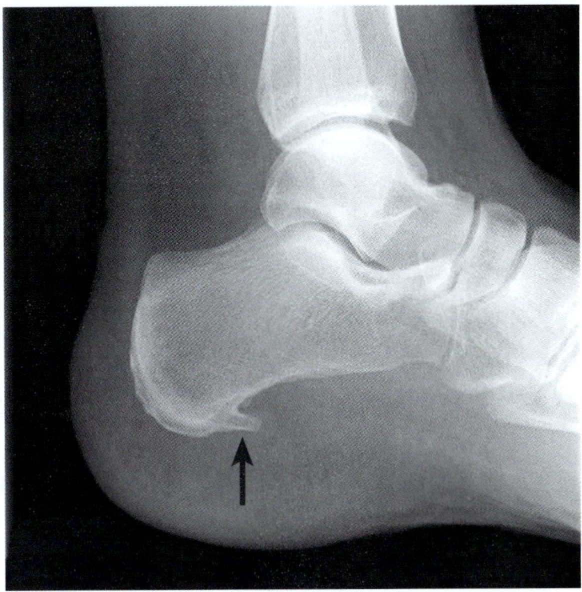

Abb. 11.17 Seitliche Projektionsradiografie des Fußes. Der Pfeil zeigt auf einen Knochensporn der Ferse. [M851]

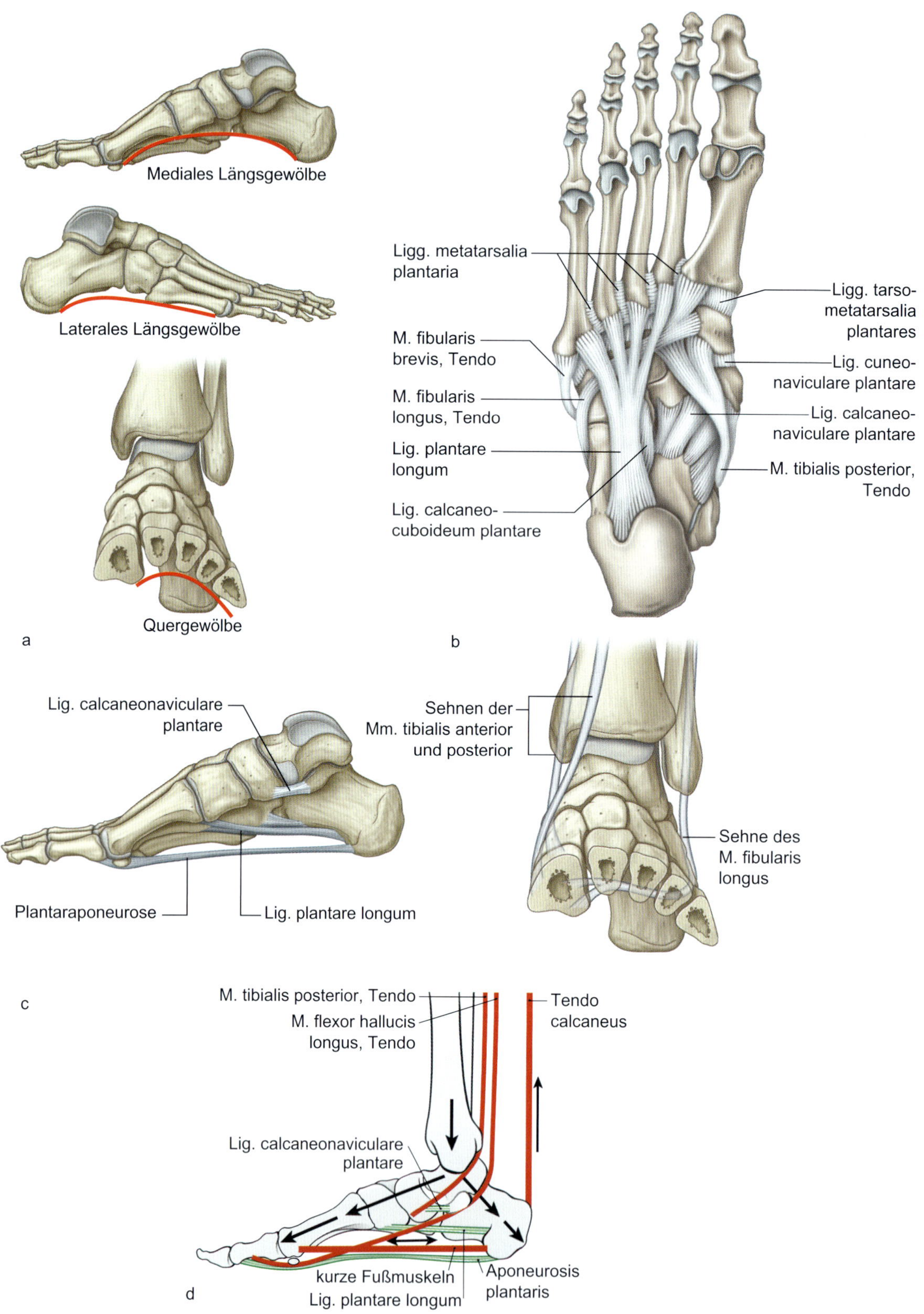

Abb. 11.18 Grundlage der Fußgewölbe. (a) Schematische Darstellung der Längs- und Quergewölbe. (b) Bandapparat des Fußes, Ansicht von plantar. (c) Stützstrukturen der Fußgewölbe. a–c [L268] (d) Längsgewölbe des Fußes, rechts; schematische Darstellung, Ansicht von medial. Das Längsgewölbe wird aktiv durch die Sehnen der tiefen Wadenmuskeln (M. flexor hallucis longus, M. flexor digitorum longus, M. tibialis posterior) und durch die kurzen Muskeln der Fußsohle stabilisiert [S702-L126]/[B500-M282].

11.8 Transferaufgabe zu Kapitel 8

11.8.1 Aufgabenstellung

➢ Abb. 11.19 zeigt eine axiale CT-Schnittserie des Abdomens. Beantworten Sie folgende Fragen:

- Handelt es sich um eine Schnittserie von kaudal nach kranial oder andersherum?
- Wo in der Schnittserie befindet sich die V. lienalis?
- Wo in der Schnittserie befindet sich die V. portae?
- Wo in der Schnittserie befindet sich das Pankreas?
- Wo in der Schnittserie befindet sich der Truncus coeliacus?

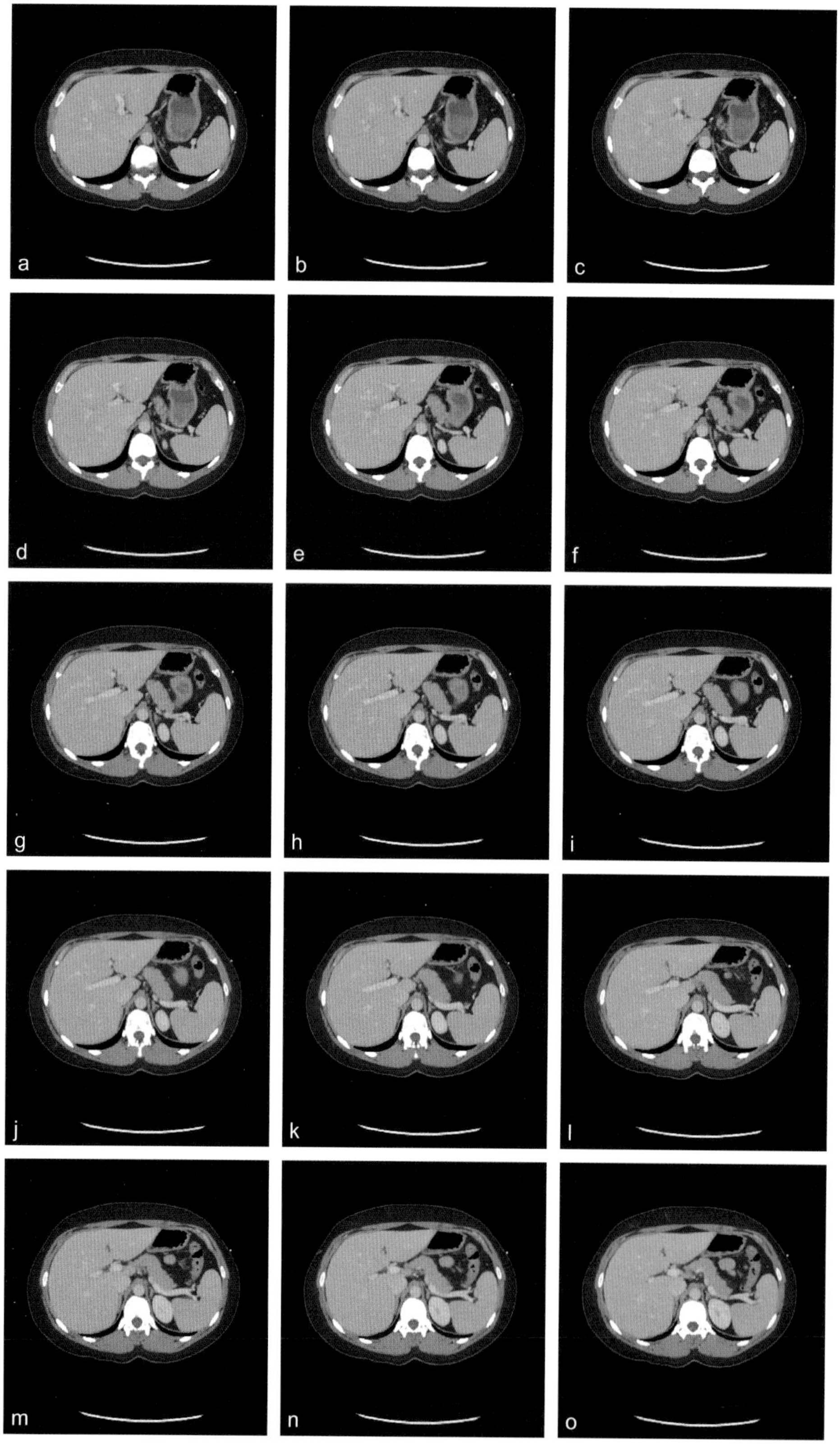

a b c d e f g h i j k l m n o

Abb. 11.19 Axiale CT-Schnittserie des Abdomens. [T1272-01]. ►

https://else4.de/z66

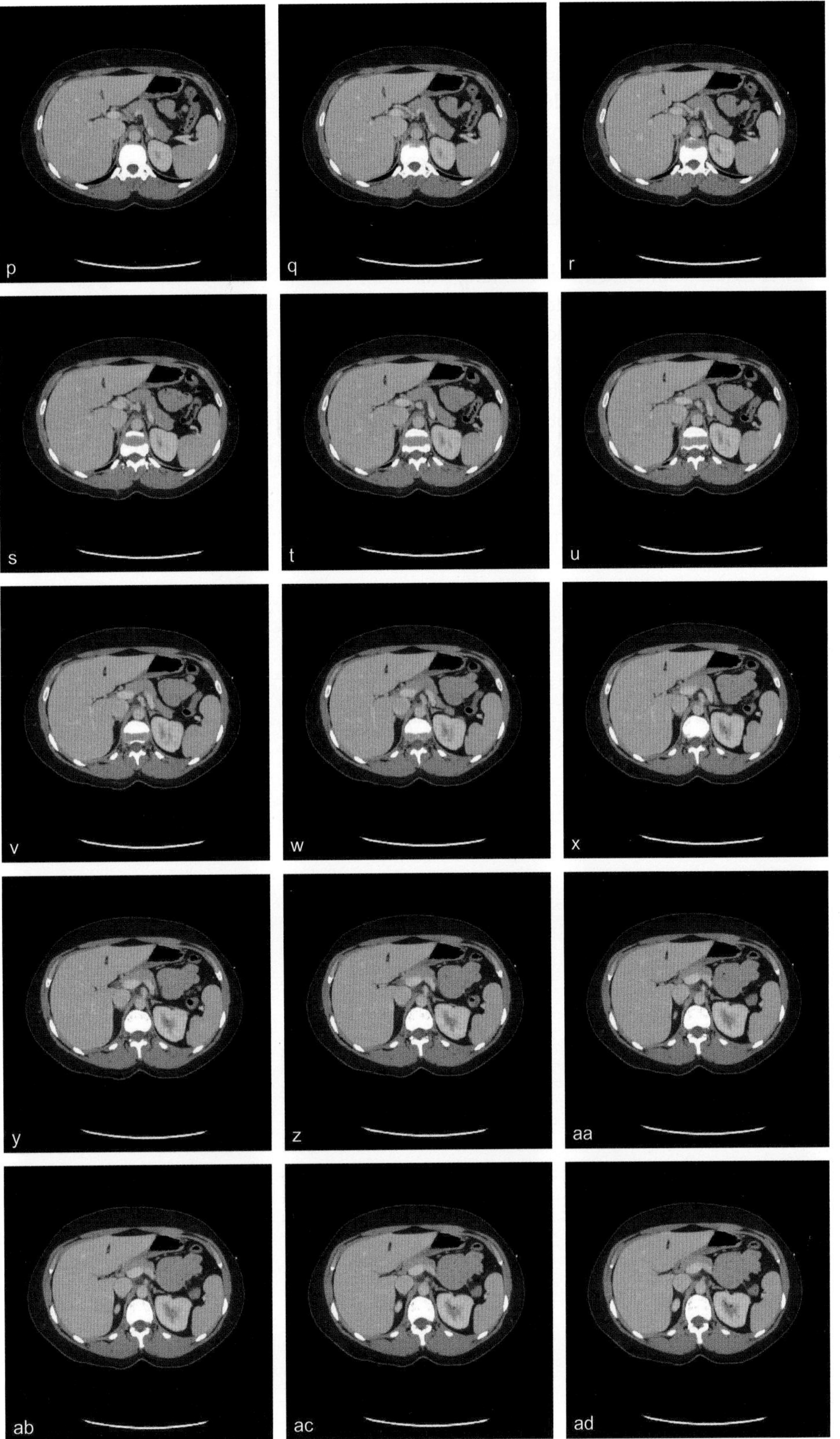

Abb. 11.19 *(Forts.)*

11.8.2 Auflösung

➤ Abb. 11.20 zeigt eine axiale CT-Schnittserie des Abdomens. In den ersten Schnittbildern sind rechts die Leber (1) und links die Milz (2) angeschnitten, die linke Niere (3), die höher steht als die rechte Niere, ist erst ab Schnittebene d angeschnitten und in den Folgeschnittbildern immer deutlicher zu erkennen. Es handelt sich demnach um eine Schnittserie von kranial nach kaudal.

Zwei Gefäßstämme ziehen in Richtung Milzhilum (bzw. treten aus): die V. lienalis (lila Sterne) und die A. lienalis (rote Sterne bis ➤ Abb. 11.20p). Beide verlaufen teilweise in sehr enger topografischer Beziehung. Verfolgt man die A. lienalis vom Milzhilum ausgehend in ihrem Verlauf, geht sie in die A. hepatica propria über (➤ Abb. 11.20r und s). Beide Gefäßstämme gehen aus dem Truncus coeliacus hervor, der wiederum aus der Bauchaorta entspringt (➤ Abb. 11.20v–y). Der dritte Ast des Truncus coeliacus, die A. gastrica sinistra, ist in dieser Schnittserie nicht deutlich zu erkennen.

Die V. lienalis verläuft vom Milzhilus in enger topografischer Beziehung mit der A. lienalis in Richtung Leber und geht dort in die V. portae (weiße Sterne; ➤ Abb. 11.20) über. Die V. mesenteria superior, die in die V. portae drainiert, wäre in der gezeigten Schnittserie erst weiter kaudal gut zu erkennen.

Ventral der Milzgefäßstraße befindet sich das Pankreas mit seinem Kopf (4), Körper (5) und Schwanz (6).

Aus dem Anatomieunterricht können Sie sich vielleicht noch an die Abfolge der drei Strukturen erinnern, die im Omentum minus in Richtung Leberpforte ziehen: Ganz ventral liegt der Ductus choledochus, mittig die A. hepatica propria und dorsal die V. portae. Der Ductus choledochus ist in der gezeigten Schnittserie zwar nicht abgrenzbar, man kann aber sehr schön erkennen, dass die A. hepatica propria vor der Pfortader verläuft (z. B. ➤ Abb. 11.20q).

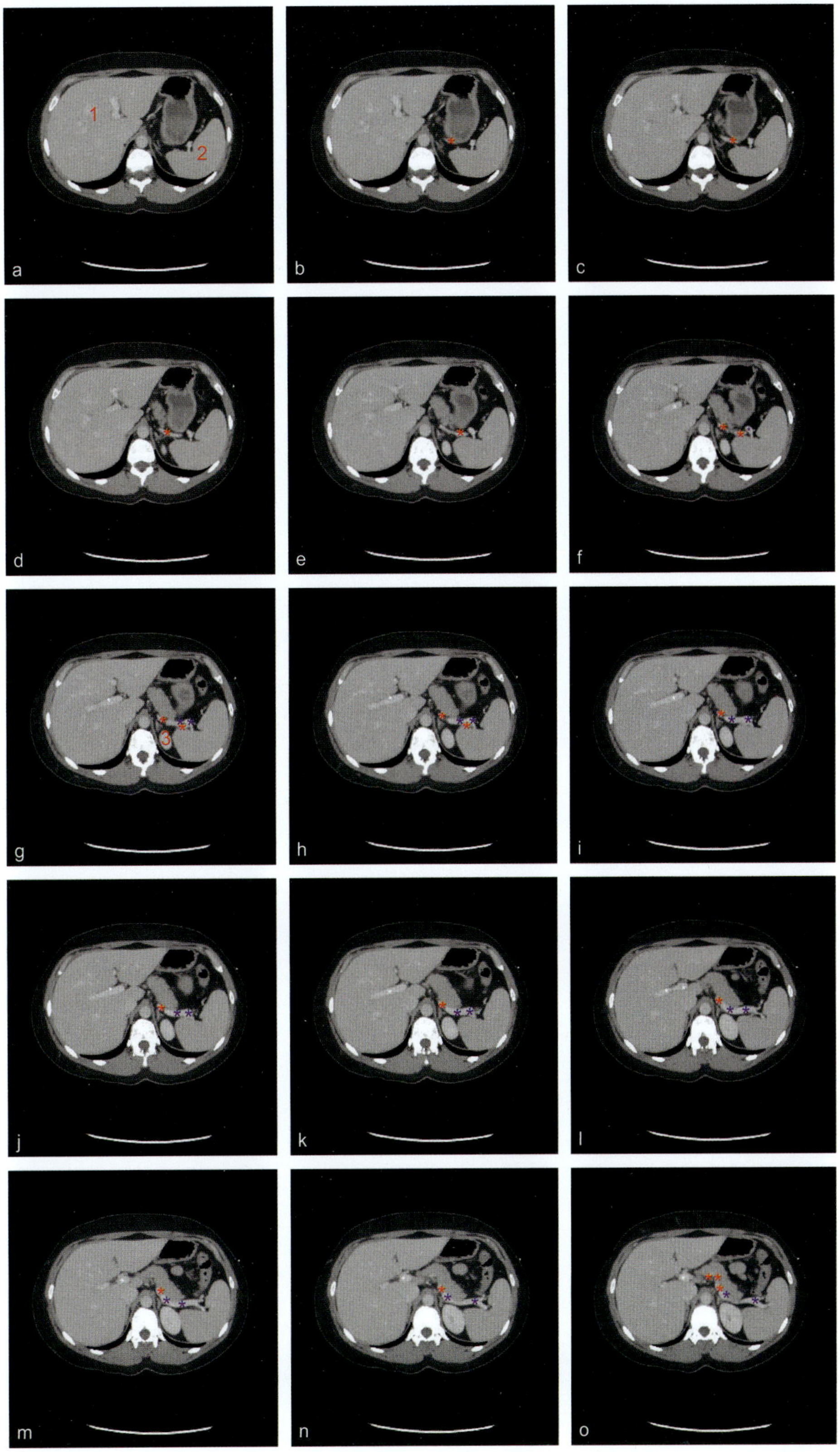

Abb. 11.20 Axiale CT-Schnittserie des Abdomens. Leber (1), Milz (2), linke Niere (3), V. lienalis (lila Sterne), A. lienalis (rote Sterne), V. portae (weiße Sterne), Bauchaorta (A), Pankreas mit seinem Kopf (4), Körper (5) und Schwanz (6). [T1272-01]. ►

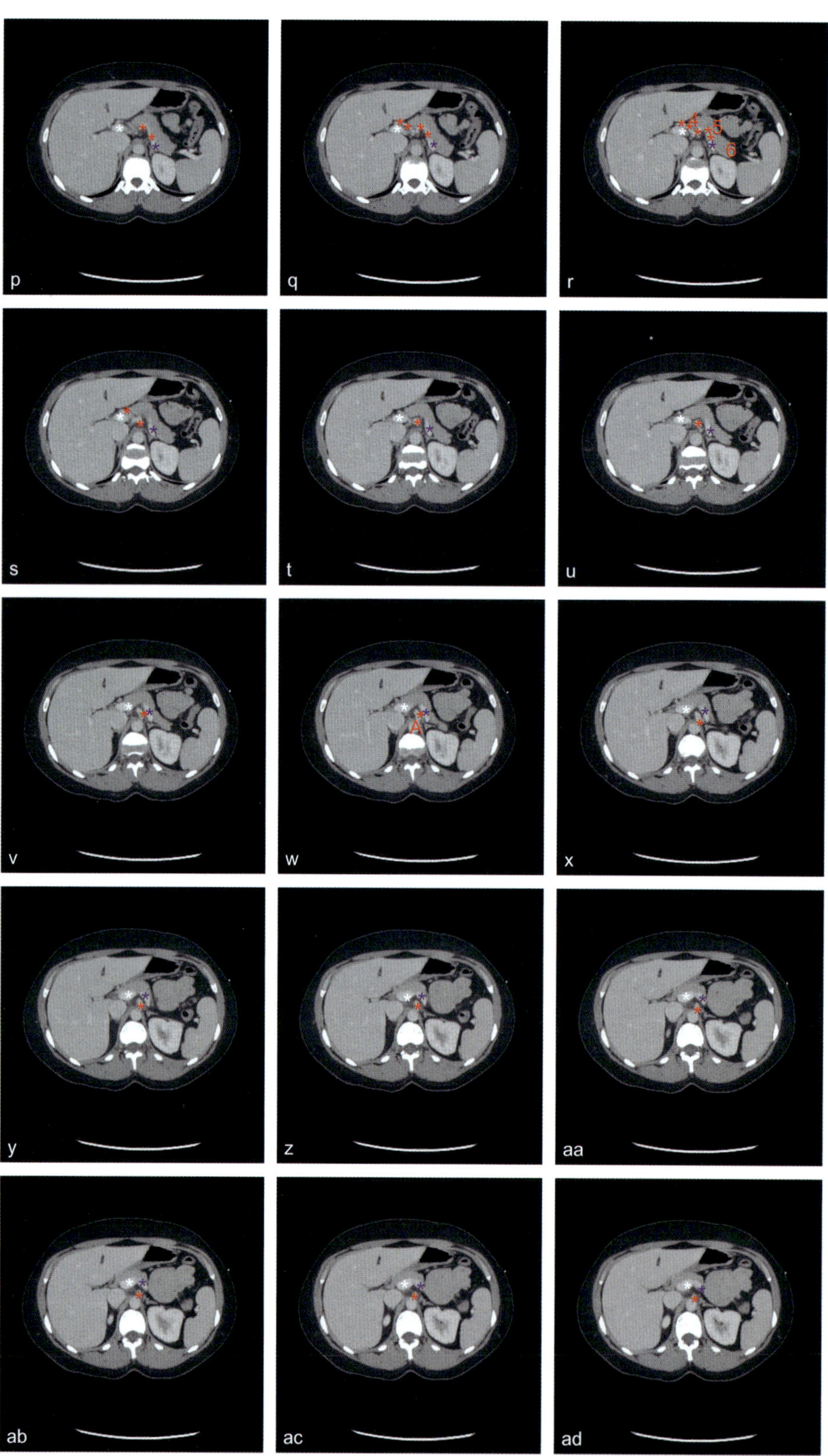

Abb. 11.20 *(Forts.)*

11.9 Transferaufgabe zu Kapitel 9

11.9.1 Aufgabenstellung

Ein Patient stellt sich bei Ihnen in der internistischen Praxis mit folgenden Beschwerden vor:

- Veränderung der Stuhlgewohnheiten mit einem Wechsel zwischen Durchfall und Verstopfung
- Blutbeimengungen im Stuhl
- Ungewollte Gewichtsabnahme

➢ Abb. 11.21 zeigt eine koronare, T2-gewichtete MRT-Schnittserie des Beckens. Beantworten Sie folgende Fragen:

- Handelt es sich um eine Schnittserie von dorsal nach ventral oder andersherum?
- Wo in der gezeigten Schnittserie befindet sich die Prostata?
- Können Sie eine Pathologie ausmachen?

➢ Abb. 11.22 zeigt eine axiale, T2-gewichtete MRT-Schnittserie des rektalen und pararektalen Gewebes. Richten Sie Ihr Augenmerk vor allem auf die Wandung des Rektums. Was fällt Ihnen auf?

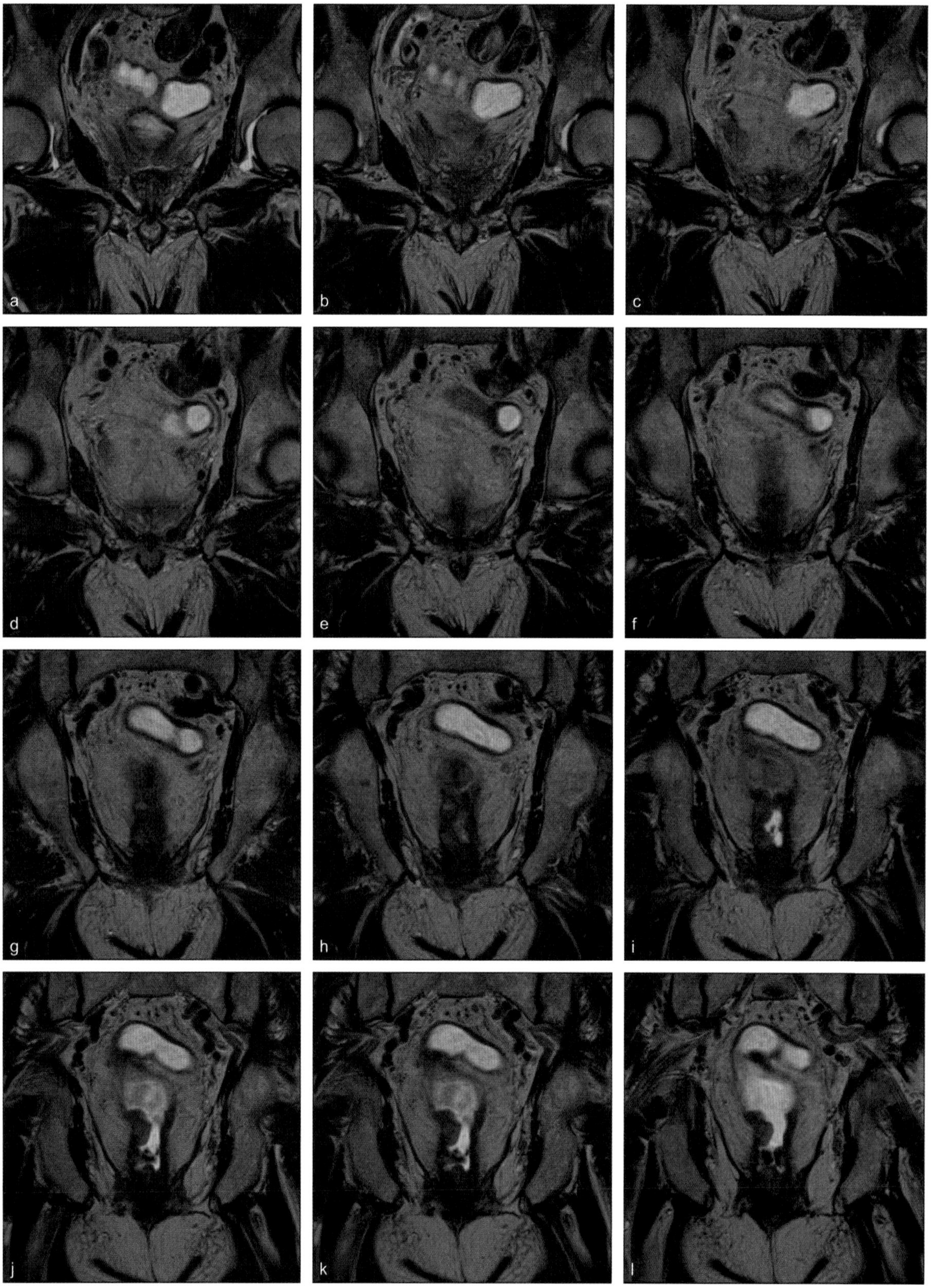

Abb. 11.21 Koronare T2-gewichtete MRT-Schnittserie des Beckens. [T1272-01]. ▸

https://else4.de/lxq

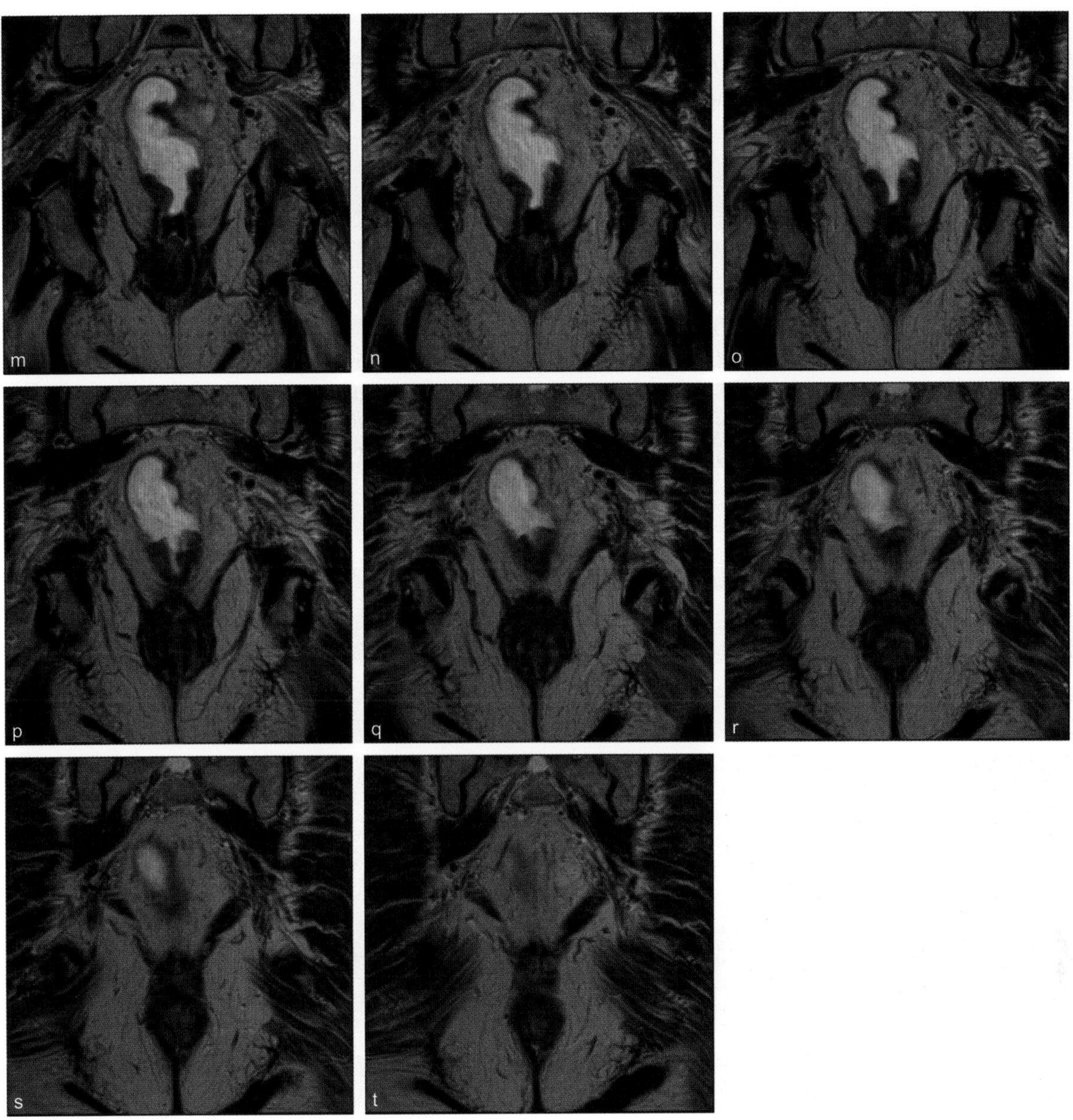

Abb. 11.21 (*Forts.*)

Abb. 11.22 Axiale T2-gewichtete MRT-Schnittserie des Beckens im Bereich des Rektums. [T1272-01]. ▸

https://else4.de/hpn

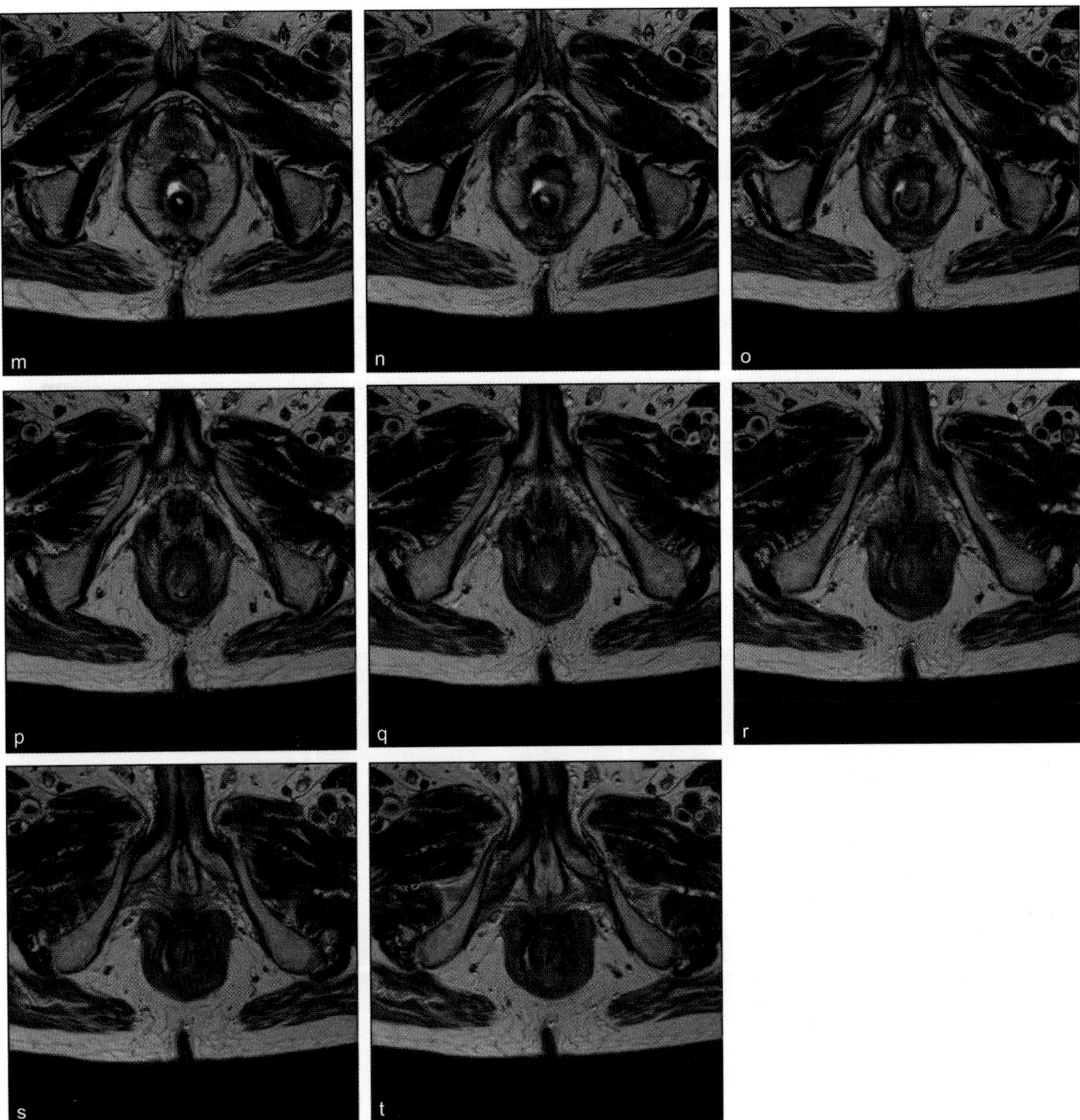

Abb. 11.22 (*Forts.*)

11.9.2 Auflösung

➤ Abb. 11.23 zeigt eine koronare und axiale T2-gewichtete MRT-Schnittserie des Beckens (obere Bildreihe) bzw. des Rektums (untere Bildreihe) unseres Patienten. Mit 1 in ➤ Abb. 11.23a ist die Lage der Prostata markiert, weiter dorsal folgt der Übergang des Colon sigmoideum in das Rektum (2). Es handelt sich demnach um eine Schnittserie von ventral nach dorsal.

Auf T2-gewichteten Aufnahmen haben Gewebe und Stoffe mit einer langen T2-Relaxationszeit (z. B. Wasser, Liquor) eine hohe Signalintensität, sie erscheinen daher hell bzw. weiß. Da die meisten erkrankten Gewebe im Rahmen einer Ödembildung einen erhöhten Flüssigkeitsgehalt aufweisen, erscheinen sie in T2-gewichteten Aufnahmen signalintensiver als gesunde Gewebe.

Das Lumen des Darms sowie der Harnblase stellen sich aufgrund der enthaltenen Flüssigkeit hyperintens dar. Ihre Wandung, die zum größten Teil aus Muskulatur besteht, sollte sich gleichmäßig hypointens, also dunkel darstellen. Im Bereich des Sigmoids sowie der distalen Anteile des Rektums bzw. Analkanals ist dies auch der Fall (Pfeile in ➤ Abb. 11.23). Dazwischen sind jedoch deutlich Bereiche auszumachen, bei denen die Rektumwand hyperintens erscheint (Pfeilköpfe in ➤ Abb. 11.23). Der dargestellte Befund weist auf ein Rektumkarzinom hin.

Das kolorektale Karzinom ist eines der häufigsten Karzinome in den Industrieländern und bleibt oft lange Jahre unentdeckt. Bei 25 % der Patienten ist das Karzinom zum Zeitpunkt der Diagnosestellung bereits metastasiert. Zu den Risikofaktoren des Dickdarmkarzinoms zählen das Alter, eine positive Familienanamnese, Colitis ulcerosa oder die familiäre Adenopolyposis coli. Bei Letzterer besteht ein Karzinomrisiko von annähernd 100 %! So gut wie alle Patienten, ungeachtet des Fortschritts der Erkrankung, profitieren von der chirurgischen Intervention. Ziel ist entweder die kurative Tumorresektion oder aber die palliative Wiederherstellung der Darmpassage.

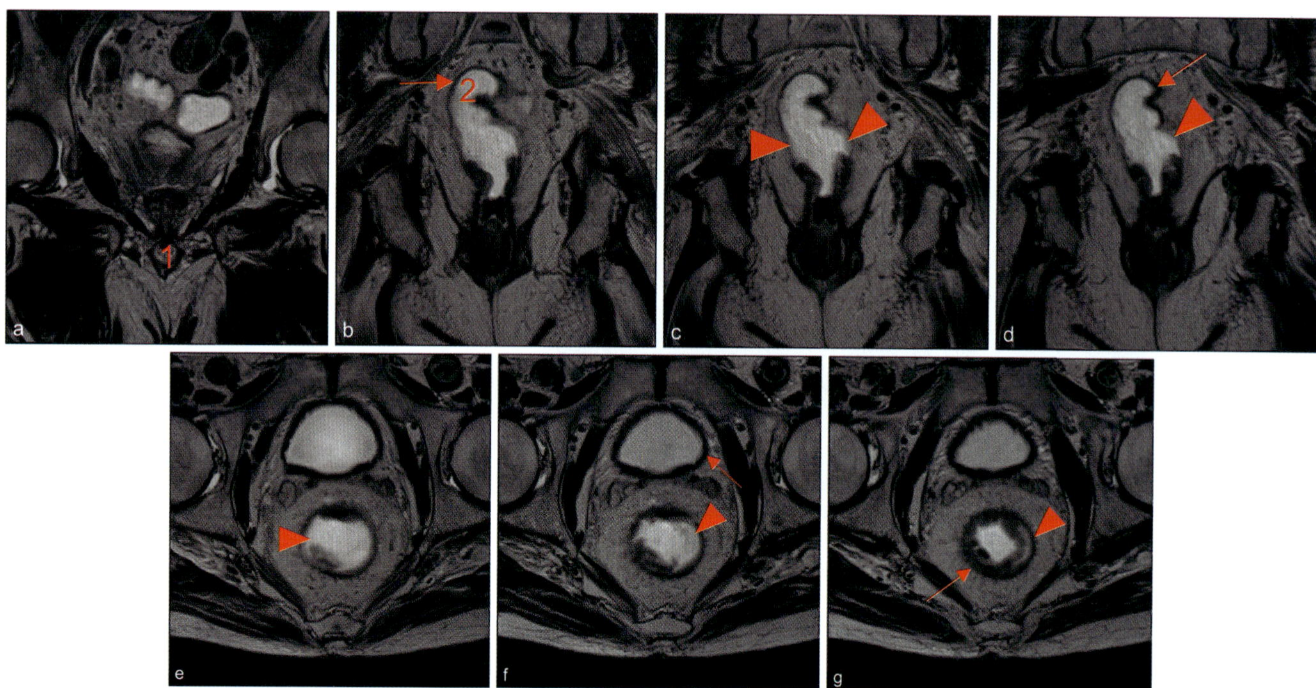

Abb. 11.23 Koronare (obere Bildreihe) und axiale (untere Bildreihe) T2-gewichtete MRT-Schnittserie des Beckens bzw. des Rektums. Prostata (1), Übergang des Colon sigmoideum in das Rektum (2), hypointense Wandung der Darmwand bzw. der ventral davon liegenden Blase (Pfeile), hyperintense Wandung der Darmwand (infiltrierender Tumor; Pfeilköpfe). [T1166-02]

11.10 Transferaufgabe zu Kapitel 10

11.10.1 Aufgabenstellung

➤ Abb. 11.24 zeigt eine axiale Schnittserie einer cCT im Knochenfenster. Wie bereits in den vorangegangenen Kapiteln besprochen, macht man sich bei allen auf Röntgenstrahlen basierten Untersuchungen, und somit auch bei einer CT-Untersuchung, eine vom Gewebe abhängige Absorption und somit Schwächung durchtretender Röntgenstrahlen zunutze. Einige Gewebe wie Knochen werden von Röntgenstrahlen weniger stark durchdrungen als andere Gewebe, z. B. Liquor. Je höher die Strahlenschwächung, desto heller erscheint das Gewebe.

Im Rahmen der Bildbetrachtung einer CT-Untersuchung wird die Abschwächung der Röntgenstrahlung (auch **Röntgenopazität** genannt) einem numerischen Wert auf der sogenannten Hounsfield-Skala zugeordnet, wobei Wasser definitionsgemäß 0 Hounsfield-Einheiten und Luft –1.000 Hounsfield-Einheiten (Vakuum –1.024) entspricht. Diese Skalenwerte werden dann vom Computer in Graustufen „übersetzt". Theoretisch sind so mehrere tausend Graustufen abbildbar. Da das menschliche Auge jedoch nur ungefähr 20–50 Graustufen wahrnehmen und somit unterscheiden kann, wird bei der Bildbetrachtung immer nur ein Teil der gesamten Breite der möglichen Graustufen eingeblendet, was **Fensterung** genannt wird. Hierbei bezeichnet das sogenannte Window-Level den Hounsfield-Wert, der die Mitte der Fensterung darstellt, und Window-Width den Bereich um dieses Zentrum, das mitabgebildet wird. Soll zum Beispiel Lungengewebe dargestellt werden, sind übliche Werte für Window-Level und Window-Width –500 und 1.400, was heißt, dass ein Bereich von -500 ± 700 (700 Hounsfield-Einheiten ober- und unterhalb von –500) in Graustufen dargestellt werden (Lungenfenster). Dichtere Gewebe (z. B. Knochen) stellen sich dann einheitlich weiß dar, auch wenn physikalisch eigentlich Unterschiede hinsichtlich der Röntgenopazität einzelner Knochenanteile bestehen. Als **Knochenfenster** bezeichnet man eine Form der Kontrastoptimierung, bei der die Darstellung der Knochen verbessert wird (➤ Abb. 11.24a). Aus einem CT-Datensatz können also Aufnahmen mit unterschiedlichen Kontrasten und somit Bildeindrücken erstellt werden, wobei bei der Bildgenerierung in der CT auch sogenannte Kernels eine Rolle spielen. Kernels sind verschiedene mathematische Algorithmen, mit denen die CT-Rohdaten bearbeitet werden, um bestimmte Bildeindrücke zu erzielen, beispielsweise eine hohe Kantenschärfe bei Aufnahmen im Knochenfenster oder Weichzeichner bei Aufnahmen im Weichteil- oder Hirnparenchymfenster.

MERKE

Je höher die Strahlenschwächung, desto positiver die Hounsfield-Einheit, desto heller (hyperdens) erscheint das Gewebe. Je niedriger die Strahlenschwächung, desto geringer die Hounsfield-Einheit, desto dunkler (hypodens) erscheint das Gewebe.

➤ Abb. 11.24 zeigt eine cCT-Schnittserie von einem Patienten, der notfallmäßig nach einem Motoradunfall in die Klinik eingewiesen wurde. Er klagt, wohl wegen eines Sturzes auf den Kopf, über Hörstörungen. Bei der körperlichen Untersuchung stellen Sie einen Ausfluss von Flüssigkeit aus dem rechten Ohr fest. Im Verlauf entwickelt sich außerdem die Lähmung der kompletten rechten Gesichtshälfte. Beantworten Sie zu diesem Fall folgende Fragen:

- Handelt es sich um eine Schnittserie von kranial nach kaudal oder andersherum?
- Wo befindet sich eine pathologische Veränderung?
- Wie erklären Sie sich, dass Ihr Patient die rechte Gesichtshälfte inklusive der Stirn nicht mehr bewegen kann?

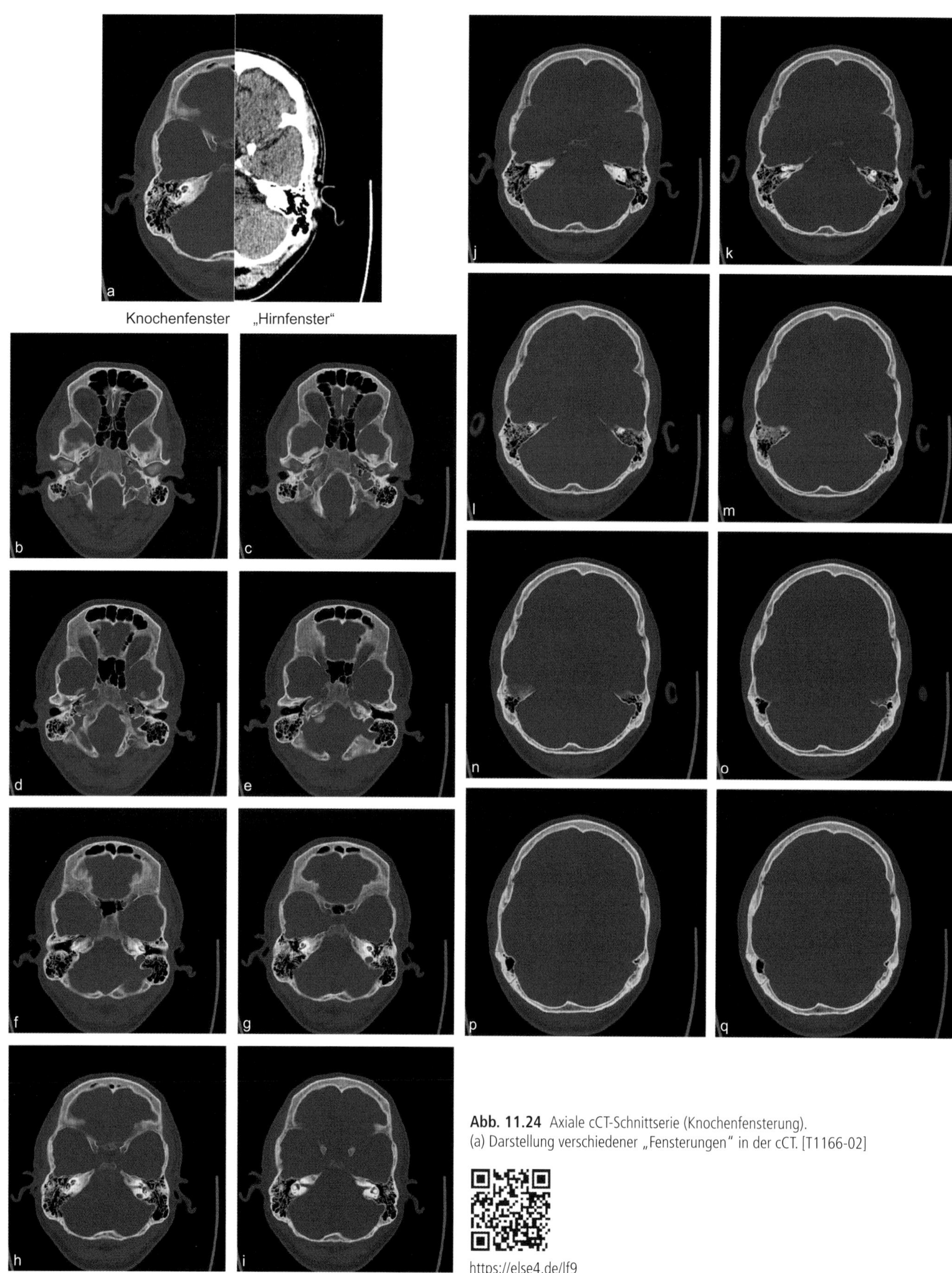

Abb. 11.24 Axiale cCT-Schnittserie (Knochenfensterung).
(a) Darstellung verschiedener „Fensterungen" in der cCT. [T1166-02]

https://else4.de/lf9

11.10.2 Auflösung

In der gezeigten Schnittserie ist anfangs noch der Sinus frontalis (1) zu erkennen, später dann die Crista frontalis (2), die als Anheftungsstelle der Falx cerebri dient. Hinter den Hohlräumen des Sinus frontalis öffnet sich im Verlauf die vordere Schädelgrube (3). Es handelt sich demnach um eine Schnittserie von kaudal nach kranial. Zur besseren Orientierung sind die Lage des Meatus acusticus externus (4), der Tuba auditiva (5), des Innenohrs (6), des Meatus acusticus internus (7) sowie der Cellulae mastoideae (8) hervorgehoben. Vergleicht man beide Seiten des Felsenbeins aufmerksam, fällt auf, dass oberhalb des äußeren Gehörgangs eine feine Frakturlinie im Bereich des rechten Felsenbeins zu finden ist (blaue Pfeile), die bis zum Mittelohr verläuft (9). Es finden sich zwar weitere Spalträume zwischen den einzelnen Knochen (z. B. orangefarbene Pfeile). Hierbei handelt es sich jedoch um Synostosen zweier angrenzender Schädelknochen, die symmetrisch ausgebildet sind. Wir können somit die Diagnose einer **Felsenbeinfraktur** stellen.

Bei genauer Betrachtung erscheint das Lumen des Mittelohrs und der Cellulae mastoideae auf der betroffenen Seite röntgendichter. Hierbei handelt es sich um Blut. Teilweise werden die einzelnen knöchernen Kammern der Cellulae mastoideae nicht vollständig mit Blut ausgefüllt, man spricht von einer Spiegelbildung (z. B. 10 in ➢ Abb. 11.25f und vergrößert in ➢ Abb. 11.26c).

Felsenbeinfrakturen ereignen sich fast immer infolge eines Poly- bzw. Schädel-Hirn-Traumas. Je nach Verlauf der Bruchlinien können Längsfrakturen (90 %) von Querfrakturen (10 %) unterschieden werden (➢ Abb. 11.26a.). Gewalteinwirkung von der Seite führt oft zu einer Längsfraktur, Gewalteinwirkung von hinten zu einer Querfraktur (➢ Abb. 11.26b).

Aufgrund der topografischen Gegebenheiten ist der N. intermediofacialis bei einer Felsenbeinfraktur besonders gefährdet.

Unser Patient leidet an einer Längsfraktur des Felsenbeins. Häufige klinische Befunde sind hierbei:

- Austritt von Liquor über den äußeren Gehörgang (Otoliquorrhö). Ist das Trommelfell intakt, kann Liquor über die Tuba auditiva abfließen.
- Stufenbildung am äußeren Gehörgang.
- Trommelfellperforation mit Blutung aus dem Ohr und/oder Einblutung in das Mittelohr (Hämatotympanon).
- Schallleitungsschwerhörigkeit bedingt durch eine Beschädigung der Gehörknöchelchen oder des Trommelfells.
- Periphere Fazialisparese, die jedoch häufig erst verzögert einsetzt.

Mögliche Komplikation einer Felsenbeinfraktur ist die Meningitis, weshalb zuweilen prophylaktisch eine Antibiotikatherapie verordnet wird. Bei einer Kompression des N. facialis kann eine operative Intervention indiziert sein.

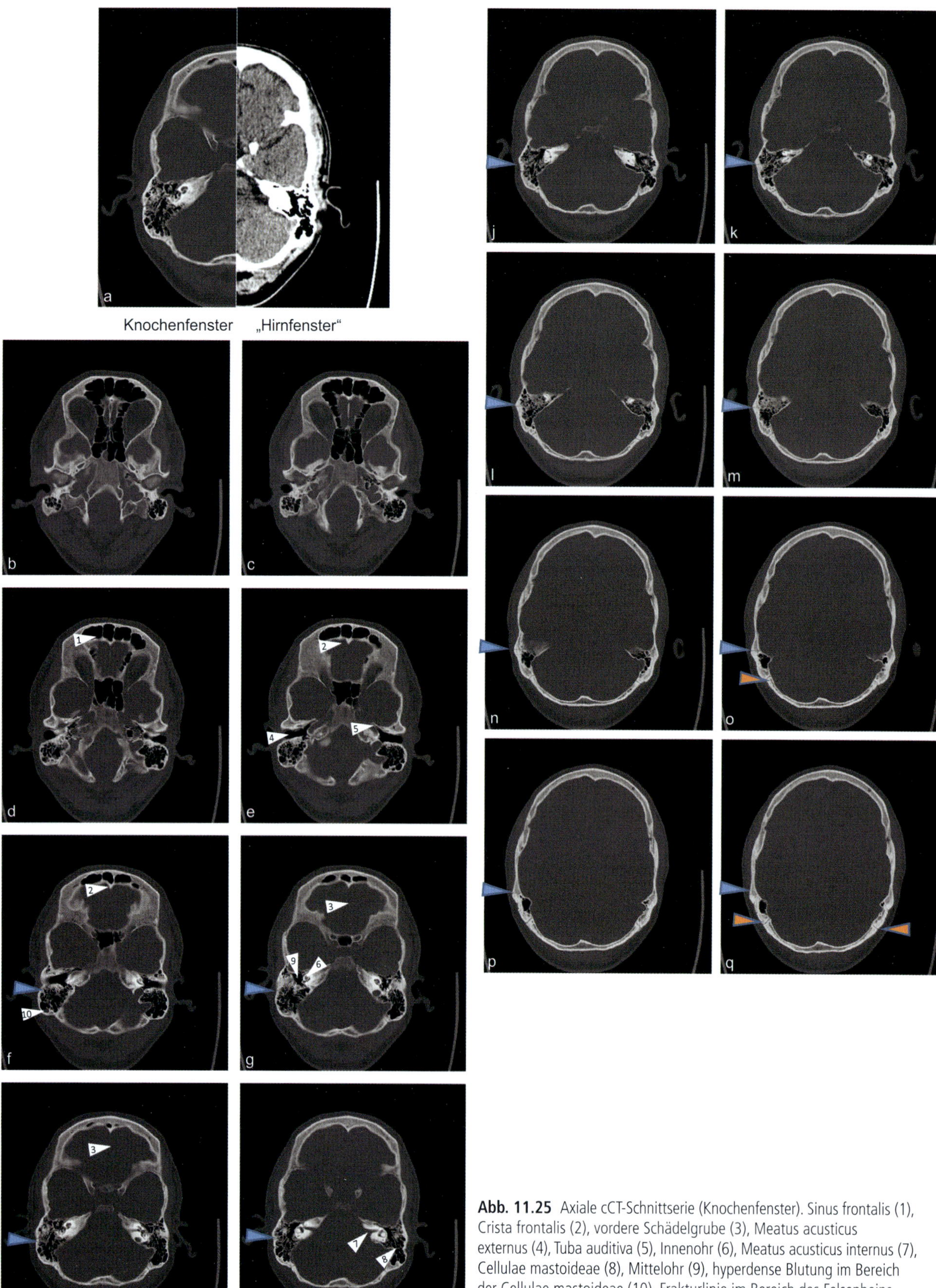

Abb. 11.25 Axiale cCT-Schnittserie (Knochenfenster). Sinus frontalis (1), Crista frontalis (2), vordere Schädelgrube (3), Meatus acusticus externus (4), Tuba auditiva (5), Innenohr (6), Meatus acusticus internus (7), Cellulae mastoideae (8), Mittelohr (9), hyperdense Blutung im Bereich der Cellulae mastoideae (10), Frakturlinie im Bereich des Felsenbeins (blaue Pfeile); Synostosen (orange Pfeile) in o und q. [T1166-02]

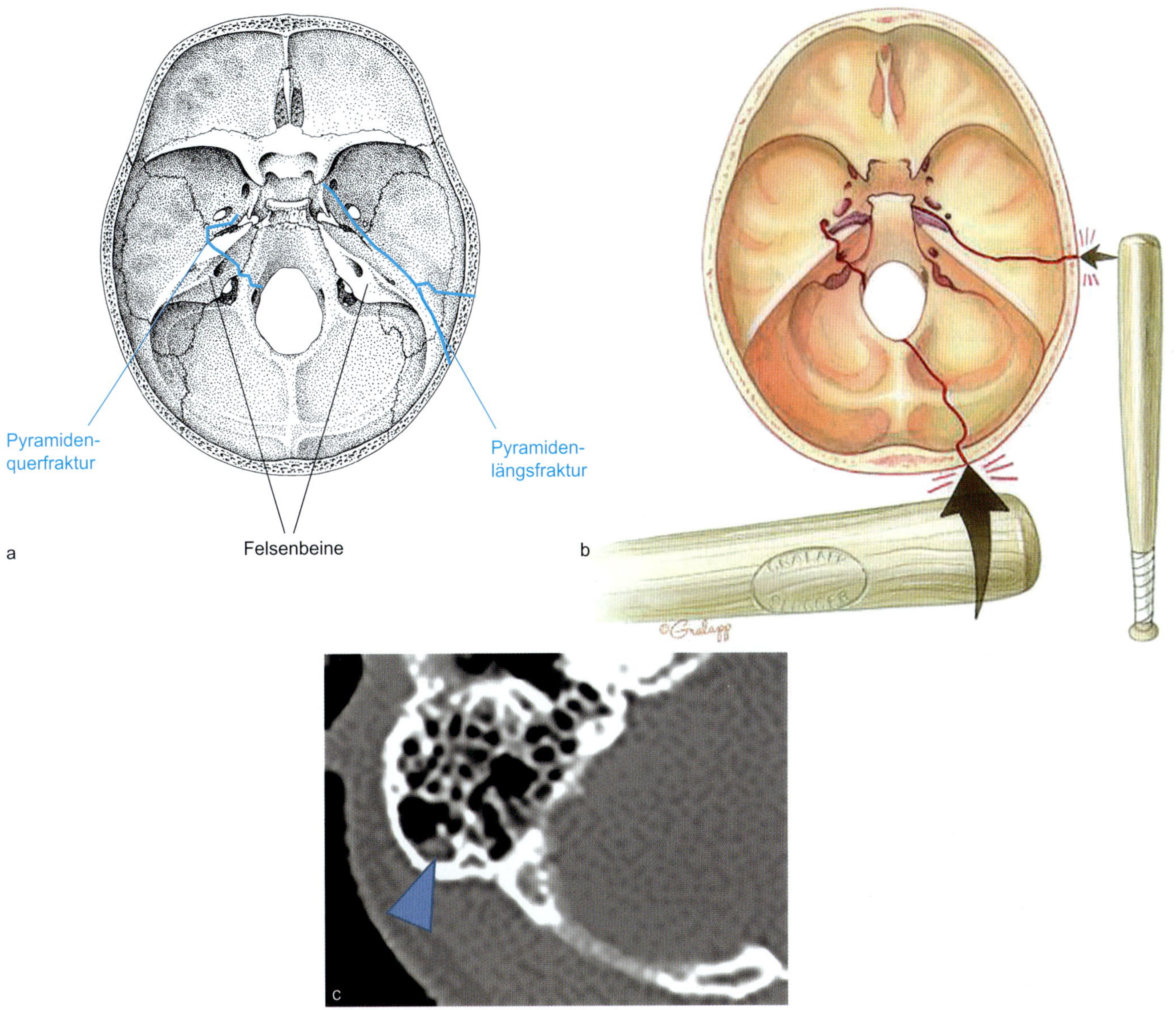

Abb. 11.26 (a) Felsenbeinfrakturen, Blick von kranial auf die Schädelbasis. Die blau eingezeichneten Linien zeigen die Frakturverläufe [L157]. (b) Ursächliche Traumamechanismen bei einer Längsfraktur und Querfraktur des Felsenbeins [L321, E1134]. (c) Vergrößerte Darstellung der Spiegelbildung im Bereich der Cellulae mastoideae in Folge einer Blutung bei unserem Patienten. [T1166-02]

Register